Vorwort zur 1. Auflage

Die Behandlung, Pflege und Rehabilitation kranker alter Menschen ist ein Teilgebiet krankenpflegerischer und sozialer Tätigkeit von noch immer zunehmender Bedeutung. Mit der damit verbundenen Problematik sind Altenpfleger, Krankenschwestern, Krankenpfleger, Krankengymnasten(-innen), Beschäftigungstherapeuten(-innen), Sozialarbeiter(-innen) und Ärzte (Ärztinnen) in gleicher Weise, wenn auch in unterschiedlichem Maße konfrontiert. Wie in jedem medizinischen Bereich setzt auch die Arbeit in der Geriatrie das Wissen über die zu behandelnden Krankheiten voraus. Hinzu kommen müssen aber hier Kenntnisse über die Vielschichtigkeit des Alternsprozesses und die Bereitschaft, mit und für Chronisch-Kranke zu arbeiten. Gerade dieser letztgenannte Punkt verlangt eine besondere Einstellung, die ausufernden „Therapeuten-Ehrgeiz", alles heilen zu können oder heilen zu müssen, nicht duldet. Mit diesem Buch haben wir nicht nur versucht, das notwendige Fachwissen zu vermitteln, sondern verläßliche, aus der Erfahrung gewonnene Leitlinien für den Umgang mit körperlich und psychisch Kranken so darzustellen, daß Zusammenhänge zwischen dem eigenen Verhalten und den Reaktionen der Kranken verstehbar und damit auch der Reflexion zugänglich werden. Wir hoffen, auf diese Weise eigene, bewußte Erfahrungsbildung zu fördern, die es erst ermöglicht, jedem Kranken in individuellem Eingehen auf seine besondere Situation gerecht zu werden.

Unseren Mitarbeitern, die in vielen kritischen Diskussionen, öfter unabhängig von dem Buchplan, aber gelegentlich auch gezielt für einzelne Abschnitte des Buches Gedanken mit einbrachten, sei an dieser Stelle insgesamt und deshalb namenlos gedankt.

Für intensive Mitarbeit am Manuskript ist Frau *Irmhilde Bohlmann,* Frau *Ursula Danielski,* Frau *Gertrud Fischer,* Frau *Renate Hofe* namentlich zu danken. Dem Georg Thieme Verlag danken wir für die jederzeit freundschaftliche Hilfe und Beratung und lange Geduld, die er bis zur Fertigstellung des Manuskriptes aufbrachte.

Berlin, August 1980

Josef Böger
Siegfried Kanowski

W0061399

Inhaltsverzeichnis

Ergebnisse der Alternsforschung

Vorwort zur 3. Auflage

Seit dem Erscheinen der ersten Auflage haben die Arbeit mit alten Menschen, ihre Betreuung im Krankheitsfalle und damit die Altersforschung nichts an Bedeutung verloren, sondern ihr Stellenwert müßte angesichts der weltweit ständig zunehmenden Zahl älterer Menschen eher stärker geschätzt und berücksichtigt werden, als das auch gegenwärtig noch der Fall ist. Probleme eines gerechten Ausgleiches der Lebenschancen und ökonomischen Ressourcen zwischen den Generationen verlangen dringend nach gesellschaftlichen Lösungen, die nur auf der Basis einer Kenntnis des gesicherten Wissens gewonnen werden können.

Obwohl das Alter bei weitem nicht mehr ausschließlich durch Funktionsverlust, Krankheit und Gebrechlichkeit charakterisiert ist, sondern der Anteil gesunder und aktiver älterer Menschen ständig zunimmt, bleiben dennoch Behandlung, Pflege und Rehabilitation der Erkrankten von zentraler Bedeutung. Mit diesen Aufgaben sind Altenpfleger(-innen), Krankenschwestern, Krankenpfleger, Krankengymnast(-innen), Beschäftigungstherapeuten(-innen), Sozialarbeiter(-innen) und Ärzte und Ärztinnen in gleicher Weise konfrontiert. Wie in jedem medizinischen Bereich setzt auch die Arbeit in der Geriatrie das Wissen über die zu behandelnden Krankheiten voraus. Hinzukommen müssen aber hier Kenntnisse über die Vielschichtigkeit der Alternsprozesse und die Bereitschaft für chronisch Kranke zu arbeiten. Gerade dieser zuletzt genannte Punkt verlangt eine besondere Einstellung, der ausufernden „Therapeutenehrgeiz", alles heilen zu können oder heilen zu müssen, nicht duldet, sondern im Gegenteil verlangt, chronisch Kranke oder Behinderte über eine lange Lebensstrecke helfend zu begleiten und unvermeidbares Leiden mitzutragen. In diesem Buch haben wir nicht nur versucht, das notwendige Fachwissen zu vermitteln, sondern verläßliche, erfahrungsbegründete Anregungen und Hilfen für den Umgang mit körperlich und psychisch Kranken so darzustellen, daß Zusammenhänge zwischen dem eigenen Verhalten und den Reaktionen der Kranken verstehbar und damit auch der Reflexion zugänglich werden. Wir hoffen, auf diese Weise eigene bewußte Erfahrungsbindung zu fördern, die es erst ermöglicht, jedem Kranken im individuellen Eingehen auf seine besondere Situation gerecht zu werden.

Für alle kritischen Hinweise und die positive Anerkennung, die das Buch inzwischen gefunden hat, sind die Autoren dankbar. Vor allem danken wir unseren Mitarbeitern, die dieses Buch zu Beginn und in seiner jüngsten Überarbeitungsphase mit Rat und Tat gefördert haben.

Besonderer Dank gebührt auch dem Georg Thieme Verlag für die jederzeit freundschaftliche Hilfe und Beratung und die lange Geduld, die der Verlag wiederum bis zur Fertigstellung des überarbeiteten Manuskriptes aufbringen mußte.

Berlin, Februar 1995   Josef Böger
                                                        Siegfried Kanowski

Spezielle Altersheilkunde

Internistische Geriatrie

Altersneurologie

Alterspsychiatrie

Ergebnisse der Alternsforschung

Einführung

Altern als individuelles und gesellschaftliches Problem (Altern als zeitliches Geschehen, Altersstruktur der Bevölkerung, Konsequenzen für Individuum und Staat)

Alles Lebendige altert – und stirbt. Dies ist ein unerbittliches Naturgesetz. Es gilt zumindest für vielzellige Lebewesen; einzellige, die sich durch ständige Teilung fortpflanzen, scheinen hiervon eine Ausnahme zu machen. Vielleicht aber erleben sie „ihren" Tod nur nicht, oder wir können ihn unter experimentellen Bedingungen nicht beobachten. Das Pantoffeltierchen unter dem Mikroskop teilt sich in zwei neue Individuen, diese tun nach einiger Zeit das gleiche, und so geschieht es fort, bis wir bei der in ständiger Bewegung befindlichen großen Anzahl die Stammzellen aus den Augen verlieren. Anders der vielzellige Organismus: er entsteht durch fortgesetzte Teilung aus der Verschmelzung zweier Keimzellen, erreicht seine endgültige Gestalt, sein Lebensmaximum, und stirbt.

Phantasien und Versuche des Menschen, diesem unerbittlichen Gesetz zu entkommen, lassen sich so weit zurückverfolgen wie die Geschichte reicht. Dabei standen sich schon immer – zu verschiedenen Zeiten und in einzelnen Kulturkreisen in unterschiedlicher Akzentuierung – eine optimistische und eine pessimistische Betrachtungsweise des Alterns gegenüber. So kannten die Griechen den Spruch: „Das beste ist, nicht geboren zu sein, das zweitbeste, früh zu sterben", während sie zu gleicher Zeit die Grundsteine zu den modernen Naturwissenschaften und auch zur modernen Medizin legten, deren Erfolge u. a. zur Verlängerung der durchschnittlichen Lebenserwartung führten. Während der vergangenen hundert Jahre scheinen wir hier ein gutes Stück vorangekommen zu sein, denn die durchschnittliche Lebensdauer ist z. B. von 37 Jahren in der Dekade 1871/81 auf 47 Jahre im Zeitraum 1901/10 und auf 70 Jahre in den Jahren 1963/64 für die Bundesrepublik Deutschland angestiegen (Abb. **1**). An diesem Erfolg hat die Medizin einen wesentlichen Anteil. Mit ihrer Hilfe gelang es vor allem, die Säuglingssterblichkeit zu senken und die gefährlichen Seuchen und Infektionskrankheiten, denen der Mensch frühzeitig zum Opfer fiel, erfolgreich zu bekämpfen. Weitere Fortschritte in dieser Richtung sind zu erwarten, wenn es der Medizin noch besser als bisher gelingt, Herz-Kreislauf-Krankheiten und Krebserkrankungen zu heilen sowie kranke

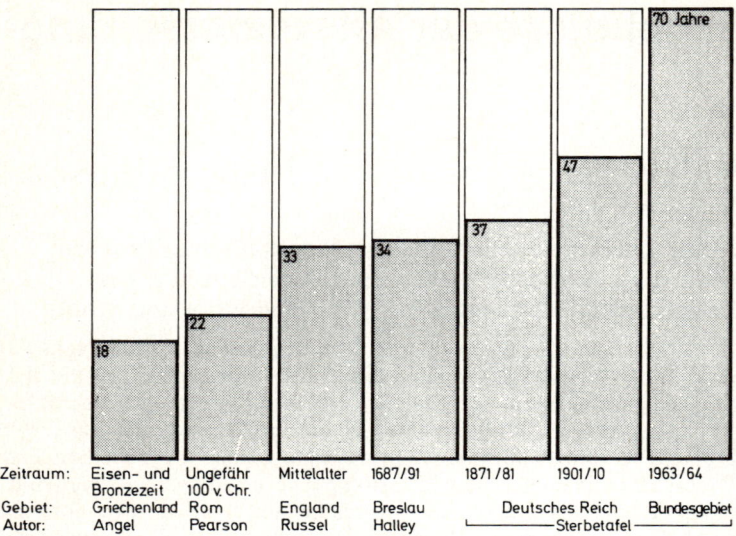

Abb. **1**   Die Erhöhung der durchschnittlichen Lebensdauer im Fortschreiten der geschichtlichen Entwicklung von der Antike bis zur Gegenwart (aus Schubnell, H.: Naturwissenschaft und Medizin, Bd. IV. Boehringer, Mannheim 1967)

Organe durch maschinelle Konstruktionen oder gesunde menschliche Organe zu ersetzen. Daß aber diese medizinischen Fortschritte nicht ohne neue Probleme und auch Nachteile erkauft werden können, lehrt die Beschäftigung mit den Problemen des alternden Menschen.

Neben der medizinischen Wissenschaft hat ganz sicher auch die Verbesserung der allgemeinen Lebensbedingungen, insbesondere der Ernährung, wesentlich zur Verlängerung der Lebenserwartung beigetragen. Viele Menschen erreichen heute ein Alter, das früher nur wenigen beschieden war. Dabei ist es nützlich, sich vor Augen zu führen, daß der Zuwachs an Lebenserwartung, der durch die genannten zivilisatorischen Fortschritte erreicht werden konnte, in der ersten Lebenshälfte liegt und nicht am Lebensende.

Männer, die heute geboren werden, haben die Aussicht, etwa 71,8 Jahre alt zu werden, während es nach der Jahrhundertwende nur 44,8 Jahre waren. Bei Frauen ist die Lebenserwartung im selben Zeitabschnitt von 48,3 auf 78,4 Jahre gestiegen. Demgegenüber hat sich die Lebenserwartung der 60jährigen vom Jahrhundertbeginn bis zum Jahre 1980 nur um 7,5 Jahre für Frauen und 4,2 Jahre für Männer gesteigert (Tab. **1**). Daraus folgt, daß der eigentliche Traum der Menschheit, der Unsterblichkeit durch eine entscheidende Verlängerung der möglichen menschlichen Lebensspanne an ihrem Ende näherzukommen, noch im-

Tabelle **1**   Die Entwicklung der mittleren Lebenserwartung in Deutschland

Periode	Lebenserwartung in Jahren			
	bei der Geburt		im Alter von 60 Jahren	
	männlich	weiblich	männlich	weiblich
1901/1910	44,8	48,3	13,1	14,2
1985/1987	71,8	78,4	17,3	21,7
Zunahme (in Prozent)	60%	62%	32%	53%

Quelle: Statistisches Bundesamt: Statistisches Jahrbuch 1989 für die Bundesrepublik Deutschland. Metzler-Poeschel, Stuttgart 1989

mer weitgehend unerfüllt ist. Dies ist vielleicht auch gut so. Denn es erscheint doch sehr fraglich, ob eine Verlängerung des menschlichen Lebens auf 100 oder 150 Jahre, wie sie manche Forscher für möglich halten, wirklich je erreichbar und wünschenswert wäre. Als sinnvoll könnte man sich eine solche Lebensverlängerung nur dann vorstellen, wenn die seit etwa 200 Jahren zu beobachtende explosionsartige Vermehrung der gleichzeitig lebenden Menschen (Abb. **2**) zum Stillstand gekommen wäre oder gar leicht rückläufige Tendenzen erkennen ließe. Außerdem haben wir inzwischen gelernt, daß es weniger darauf ankommt, dem Leben des einzelnen Jahre hinzuzufügen, als vielmehr die Jahre, die der einzelne für sein Leben am Ende gewinnt, mit Leben zu erfüllen (Leitspruch der Internationalen Gesellschaft für Gerontologie: „To add life to years not years to life").

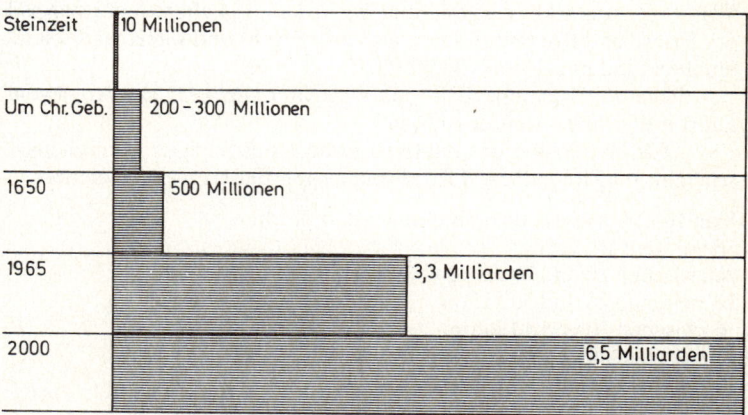

Abb. **2**   Das Wachstum der Weltbevölkerung von der Steinzeit bis heute. Während die Zunahme der Menschheit von der Steinzeit bis zum Jahre 1650 relativ gering blieb und den wirtschaftlichen Möglichkeiten angepaßt war, zeigt sie im 20. Jahrhundert geradezu explosive Formen (aus Schubnell, H.: Naturwissenschaft und Medizin, Bd. IV. Boehringer, Mannheim 1967)

Aus den genannten Zahlen ergibt sich auch die bis heute nicht erklärbare Tatsache, daß Frauen eine längere Lebenserwartung haben als Männer. Man könnte vermuten, daß hierin eine größere biologische Stabilität des weiblichen Geschlechts zum Ausdruck kommt, die schon bei der Geburt durch eine geringere Sterblichkeitsrate der Mädchen kenntlich wird. Zudem könnte die in der Bundesrepublik Deutschland vergleichbaren Ländern herabgesetzte Zahl der Schwangerschaften und Geburten bei gleichzeitig verbesserter Schwangerschaftsbetreuung eine Rolle spielen; denn häufige Schwangerschaften stellten früher für Frauen ein erhebliches Lebens- bzw. Todesrisiko dar. Demgegenüber haben zahlreiche Untersuchungen paradoxerweise gezeigt, daß Frauen häufiger krank sind, häufiger Ärzte aufsuchen und mehr Medikamente einnehmen als Männer. Wie gesagt, eine stichhaltige Erklärung für längere Lebenserwartung der Frauen und die angedeuteten Widersprüche gibt es bis heute nicht.

Betrachten wir nun die Verlängerung der durchschnittlichen Lebensdauer und die Verschiebungen in der Bevölkerungsstruktur anhand einiger Statistiken noch etwas genauer. Abb. 1 zeigt die Zunahme der durchschnittlichen Lebensdauer im Laufe der Geschichte. Die Zahlen für die frühen Geschichtsphasen sind natürlich Schätzzahlen, denn genaue bevölkerungsstatistische Erhebungen wurden seit der zweiten Hälfte des 19. Jahrhunderts erst in wenigen Ländern durchgeführt. Auch heute noch sind solche Zählungen in vielen Ländern nicht genau möglich. Immerhin ist daran zu erinnern, daß die Bevölkerung auch im Römischen Reich schon gezählt wurde (Lukas-Evangelium, Kap. 2, Vers 1–5). Aus Abb. 1 ist zu entnehmen, daß die Lebensdauer sich seit der Eisen- und Bronzezeit mehr als verdreifacht und während der letzten zweihundert Jahre verdoppelt hat.

Noch 1797 schreibt Christoph Wilhelm Hufeland, „der Arzneyenkunst ordentlicher Lehrer zu Jena":

„Als eine Probe des relativen Lebens des jetzigen Menschengeschlechts mag folgende auf Erfahrungen gegründete Tabelle dienen:

Von 100 Menschen, die geboren werden, sterben
50 vor dem 10. Jahr,
20 zwischen 10 und 20 Jahren,
10 zwischen 20 und 30 Jahren,
 6 zwischen 30 und 40 Jahren,
 5 zwischen 40 und 50 Jahren,
 3 zwischen 50 und 60 Jahren;
also nur 6 kommen über 60 Jahre."

Man beachte vor allem die hohe Sterblichkeitsrate im 1. und 2. Lebensjahrzehnt!

Die aufgrund von Modellrechnungen geschätzte Zunahme des Bevölkerungsanteils alter Menschen für die Bundesrepublik Deutschland

Tabelle **2**   Modellberechnung des Anteils der über 65jährigen (in %) an der deutschen Bevölkerung

	Männlich	Weiblich	Insgesamt
1. 1. 1985	11,3	19,5	15,6
1. 1. 1990	11,7	21,0	16,6
1. 1. 2000	14,4	22,1	18,4
1. 1. 2010	18,8	25,4	22,3
1. 1. 2020	20,0	26,3	23,3
1. 1. 2030	25,0	31,3	28,3

Quelle: Statistisches Bundesamt: Statistisches Jahrbuch 1986 für die Bundesrepublik Deutschland. Kohlhammer, Stuttgart 1986

bis zum Jahr 2030 ist aus Tab. **2** ersichtlich. Der Anteil der über 65jährigen beträgt derzeit in der Bundesrepublik rund 15,3% (Stand 1987), in einzelnen Teilen liegt er noch wesentlich höher. So leben z. B. in Berlin (West) jetzt 18,7%, d. h. mehr als 350 000 Menschen dieser Altersgruppe.

Die Veränderungen in der Bevölkerungsstruktur haben erhebliche soziale und volkswirtschaftliche Konsequenzen:

1. Bei gleichzeitig zu registrierendem Geburtenrückgang (Abb. **3**, Phase III–V) in den industrialisierten Ländern resultiert eine Verschiebung des Verhältnisses vom arbeitenden zum nicht mehr arbeitenden Bevölkerungsanteil.
2. Das von jedem Arbeitenden aufzubringende Rentenvolumen wird ständig größer.
3. Die größere Morbidität älterer Menschen und die längere Behandlungsdauer der Alterserkrankungen erfordern höhere Ausgaben für die medizinische Versorgung.
4. Die Zahl der in geeigneten Institutionen voll zu versorgenden alten Menschen nimmt ständig zu und erfordert fortlaufende Investitionen. Dabei ist im Zeitraum 1961–1977 die Zahl der Altenheimplätze gesunken, während der Bedarf an Altenwohnungen und Pflegeheimplätzen deutlich zugenommen hat.
5. Im Falle einer Vollbeschäftigung entsteht das gravierende Problem, genügend Menschen zu finden, die sich der Altershilfe und -pflege widmen wollen, im Falle größerer Arbeitslosigkeit ist es für Ältere besonders schwierig, einen Arbeitsplatz zu finden.
6. Aus dem engen Zusammenleben immer weiter auseinanderrückender Altersgruppen, die völlig verschiedene Lebenserfahrungen und Wertvorstellungen haben, ergeben sich erhebliche gesellschaftliche Kommunikationsprobleme, wie sie gerade in unserer Zeit in öffentlich sichtbaren Auseinandersetzungen zwischen Jungen und Alten akzentuiert erkennbar sind.

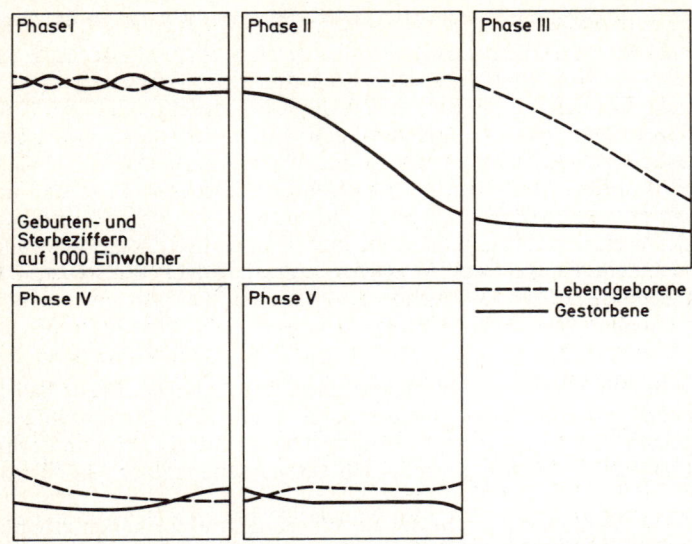

Abb. 3 Theoretisches Schema zur Darstellung der allgemeinen Häufigkeitsabnahme bei Geburten und Sterbefällen während des Industrialisierungsprozesses der europäischen Länder (in 5 Phasen). Die erste Phase zeigt die Ausgewogenheit einer hohen Anzahl von Geburten und Sterbefällen in der Zeit der Agrarwirtschaft. Die zweite Phase verdeutlicht die Bevölkerungszunahme in der Anfangszeit der Industrialisierung, die durch sinkende Sterbeziffern (nicht durch steigende Geburtenzahl!) bewirkt wird. In der dritten Phase, die das für die Zeit der fortschreitenden Industrialisierung typische Bild aufweist, sinkt die Zahl der Sterbefälle, doch schneller noch die der Geburten – es droht „Überalterung" der Bevölkerung. In der fünften Phase übersteigt die Zahl der Sterbefälle die Geburtenzahl: ein Bevölkerungsschwund scheint zu befürchten. Er tritt aber nicht ein, da sich nun auf dem niedrigen Häufigkeitsniveau der fünften Phase Geburten und Sterbefälle wieder aufeinander eingependelt haben. Wirtschaftlicher Wohlstand in den modernen Industriegesellschaften hält sie beide niedrig (aus Schubnell, H.: Naturwissenschaft und Medizin, Bd. IV. Böhringer, Mannheim 1967)

7. Die Tatsache, daß die eigentlich produktive Lebensphase von immer mehr Individuen immer länger überlebt wird, birgt für viele die Gefahr in sich, mit ihrem Schicksal, ihrer späteren Lebenssituation unzufrieden zu sein, da weder sie selbst noch die Gesellschaft, in der sie leben, es gelernt haben, andere als die Eltern- und Berufsrollen zu entwickeln, die auch dem älteren Mitbürger noch sozialen Wert verleihen könnten; denn die beiden genannten sozialen Rollen sind in der Regel an bestimmte Lebenszeiten gebunden und vermögen für die meisten nicht bis zum Lebensende Befriedigung zu vermitteln.

Die aufgezählten Gründe genügen eigentlich, um zu zeigen, daß heute niemand mehr den Fragen gegenüber gleichgültig bleiben kann, wie es den immer zahlreicher unter uns lebenden Älteren seelisch und körperlich ergeht und welches soziale Schicksal ihnen beschieden ist. *Die Humanität einer Gesellschaft wird letztlich daran gemessen werden, wie sie mit ihren schwächeren Mitgliedern, den Kindern, Alten und Kranken, umgeht.* Für unser Land müssen wir da wohl feststellen, daß die Notwendigkeit für optimale Krankenversorgung im Bewußtsein aller fest verankert ist. Kinder und Alte sind jedoch noch immer eine vernachlässigte Minorität. Das drückt sich auch in dem Tatbestand aus, daß für psychisch gestörte Kinder, Jugendliche und alte Menschen die größten medizinischen Versorgungslücken bestehen (Entwicklungsrückstand der Kinder-, Jugend- und Alterspsychiatrie!). Unverkennbar ist, daß viele Menschen den Gedanken an die Problematik des Alterns weit von sich schieben, ja voll Abwehr reagieren, weil Alter in unserer Gesellschaft überwiegend negativ gesehen wird. Durch Gedanken über Altern, Krankheit und Tod fühlt man sich bedroht, man schiebt sie weit von sich.

Es wird oft behauptet, daß man, um zu verstehen, was Altwerden bedeutet, es selbst erlebt haben muß. Anders ausgedrückt, wer alte Menschen verstehen will, muß selbst in ihren Reihen stehen. Die Zuwendung zu alten Menschen entspricht in der Tat keinem natürlichen Instinkt wie z. B. das Schutz- und Pflegeverhalten gegenüber Kindern. Es besteht eher eine „natürliche" Abneigung, sich mit dem Alter zu befassen, und dies nicht nur bei Jugendlichen und Laien, sondern sogar unter Ärzten und medizinischem Personal. Das hat tiefere Gründe. Sich mit alten Menschen zu beschäftigen bedeutet, dem unentrinnbaren eigenen Schicksal, nämlich den Weg zum Tode hin, ins Auge zu sehen. Ein natürlicher und unbewußter psychischer Abwehrvorgang bewahrt uns scheinbar davor, uns mit diesen unerträglichen Beobachtungen des Verfalls alternder Menschen und des Todes „zu früh" und täglich auseinandersetzen zu müssen. Wir meinen, wir könnten das nicht ertragen, die Last solcher Vorstellungen würde uns deprimieren. Aber dieser scheinbar positive Schutzmechanismus hat zwei negative Kehrseiten:

1. Er verhindert, daß sich die so dringend gebrauchten Helfer für alte Menschen in genügender Zahl finden, also z. B. auch Ärzte und Pflegekräfte, die zur Mitarbeit bereit sind. Und dies, obwohl diese Arbeit – es sei vorweg gesagt – sehr erfolgreich sein kann und dem jüngeren Helfer viel Einsicht in menschliche Güte, Erfahrung, Weisheit, aber auch leidvolles Schicksal und Versagen vermitteln kann.
2. Die abwehrende Einstellung gegenüber dem Alter verhindert, daß wir uns selbst auf unser eigenes Alter rechtzeitig und angemessen vorbereiten.

Eine solche negative Betrachtungsweise des Alternsprozesses herrschte nicht immer vor, sie ist die Folge der tiefgreifenden gesellschaftlichen Veränderungen während der Vollindustrialisierung und eine der nega-

tiven Auswirkungen des uns beherrschenden Leistungsprinzips, auf
dem natürlich andererseits die meisten unserer Errungenschaften, nicht
zuletzt auch das Altwerden selbst, basieren. Um so notwendiger ist es zu
betonen, *daß Altern nicht gesetzmäßig mit körperlichem und geistigem
Verfall bzw. Kranksein verbunden ist.* Älterwerden ist nicht selbst schon
Krankheit, sondern eine zum ganzheitlichen Ablauf des menschlichen
Lebens ebenso gehörende Phase wie Säuglings-, Kleinkind-, Jugend-
und mittlere Lebenszeit. Jeder dieser Lebensabschnitte hat sein eigenes
biologisches und psychologisches Ziel und empfängt seinen Sinn aus
dem Gesamtzusammenhang mit allen anderen Lebensabschnitten. Alt-
sein sollte daher nicht als verlorene Jugend, sondern als Chance betrachtet werden, Distanz, Reife und Übersicht zu gewinnen und so eine
neue Stufe individueller Entwicklung zu erreichen. Diese Aufgabe
kann ebenso erfüllt oder verfehlt werden wie die Ziele früherer Lebensphasen. Diese letzte Persönlichkeitsreifung ist trotz Krankheit und
Gebrechen möglich, ja, die nicht resignierende Auseinandersetzung mit
deren Folgen kann die Persönlichkeit wissender, menschlicher und damit reifer werden lassen! Solche und andere Herausforderungen anzunehmen und zu bestehen ist die Aufgabe, die der Älterwerdende zu bewältigen hat. Ihm hierbei behilflich zu sein, sind alle aufgerufen, die sich
um alte Menschen kümmern, mit ihnen ganz oder teilweise zusammenleben. In diesem Sinne verstandene Altenhilfe und Altenpflege bedeutet dann nicht mehr nur berufliche Tätigkeit, sondern gemeinsam ge-
lebtes Leben, erlebtes Miteinander-Tätigsein. Uns hierfür Hilfen an die
Hand zu geben, Wissen und eigene Erkenntnisse zu ermöglichen, ist
letztlich das Ziel aller wissenschaftlichen Disziplinen, die sich mit den
Problemen und Fragen des Altwerdens beschäftigen und deren wichtigste bisher erzielte Ergebnisse im folgenden kurz dargestellt werden sollen.

Allgemeine Bemerkungen, historischer Rückblick

Wie bereits erwähnt, beschäftigt das Problem des Alterns die Menschheit, solange wir schriftliche Zeugnisse zurückverfolgen können. Dabei
stellte sich von Anbeginn die Frage, ob das Altern nur unter dem Blickwinkel fortschreitender Defizienz, d. h. fortschreitender Abnahme der
Fähigkeiten zu Leistung, Anpassung und Genießen, zu sehen sei oder
ob eine positive Sinngestaltung für die Menschen erkennbar sei, in der
das Altern sogar einen Höhepunkt der menschlichen Entwicklung darstelle, wenn man es als Möglichkeit der geistigen Persönlichkeitsentfal-
tung zu abgeklärter Weisheit, d. h. höchster Welterfahrenheit hin betrachtet. In diesem Zusammenhang stellten sich die Menschen schon
früh die Frage, ob man ein normales, gesundes Altern von einem krankhaften unterscheiden müsse. Die pessimistische Betrachtungsweise gip-

felt in der prägnanten Formulierung des römischen Dichters Terentius und des Philosophen Seneca, des Erziehers Kaiser Marc Aurels, die beide übereinstimmend sagten, daß Altern selbst eine unheilbare Krankheit darstelle. Doch ein anderer Berühmter des Altertums, bezeichnenderweise ein Arzt, Galen, bestritt diese Ansicht, indem er behauptete, daß das Altern eben keine Krankheit an sich sei, sondern nur die Reaktionsweise des Organismus in bestimmter Weise modifiziere. Diese Formulierung Galens behält auch auf dem Hintergrund moderner Forschungsergebnisse ihre Gültigkeit. Eine solche optimistische Sicht auf das Alter erlaubte es dann auch, nach Mitteln zur Lebensverlängerung zu suchen, wie sie z. B. Hufeland in seinem großen Werk „Die Kunst, das menschliche Leben zu verlängern" 1797 beschrieb. Nach seiner Ansicht ist der langlebige Mensch wie folgt charakterisiert:

„Er hat eine proportionierte und gehörige Statur, ohne jedoch zu lang zu seyn. Eher ist er von einer mittelmäßigen Größe und etwas untersetzt. Seine Gesichtsfarbe ist nicht zu roth; wenigstens zeigt die gar zu große Röthe in der Jugend selten langes Leben an. Seine Haare nähern sich mehr dem Blonden als dem Schwarzen, die Haut ist fest, aber nicht rauh (den Einfluß der glücklichen Geburtsstunde werden wir nachher betrachten). Er hat keinen zu großen Kopf, große Adern an den Extremitäten, mehr gewölbte als flügelförmig hervorstehende Schultern, keinen zu langen Hals, keinen hervorstehenden Bauch, und große aber nicht tief gefurchte Hände, einen mehr breiten als langen Fuß, fast runde Waden. Dabey eine breite gewölbte Brust, starke Stimme, und das Vermögen, den Athem lange ohne Beschwerden an sich zu halten. Überhaupt völlige Harmonie in allen Theilen. Seine Sinne sind gut, aber nicht zu fein, der Puls langsam und gleichförmig. Sein Magen ist vortrefflich, der Appetit gut, die Verdauung leicht. Die Freuden der Tafel sind ihm wichtig, stimmen sein Gemüt zur Heiterkeit, seine Seele genießt mit. Er ißt nicht bloß um zu essen, sondern es ist ihm eine festliche Stunde für den Tag, eine Art von Wollust, die den wesentlichen Vorzug für andern hat, daß sie ihn nicht ärmer, sondern reicher macht. Er ißt langsam und hat nicht viel Durst. Großer Durst ist immer ein Zeichen schneller Selbstconsumption.
Er ist überhaupt heiter, gesprächig, theilnehmend, offen für Freude, Liebe und Hoffnung, aber verschlossen für die Gefühle des Hasses, Zornes und Neides. Seine Leidenschaften werden nie heftig und verzehrend. Kommt es jeh ein Mahl zu wirklichem Ärger und Zorn, so ist es mehr eine nützliche Erwärmung, ein künstliches und wohltätiges Fieber, ohne Ergießung der Galle. Er liebt dabey Beschäftigung, besonders stille Meditationen, angenehme Speculationen – ist Optimist, ein Freund der Natur, der häuslichen Glückseligkeit, entfernt von Ehr- und Geldgeiz und allen Sorgen für den anderen Tag."

Für die Behandlung des Alters führt er folgende sieben Regeln an, hier verkürzt wiedergegeben:

1. Im Alter fehlt die natürliche Wärme. Man suche sie daher von außen möglichst zu unterhalten und zu vermehren.
2. Die Nahrung sei leicht verdaulich, mehr flüssig als fest, konzentriert, nahrhaft und dabei stärker reizend als in den früheren Perioden ratsam war.

3. Laue Bäder sind äußerst passend, als eines der schönsten Mittel, die natürliche Wärme zu vermehren, die Absonderungen besonders der Haut zu befördern und die Trockenheit und Steifigkeit des Ganzen zu mindern.
4. Man vermeide alle starken Ausleerungen, z. B. Aderlässe.
5. Man gewöhne sich im zunehmendem Alter immer mehr an eine gewisse Ordnung in allen Lebensverrichtungen.
6. Der Körper muß zwar auch Bewegung haben, aber ja keine angreifende und erschöpfende.
7. Angenehme Stimmungen und Beschäftigungen der Seele sind hier von gemeinem Nutzen.

In Hufelands Beschreibung und Empfehlungen mischen sich heute im Lichte wissenschaftlicher Forschungsergebnisse noch gültige vorwissenschaftliche medizinische Erfahrungen mit Vorurteilen, die wir als bedeutungslos oder gar falsch ansehen müssen.

Etwa zur gleichen Zeit hat Gerhard van Swieten in einer Rede ebenfalls dargelegt, wie man gesundes Altern selbst beeinflussen könne und selbst eben auch dafür verantwortlich sei:

„Man nennt gewöhnlich die Greise vom Altern gebeugt, aber das Alter kann nicht nur lästig, sondern sogar leicht und angenehm sein. Unser Fehler, nicht der des Alterns ist, wenn uns das Greisenalter mißfällt, denn ein ruhig, rein und mit Anstand verbrachtes Leben hat ein ruhiges und mildes Alter. Alle wünschen es und dann, wenn sie es erreicht haben, beklagen sie sich darüber. Wenn es daher Greise gibt, die, weil sie ihre Schwäche an die Sterblichkeit gemahnt, gewissermaßen in Angst sterben, als ob sie nicht aus dem Leben gingen, sondern aus dem Leben gleichermaßen gezerrt würden, dann können Sie, freundlicher Zuhörer, mir glauben, daß das kein Fehler des Alters, sondern ein Fehler des Charakter ist" (zit. nach Müller 1967).

Eine wirklich wissenschaftliche Beschäftigung mit den Erkrankungen des Alters beginnt dann erst in der 2. Hälfte des 19. Jahrhunderts, als Rubner behauptet, das Altern sei eine Folge verminderter Stoffwechselleistungen der Zellen. Wille, Direktor einer psychiatrischen Anstalt, veröffentlichte 1874 eine Untersuchung über die psychischen Erkrankungen des Greisenalters bereits als eine spezifisch alterspsychiatrische Publikation. Das erste unter diesem Titel „Geriatrie" veröffentlichte Buch erscheint 1914 in Amerika. Zu einem raschen Aufschwung kommt es jedoch erst nach dem 2. Weltkrieg, als sich in den hochindustrialisierten Ländern das Problem zunehmender „Überalterung" der Bevölkerung stellt.

Im deutschen Sprachraum gebührt Max Bürger der Ruhm, als erster ein umfassendes Werk über die Ergebnisse medizinischer Alternsforschung veröffentlicht zu haben, das sich im wesentlichen auf eigene Forschungsergebnisse stützte. Bürger darf als der Begründer experimentell-medizinischer Alternsforschung gelten. Die Ergebnisse seiner Forschertätigkeit sind in seinem Werk „Altern und Krankheit als Problem der Biomorphose" (1960) zusammengefaßt. Im bewußten Gegensatz zu den Begriffen Altern, Gerontologie und Geriatrie, die jeweils nur einen, und zwar den letzten Teilabschnitt aus dem lebenslangen Wandlungsprozeß eines jeden Organismus herausgreifen und benennen, prägte er den Begriff „Biomorphose". Hierunter begriff Bürger eine schon bei der Geburt beginnende, dem Organismus „eingeplante" sinnvolle Wandlung zum Tode hin. Als sinnvoll sah er diesen Prozeß deshalb an, weil ohne Sterben der Individuen ein Überleben der Art nicht vorstellbar ist. In dieser lebenslangen Wandlung aller Körperfunktionen, eben der Biomorphose, sah Bürger „die Basis für alle physiologischen und nosologischen Tatsachen". Damit ist gemeint, daß alle Krankheitsprozesse auf ihre Abhängigkeit und Beeinflussung vom jeweiligen lebenszeitbedingten Funktionszustand hin zu untersuchen sind. Die Lehre von der Biomorphose entwickelte Bürger in bewußtem Gegensatz zu der mehr statischen, auf die Erfassung von lebenslang konstanten Normwerten abzielenden Betrachtungsweise der Physiologen. So wissen wir heute, daß alle Funktionsgrößen und deren Normbereiche wie z. B. Blutdruck, Atmungskapazität, Blutbildzusammensetzung, Blutsenkungsgeschwindigkeit u. a. altersabhängig sind.

Nach den Medizinern wandten sich auch die Psychologen und Soziologen der Alternsforschung zu, was zu einer wesentlichen Bereicherung unserer Kenntnisse führte. Man könnte daher dem Begriff der *Biomorphose* die Begriffe *Psychomorphose* und *Soziomorphose* an die Seite stellen, da sich auch im psychologischen und soziologischen Bereich charakteristische Altersveränderungen herausfinden lassen. Die Ergebnisse dieser drei Hauptforschungsrichtungen sollen im folgenden kurz zusammengefaßt werden.

Biologie des Alterns (kalendarisches Alter, biologisches Alter, Ursachen des Alterns)

Definition des Begriffs „Alter"

Unter *Gerontologie* verstehen wir die Lehre von den Alternsvorgängen, also die Grundlagenforschung über die Prozesse des Alterns insgesamt, unter *Geriatrie* die Lehre von den Besonderheiten der Krankheiten des höheren Lebensalters und ihrer Behandlung. Jede Art lebender Substanz ist durch eine charakteristische, für sie spezifische maximale Lebensdauer gekennzeichnet. Sie meint etwas anderes als die durchschnittliche Lebensdauer, die den statistischen Erwartungswert für eine Gruppe der jeweiligen Art angibt. Der Zeitwert für die maximale Lebensdauer beträgt z. B. für eine Eintagsfliege einen Tag, für Menschen etwa 120 Jahre, für Hunde etwa 12–15 und für Pferde ca. 30 Jahre. Eine der faszinierendsten und gegenwärtig sehr intensiv bearbeiteten Fragen ist diejenige, wodurch diese artspezifische maximale Lebensdauer festgelegt wird. Alle Forschungsergebnisse deuten darauf hin, daß die maximale Lebensgrenze *genetisch*, d. h. in den artspezifischen Erbanlagen festgelegt ist. Hierauf wird später noch einzugehen sein.

Zunächst sind aber noch die Begriffe „kalendarisches Alter" und „biologisches Alter" zu klären. Wenn vom Alter eines bestimmten Menschen die Rede ist, ist im täglichen Leben ganz selbstverständlich sein kalendarisches Alter gemeint. Es wird in der Zahl von Jahren angegeben, die seit seinem urkundlich festgehaltenen Geburtsdatum vergangen sind. In allen durchorganisierten Staaten läßt sich das kalendarische Alter leicht feststellen, und jeder kennt sein eigenes. In vielen Entwicklungsländern und manchen Regionen bereits hochorganisierter Ländern, wie z. B. in der Sowjetunion, ist das jedoch noch nicht so. In diesem Fall wird die Altersbestimmung problematisch, denn ein jeder weiß aus Erfahrung, wie schwer es sein kann, das Alter eines Menschen, dessen kalendarisches Alter uns nicht bekannt ist, zu schätzen. Wenn wir in eine solche Lage kommen, so führen wir die Schätzung überwiegend unbewußt aufgrund unserer Beobachtungen seiner äußeren Erscheinung, seines Verhaltens, seiner Äußerungen, kurz seiner „Vitalität" durch. Damit aber erfassen wir natürlich nicht sein kalendarisches Alter, sondern versuchen, uns über sein „biologisches Alter" oder, wie man auch sagen könnte, sein „Leistungsalter" ein Bild zu machen. Kalendarisches und biologisches Alter können auseinanderklaffen, da es eben jung gebliebene Greise oder auch „greisenhafte Jünglinge" bzw. „altjüngferliche Mädchen" gibt. Während wir aber in vielen Ländern für die Bestimmung des kalendarischen Alters – wie bereits erwähnt – feste Daten zur Verfügung haben, müssen wir erkennen, daß die Wissenschaft über ähnliche feste Daten zur Bestimmung des biologischen Alters bisher nicht verfügt. Zur Zeit laufen in vielen Ländern sog. „Längsschnittuntersuchungen", die zum Ziel haben, körperliche und psychische Meßwerte zu ermitteln, die etwas über das biologische Alter eines Individuums aussagen können. Zu solchem Zweck werden größere, 100 oder mehr Versuchspersonen umfassende Probandengruppen in regelmäßigen Abständen über viele Jahre oder Jahrzehnte hinweg von Ärzten, Psychologen und Soziologen nach standardisierten Methoden untersucht.

Theoretisch ließe sich definieren, daß normales oder physiologisches Altern dann anzunehmen ist, wenn biologisches und kalendarisches Alter übereinstimmen, d. h., wenn ein Individuum zu einem gegebenen kalendarischen Alter die psychische und körperliche Leistungsbreite, also denjenigen Grad an „Vitalität" hat, welcher der Durchschnittsnorm seiner Altersgruppe entspricht. Demgegenüber wäre unter vorzeitigem und krankhaftem Altern ein Zustand zu verstehen, bei dem individuelle Vitalität unter der Durchschnittsnorm der jeweili-

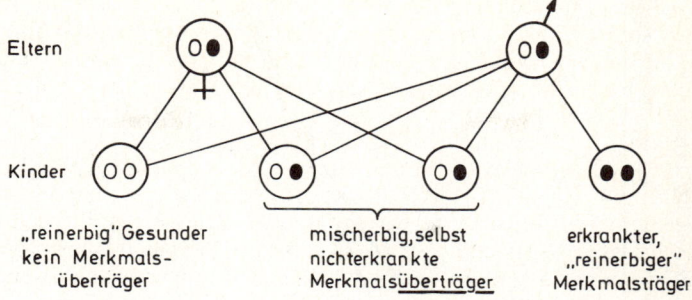

Eltern

Kinder

„reinerbig"Gesunder
kein Merkmals-
überträger

mischerbig,selbst
nichterkrankte
Merkmalsüberträger

erkrankter,
„reinerbiger"
Merkmalsträger

Abb. **4**   Schema der rezessiven Vererbung: nur Merkmalsträger mit doppelt vorhandener Erbanlage entwickeln auch das äußere Erscheinungsbild, wie z. B. das Progeriesyndrom (s. Text)

gen Altersgruppe liegt, wobei es sich im Falle eines vorzeitigen Alterns um nicht näher erklärbare Gründe hierfür, im Falle krankhaften Alterns aber um den negativen Einfluß konkreter Krankheitsprozesse handelte. Für viele, insbesondere geistig-seelische und soziale Funktionsbereiche fehlen uns aber im Gegensatz zur Entwicklung in der Kindheit und Jugendzeit noch die vergleichbaren Normwerte für alte Menschen.

Als ein Extremfall unphysiologischen Alterns sei ein in der Medizin unter dem Begriff der *Progerie* bekanntes Krankheitsbild, das durch Erscheinungen vorzeitiger „Vergreisung" charakterisiert ist, angeführt. Eine in der Kindheit auftretende Sonderform ist als Hutchinson-Gilford-Syndrom bekannt. Diese Krankheit wird rezessiv vererbt, d. h., manifest erkranken nur Kinder, denen die entsprechende Erbanlage von beiden Eltern zugefallen ist. Hat nur ein Elternteil dem Kind dieses Merkmal vererbt, so erkrankt das Kind nicht, sondern kann nur selbst wieder dieses Erbmerkmal an eigene Kinder weitergeben (Abb. **4**). Die erkrankten Kinder bieten neben anderen Fehlbildungen Zeichen von „Vergreisung" wie z. B. Linsentrübungen im Auge („Altersstar"), Hautveränderung, Muskelatrophie usw.

Haben wir bisher kaum Möglichkeiten, das biologische Alter eines Individuums hinreichend genau zu ermitteln, so gibt es jedoch ein statistisches und allerdings sehr indirektes Maß für die „Vergreisung" von Menschengruppen. Gompertz fand nämlich 1825 beim Studium von Sterbetabellen heraus, daß es eine gradlinige Beziehung zwischen jeder beliebigen Altersstufe und der zu dieser Altersstufe gehörigen Sterberate gibt, wenn man die Sterberate logarithmisch gegen das Lebensalter in einem Koordinatensystem aufträgt (Abb. **5**). Es läßt sich so die statistische Sterbewahrscheinlichkeit für jede Altersgruppe ermitteln, d. h., es läßt sich angeben, wieviele der Individuen einer bestimmten Alters-

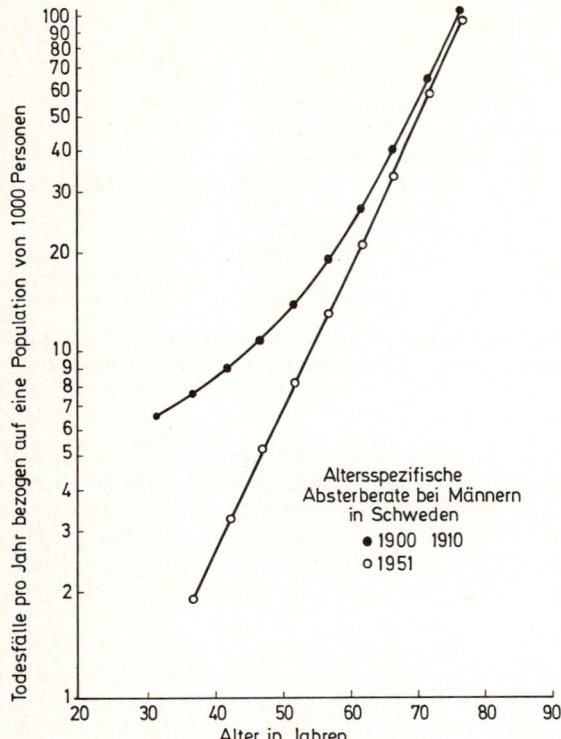

Abb. 5   Logarithmische Darstellung der altersspezifischen Todesrate im Vergleich zu den Altersstufen (Gompertz-Kurve) der männlichen Bevölkerung Schwedens vor und nach der Entwicklung der modernen Medizin. Sie zeigt eine starke Abnahme der Todesrate bei jungen Menschen, jedoch keine Veränderung bei alten Menschen (aus Curtis, H.-J.: Das Altern – die biologischen Vorgänge. Fischer, Stuttgart 1968; nach Jones)

gruppe in diesem Alter sterben werden. Wenn wir aber das biologische Alter oder in Zusammenhang damit die Sterbewahrscheinlichkeit eines einzelnen Individuums aus einer bestimmten Altersgruppe angeben wollen, dann hilft uns diese Sterbewahrscheinlichkeit statistischer Art, die nur für das ganze Kollektiv gilt, kaum weiter. Zudem sagt die Sterbewahrscheinlichkeit nicht unmittelbar über die Leistungsfähigkeit, also das biologische Alter des Betroffenen, etwas aus, denn sie schließt ja z. B. den Unfalltod und Krankheiten mit ein. Klar ist auch, daß diese Zahl keine Aufschlüsse über die Ursachen des Alternsprozesses selbst gibt. Die Todesursachenstatistik sind zwar die Häufigkeitsverteilungen der unmittelbar den Tod herbeiführenden Ursachen zu entnehmen, aber auch daraus gewinnen wir noch keine Kenntnis über jene mit dem

Altersprozeß direkt zusammenhängenden Bedingungen, die zu der spezifischen Todesursache, sei es eine Krankheit oder z. B. ein Verkehrsunfall, geführt haben. Der Abb. **5** ist zu entnehmen, wie sich die Sterbequoten innerhalb des angegebenen Zeitraumes in Schweden zwar in den jüngeren Jahrgängen sehr erheblich verändert haben, jedoch in den höheren Lebensjahren kaum unterscheiden. In Schweden war das Durchschnittsalter 1951 bei den Männern nicht höher als im Zeitraum 1900 bis 1910.

Ursachen des Alterns

Es sind zahlreiche Vorstellungen über die Natur des Prozesses aufgestellt worden, der dem Altern zugrunde liegt. Teils gründen sie sich auf meist aus Tierversuchen stammende Untersuchungsergebnisse, teils haben sie mehr spekulativen Charakter. Bei den tierexperimentellen Befunden handelt es sich oft um Arten, die dem Menschen so fernstehen wie beispielsweise Rädertierchen oder Plattwürmer. Es ist fraglich, ob solche Ergebnisse auf höher organisierte Arten, speziell den Menschen, übertragen werden können. Es ist hier nicht möglich, alle theoretischen Vorstellungen über das Altern kritisch darzustellen. Ein solcher Versuch würde ein Buch für sich füllen. Deshalb werden nur einige ausgewählt und näher erörtert. Die Auswahl erfolgt zweifelsohne nach subjektivem Ermessen und bringt die nach Meinung der Autoren bedeutsamsten und tragfähigsten Beispiele. Einige allgemeine Bemerkungen müssen aber noch vorangestellt werden.

Bereits weiter oben wurden verschiedene Altersbegriffe unterschieden: *kalendarisches Alter, biologisches Altern, Leistungsalter* wurden als wichtigste genannt. Zwei weitere sind nun an dieser Stelle hinzuzufügen: primäres und sekundäres Altern.

Viele Autoren halten diese Unterscheidung für erforderlich, wenn Verwirrung über den Begriff des Alterns vermieden werden soll, und in der Tat erscheint die Unterscheidung von theoretischer wie auch praktisch-medizinischer Perspektive gleicherweise bedeutsam. Unter *primärem Altern* wird der zur Vergreisung führende Vorgang verstanden, der jeder Art „eingeboren" ist und deren natürliche Lebensspanne und damit auch den „natürlichen" Tod bestimmt. Sekundäres Altern umfaßt hingegen alle Folgen von äußeren Einwirkungen, die zu einer Verkürzung der artspezifischen, natürlichen Lebensspanne führen, wie beispielsweise Unfälle, Krankheiten bzw. deren langfristige Folgen in Form chronischer, das Leben verkürzender Organschäden. Dieser Unterscheidung liegt natürlich selbst schon wieder ein theoretisches Konzept zugrunde, denn es ist bisher nicht bewiesen, daß die Trennung von primärem und sekundärem Altern der Wirklichkeit entspricht, und so gibt es manche Autoren, die das auch bezweifeln und das Altern schlechthin ausschließlich als Folge von sekundärem Altern ansehen (s. Streßtheorie). Trotzdem lassen sich aber alle konkreten Theorien nach diesem Konzept einteilen, je nachdem, ob sie sich mit dem primären oder sekundären Alternsvorgang beschäftigen. Auch die praktisch-medizinische Forschung sollte sich stets darüber im klaren sein, ob die aus Forschungsergebnissen abgeleiteten Maßnahmen das Leben durch Freisein von Krankheit verlängern, also *präventiv-medizinische Maßnahmen* sind, oder das durch Beeinflussung des Alternsgeschehens selbst erreichen wollen, also eher *kausal-therapeutisch* den natürlichen Alternsprozeß selbst zu „behandeln" vorgeben. Das, was als primäres Altern hier definiert worden ist, entspricht weitgehend dem von Bürger geprägten Begriff der Biomorphose.

Theorien über primäres Altern

Erblichkeitstheorie

Eine der sicherlich bedeutsamsten und tragfähigsten Theorien über den physiologischen Alternsvorgang stellt die Erblichkeits- oder „genetische" Theorie dar. Sie stützt sich sowohl auf altbekannte Beobachtungen und Erfahrungen als auch auf moderne Erbforschung und experimentelle Ergebnisse. Die genetische Theorie im engeren Sinne ist bereits ein Spezialfall möglichen Erbeinflusses. Der Begriff „genetisch" bezieht sich nämlich ausschließlich auf Erbeinflüsse, die in Form von biochemischen Informationen auf den Chromosomen (= Kernkörperchen) eines jeglichen Zellkernes als *Gene* fixiert sind. Diese Informationen sind in allen Körperzellen eines Individuums gleich und stammen je zur Hälfte aus dem Erbinformationsbestand des Vaters und der Mutter. Wie die Erbforschung inzwischen aufdecken konnte, ist das aber nicht der einzige Weg eines Erbeinflusses, sondern auch *nichtgenetische Faktoren* wie z. B. Eigenschaften der Zellsubstanz selbst können beispielsweise das Erscheinungsbild der Nachkommen prägen.

Eines der bekanntesten Beispiele aus der menschlichen Erbpathologie für einen erbwirksamen Alterseinfluß ist die Tatsache, daß mongoloid-geborene Kinder stets von relativ „alten" Müttern geboren werden. Auch in diesem Zusammenhang werden chromosomale Faktoren diskutiert.

Was behaupten nun die Erblichkeitstheorien des Alterns, und welche Beobachtungen liegen ihnen zugrunde? Selbstverständlich können hier nicht alle komplizierten Vorstellungen und Experimente wiedergegeben, sondern nur einige Beispiele angeführt werden.

Alle Theorien behaupten zunächst einmal, daß Intensität und Geschwindigkeit des normalen Alterns von Erbeinflüssen abhängen. Altbekannt ist die Beobachtung, daß es langlebige und weniger langlebige Familien gibt. Diese Beobachtungen konnten rechnerisch belegt

Tabelle 3 Einfluß einer höheren Langlebigkeit bei Vater und Mutter auf die Lebenserwartung der Kinder (aus Lansing, A. I.: General biology of senescence. In Birren, J. E.: Handbook of Aging and the Individual Psychological and Biological Aspects, University of Chicago Press, Chicago 1971)

Lebensalter des Vaters bei Tod (in Jahren)	Lebensalter der Mutter bei Tod (in Jahren)		
	unter 60	60–80	über 80
Unter 60	32,8 (128)*	33,4 (120)	36,3 (74)
60–80	35,8 (251)	38,0 (328)	45,0 (172)
Über 80	42,3 (131)	45,5 (206)	52,7 (184)

* Die erste Ziffer ist die durchschnittliche Lebensdauer der Kinder. Die in Klammern stehende Ziffer die Zahl der Fälle, woraus der Durchschnitt errechnet wurde

werden (Tab. 3), indem sich zeigen ließ, daß die Lebenserwartung eines Menschen mit dem erlebten Lebensalter seiner Eltern wächst, und zwar stärker wächst, wenn beide Eltern langlebig waren, als wenn dies nur für ein Elternteil zutraf. Zu ähnlichen Ergebnissen kommt man auch auf anderem Wege. In einer weiteren Untersuchung wurde die gesamte addierte Lebenszeit von Eltern und Großeltern, vermindert um die Zeit bis zur Pubertät, zugrundegelegt, die zwischen einem Minimum von etwa 90 und einem Maximum von ca. 600 Jahren schwanken kann. Auch hier ergab sich, daß ein deutlicher Zusammenhang zwischen der Langlebigkeit eines Menschen und der addierten Lebenszeit seiner Eltern und Großeltern bestand. Diese einfachen Tatsachen wie auch die bereits erwähnt Beobachtung artspezifischer Lebenszeiten sprechen sehr für einen genetischen Einfluß auf die Lebensdauer. Zahlreiche inzwischen durchgeführte Tierexperimente stützen diese Annahme und geben der Wissenschaft Daten an die Hand, mit deren Hilfe Hypothesen über die Art des Erbeinflusses auf die Lebensdauer aufgestellt werden können, die dann in weiteren Experimenten überprüft werden müssen.

Mutationshypothese

Unter Mutation verstehen wir eine Veränderung der biochemisch mittels der Gene auf den Chromosomen fixierten Erbinformation. Solche Mutationen oder Erbinformationsänderungen entstehen einerseits spontan, d. h., ohne daß eine Ursache hierfür auszumachen ist, oder sie können von außen durch verschiedene Einwirkungen auf die Zelle und den Zellkern hervorgerufen werden. Man kann deshalb in Experimenten die spontane Mutationsrate zählen und sie mit der experimentell hervorgerufenen vergleichen. Einflüsse, die zu einer erhöhten Mutationsrate in den Zellen führen, sind beispielsweise Strahleneinflüsse (Röntgenstrahlen, Neutronenbeschuß), chemische Einflüsse oder Veränderungen der Umgebungstemperatur. Obwohl Mutationsvorgänge in der Vererbungsforschung schon lange bekannt sind, ist die Annahme von Mutationsvorgängen als Ursache des Alternsprozesses jüngeren Datums. Konkretere Theorien wurden erst 1958 aufgestellt. Curtis u. Mitarb. konnten 1961 an Mäusen nachweisen, daß die Häufigkeit spontan auftretender Mutation mit zunehmendem Alter größer wird, bis schließlich bei einigen Laboratoriumsstämmen 75% aller Zellen Chromosomenveränderungen und damit anomale Zellteilungen aufweisen. Wenn man zusätzlich von der Annahme ausgeht, daß Chromosomenvariationen bzw. Genmutationen eher zu funktionsuntüchtigeren Zellen führen als zu einer Verbesserung der Zellfunktion, so ließe sich mit diesem Konzept eine mit dem Alter abnehmende Vitalität und Adaptationsfähigkeit des Organismus gut erklären. Weiterhin konnten die bereits zitierten Forscher nachweisen, daß verschiedene, im Labor gezüchtete Mäusestämme von unterschiedlicher Lebensdauer auch unterschiedliche Mutationsraten haben: einer kürzeren Lebensdauer entspricht eine höhere Mutationsrate, einer längeren Lebensdauer eine niedrigere. Auch diese Tatsache wäre mit der Vorstellung zu vereinbaren, daß die Geschwindigkeit des Alternsprozesses direkt von der Mutationsrate abhängig ist. Ein weiteres Argument für die Richtigkeit dieser theoretischen Vorstellungen ergibt sich aus den Ergebnissen anderer Untersucher, die fanden, daß die Anzahl derjenigen Tiere, die auf eine bestimmte Strahlendosis hin stirbt, in direkter Beziehung zur normalen Lebensdauer dieses Labortierstammes steht. Je kürzer die normale Lebensdauer, desto höher ist die spontane Mutationsrate und desto niedriger die Strahlendosis, die notwendig ist, um einen bestimmten Prozentsatz der Tiere zu töten. Der tödliche Einfluß von Bestrahlungen wird höchstwahrscheinlich ebenfalls über Mutationsveränderungen in den Zellen verursacht.

Obwohl diese Experimente sehr einleuchtend *für eine Mutationstheorie des Alterns* sprechen, können diese Vorstellungen dennoch nicht als bewiesen angesehen werden, weil die Experimente sehr kompliziert in ihrer Durchführung sind und die Ergebnisse durch Fehlermöglichkeiten und die Einwirkung anderer erbabhängiger Faktoren beeinflußt werden können, die eher den sekundären als den primären Alterungsvorgängen zuzuordnen sind. So ist z. B. bei den Experimenten mit Labortieren streng darauf zu achten, daß die Lebensdauer eines bestimmten Stammes nicht durch genetisch vorprogrammierte Krankheiten, wie z. B. Tumoren, beeinflußt wird. Es ist ja seit langem bekannt, daß von bestimmten im Labor gezüchteten Mäusestämmen nahezu 100% der Tiere Tumoren entwickeln, die dann natürlich die Lebensdauer durch den Krankheitsprozeß und nicht durch irgendeinen basalen Alternsprozeß verkürzen.

Trotzdem konnten auch beim Menschen erste Ergebnisse erzielt werden, die für einen Zusammenhang zwischen Chromosomenmutation und Altern sprechen. Es wurde nämlich festgestellt, daß die Leukozyten (weiße Blutkörperchen) von der Kindheit bis zum höheren Lebensalter in zunehmendem Maße weniger Chromosomen je Zelle enthalten als der Norm entspricht. Auch diese Ergebnisse sind vorläufiger Natur, doch könnten sie darauf hindeuten, daß ein mit dem Altern zusammenhängender Mutationsprozeß zum Verlust von Chromosomen in den Zellkernen führt.

Von Chromosomen und Genen unabhängige Erbeinflüsse

Weiter oben wurde bereits auf den Zusammenhang zwischen dem Lebensalter der Mutter, in dem die Schwangerschaft eintritt, und der Häufigkeit mongoloider Nachkommen hingewiesen. Es ist nun von großem Interesse, daß sich ähnliche Beziehungen zwischen dem Lebensalter des Stammorganismus und der Lebenserwartung der Nachkommen im Tierexperiment unter Laborbedingungen beobachten lassen. Hierzu wurden hauptsächlich zwei gegenüber dem Menschen sehr einfach organisierte, aber dennoch gegenüber Einzellern bereits komplizierte Tierarten verwendet: Flachwürmer (Stenostomum incaudatum) und Rädertierchen (Philodina citrina). Der Flachwurm vermehrt sich normalerweise durch Querteilung, nachdem sich an irgendeiner Stelle des Körpers ein neuer Kopf gebildet hat. Der alte Kopf mit dem größten Teil des alten Organismus lebt fort und ergänzt den fehlenden Körperabschnitt, wohingegen der neue Kopf den größten Teil des Organismus neu bilden muß. Man würde zunächst erwarten, daß beide Tiere die gleiche Lebenserwartung haben. Dies ist aber nicht so. Verfolgt man jeweils die sich aus den größeren nach der Teilung verbleibenden Körperabschnitten und mit dem alten Kopf versehenen Nachkommenlinien mit jenen, die auf den neuentstandenen „jungen" Köpfen entstehen, so ist ein deutlicher Unterschied in der Lebenserwartung festzustellen. Die Lebenserwartung der ersten betrug durchschnittlich 35 Tage, diejenige der letzteren schwankte zwischen 64 und 115 Tagen.

Andere Untersuchergruppen bedienten sich bestimmter Rädertierchen. Diese Tiere vermehren sich durch parthenogenetisch* entstandene Eier. Außerdem zeichnen sie sich durch eine kurze, für Laborexperimente sehr günstige Lebensspanne von 1–4 Wochen aus und weisen trotz des relativ übersehbaren Zellbestandes von rund 1000 Körperzellen bereits differenzierte Gewebselemente bzw. Organgewebe auf. Auch bei diesen Tieren fiel sofort auf, daß die Nachkommen jüngerer Mütter eine längere Überlebenszeit hatten als diejenigen

---

* Parthenogenese = Jungfernzeugung: Entstehung von Nachkommen aus den unbefruchteten weiblichen Eizellen.

älterer Mütter. Die Tiere werden ab 3. Tag reif und fortpflanzungsfähig, während am 5. Tag bereits Altersveränderungen zu beobachten sind. Man kann nun unter Laboratoriumsbedingungen Nachkommenlinien voneinander isolieren und züchten, die aus Eiern stammen, die jeweils am gleichen Lebenstag der entsprechenden Muttertiere gelegt worden sind. Vergleicht man ihre Überlebenszeiten, so stellt man überraschenderweise fest, daß Nachkommenlinien, die von Eiern stammen, die stets am 3., 4. oder 5. Lebenstag gelegt worden sind, praktisch unsterblich sind und sich durch eine immer weiter zunehmende Lebensdauer auszeichnen, während Nachkommenlinien, die aus Eiern vom 6., 7. oder noch späteren Lebenstagen stammen, im Laufe der Generationsfolgen immer kürzere Lebenszeiten aufweisen und schließlich parallel dazu immer rascher aussterben. Interessanterweise läßt sich nun ein solcher Prozeß der fortschreitenden Verkürzung der Lebensspanne wieder umkehren, wenn man vor Verlöschen dieser Nachkommenlinien Eier der ersten 5 Lebenstage nimmt und fortzüchtet. Es stellt sich nun wieder eine fortschreitende Verlängerung der Überlebenszeit ein. Aus diesen Ergebnissen ist zu schließen:

1. Im Leben der Rotiferien muß an einem bestimmten Lebenszeitpunkt eine Substanz entstehen, die die Ursache der verkürzten Lebensdauer der Nachkommen ist.
2. Diese Substanz muß *extrachromosomaler bzw. extragenetischer Natur* sein, da sonst der Umkehreffekt nicht erklärbar wäre.
3. Zumindest bei Rädertierchen scheint der Alterungsprozeß mit dem Reifezeitpunkt und dem Aufhören des Wachstums zusammenzuhängen.

Dies ergibt sich aus einer weiteren Beobachtung: Bei den Nachkommenlinien, die von „jungen Müttern" abstammen, und sich durch eine stetig zunehmende Lebenslänge auszeichnen, verspäten sich der Reifetermin und der Zeitpunkt der Eiproduktion, während gleichzeitig die maximale Körpergröße abnimmt, wogegen bei Nachkommenlinien, die sich durch eine zunehmend verkürzte Lebensspanne auszeichnen, umgekehrt die Reife und damit die Eiproduktion verfrüht beginnen, während gleichzeitig die maximale Körpergröße zunimmt. Hier ergeben sich interessante, wenn auch nicht widerspruchsfreie Parallelen zu dem beim Menschen als Akzeleration bekannten Phänomen von gleichzeitiger Vorverlegung der Pubertät und Zunahme der Körpergröße.

Fassen wir diese Ergebnisse gerontologischer Erbforschung zusammen, so läßt sich feststellen, daß es eine ganze Reihe von Beobachtungen und experimentellen Ergebnissen gibt, die kaum Zweifel daran gestatten, daß Lebenslänge und Alternsprozeß Erbeinflüssen unterliegen. Es gibt Hinweise dafür, daß sehr wahrscheinlich sowohl chromosomal genetische Faktoren als auch extrachromosomal bzw. extragenetsche Einflüsse, die dann im zytoplasmatischen Bereich, d. h. im Zelleib selbst, zu suchen wären, wirksam sind.

Die Abnutzungstheorie

Die Vorstellung, daß Leben mit Abnutzung und intensiveres Leben mit verstärkten Abnutzungserscheinungen verknüpft seien, ist volkstümlich weit verbreitet. Macht man jemandem Vorwürfe wegen eines zu üppigen Lebenswandels, so kann man nicht selten die Antwort hören: „Lieber führe ich ein intensiveres und kürzeres als ein mittelmäßiges und dafür längeres Leben." Hierfür wird auch gern das Bild einer Kerze gebraucht, deren Docht an beiden Enden angezündet ist: sie brennt heller, aber auch kürzer, als würde der Docht nur an einem Ende brennen.

Hinter solchen Äußerungen steht letztlich die Vorstellung, daß der Mensch mit *einem bestimmten Energievorrat* auf die Welt kommt und sterben muß, wenn dieser verbraucht ist. Dies könnte den Eindruck einer zu mechanistisch-physikalischen Vorstellung erwecken und zu der Entgegnung Anlaß geben, daß lebende Organismen sich von der unbelebten Materie ja eben gerade durch die Fähigkeit unterscheiden, aus anorganischen oder anderen organischen Substanzen permanent Energie zu produzieren. Sie tun das aber mit Hilfe komplizierter fermentchemischer Reaktionen. Man könnte deshalb die Abnutzungstheorie „retten", indem man darauf hinwiese, daß Fermente sich verbrauchen und vielleicht nicht unbegrenzt vom Körper regeneriert werden können und daher die Fermentabnutzung letztlich der entscheidende, den Energieumsatz begrenzende Alterungsvorgang wäre. Nun gibt es in der Tat Argumente, die für die Verknüpfung von Altern und Abnutzungsvorgängen sprechen. Da wären zuerst einmal die schon dem Laien äußerlich erkennbaren Alterserscheinungen zu nennen wie Nachlassen der Muskelkraft, Muskelatrophie, Elastizitätsverlust des Bindegewebes und degenerative Veränderungen der Gelenke. Gut untersucht sind in diesem Zusammenhang Alterungserscheinungen des Bindegewebes, die zu Elastizitätsverlust führen und Folgen sowohl biochemischer wie auch physikalischer Veränderungen des Kollagens* sind. Aber es gibt auch Anhaltspunkte dafür, daß Vorstellungen eines sich erschöpfenden Energievorrats vielleicht nicht ganz abwegig sind. Schon zu Beginn des Jahrhunderts fand der Berliner Arzt und Physiologe Rubner bei seinen Untersuchungen des Stoffwechsels verschiedener Tierarten, daß zwischen Lebensdauer und auf die Lebenszeit berechnetem energetischem Gesamtstoffwechsel grobe konstante Beziehungen bestehen.

---

* Kollagene Fasern = elastische Bindegewebsfasern, bestehend aus hochmolekularen Eiweißen.

Berechnet man z. B. den Gesamtkalorienverbrauch des Menschen und der Maus während ihrer gesamten Lebenszeit, so ergibt das etwa 700 Kalorien je Gramm Körpergewebe bei beiden Arten, obwohl die Lebensspanne des Menschen etwa 30mal größer als die der Maus ist. Zu ähnlich übereinstimmenden Werten kommt man, wenn man die Gesamtzahl der Herzkontraktionen während der Lebensspanne verschiedener Tierarten berechnet. Für die Maus, mit einer Herzfrequenz von 520–780 Schlägen/min und einer durchschnittlichen Lebenserwartung von 3,2 Jahren, ergibt sich dann eine Zahl von 1 100 000 000 Herzschlägen. Der Elefant, obwohl sein Herz nur 25- bis 28mal pro Minute schlägt, erreicht innerhalb seiner maximalen Lebenserwartung von 70 Jahren ebenfalls eine Zahl von 1 Milliarde Herzschlägen. Will man nicht unterstellen, daß diese Übereinstimmung zufälliger Natur ist, so wäre auch hier zu postulieren, daß der Energievorrat oder die Fähigkeit des Herzmuskels zur Energieerzeugung nur für eine bestimmte durchschnittliche, irgendwie festgelegte Lebensspanne ausreicht. Obwohl es noch eine Anzahl weiterer Korrelationen biologischer Daten mit dem Lebensalter gibt, dürfen hieraus dennoch keine endgültigen Schlüsse gezogen werden, zumal die diesen möglicherweise zugrundeliegenden physiochemischen Vorgänge noch weitgehend unbekannt und unerkannt sind. Es gibt nämlich andererseits *auch Befunde, die sich mit einer energetischen Abnutzungstheorie nicht in Einklang bringen lassen.* Pearl versuchte anhand der mittleren Todesraten verschiedener Gruppen von Arbeitern in England und Wales, die er nach dem Grad der körperlichen Schwere ihrer täglichen Arbeitsbelastung einstufte, den Einfluß körperlicher Belastung auf die Lebensdauer zu untersuchen. Er ging dabei von Erfahrungen aus, die belegen, daß extreme körperliche Belastungen, wie sie früher chinesische Tretmühlenkulis, Sänftenträger, Holzsäger oder Marmorschleifer ausübten, die Lebenszeit deutlich verringerten. Die von ihm vorgelegten Zahlen lassen jedoch bei kritischer Prüfung den Einfluß verschieden schwerer körperlicher Arbeit nicht deutlich werden, sondern vermitteln eher den Eindruck, daß unter den zu Anfang des Jahrhunderts üblichen Arbeitsbedingungen der Arbeiter in England und Wales der Grad der Schwere der Arbeit ohne Einfluß auf das Lebensalter war.

Eine Variante der Abnutzungstheorie geht davon aus, daß sich während des Lebensprozesses mehr und mehr Abfallprodukte in den Zellen anhäufen und die Zelle schließlich nicht mehr in der Lage ist, diese Abfallprodukte weiter abzubauen und aus der Zelle zu eliminieren. Das bekannteste Produkt, welches sich mit zunehmendem Lebensalter in den Zellen anhäuft, stellt das Lipofuscin dar. Jedoch weisen alle Untersuchungen bisher darauf hin, daß trotz der Anhäufung von Lipofuscin im Zelleib die Funktionsfähigkeit der Zellen dadurch nicht beeinträchtigt wird.

Theorien über sekundäres Altern

Streßtheorie

In einer Zeit, in der die negativen Auswirkungen technisch-zivilisatorischen Fortschrittes sich unter dem Begriff der Umweltverschmutzung und -belastung zunehmend in unser Bewußtsein einprägen, ist es wahrscheinlich sehr naheliegend, vorzeitiges Altern mit Umweltbelastungen als unangenehme Folgen des technisch-zivilisatorischen Fortschritts in Zusammenhang zu bringen. Hast, Lärm, mangelnde Erholungsmöglichkeiten in natürlicher Umgebung, enges Aufeinandergepferchtsein und ähnliche Erscheinungen können schnell als Ursachen herangezogen werden, obwohl solchen Ansichten von vornherein entgegenzuhalten ist, daß ja gerade parallel zu dieser Entwicklung die durchschnittliche Lebenserwartung bisher ständig zugenommen hat und die scheinbar unter viel natürlicheren Bedingungen lebende Bevölkerung - ländlicher Regionen früher und auch heute noch eine kürzere Lebenserwartung hat. All diese Einflüsse sind unter dem Begriff „Streß" in der biologischen Forschung, besonders seit den Untersuchungen von Selye, in den Mittelpunkt der Diskussionen gerückt worden. Er konnte den krankhaften Einfluß verschiedener Streßfaktoren tierexperimentell bestätigen. Aufgrund seiner Untersuchungen stellte Selye dann auch die Streßtheorie des Alterns auf, die aussagt, daß das physiologische Altern abhängig sei vom Gesamtmaß der Abnutzung des Organismus während seiner Lebenszeit und dieses Gesamtmaß der Abnutzung wiederum mit zunehmend häufigen Streßsituationen und zunehmender Streßintensität rascher voranschreite als unter ruhigen und entspannten Lebensbedingungen. Nach den Vorstellungen Selyes ist der Organismus zwar in der Lage, sich nach Streßsituationen zu erholen, jedoch nicht vollständig. Es bleibt immer ein kleines Erholungsdefizit zurück. Diese Defizite summieren sich und schränken allmählich die Anpassungsfähigkeit des Organismus ein und treiben damit das Altern voran. Zu diesen recht überzeugenden Vorstellungen muß jedoch einschränkend vermerkt werden, daß experimentelle Beweise für die Streßtheorie des Alterns im Gegensatz zu dem krankheitserzeugenden Einfluß des Stresses noch ausstehen. Schließlich würde summierter Streß nach Selyes Theorie zu vorzeitigem Altern und verkürzter Lebenserwartung auch durch die Auslösung streßbedingter Erkrankungen – wie z. B. eines Bluthochdrucks – führen und so *sekundäres* Altern fördern.

Zusammenfassung

Es gibt noch weitere Modifikationen der genannten Theorien oder mehr oder minder von ihnen abweichende Vorstellungen über die Na-

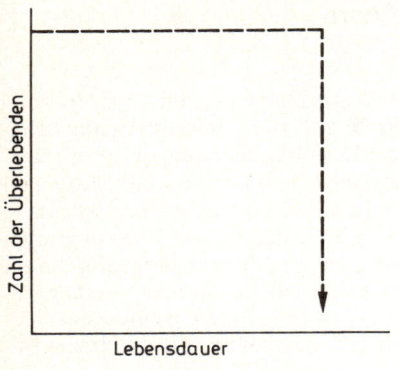

Abb. **6** Hypothetische Überlebens-
kurve bei einer erblich einheitlichen
Population ohne Einwirkungen aus der
Umwelt (alle Individuen sterben zum
genetisch festgelegten Zeitpunkt am
Alterstod zur etwa gleichen Zeit) (aus
Lansing, A. I.: General biology of senes-
cence. In Birren, J. E.: Handbook of
Aging and the Individual-Psychological
and Biological Aspects. University of
Chicago Press, Chicago 1971)

tur des Alterns. Die Betrachtung aller vorhandenen Theorien würde
uns jedoch nicht mehr Sicherheit über das vermitteln, was wir Altern
nennen, als die bisher dargestellten. Nach alledem bleibt festzustellen,
daß wir bis heute wenig darüber wissen, was Altern eigentlich ist, welche Ursachen für den Alterungsprozeß verantwortlich sind. Zwar können wir uns im alltäglichen Leben einigermaßen darüber verständigen,
was wir alt und jung nennen, aber schon hier gibt es große Abweichun-
gen in der Meinung über den Beginn des Alternsprozesses. Die Unsicherheit im Bereich der praktisch-alltäglichen Erfahrung drückt das
Fehlen wissenschaftlich gesicherter Kenntnis über das Wesen des Alterns in ganz angemessener Weise aus.
    Es ist festzuhalten: Über Ursachen der Sterblichkeit wissen wir
recht gut Bescheid, aber Sterblichkeit ist kein alleiniges Maß des Alterns. Sehr viele Argumente sprechen dafür, daß Lebensspanne und Altern auch *erblichem* Einfluß unterliegen. Zwei Modellkurven sollen den
Zusammenhang zwischen Sterblichkeit und erbbestimmter Lebensspanne abschließend erläutern. Abb. **6** stellt die Sterblichkeitskurve einer theoretischen, erblich einheitlichen Population dar, von der alle
äußeren Todesursachen ferngehalten werden: 100% der Individuen erreichen dann die vorbestimmte Lebensgrenze und sterben nahezu zum
gleichen Zeitpunkt ab. Mit Rädertierchen läßt sich eine solche recht-
winklige Überlebenskurve im Laborexperiment annähernd darstellen.
    Abb. **7** zeigt hingegen die durch Säuglingssterblichkeit, Infekti-
ons- und degenerative Erkrankungen beeinflußte Mortalitätsrate einer
anderen Population: Die Zahl der überlebenden Individuen nimmt un-
gleichmäßig ab, nur wenige erreichen das anlagemäßig mögliche maximale Lebensalter. Auf den Menschen projiziert sind das diejenigen, von
denen wir bei oberflächlicher Betrachtung meinen sagen zu können, sie
starben am Alter ohne nachweisbare Krankheit. Nach der Erfahrung

Abb. **7** Schematische Überlebenskurve einer erblich nicht unbedingt einheitlichen Population, die zudem zahlreichen, das Leben verkürzenden Umwelteinflüssen ausgesetzt ist (aus Lansing, A. I.: General biology of senescence. In Birren, J. E.: Handbook of Aging and the Individual-Psychological and Biological Spects. University of Chicago Press, Chicago 1971)

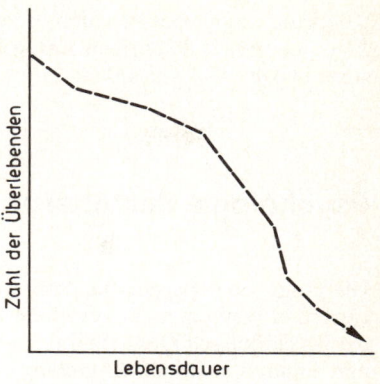

vieler Pathologen trifft das aber nur auf ganz verschwindend wenige Menschen zu. Die meisten sterben an Unfällen oder Krankheiten.

Übernehmen wir einen Begriff aus dem Zeitalter der atomaren Strategie, so ließe sich behaupten: Trotz allen technisch-zivilisatorischen Fortschritts, aller medizinisch-therapeutischen und prophylaktischen Erfindungen überwiegen die schädlichen Einflüsse unserer Umwelt („overkilling capacity") noch immer so massiv, daß nur ganz wenige Menschen, die genetisch vorprogrammierte maximale Lebensspanne erleben. Zivilisationspessimisten könnten hinzufügen: Nicht trotz aller Fortschritte, sondern sogar wegen der Fortschritte überwiegen die schädlichen Umwelteinflüsse. Unsere Umwelt verfügt auch ohne Atombomben noch immer über eine genügende „overkilling capacity", d. h., die Natur, ergänzt durch negative Einflüsse von Technik und Zivilisation, vermag noch immer mehr Menschen zu töten als ernährungsphysiologische, soziale und medizinische Fortschritte am Leben erhalten können. Allerdings gilt das nicht für die Gesamtzahl aller gleichzeitig lebenden Menschen, denn die nimmt ständig zu, jedoch für die durchschnittlich zu erwartende Lebensdauer und die maximale Spanne funktionell unbeeinträchtigten Lebens des einzelnen. Solange die Kontrolle der Geburtenzahl nicht weltweit wirksam ist, muß eine frühere als die dem Menschen erblich mitgegebene Sterblichkeit wohl als unvermeidbarer Kontroll- und Korrekturmechanismus betrachtet werden, der uns vor einer noch stärkeren Bevölkerungsexplosion bewahrt.

Der positive Einfluß zivilisatorischen Fortschritts wird aus den Ergebnissen skandinavischer Altersforschung jüngeren Datums deutlich: In systematischen Unternehmungen wurde der Gesundheitszustand 70jähriger verglichen, die zu unterschiedlichen Zeitpunkten geboren wurden. Dabei zeigte sich, daß der Gesundheitszustand dieser

Kohorten immer besser wurde, je später sie geboren waren, d. h., die
1910 geborenen 70jährigen waren in einem besseren Gesundheitszustand als die 1890 geborenen.

Psychologie des Alterns

Die Frage, ob es psychische Altersveränderungen neben den kurz skizzierten biologischen gibt, erscheint leicht zu beantworten. Jeder, auch
der psychologisch Ungeschulte, verfügt, wenn er Gelegenheit hatte, einen anderen etwa jahrzehntelang oder gar lebenslang zu kennen, dessen Lebensschicksal und Verhalten zu beobachten, über ausreichende
Erfahrungen, um sie mit „ja" zu beantworten. Obwohl diese pauschale
Antwort leicht fällt, ist es doch schwierig, streng wissenschaftlich herauszufinden, was sich denn nun eigentlich im komplizierten Bild psychischer Strukturen und Leistungen im Laufe des Lebens in charakteri-
stischer, d. h. in allgemeingültiger Weise ändert und welche individuellen Ausgestaltungen dieses Allgemeingültige dann erfahren kann.
    Psychische Altersveränderungen gibt es prinzipiell in zweierlei
Weise:

1. als unmittelbare Folge von Alterungsvorgängen,
2. als seelische Reaktion auf körperliche, psychische und soziale Altersveränderungen.

Die direkten psychischen Folgen des Älterwerdens können nun wiederum einerseits biologisch begründet sein, wie z. B. das Nachlassen geistiger Fähigkeiten, insbesondere des Gedächtnisses, unter Umständen bedingt durch den altersabhängigen Involutionsprozeß, den das Gehirn
erleidet, d. h. durch den Verlust an Nervenzellen; andererseits können
psychische Altersveränderungen die Folge biographischer Konstellationen und des damit zusammenhängenden „Erlebens" des eigenen Lebens und der daraus resultierenden Erfahrung sein; schließlich hängen
gerade diese psychischen Altersveränderungen wieder sehr eng mit der
sozialen Situation zusammen, in der sich der alternde Mensch befindet
oder die er sich selbst schafft. So kann Nachlassen der intellektuellen
und Gedächtnisfunktionen auch auf sozialer Isolierung beruhen, die
mangelnde Anregung und zunehmende Einengung der Interessen sowie Abnahme des allgemeinen Antriebs zur Folge haben kann. Es erscheint sinnvoll anzunehmen, daß die allgemein festzustellenden psychischen Altersveränderungen eher mit biologischen Vorgängen verknüpft sind, während die individuellen psychischen Reaktionen eher
biographisch-sozial determiniert sind. Doch gilt das nicht mit Aus-

schließlichkeit, denn auch biographische Abläufe und soziale Beziehungen können auf Gesetzmäßigkeiten beruhen.

Eine weitere, mehr formale und vielleicht deshalb einfachere Einteilung und Darstellungsmöglichkeit psychischer Altersveränderungen ergäbe sich aus der Einteilung in:

1. Veränderungen des psychischen Leistungsvermögens,
2. Veränderungen der Persönlichkeitsstruktur,
3. Veränderungen der unbewußten psychodynamischen Prozesse.

Diese Einteilung ist rein beschreibender Natur und läßt ursächliche Erwägungen zunächst außer acht.

Beide Einteilungsprinzipien haben auch nebeneinander und gleichzeitig ihre Berechtigung. Daraus wird schon klar, mit welchen Schwierigkeiten jede Darstellung psychischer, d. h. seelisch-geistiger Abläufe zu rechnen hat, denn wollte sie der Komplexität seelisch-geistiger Leistungen gerecht werden, müßten alle Darstellungsebenen gleichzeitig Berücksichtigung finden. Dies würde für den weniger Geübten und mit psychischen Problemen nicht Vertrauten sicher zur Verwirrung führen und die Darstellung schwer verständlich machen. Jede einfachere Darstellung muß sich aber mit einer den Komplexitätsgrad reduzierenden Beschreibung behelfen. Daraus resultiert in der Regel, daß die Darstellung nicht mehr in allen Punkten den realen Vorgängen entspricht oder, mit anderen Worten, an Wahrheitsgehalt einbüßt.

Aus Gründen der leichter begreiflichen Darstellungsweise werden wir uns im folgenden der zweiten Einteilung bedienen und Perspektiven der ersten, wo es Not tut, einfließen lassen. Dem folgenden legen wir von Lehr (1972) gegebene Übersichten zugrunde.

Altersabhängige Veränderungen der psychischen Leistungsfähigkeit

Die ersten Ergebnisse psychologischer Alternsforschung schienen zu bestätigen, was die allgemeine Erfahrung lehrt: Altwerden bedeutet im geistigen Bereich ganz generell Leistungsverlust (Abb. 8). Je differenzierter sich jedoch die Psychologie mit den Alternsproblemen auseinandersetzte, um so deutlicher wurde, daß die Antwort so einfach nicht ausfallen kann. Es stellte sich nämlich heraus, daß es einerseits Leistungsbereiche gibt, die relativ *altersstabil* sind, und andere, die alterslabil sind. Mit anderen Worten, *es gibt geistige Funktionen, in denen der alternde Mensch mindestens ebenso leistungsfähig ist wie der jüngere, wenn nicht gar bessere Leistungen erzielen kann, und andere, in denen er schlechter abschneidet.* Außerdem wurde deutlich, daß selbst alterslabile geistige Funktionen sich individuell sehr unterschiedlich verhalten,

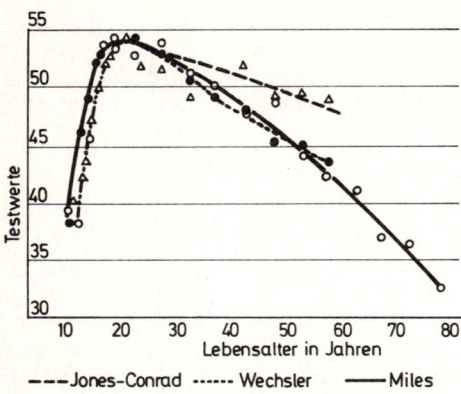

Abb. **8** Altersveränderung der Leistung nach den Untersuchungen von Miles (1932), Jones-Conrad (1933) und Wechsler (1944) (nach Lehr)

d. h., Funktionsverlust und Abbauprozesse bei verschiedenen Individuen unterschiedlich rasch verlaufen. Dieses Ergebnis entspricht wieder der allgemeinen Lebenserfahrung. Faktoren, die das individuelle Tempo des Leistungsverlustes beeinflussen, sind:

a) die individuelle Intelligenz,
b) das allgemeine Bildungsniveau,
c) die Intensität der lebenslangen Übung der untersuchten geistigen Funktionen.

Am Beispiel des wohl allen am geläufigsten altersabhängigen *Verlustes an Merkfähigkeit* hieße das, daß das Vermögen, sich neue Eindrücke und Inhalte zu merken, um so rascher mit dem Alter nachläßt, je geringer das Intelligenzniveau und die erfahrene Ausbildung sind und je weniger die Merkfähigkeit im Laufe des Lebens trainiert wurde.

Welche Funktionen können nun als altersstabil und welche als alterslabil beschrieben werden?

Untersuchungen verschiedener Autoren lassen sich global so zusammenfassen, daß *Leichtigkeit, geistiger Umstellung, Wendigkeit, Kombinationsfähigkeit, Orientierung in neuen Situationen sowie assoziatives Gedächtnis, Denkgeschwindigkeit, Raumvorstellung* und mit diesen verknüpfte weitere psychische Leistungen mit zunehmendem Alter nachlassen. *Wortschatz* und *Sprachverständnis* wachsen mit dem Lebensalter bzw. bleiben auf dem erreichten Niveau stabil.

Die erstgenannten seelischen Funktionen werden auch unter dem Begriff der *„flüssigen Intelligenz"*, die letztgenannten unter dem Begriff der *„kristallisierten Intelligenz"* zusammengefaßt. Abb. **9** u. **10** verdeutlichen dies graphisch. Man beachte besonders, daß die relativen Mittelwerte der sog. „flüssigen Intelligenz" untersuchter Versuchspersonen bereits sehr früh, weit vor jenem Abschnitt, den wir als „alt" bezeich-

Abb. **9** Leistungsfähigkeit im Alter („flüssige Fähigkeiten") (aus Lehr, U.: Psychologie des Alterns. Quelle & Meyer, Heidelberg 1972; nach Horn u. Catell)

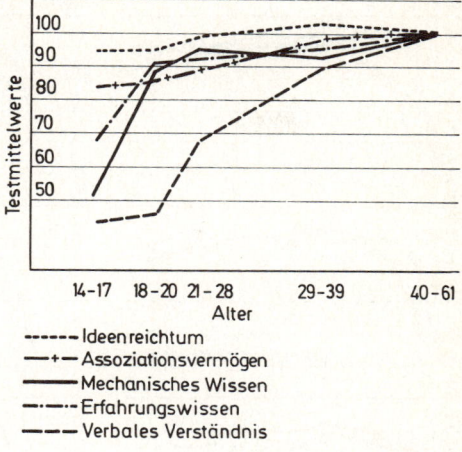

------- Ideenreichtum
——+—— Assoziationsvermögen
—— Mechanisches Wissen
—·—·—· Erfahrungswissen
——— Verbales Verständnis

Abb. **10** Leistungsfähigkeit im Alter („kristallisierte Fähigkeiten") (aus Lehr, U.: Psychologie des Alterns. Quelle & Meyer, Heidelberg 1972; nach Horn u. Catell)

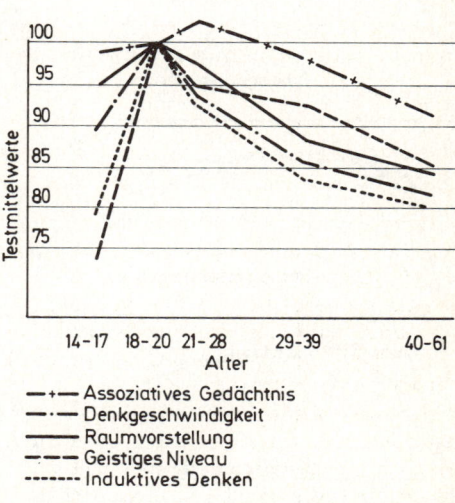

——+—— Assoziatives Gedächtnis
——·—— Denkgeschwindigkeit
—— Raumvorstellung
——— Geistiges Niveau
------- Induktives Denken

nen, deutlich abnehmen. Abb. **11** zeigt im graphischen Bild den altersabhängigen Verlauf verschiedener psychischer Leistungen, wie sie durch den Wechsler-Bellevue-Intelligenztest und den Hamburg-Wechsler-Intelligenztest gemessen werden können. Auch hier scheinen sich auf den ersten Blick altersstabile und alterslabile Funktionen abzuheben, die sich ungefähr der bereits eben erwähnten Einteilung der Intelligenz in zwei Formen zuordnen lassen. Einen relativ raschen Abfall scheint danach rechnerisches Denken nach dem 50. Lebensjahr zu erfahren, während sich beim Bilderergänzen und Mosaiktest und beson-

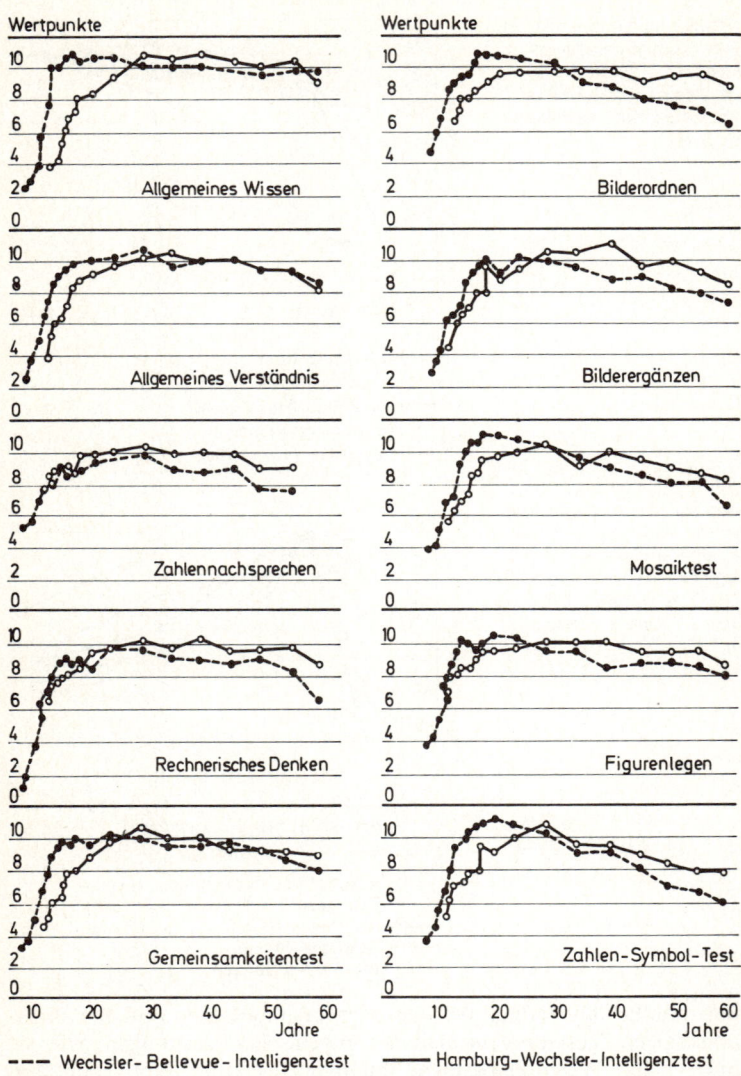

Abb. **11**   Intellektuelle Fähigkeiten in Abhängigkeit zum Alter (aus Lehr, U.: Psychologie des Alterns. Quelle & Meyer, Heidelberg 1972; nach Horn u. Catell)

ders beim Zahlensymboltest ein kontinuierlicher Altersabfall bemerk- bar macht. Bilderergänzen und Mosaiktest erfassen vorwiegend die Raschheit visueller Wahrnehmung und visuomotorischer Koordination, während der Zahlensymboltest den komplexen Vorgang einer Codeanalyse* mißt. Verschiedene notwendige methodische Überlegungen schränken jedoch die Aussagefähigkeit dieser Untersuchungsergebnisse stark ein. Die wichtigsten sind:

1. Problematisch ist die *Auswahl der Testmethoden* und die Durchführung von Querschnittsvergleichen. Es ergibt sich die Frage, was die Alternsnorm eines Gesunden im 60., 70., 80. Lebensjahr ist. Der Leistungsvergleich von Jungen und Alten im Querschnitt ist nicht ohne weiteres zulässig, weil die Intelligenzstruktur sich im Laufe des Lebens ändern könnte. Außerdem steht nicht von vornherein fest, daß die gleichen Tests bei Jungen und Alten auch die gleiche intellektuelle Funktion messen. Jüngere und Ältere könnten zur Lösung der gleichen Testaufgaben unterschiedliche Strategien anwenden.

2. Auch *Längsschnittuntersuchungen* sind mit verschiedenen Problemen behaftet: Streng genommen müßte eine größere Menschengruppe ein Leben lang beobachtet werden, denn je kürzer die Beobachtungszeit ist, um so geringer ist auch die Aussagefähigkeit von Längsschnittuntersuchungen. Vor allem aber werden deren Ergebnisse erheblich beeinträchtigt durch den Ausfall zahlreicher Versuchspersonen, die entweder ihre Mitarbeit nach einiger Zeit verweigern oder im Verlauf der Beobachtungsperiode sterben.

3. Bei *Vergleichsuntersuchungen* zwischen Jüngeren und Älteren ist zu bedenken, daß infolge der in den letzten Jahrzehnten raschen Änderungen im Bildungs- und Ausbildungswesen den verglichenen Probandenkollektiven sehr wahrscheinlich völlig verschiedene Vorbildungsmöglichkeiten zur Verfügung standen, deren unterschiedlicher Einfluß wiederum nicht unmittelbar quantitativ erfaßt werden kann (bekannt als sog. „Kohorten"**-Problem).

Die neuere psychologische Alternsforschung hat sich besonders intensiv der differenzierten Erfassung von Lern- und Intelligenzleistungen zugewandt. Dabei haben sich zwei wesentliche Ergebnisse herausgestellt (Baltes u. Mitarb. 1982):

1. Alte Menschen lassen eine große int*er*- und int*ra*individuelle Variabilität erkennen. Zum einen weisen Personen der gleichen Altersgruppe höchst unterschiedliche Intelligenz- und Lernfähigkeiten auf. Als Ursachen hierfür kommen in erster Linie individuelle Unterschiede im Bildungs- und Übungsniveau, soziale Milieubedingungen sowie das Vorhandensein oder Nichtvorhandensein von Krankheit in Betracht. Aber auch dieselbe Versuchsperson kann zu unterschiedlichen Zeiten und vor allem unter verschiedenen Versuchsbedingungen sehr unterschiedliche Intelligenz- und Lernleistungen erzielen, wobei alte Men-

---

* Code = Schlüssel zu Geheimschriften.
**Kohorte = eine Gruppe gleichaltriger Menschen.

schen eine erhebliche Reservekapazität, die durch geeignete Trainings-
methoden gefördert werden kann, erkennen lassen.

2. Diese als „Plastizität" bezeichnete Reservekapazität ist in zweierlei Hinsicht bedeutsam. Sie widerlegt erstens das noch immer verbreitete negative Altersstereotyp, daß die menschliche Intelligenzleistung bis zum frühen Erwachsenenalter zunimmt, sich dann einige Jahre – etwa bis zur Lebensmitte – auf hohem Niveau hält und dann zum
Alter hin insgesamt kontinuierlich abnimmt. Sie belegt im Gegenteil,
daß auch im Alter noch hohe Leistungen möglich sind.

Zweitens bietet die „Plastizität" von Lern- und Intelligenzleistungen die Basis für vorbeugende Aktivierungs- oder Interventionspro-
gramme im Alter und für Trainingsverfahren im Rahmen von Rehabilitationsmaßnahmen insbesondere bei Erkrankungen, die mit Leistungsstörungen der Intelligenz und des Lernens einhergehen. Dies sind im
wesentlichen die dementiellen Erkrankungen.

Intelligenz beinhaltet aber außerdem viel mehr als die hier besprochenen Einzelfunktionen, als flüssige und kristallisierte, als verbale
und nichtverbale Intelligenz. Das Besondere menschlicher Intelligenz
wird durch die bisher verfügbaren Intelligenztestverfahren wahrscheinlich überhaupt nicht erfaßt: Es ist die Fähigkeit zur Innovation, das
meint, sich aufgrund der erworbenen Erfahrungen Neues ausdenken, in
die Zukunft planen zu können, für bekannte Fragen, Probleme und
Schwierigkeiten neue Problemlösungsstrategien zu erfinden, kurz: es ist
der *Erfindungsreichtum menschlichen Geistes* gemeint. Es wird jedem
selbstverständlich sein, daß diese Fähigkeit, die den Menschen als Individuum, das Tier nur als Art auszeichnet, besonders schwer mit standardisierten Testverfahren zu erfassen ist. Für die alterspositive oder
-negative Beeinflussung des menschlichen Erfindungsgeistes kann man
je nachdem positive und negative Beispiele aus der Literatur oder der
eigenen Erfahrung anführen. Eine endgültige Antwort ist auf diese Frage bisher nicht möglich. Das kann uns erneut vor Augen führen, wie begrenzt und wie vorläufig *alle* unsere Aussagen über Intelligenz bis heute sind. Wir wissen, daß viele weltbewegende und weltumstürzende
Werke erst im hohen Alter geschrieben worden sind. Das gilt für die
Wissenschaft und für die Kunst. Aber nicht einmal diese Fakten dürfen
wir unbesehen hinnehmen, denn möglicherweise fand die eigentliche
innovative gedankliche Arbeit viel früher statt, wirkte im Unbewußtsein fort, und im Alter wird nur noch der Akt der Zusammenfassung
und Sammlung geleistet, nämlich das Aufgesparte und Aufgestaute nie-
derzuschreiben, in eine Ordnung zu bringen, so bedeutsam dieser Akt
auch sein mag. Es könnte allerdings auch sein, daß erst der im Alter
Produktive die Innovation aus der Übersicht der vielen im Laufe des
Lebens einzeln gesammelten Fakten gewinnt, neue Denkansätze und
Erkenntnisse zu formen. Wie aber soll man das in unterscheidbarer
Weise experimentell untersuchen?

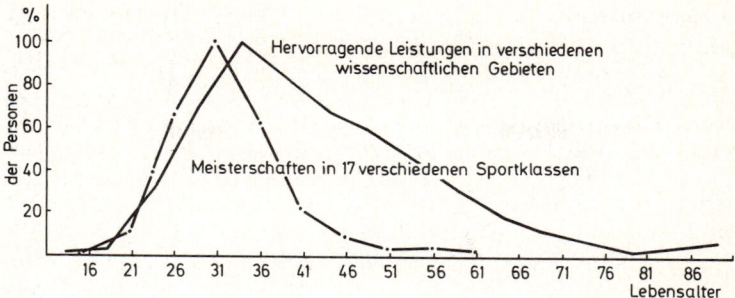

Abb. **12** Sportliche und hervorragende wissenschaftliche Leistungen in Abhängigkeit vom Lebensalter (aus Lehr, U.: Psychologie des Alterns. Quelle & Meyer, Heidelberg 1972; nach Lehmann)

Der amerikanische Forscher Lehmann hat sich diesem Problem besonders intensiv gewidmet und untersuchte, in welchem Lebensalter Angehörige verschiedener Berufe ihre größte qualitative und quantitative Produktivität erreichen. Er fand durchaus berufsabhängige Unterschiede, aber kam doch noch zu dem Schluß, daß generell eine altersparallele Abnahme der Produktivität zu erkennen ist. Abb. **12** zeigt, daß wissenschaftliche Leistungen altersstabiler sind als sportliche. Der Geist vermag offenbar dem Alter länger zu widerstehen als der Körper! Leider lehrt die Alterspsychiatrie, daß auch das Umgekehrte – allerdings bedingt durch Erkrankungen – der Fall sein kann, so daß der alte römische Spruch „mens sana in corpore sano" – gesunder Geist in gesundem Körper – auch als Leitideal für die 2. Lebenshälfte zu gelten hat.

Nach Ansicht vieler Untersucher besteht die größte Übereinstimmung darin, daß das Nachlassen der psychomotorischen Reaktionsfähigkeit und damit die „*Verlangsamung des Verhaltens*" der primäre Ausdruck des Alterns seien. Die psychomotorische Leistung scheint dabei weniger durch eine direkte Verlängerung der „motorischen Ausführungszeit" als durch verzögertes Erkennen des die Bewegung auslösenden Signals beeinträchtigt zu sein. Beispiel: Betätigen der Kraftfahrzeugbremse beim Aufleuchten des roten Ampellichtes. Dies mag zugleich als ein Beispiel für die Komplexität seelischer Abläufe dienen, indem es zeigt, wie schwierig sich die genaue Analyse selbst einer so scheinbar einfachen Funktion wie der psychomotorischen Reaktion gestaltet. Die Komplexität der seelischen Leistungen, die im Grunde stets eine Gesamtleistung ist, wobei jede Funktion mit jeder anderen zusammenwirkt, bringt es mit sich, daß alle bisher gemessenen Tests nie spezifisch nur eine einzige intellektuelle Funktion isoliert zu messen gestatten. Aus diesem Grund ist die Interpretation der Befunde so schwie-

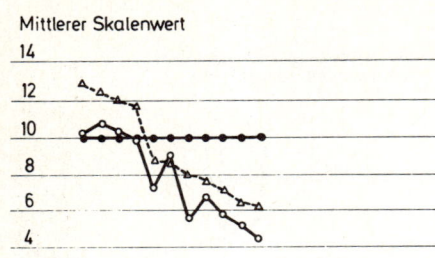

Abb. 13   Einfluß vom Alter und Gesundheitszustand auf die Leistungen im Wechsler-Intelligenztest (nach Lehr)

Δ----Δ Gruppe1 Gesunde (Durchschnitt = 71 Jahre)
○——○ Gruppe2 leicht Erkrankte (Durchschnitt = 73 J.)
●——● Kontrollgruppe (25 – 34 Jahre)

rig und vielschichtig. Im Alter verlangsamtes Verhalten wie im obigen Beispiel könnte die Folge erschwerter Auffassung, verlängerter Entscheidungszeit, im Alter zunehmender Unsicherheit der Reaktion oder auch Nachlassen der Risikofreude sein. Mit dem Begriff der Risikofreude ist in diesem Zusammenhang gemeint, Entscheidungen rasch, auch unter Einkalkulierung eines höheren Fehlerrisikos, zu fällen. Schließlich ist auch noch zu bedenken, daß jüngere Menschen unter Zeitdruck abverlangte Leistungen leichter vollbringen als ältere. Deshalb erreichen in vielen Untersuchungssituationen Ältere im Vergleich zu Jüngeren ebenso gute Ergebnisse, wenn die Aufgaben ohne zeitliche Begrenzung zu lösen sind. Für so spezifische seelische Einzelfunktionen, wie die Auffassungsfähigkeit oder Entscheidungsbildung, verfügen wir zur Zeit aber über keine, diese Funktion direkt messenden Untersuchungsinstrumente. Ganz abgesehen davon könnten wir, selbst wenn solche Tests vorhanden wären, den Einfluß anderer seelischer Funktionen immer noch nicht experimentell ausschalten. Auffassung, Erinnerungsvermögen, Entscheidungsfreudigkeit hängen z. B. ganz wesentlich auch von der Grundstimmung, der Situation und der Motivation ab.

Gerade der Einfluß einer *stimulierenden Umgebung* auf die Leistungsfähigkeit älterer Erwachsener wurde in den letzten Jahren untersucht und erwies sich dabei als bedeutsam. Weiterhin stellte sich heraus, daß der *allgemeine körperliche Gesundheitszustand* die intellektuelle Leistungsfähigkeit stark beeinflußt, obwohl zwischen den im Einzelfall erkrankten Körperorganen und der Beeinträchtigung der seelisch-geistigen Funktion ein direkter Zusammenhang nicht in jedem Falle herzustellen ist. Es scheint also, als beeinflusse der Faktor „Gesundheit" die geistig-seelische Verfassung des Menschen ganz allgemein (Abb. **13** u. **14**).

Abb. **14** Häufigkeit psychischer Störungen im höheren Lebensalter bei Männern und Frauen in gutem (Gruppe 1) und schlechtem (Gruppe 2) körperlichem Gesundheitszustand (nach Lauter)

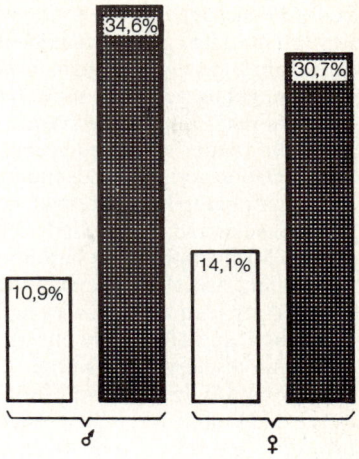

Ebenso eindeutig lassen sich die Einflüsse der *biographischen Entwicklung und Situation* auf die geistige Leistungsfähigkeit nachweisen. Dies haben vor allem die Längsschnittuntersuchungen ergeben, die während der letzten Jahre an der Universität Bonn im Psychologischen Institut durchgeführt werden konnten. Dort wurden positive Beziehungen zwischen Berufserfolg, allgemeiner Zufriedenheit mit dem Lebensschicksal – auch im privaten Bereich –, zwischen Aktivität, positiver Zukunftseinstellung und höherer geistiger Leistungsfähigkeit gefunden. Dabei kam weiter heraus, daß sich Männer und Frauen in vielfacher Hinsicht voneinander unterscheiden. Geschlechtsunterschiede spielen in der Medizin eine große Rolle. Nicht immer ist dabei klar, ob es sich um biologische Differenzen oder sozial vermittelte Unterschiede handelt. Geschlechtsunterschiedliche Reaktionen auf bestimmte Medikamente sind sicher biologisch bedingt, während geschlechtsabhängige Leistungsveränderungen im intellektuellen Bereich durchaus mittelbare Folgen unterschiedlicher sozialer Rollenstellung von Mann und Frau sein können. Schließlich machen alle Untersuchungen außerdem deutlich, *daß das Alter nicht als Einheit betrachtet werden darf, sondern daß sich in manchen Punkten 70- und 80jährige stärker von den 60jährigen abheben als diese von Jüngeren.*

Die Bedeutung der *Motivation* wurde schon kurz erwähnt. Ohne adäquate Motivation, d. h. ohne ausreichende innere Beweggründe, sind wir zu keiner Lebenszeit zu irgendwelchen sinnvollen Handlungen in der Lage. Nun leuchtet es natürlich ein, daß Motivationsstrukturen sich im Lebenslauf ändern können, ganz besonders natürlich die Motiviertheit zu bestimmten Leistungen. Dem *Lernen-Sollen* des Kindes kommt dessen *Lernen-Wollen* als inneres Bedürfnis entgegen. Im Alter könnte es sich leicht umgekehrt verhalten. Der ältere Mensch meint, genug erfahren und gelernt zu haben, und fühlt sich eher dazu bewegt, seine Erfahrungen weiterzugeben als neue zu machen, er könnte auch glauben, genug geleistet, seine Ruhe verdient zu haben. Gerade zum Problem der *Leistungsmotivation* gibt es nun unterschiedliche Ergebnisse, die wieder verschieden erklärt werden können. Während einige Autoren eine geringere Leistungsmotivation zur Erklärung vergleichsweise geringerer Testleistungen der Älteren heranzogen, fanden andere Untersucher, daß die Minderleistungen Älterer die Folge besonders starker Motivation, eines besonders starken Leistungsehrgeizes seien. Sie fanden, daß ältere Versuchspersonen so stark um die Lösung einzelner Aufgaben bemüht waren, daß sich diffuse Erregung und Angst einstellten, so daß das erzielte Ergebnis dann trotz hoher Motivation schlechter als notwendig wurde.

Wie groß der positive Einfluß motivationaler Faktoren sogar auf ältere und kranke Menschen sein kann, wird aus Untersuchungen deutlich, die nachweisen, *daß Rehabilitationsbemühungen dann zu größerem Erfolg führen, wenn darauf geachtet wird, daß die Umgebung stimulierend und nicht deprimierend gestaltet wird.* Die an die Älteren gestellten Anforderungen sollten außerdem nicht zu sehr unter der aktuellen Leistungsfähigkeit bleiben. Überforderung ist allerdings zu vermeiden. Aus solchen Untersuchungen wird deutlich, daß ein Teil der Leistungsminderung älterer Menschen – insbesondere im Fall einer Erkrankung – sicher durch die ungünstigen Umweltverhältnisse in den sie betreuenden Institutionen oder in der Wohnumgebung erst hervorgerufen wird bzw. biologisch vorgegebene Leistungseinbußen zusätzlich verstärkt werden.

Lernen und Gedächtnis im Alter

Man könnte fragen, ob es überhaupt notwendig sei, im Alter über Lernfähigkeit zu sprechen? Ist Lernen nicht eine Aufgabe, die in der Kindheit, allerhöchstens während der ersten Lebenshälfte zu bewältigen ist? Lebt man nicht danach von der Substanz? Demgegenüber steht das bekannte Wort: „Man kann alt werden, aber nie auslernen!" Bedenken wir die Situation der älteren Generation in der sich immer rascher wandelnden Welt, so wird rasch klar, *daß Lernen nicht mehr auf Kindheit, Jugend und Mannesalter beschränkt sein darf, wenn die Alten nicht hoffnungslos ins Hintertreffen gelangen wollen.* Besonders deutlich wird dieses Problem in Zusammenhang mit der Tatsache, daß in Zukunft wahrscheinlich immer weniger Menschen bei dem einmal gelernten Beruf bleiben können, so daß das Problem einer späteren beruflichen Umschulung – vielleicht sogar in mehrfacher Folge – immer fordernder an die meisten herantreten wird. Dann ist Lernen bis ins hohe Alter, d. h. zumindest bis zum Pensionierungs- oder Berentungsalter, unumgänglich. Denken wir aber auch an die kranken alten Menschen, die *lernen* müssen, mit chronischen Gebrechen zurechtzukommen, weiterzuleben, ein neues Gleichgewicht ihrer Lebenssituation zu erreichen.

Gelingt dieser Lernprozeß nicht, dann wird das Altwerden fruchtlos und hoffnungslos.

Ist denn aber Lernen im Alter überhaupt möglich und wenn ja, unter welchen Bedingungen?

Die Lernforschung spielt in der gesamten psychologischen Forschung eine große Rolle. Die Ausdehnung auf die psychologische Altersforschung dagegen ist erst jüngeren Datums. Die Forschungsergebnisse divergieren sehr stark, je nach Altersgruppe, Berufsgruppe, Geschlecht, Sozialstatus, Ausbildungsniveau, Gesundheitszustand. Wir wollen uns auch vor Augen halten, daß Lernen keine einheitliche Funktion ist oder, anders formuliert, zumindest mit zahlreichen anderen seelischen Leistungen in enger Verbindung zu sehen ist. Als wichtigste seien nur genannt: Motivation und Gedächtnis. Definieren wir Lernen mit Parieren als „Vorgang mit relativ dauerhaften Resultaten, durch den neue Aktivitäten der Person entstehen oder bereits in ihrem Repertoire vorhandene sich verändern können", so wird die umfassende Bedeutung dieser seelisch-geistigen Leistung offenbar. Diese Definition trifft sicher das Wesentliche besser als frühere sogenannte klassische Ansätze, die sich fast ausschließlich auf die Funktion des Gedächtnisses im Rahmen des Lernens beschränkt haben. Was dieses nun betrifft, so zeigen die meisten experimentellen Untersuchungen eine mit dem Alter zu beobachtende Leistungsverringerung der Kurzzeitspeicherung von Informationsinhalten, d. h. eine *Leistungsminderung der Merkfähigkeit.* Hierunter ist zu verstehen, daß im Gedächtnis eine dauerhafte Spur unbewußt oder auch bewußt wahrgenommener Situationen nicht mehr ausreichend geprägt werden kann. Demgegenüber weiß jeder aus Erfahrung, daß das *Altgedächtnis,* die Erinnerung an frühere Ereignisse, wie z. B. die Kindheit, wesentlich altersstabiler sind. Negativ altersbeeinflußt scheint hingegen auch die Fähigkeit zu sein, dauerhaft geprägte Gedächtnisspuren in einer gegebenen Situation rasch und schnell wiederzufinden und bereit zu haben. Hierbei spielt sicherlich auch die Fähigkeit eine Rolle, von bestimmten Situationen überhaupt so erfaßt zu werden (Motivation!), daß ein Reiz zur Reaktion und damit das Bedürfnis überhaupt entsteht, im Gedächtnis verankerte Handlungsbereitschaft wieder hervorzurufen. Möglicherweise leidet auch diese Reaktionsbereitschaft, die Fähigkeit von äußeren Ereignissen tangiert, berührt zu werden, mit zunehmendem Alter. Zumindest ist das der Fall, wenn psychisches Kranksein auf hirnorganischer Grundlage den alternden Menschen befällt. Doch wäre es verkehrt, wollte man mit diesen Bemerkungen über die Abnahme der Leistungsfähigkeit der mnesti-

schen, d. h. Gedächtnisfunktionen, die Lernfähigkeit älterer Menschen
überhaupt in Frage stellen.

Fassen wir nun die wichtigsten Untersuchungsergebnisse zum Problem der Lernfähigkeit im Alter summarisch zusammen und halten wir
uns dabei eng an die von Lehr (1972 b) gegebene Darstellung, so läßt
sich folgendes sagen:

1. Ältere Menschen lernen schlechter, wenn ihnen Informations-
material angeboten wird, das zu ihrer aktuellen Lebenssituation keinen
Bezug hat, von dem sie nicht einsehen können, zu welchem Sinn und
Zweck sie es lernen sollen. Dies gelingt Jüngeren wesentlich leichter.
Wird älteren Menschen der *Sinnzusammenhang* einsichtig, so können
sie durchaus die Leistungsfähigkeit Jüngerer erreichen.

2. Ältere Menschen verfügen möglicherweise infolge der mit dem
Lebensalter nachlassenden Übung nicht mehr über *optimale Lerntech-
niken.* Es fällt ihnen schwer, sich Gedächtnisstützen, „Eselsbrücken",
zu bilden. Gibt man ihnen hierbei Hilfestellung, verbessert sich das
Lernergebnis deutlich.

3. Schnell dargebotener Lernstoff behindert ältere Versuchspersonen stärker als jüngere. Bei *Wegfall von Zeitdruck* gleichen sich die
Lernergebnisse von Jüngeren und Älteren einander an.

4. Ältere und Jüngere erzielen Lerngewinn durch *Übung,* durch
Wiederholung des Lernvorganges, wobei Ältere unter Umständen eine
höhere Wiederholungsrate benötigen. Dies gilt vor allem dann, wenn
bereits Merkfähigkeitsstörungen bestehen.

5. Schlechtere Lernleistungen von Älteren sind häufig eine Folge
innerer Unsicherheit, die eine aufgaben- und zeitgerechtere Reproduk-
tion bereits gelernten Inhalts blockiert.

6. Für gute Lerneffekte von Älteren ist die *übersichtliche Gliederung* des Lernstoffes von besonderer Bedeutung.

7. Der Lernvorgang ist bei Älteren leichter störbar als bei Jüngeren, d. h., auf eine *ruhige, ungestörte Sicherheit vermittelnde Umgebung*
ist Wert zu legen. Eingeschaltete Pausen fördern die Lernleistung Älterer. Andererseits begünstigt das Lernen in Teilen Jüngere, Ältere hingegen das Lernen von zusammenhängendem Material im ganzen.

8. Dem Übungsfaktor, d. h. dem *Ausmaß des Lerntrainings
während der gesamten Lebenszeit,* kommt ein ausschlaggebender Einfluß zu.

9. Eine ebenso hervorragende Rolle spielt der *Gesundheitsfaktor.*
Beeinträchtigte Gesundheit führt zu beeinträchtigter Lernleistung.

10. Ganz ausdrücklich sei darauf hingewiesen, daß die *Motivation,*
d. h. die innere Bereitschaft, den gebotenen Stoff in sich aufzunehmen,
das Lernziel zu erreichen, überaus wichtig ist.

Auf den allgemeinen Gesundheitsfaktor wurde eben schon hingewiesen, trotzdem sei nochmals betont, daß alle diese Bedingungen nur
für sogenannte normale, d. h. geistig und seelisch gesunde Menschen

gelten. Krankhaft verursachte geistige Funktionsveränderungen können selbstverständlich den Lernvorgang schwerstens beeinträchtigen, auch wenn die oben genannten Bedingungen für den Lernprozeß optimal gestaltet sind. Trotzdem führt auch in diesen Fällen die Berücksichtigung der aufgeführten, für das Lernen älterer Menschen wesentlichen Punkte zu einem besseren Effekt und macht Lernleistung überhaupt unter pathologischen Bedingungen erst möglich. Nicht unerwähnt sollte schließlich bleiben, daß natürlich auch ein individueller Begabungsfaktor, wie für alle anderen geistigen und körperlichen Leistungen eine Rolle spielt.

Zum Abschluß wollen wir noch eine Reihe von Thesen zitieren, die der Psychologe Löwe für die Lernpsychologie der Erwachsenen generell für bedeutsam hält. Es sind dies allgemeine Grundsätze, die nicht auf den alternden bzw. kranken alten Menschen speziell abgestellt sind, aber auch für ihn von Bedeutung sind. Wiederum folgen wir der Darstellung von Lehr (1972 b).

1. *Aktivität* des Lernenden begünstigt Lernerfolge, d. h., eine nur empfangende, passive Haltung ist weniger von Erfolg gekrönt, als wenn dem Lernenden die Möglichkeit geboten wird, den Lernstoff selbst aktiv ordnend aufzufassen.

2. Der Lernende sollte angehalten werden, stets die zu bewältigende Aufgabe vor dem Lernbeginn zu analysieren und nicht nach einem stereotypen Lernverfahren zu arbeiten, sondern nach einer der jeweiligen Aufgabe gut *angepaßten Lernmethode* zu suchen.

3. *Bestätigung* des Lernerfolges ist eine unablässige Bedingungen für erfolgreiches Lernen. Das gilt ja selbst für die Tierdressur, nur bei bestimmten wissenschaftlichen tierexperimentellen Untersuchungen wird Lernen durch Bestrafen und nicht durch Belobigen angestrebt.

K. Lorenz schreibt in seinem Buch „Die acht Todsünden der zivilisierten Menschheit", daß negative, d. h. *strafende Reize* für den Lernvorgang eines Versuchstieres dann effektiver sind, wenn es von bestimmten schädlichen Umwelteinflüssen ferngehalten werden soll, während positive, d. h. *belohnende Reize* schneller zum Ziel führen, wenn man eine bestimmte zielgerichtete Verhaltensweise Tieren andressieren will. Dieser Blick auf die tierische Verhaltensforschung sei erlaubt, ohne zu unzulässigen Gleichsetzungen Anlaß zu geben.

4. Die *Erfolgsinformation* darf nicht zu lange hinausgezögert werden. Zensuren für eine geschriebene Klassenarbeit verfehlen ihre Wirkung auf Schüler, wenn das Intervall zwischen Aktivität und Zensierung zu groß ist.

5. Neu erlernte Verhaltensweisen begnügen sich in der Regel nicht mit einer einzigen Erfolgsbestätigung, sondern sie bedürfen einer fortlaufenden Bekräftigung, deren Anzahl und zeitliche Abfolge individuell unterschiedlich ist.

6. Der Lernerfolg wird ganz wesentlich durch vorhandene *Ängste* beeinträchtigt. Dies ist im besonderen Maß für die Arbeit mit älteren

Menschen wichtig, weil deren Angstpotential in der Regel höher ist. Beseitigung der Angst, Gestaltung einer angstfreien Situation, ist Voraussetzung für einen Lernerfolg.

7. Versucht man, über Lernprozesse negative Verhaltenseigenschaften eines Menschen zu beseitigen, so gelingt das um so eher, je stärker *positive Eigenschaften gleichzeitig unterstützt und „gelobt"* werden.

8. Alle genannten Ratschläge bedürfen *individueller Anwendung* und gelten nicht gleicherweise für alle Menschen, schon gar nicht für alle älteren Menschen.

Das Thema der Lernpsychologie ist hier besonders ausführlich behandelt worden, weil die Beherzigung der zitierten Erkenntnisse eine wichtige Voraussetzung für den erfolgreichen therapeutischen und insbesondere auf Rehabilitation ausgerichteten Umgang mit älteren Patienten in allen Bereichen der Medizin ist. Ob es um die Übungsbehandlung bei Patienten mit Arthrosen, Apoplexien, Aphasien geht oder ob der Versuch gemacht werden soll, dem Patienten zu helfen, eine bisher nicht bewältigte Lebenssituation zu überstehen und damit neue Verhaltensweisen zu lernen, stets sind Lernvorgänge bewußter oder unbewußter Bestandteil therapeutischer Wechselbeziehungen, und deshalb sollten die hier aufgeführten Grundsätze dabei berücksichtigt werden.

Persönlichkeitsveränderungen

Es wird möglicherweise sofort die Frage auftauchen, ob denn das bisher Beschriebene nicht schon Veränderungen der Persönlichkeit seien. Zweifellos gehören Intelligenz, Motivierbarkeit, Lernfähigkeit zu spezifischen Kennzeichen jeder Persönlichkeit. Trotzdem ist die Wahl eines eigenen Abschnittes „Persönlichkeitsveränderungen" gerechtfertigt, weil mit dem Begriff der Persönlichkeit mehr als nur das Leistungsverhalten und vielleicht sogar Entscheidenderes umgriffen wird, nämlich der Kern des Menschen, der sich weniger im Intellekt als mehr im Charakter, im Gemüthaften ausdrückt, sich deshalb aber auch um so schwerer fassen läßt. In diesem Sinne begriffene Persönlichkeitsforschung ist in ausgedehntem Maße von der Psychologie eigentlich nur für den Zeitraum des Heranwachsens beschrieben worden, geringer vielleicht auch für die daran anschließende Phase des Erwachsenenalters, kaum jedoch im Bereich der Alternsforschung. Bisher stehen auch wenige Methoden zur Verfügung, um das, was wir erfahrungsgemäß und intuitiv als Persönlichkeit eines Menschen erfassen, objektiv meßbar zu machen. Das aber wäre die Voraussetzung, um eine lebenslange Veränderung dieser Persönlichkeitsstruktur wissenschaftlich nachweisen und beschreiben zu können. Persönlichkeit im hier benutzten Wortsinn zielt aber nicht nur auf die besonders prägnanten Charakterzüge ab, sondern meint auch das Gesamt jeder einmaligen, unverwechselbaren menschlichen Existenz. Versuchen wir nun in diesem Sinne zu beschreiben, wie Persönlichkeit sich im Laufe des Alterns wandeln kann. Dabei sollten wir uns von vornherein vor Augen halten, daß keine einfachen Gesetzmäßigkeiten zu erwarten sind, sondern mit einer Vielzahl von Möglichkeiten gerechnet werden muß. Der Ablauf unseres gesamten Lebens bestimmt, in welcher Weise das Altern einen jeden von uns wandelt. Dabei werden die ersten bestimmenden Faktoren schon bei der Geburt wirksam. In jedem weiteren Lebensabschnitt treten neue Einflüsse hinzu. Die Freiheit, uns selbst bewußt zu entscheiden, wie wir alt werden wollen und können, erfährt damit mit von außen und von innen her mit zunehmendem Alter eine immer stärkere Einschränkung.

Nachlassen von Vitalität, Spannkraft, Dynamik, Spontaneität, Wagemut, Entschlußfreudigkeit, dagegen *Zunahme von Konservatismus*, Beharren auf dem einmal gewonnenen oder eingenommenen Standpunkt, dazu Abgeklärtheit und Weisheit sind sicherlich Merkmale, die weit verbreitet mit dem Altern des Menschen in Zusammenhang gebracht werden. Diese Vorstellungen sind schon zu einem so starren Vorurteil geworden, daß alte Menschen, die davon abweichen – und es gibt sie, sieht man genauer hin, gar nicht selten –, auffallen. Von diesen spricht offenbar Goethe zu Eckermann, wenn er sagt: „Solche Männer und ihresgleichen sind geniale Naturen, mit denen es eine eigene Bewandtnis hat; sie erleben eine wiederholte Pubertät, während andere Leute nur einmal jung sind…, daher kommt es dann, daß wir bei vorzüglich begabten Menschen auch während des Alters immer noch Frischeepochen besonderer Produktivität wahrnehmen; es scheint bei ihnen immer einmal wieder eine temporäre Verjüngung einzutreten, und das ist es, was ich eine wiederholte Pubertät nennen möchte." Goethe selbst gehörte wohl zu den Menschen, auf die diese Beschreibung zutrifft. Andererseits lehrt diese Beobachtung auch, daß manchmal der krampfhafte Versuch unternommen wird, jugendlich zu bleiben oder wenigstens zu erscheinen. Hier besteht die Gefahr, daß nur die Attitude des mit den Jungen Jung-sein-Wollens erreicht wird, aber die das Schöpferische tragende Substanz eines bewußt erfahrenen Lebens fehlt.

Kehren wir zurück zum Ausgangspunkt. Die Erfahrung, daß der ältere Mensch sich oft gezwungen sieht, *ökonomischer* mit seinen Kräften umzugehen, Dynamik und Aktivität zurückzuschrauben, sich aus dem Getriebe, dem Lauten der Welt ein wenig zurückzuziehen, sich mehr nach innen zu wenden, passiver zu werden und konservativer, ist sicher eine nicht zu leugnende Realität. Sie darf nur nicht generalisiert werden. Der deutsche Psychiater Gruhle hat das 1938 in einer kurzen Arbeit sehr eindrucksvoll beschrieben und auf die Kurzformel gebracht: „Jugend liebt das Neue, ja zeitweise sogar das prinzipiell Neue, ungeachtet seines Wertes. Das Mannesalter weiß das Neue zu schätzen, sofern es sich der Prüfung als wertvoll erweist, aber schon im reifen Mannesalter macht sich eine konservative Tendenz bemerkbar." Er hat aber auch gleichzeitig darauf hingewiesen, daß man sein Augenmerk nicht nur auf die Wandlungen der alternden Persönlichkeit zu richten habe, sondern das Intaktbleibende oder das neu Hinzugewonnene stets mit im Blickfeld haben muß.

Auch im Lichte der Funktionsfähigkeit einer Gesellschaft im ganzen erscheint es nicht zulässig, den zitierten Wandlungsprozeß der Persönlichkeit nur im negativen Licht zu sehen. Legt man die Charakterisierung Gruhles von Jugend, Mannesalter und Alter zugrunde, so hat jede Altersgruppe ihren spezifischen Beitrag für die Gesellschaft zu leisten, deren Stabilität nur dann gewährleistet ist, wenn die Beiträge der Altersgruppen in abgewogenem Verhältnis zueinander stehen und von der Gesamtgesellschaft akzeptiert werden.

Die Neigung zu konservativem Verhalten wird oft ergänzt durch eine Tendenz zur Automatisierung, Mechanisierung der Verhaltensabläufe, besonders im alltäglichen Bereich. Der alte Mensch wählt oft eine *feste Ordnung seines Tagesablaufes*, er läßt sich nur ungern aus ihr herausreißen, ja im Falle krankhafter Altersprozesse kann das Herausreißen aus der selbstgewählten Ordnung zu einem völligen Zusammenbruch der Persönlichkeit führen. Auf Beispiele werden wir später noch zurückkommen. Dazu gesellt sich oft eine Abneigung gegenüber körperlicher Bewegung. Aber auch diese Alterstendenz ist kein Gesetz, wenn man an die rapide Entwicklung des Alterstourismus während der letzten Jahre oder an die Erfolge der Trimm-dich-Aktion denkt, die jeder von uns beobachten kann.

Oft ist mit dem Altwerden eine *leichtere Erschöpfbarkeit* der Persönlichkeitsreserven im schon erwähnten Sinne des Vitalitätsverlustes verknüpft. Zuweilen versinken ältere Menschen aus diesem Grund in ängstliche Inaktivität, um sich nicht zu überanstrengen. Sie scheuen dann jede geistige Leistung, doch das ist verkehrt. Die Erfahrung hat gelehrt, daß *intellektuelle Aktivität keineswegs zum vorzeitigen Altern führt*, sondern ganz im Gegenteil einen solchen Prozeß hinauszögert. Darauf wurde schon mehrfach hingewiesen. Anders sieht es aus, wenn wir von der sogenannten „affektiven Erschöpfbarkeit" sprechen. Werden die persönlichkeitsspezifischen Reserven des Gemüthaften durch permanente Konflikt- und Krisensituationen ständig überfordert, so kann das allerdings – zumindest legt das die psychiatrische Erfahrung nahe – zu einem vorzeitigen Altern führen. Eindrückliche Beispiele bieten die Lebensläufe von Personen, die schweren geistig-körperlichen Schädigungen in Konzentrationslagern oder der Kriegsgefangenschaft ausgesetzt waren. Im modernen Berufsleben können sich natürlich ebenfalls intellektuelle Anforderungen und affektive Belastung unheilvoll miteinander verknüpfen. Dann ist es aber sehr wahrscheinlich nicht der intellektuelle Leistungsstreß, der schließlich zum Versagen führt, sondern die affektive Überforderung der Persönlichkeit.

Auch schon erwähnt wurde die Tatsache, daß ältere Menschen in der Regel *vorsichtiger*, d. h. weniger risikobereit werden. Dies gilt sowohl für den körperlichen als auch für den seelisch-geistigen Bereich. Man kann das im Zusammenhang mit einer zunehmendem Ökonomisierung des gesamten Energiehaushaltes sehen. Wird aus dieser sinnvollen Entwicklung eine überbesorgte, übervorsichtig-ängstliche Haltung, so leidet allerdings die Leistungsfähigkeit ernsthaft. Es gesellen sich dann in der Regel Entscheidungsunsicherheit bzw. Entscheidungsunfähigkeit hinzu. Als Erfahrung allgemein menschlicher und auch besonders psychiatrischer Beobachtung sind Veränderungen zu nennen, die man als *Zuspitzung des Persönlichkeitsprofils* bezeichnen kann. Es ist damit gemeint, daß die für ein Individuum besonders charakteristischen Eigenschaften im Alter sich aus dem Gesamt der Persönlichkeitsstruktur stärker hervorheben. Es hat den Anschein, als würde das Persönlichkeitsgefüge im ganzen ärmer und das Charakteristische trete dadurch stärker hervor. Man könnte auch von einer Karikierung der Persönlichkeitsstruktur sprechen, womit man eben eine Überzeichnung des für den einzelnen Typischen meint. Man hat für das Ganze auch das Bild des sich im Herbst entlaubenden Baumes geprägt, dessen Äste sich nun als kahle Strukturen skeletthaft gegen den grauen Himmel abheben, im Sommer aber unter dem Laub verborgen waren. So kann Sparsamkeit zu Geiz, Kontaktscheu zu Mißtrauen und Feindseligkeit, Lebhaftigkeit zu aufdringlicher Geschwätzigkeit werden. Derartige Persönlichkeitszuspitzungen sind oft der Anfang eines pathologischen Alternsprozesses, dessen Ende dann eine völlige *Nivellierung der Persönlichkeit* sein kann, so daß der Mensch als Individuum nur noch körperlich, aber in keiner Weise mehr geistig-seelisch vorhanden ist.

Die hier beschriebenen möglichen Altersveränderungen der Persönlichkeitsstruktur stellen bei dem heutigen Stand der Persönlichkeitsforschung vorwiegend Resultate beobachtender Erfahrung dar. Erfahrung wird heute gern unterschätzt, besonders dann, wenn sie psychiatrischer Beobachtung entstammt. Das ist sicher nicht gerechtfertigt, und deshalb ist ergänzend zu bemerken, daß die wesentlichen Aussagen auch anhand erster Ergebnisse systematischer psychologischer Forschung bestätigt werden.

Ausdrücklich sei jedoch davor gewarnt, die Veränderungen ausschließlich abwertend zu betrachten. Zu einem wesentlichen Teil stellen sie *positive Anpassungsleistungen erfolgreichen Alterns* dar, und sie können die Basis dafür sein, einen neuen, anderen, bis dahin nicht möglichen Zugang zur Welt zu finden, das eigene Leben und das der Gemeinschaft unter neuen Perspektiven zu betrachten und hieraus fruchtbringende Beiträge für die engere und weitere Gemeinschaft zu schöpfen.

Eines ist für jeden von uns sicher, niemand wird alt, ohne dabei seine Persönlichkeit zu ändern. Für jeden von uns bleibt ungewiß, in welcher Weise wir uns verändern und ob es uns gelingt, einen positiven Weg ins Alter zu finden.

Ergebnisse psychoanalytischer Alternsforschung

Der psychoanalytischen Wissenschaft muß zum Vorwurf gemacht werden, daß sie sich mit den Problemen des Altwerdens sehr viel weniger befaßt hat als mit denen der frühen Persönlichkeitsentwicklung. In einer entsprechenden Literaturübersicht konnte gezeigt werden, daß in einem Zeitraum, in dem insgesamt 50 000 wissenschaftlich psychoanalytische Veröffentlichungen erschienen, nur 50 Arbeiten Altersproblemen gewidmet waren. Das liegt unter anderem daran, daß die Psychoanalyse von Anbeginn eine therapeutische Wissenschaft gewesen ist. Sie war stets auf Veränderung störender, krankhafter Persönlichkeitsentwicklung ausgerichtet. Je älter ein Mensch geworden ist, je mehr er erlebt hat, um so schwerer wird es aber, eingeprägte Verhaltensstile therapeutisch zu verändern.

Unter rein wissenschaftlichem Blickwinkel müßte das Interesse psychoanalytischer Wissenschaft an den Veränderungen, die die Triebkräfte* des Menschen im Alter erfahren, und an den Veränderungen des Zusammenspiels von Ich, Es und Über-Ich, also von Persönlichkeit, Triebdynamik und sozial vermittelten Normen und Wertsetzungen, groß sein. Hinzu kommt, daß sich inzwischen doch die Erfahrung ausgebreitet hat, daß auch ältere Menschen der Psychotherapie zugänglich sind, wenn auch nicht immer der orthodox-psychoanalytischen (Hirsch 1990). Doch sollten natürlich auch nichtanalytische psychotherapeutische Verfahren über Triebdynamik, Stabilisierungs- und Abwehrmechanismen älterer Menschen möglichst genaue Kenntnisse zur Verfügung haben. Was wir bisher wissen, ist jedoch leider wenig. Am Beispiel der Sexualität wird deutlich, daß wir keine genügenden Kenntnisse über das Schicksal der Triebe im Alter haben bzw. nur über Vorurteile verfügen. Lange Zeit hindurch war es jedermanns Ansicht, daß Sexualität im Alter keine Rolle mehr spiele, ja auch gar nicht zu spielen habe. Manch einem ist die Vorstellung auch sicher eine Beruhigung, daß man in höheren Lebensjahren von allen Problemen der Sexualität befreit sei. In den letzten Jahren haben sich Psychologen und Psychiater diesem Thema etwas eingehender gewidmet und festgestellt, daß dies keineswegs so ist, sondern daß es hier sogar zum Wiederaufbrechen akuter

---

* Unter Trieben versteht man Verhaltensweisen, die auf bestimmte äußere oder innere Reize in mehr oder weniger gleicher automatischer Form ausgelöst werden; Beispiele: Nahrungsaufnahme, Feindabwehr, sexuelles Verhalten.

Konfliktsituationen in partnerschaftlichen Verhältnissen kommen kann, die an Vehemenz und Stärke denen der Jugend kaum nachstehen. Verdrängung und Versagung sind auch in diesem Bereich im Alter von Bedeutung. Viele alte Menschen scheuen sich aber, über ihre sexuellen Probleme mit dem Partner oder anderen, z. B. einem Arzt, zu sprechen. Hier gilt es, Vorurteile abzubauen, Ängste zu beseitigen und zu beratenden Gesprächen bereit zu sein.

Einig ist man sich darüber, daß der alte Mensch eine Vielfalt von *Kompensations- und Abwehrmechanismen* benötigt, um mit den subjektiven und objektiven Veränderungen des Älterwerdens fertig werden zu können, ohne dabei sein Selbstwertgefühl einbüßen zu müssen. Unter psychodynamischem Aspekt werden die bereits in den vorigen Kapiteln genannten seelischen Veränderungen wie das Sich-nach-innen-Wenden, Zunahme der Rigidität, der Unbeweglichkeit, Rückzug aus der Welt als Abwehrmechanismen gegen eine drohende Störung des Triebgleichgewichtes gedeutet. Deren Sinn wäre es, triebmobilisierende Reize, die nicht mehr befriedigt werden könnten, durch die genannten Haltungen zu vermeiden. Kompensatorische Möglichkeiten zur Triebbefriedigung bieten sich dem alternden Menschen im phantasierenden *Ausweichen in die Vergangenheit.* Es werden glückliche und befriedigende Situationen immer wieder nacherlebt, nacherzählt, ja schließlich gewinnt die Vergangenheit einen golden überstrahlten Glanz, den sie in diesem Maße in der Realität vielleicht nie hatte. Der Rückzug in die Vergangenheit dient der Befriedigung von Triebansprüchen, die in der aktuellen Realität nicht mehr als möglich angesehen wird. Natürlich sind dies alles unbewußte und keine wissentlich gewollten Verhaltensweisen. Schließlich gibt es für den alten Menschen auch die Möglichkeit, seinen inneren Konflikten durch Projektion auf die Umwelt auszuweichen, die inneren Ängste und Gefahren auf die Umwelt zu projizieren. Dies ist möglicherweise der psychodynamische Hintergrund paranoider Entwicklungen des höheren Lebensalters.

Es gibt auch psychodynamische Vorstellungen, die davon ausgehen, daß das höhere Lebensalter ein *Spiegelbild der kindlichen Entwicklungszeit* ist, so daß der alte Mensch in seinem Verhalten und in seinen psychodynamischen Reaktionen langsam in kindliche Verhaltensstile zurückfällt, eine tiefenpsychologische Parallele zu dem in seiner volksmundlichen Verallgemeinerung bösen Ausspruch, daß „Alte wieder kindisch werden". Sicher gibt es solche Entwicklungen, glücklicherweise sind sie nicht die Regel. Das mag vielleicht seinen Grund darin haben, daß trotz der verlängerten Lebenserwartung die meisten von uns vorher an einer Krankheit sterben und deshalb diese nicht wünschenswerte Endphase nicht erleben müssen. Aber wir wissen darüber nichts Sicheres, es ist also weitgehend Spekulation. Man hat versucht, Stadien dieses regressiven Weges in kindliche Verhaltensweisen voneinander abzugrenzen und zu beschreiben. Hierbei wären die Anfangsstadien noch dem normalen seelischen Altern zuzuschreiben, während das Ende nur unter pathologischen Bedingungen zu beobachten ist. Es lassen sich unterscheiden:

1. Stadium: zunehmende Bedeutung von Erinnerungen,
2. Stadium: Anfang von Vergeßlichkeit,
3. Stadium: Abwendung von der Realität,
4. Stadium: völlige säuglingshafte Hilflosigkeit.

Viele Patienten mit seniler Demenz erreichen dieses letzte Stadium und müssen in der Tat gehegt und gepflegt werden wie Säuglinge. Die Parallelität ist unverkennbar, aber – wie bereits erwähnt – handelt es sich dann um krankhafte Störungen im Alter.

Es wurde auch der Einfluß von Triebdynamik auf das, was vergessen wird, untersucht. Es ließ sich nachweisen, daß unangenehme Denkinhalte schneller vergessen werden als angenehme. Das ist nur die Bestätigung einer allgemeinen Regel, die auch für viele jüngere Menschen gilt. Darüber hinaus konnte aber auch nachgewiesen werden, daß das bekannte Konfabulieren, d. h. das Ausfüllen von Gedächtnislücken, wie man es bei hirnorganischen Alterskranken, z. B. den Kranken mit einem Korsakow-Syndrom, oft findet, durch triebdynamisch erklärbare Wunschpatienten gesteuert wird.

Bei einer genauen Untersuchung von 93 Alten bestätigten italienische Autoren, daß *regressive* Reaktionsbildungen* häufiger zu beobachten waren als euphorische Verneinung negativer Alterserlebnisse, depressive Reaktionen mit Selbstaufgabe oder Flucht in die Aggressivität.

Weiter wird im Schrifttum, wiederum in Analogie zu säuglings- und kleinkinderhaften Entwicklungsphasen beschrieben, daß der alte Mensch stärker vom Lust- und Unlustprinzip abhänge als in der Erwachsenenphase; dies gälte besonders für pathologisch-senile Entwicklungen, und hier ist es in der Tat offensichtlich.

Für das normale seelische Altern trifft das aber ganz sicher nicht zu. Vielleicht sind aber die hier zu beobachtenden Tendenzen *stärkerer Ichbezogenheit*, die sich manchmal bis zum ausgesprochenen Narzißmus, wie man ihn bei Kleinkindern sieht, steigern kann, auf einen altersabhängigen psychobiologischen Rückbildungsprozeß zurückzuführen, dessen äußerste Steigerung eben dies säuglingshafte Beherrschtwerden von Lust- und Unlustgefühlen ist.

Merkwürdig ausgespart geblieben, insbesondere auch von der analytischen Forschung, ist das Problem des im Alter immer *rascher nahenden Todes*. Dann rückt der Satz „Das Leben ist ein Spiel, das wir alle verlieren" mit jedem Tag der Bestätigung näher. Was bedeutet das

---

* Regression = Rückfall in kindliche Verarbeitungs- und Verhaltensstile.

für das seelische Gleichgewicht des Alternden? Während einige Forscher meinen, daß die meisten alten Menschen mit dieser Realität ganz bewußt leben und dem Lebensende in Ruhe entgegensehen, meinen andere, daß doch die zumeist verdrängte, aber im Unbewußtsein dennoch wirksame Todesangst Ursache vieler, sonst vielleicht unverständlicher Verhaltensweisen und Reaktionsbildungen ist. Vielleicht ist auch die im Alter so heftige Tendenz zu hypochondrischen Selbstbeobachtungen Ausdruck dieser nicht ins Bewußtsein zugelassenen und damit zu positiver Auseinandersetzung freigegebenen Todesangst. Man kann sich vorstellen, daß der alternde Mensch jede kleine, an sich harmlose und in der ersten Lebenshälfte völlig mißachtete Veränderung seines Körpers ängstlich beobachtet und als mögliches Zeichen einer drohenden, das Leben möglicherweise beendenden ernsten Erkrankung ansieht.

Wichtig ist, die Erkenntnis festzuhalten, daß hinter jeder beim alten Menschen zu beobachtenden seelischen Auffälligkeit auch der Versuch zu sehen ist, ein gefährdetes Gleichgewicht aufrechtzuerhalten. Wie bei allen neurotischen Erkrankungen kann aber der Versuch, mit Hilfe von Abwehrmechanismen innere Stabilität zu bewahren, fehlschlagen und selbst zum pathogenen, störenden Element werden. Dann ist Therapie angezeigt. *Aber jeder Eingriff in das Persönlichkeitsgefüge des älteren Menschen muß wohlüberlegt sein und darf die gerade in diesen Fällen stark strapazierten Kräfte der Persönlichkeit nicht überfordern.* Die Frage, ob Abwehrmaßnahmen weiter zu stützen sind oder eine überstarke Abwehr durchbrochen werden muß, indem Verdrängtes ins Licht des Bewußtseins gebracht wird, darf nur dem erfahrenen Psychotherapeuten überlassen werden.

Soziologische Alternsforschung

Die Alterssoziologie ist vor allem in unserem Lande eine relativ junge Wissenschaft. Das Tätigkeitsfeld der Soziologie ist weit, denn sie hat sich legitimerweise mit der Analyse aller gesellschaftlichen Strukturen, deren Beziehungen zueinander, wie beispielsweise Familie, Berufsgruppen sowie vor allem auch der Entstehung gesellschaftlicher Werturteile und Normvorstellungen zu befassen. Dies tut sie oft vorwiegend unter kritischem Aspekt und sieht ihre Hauptaufgabe darin, Leitlinien für eine Neuordnung unserer gesellschaftlichen Verhältnisse, die der modernen Welt besser angepaßt wären als viele der althergebrachten, zu erarbeiten. Auch dies ist ein ihr legitim zustehendes Recht und eine Pflicht zugleich. Nur gewinnt man manchmal den Eindruck, daß gegenwärtig noch der Anspruch, entscheidend mitzureden, nicht in allen Bereichen durch wissenschaftlich Erwiesenes getragen werden kann.

Erfreulicherweise hat sich gerade die Gerontologie als ein Arbeitsfeld erwiesen, dem sie Soziologen starkes Interesse entgegenbrachten, so daß zu den vielfältigen Fragen des Altwerdens in verschiedenen Gesellschaften doch schon eine Fülle von Ergebnissen vorliegt, die von Tews (1971) in einem Buch zusammengefaßt worden sind. Dabei ist klar geworden, daß das Altwerden in so starkem Maße von gesellschaftlichen Gegebenheiten beeinflußt wird, daß es manchen schon berechtigt erschiene, Alterswissenschaft und Sozialwissenschaft gleichzusetzen. Wir wollen nun im folgenden keineswegs eine Übersicht geben, sondern nur einige Problembereiche soziologischer Alternsforschung besprechen.

Altersstereotype

Hierunter werden die in der Gesellschaft vorhandenen und von ihr vermittelten Vorurteile über „den alten Menschen" verstanden. Solche *gesellschaftlichen Vorurteile* sind nötig, um ein Zusammenleben möglich zu machen, da nicht jeder zu jeder Frage ein eigenes Urteil haben oder sich rasch, wenn er es braucht, erwerben kann. Andererseits besteht die Gefahr, daß durch Vorurteile Menschen daran gehindert werden, ihre eigene Einstellung zu bestimmten Problemen neu zu finden, so daß die Wirklichkeit ständig in ein dem Vorurteil entsprechendes Bild gezwängt wird. Dies gilt nun ganz besonders für die stereotypen Vorstellungen über das Altwerden. Es konnte gezeigt werden, daß sowohl junge als auch alte Menschen überwiegend negativen Einstellungen zum Alter unterliegen. Untersuchungen des Bonner Psychologischen Instituts wiesen außerdem nach, daß diese negativen Stereotype bereits durch die Darstellung älterer Menschen – als vereinsamt, isoliert, hilfsbedürftig, anderen zur Last fallend und passiv – den Schulkindern vermittelt werden. Dabei wird das Bild des alten Mannes von den Knaben am ungünstigsten geschildert; Volksschüler haben stärker negativ gefärbte Stereotype als Oberschüler. Es erscheint einleuchtend und naheliegend, daß Kinder, die mit derartigen Vorstellungen über das Altwerden aufwachsen, ihr eigenes Alter eher mit Angst und Schrecken als mit einer positiven Einstellung erwarten werden.

Das Erlebnis der älteren Generation innerhalb der eigenen Familie und ihrer Stellung, die ihnen dort zugebilligt wird, stellt nun eine weitere wichtige Quelle für das Urteil der Jüngeren über die Stellung der Älteren in der Gesellschaft dar. Positive Beziehungen zu den Großeltern können die negativen, gesellschaftlich vermittelten Stereotype abschwächen, negative Erfahrungen hingegen können sie eindeutig verstärken.

Aus diesen Überlegungen ergibt sich bereits unschwer die Forderung, daß aktive Gerohygiene, d. h. Bemühungen, den Menschen positiv aufs Altwerden vorzubereiten, bereits in der Kindheit und Schulzeit beginnen muß, da hier schon die Grundlagen dafür gelegt werden, wie ein Individuum später in seinen eigenen Alternsprozeß eintreten, mit welchen Vorurteilen es diesen Weg beschreiten wird.

Familie

Recht ausführlich in der soziologischen Literatur ist auch der Wandel der Beziehungen innerhalb des Familienverbandes – besonders unter dem historischen Aspekt des Wandels von der Groß- zur Kleinfamilie – und in Parallele dazu der Übergang von der Agrarwirtschaft zur industriellen Produktion diskutiert worden. Es wurde davon ausgegangen, daß der Mehrgenerationenfamilienverband, wie er für die ackerbaulich orientierte Gesellschaftsstruktur typisch ist, auf dem Wege zur industriellen Gesellschaft verlorengegangen sei. Dabei wurde die Wandlung der Familie als gesellschaftlich bedeutsamer Teilbereich durch dreifachen Verlust gekennzeichnet:

1. Schrumpfung der Familie,
2. Funktionsverlust,
3. Autonomieverlust.

Der *Schrumpfungsprozeß* wurde vorwiegend darauf zurückgeführt, daß Eltern nach dem Großwerden der Kinder nicht mehr mit ihnen im gemeinsamen Haushalt leben.

Der *Funktionsverlust* besteht nach dieser Erklärung darin, daß in der ursprünglichen, handwerklich-bäuerlichen Gesellschaftsstruktur der Familienverband zugleich ein Produktionsverband war, in dem die Alten die Rolle des Kapitalträgers und des Erfahrungsvermittlers, sprich Lehrherrn, zugleich ausübten. Beide Funktionen verloren sie im Prozeß der Industrialisierung. Die Jüngeren waren dadurch, daß sie in andere Berufe gingen, nicht mehr von der Erfahrung der Älteren abhängig. Auch die ursprüngliche *Autonomie* der Familie ist sowohl in finanzieller Hinsicht als auch durch Abgabe von Funktionen, wie beispielsweise Teile der Kindererziehung an Kindergarten, Schule und Berufsausbildung, verlorengegangen.

Doch auch in diesem Zusammenhang ergab sich, daß die mehr oder weniger theoretisch aus der historischen Entwicklung abgeleiteten Veränderungen der Familienstruktur und die daraus abgeleiteten Konsequenzen für die ältere Bevölkerung nicht in jeder Hinsicht mit der Wirklichkeit übereinstimmten. So zeigte sich überraschenderweise, daß man nicht ohne weiteres von Schrumpfung der Familie sprechen kann, da sich, im Gegensatz sogar zur bäuerlich-handwerklichen Gesellschaft,

die Gleichzeitigkeit des Zusammenlebens verschiedener Generationen
um eine vierte vermehrt habe, nämlich die Urenkelgeneration. Durch
die *Verlängerung der Lebenserwartung* besteht heutzutage in vielen Fällen die Familie aus vier oder nach unseren Untersuchungen sogar fünf
und nicht mehr wie früher nur aus drei Generationen. Es leben in vielen
Familien nämlich heute Großeltern, Eltern, Kinder, Enkel und Urenkel
über viele Jahre gleichzeitig. Auch scheinen Stabilität und Integration,
d. h. Zusammenhalt des Mehrgenerationenhaushaltes, in der vorindu-
striellen Zeit überschätzt worden zu sein. Auch dort gab es Probleme
und Desintegration. Nicht alle Alten lebten glücklich im Rahmen eines
„Schweizer Stöckli" (Alterssitz der Bauern in einem kleinen, extra ein-
gerichteten Gebäude auf dem Hof). Auch ergaben zahlreiche Untersuchungen, daß der Wunsch nach Zusammenleben zwischen Eltern und
Kindern auf beiden Seiten nicht mehr so groß ist. Beide Seiten sehen die
unterschiedlichen Lebenseinstellungen doch als zu gravierend an. Hinzu kommt, daß die moderne Wohnraumpolitik das Zusammenleben
mehrerer Generationen in einer Wohneinheit nicht mehr möglich
macht. Für die gewünschte Art des Zusammenlebens hat sich eher das
Schlagwort von der „inneren Nähe bei äußerer Distanz" als passend
erwiesen. Ähnliches gilt auch für die Einstellung der älteren Generation zu der Aufgabe, die „Babysitterrolle" für die Enkelkinder zu übernehmen. Zwar wünschen die Älteren durchaus Kontakt zu den Enkel-
kindern, aber ohne permanente Verpflichtung. Es muß respektiert werden, daß heute auch die ältere Generation größere Ansprüche an die
eigene Lebensqualität und Lebensmobilität stellt. Sie wollen, einmal
aus der Abhängigkeit der Berufsrolle entlassen, nicht in neue Abhängigkeit der Familie geraten, sondern ihren Lebensabend ebenfalls unabhängig planen und verbringen können. Der Wunsch nach Leben im
gemeinsamen Haushalt taucht nur bei jenen Älteren auf, die entweder
durch den Tod des Lebenspartners isoliert leben, krank sind und Pflege
benötigen bzw. finanziell abhängig von den Kindern sind. Diejenigen,
die mit Kindern zusammenleben, haben sich bei entsprechenden Untersuchungen als eine der Gruppen herausgestellt, die am wenigsten zu-
frieden mit ihrer Lebenssituation ist. Man könnte überspitzt formuliert
sagen: Waren früher die Kinder weitgehend und vor allem auch finanziell von ihren Eltern über lange Zeit abhängig, so sehen wir heute eher
den umgekehrten Trend. Beide Formen wechselseitiger Abhängigkeit
sind jedoch für das Zusammenleben von Jungen und Alten unbefriedigend.

In den Rahmen familiärer Probleme der zweiten Lebenshälfte
gehören auch die *partnerschaftlichen* zwischen älterwerdenden Eheleu-
ten.

Für diesen Bereich besteht Übereinstimmung darin, daß die Tatsache einer lange währenden ehelichen Gemeinschaft nicht vor Konflikten schützt. Im Gegenteil ergibt sich für viele eine neue, *späte Kri-*

sensituation, wenn die Kinder das Haus verlassen haben und die Ehepartner, frei von elterlichen und beruflichen Verpflichtungen, plötzlich wieder ganz aufeinander angewiesen sind. Nicht in jedem Falle führt das zu einem gemeinsamen Lebensabend von „taubengurrender" Zärtlichkeit. Es können ganz im Gegenteil bisher durch die äußeren Aufgaben des Lebens lange unterdrückte partnerschaftliche Konflikte, beispielsweise im Bereich der *Sexualität*, nun wieder aufflammen und zu schweren Ehekrisen Anlaß geben. Gerade Fragen der Sexualität sind lange Zeit als für alte Menschen nicht mehr relevant unterdrückt worden. Unbefangenere Untersuchungen konnten jedoch aufzeigen, daß die Sexualität durchaus nicht notwendigerweise mit zunehmendem Alter infolge biologischer Veränderungen des Organismus erlischt, sondern daß das Erlöschen der Sexualität eher ein psychologisches Problem darstellt, das durch soziale Vorurteile beschleunigt wird. Viele Altersdepressionen haben partnerschaftliche, teils auf sexuellen Problemen beruhende Konflikte zum Hintergrund. Manchmal genügt allein die Befreiung von dem konformativen Zwang, eigene Sexualtriebe im Alter als pervers und nicht natürlich erleben zu müssen, um die Symptomatik zum Verschwinden zu bringen.

Freizeitaktivität

Gemäß der in unserer Gesellschaft herrschenden Überzeugung, daß die tragende Rolle unseres Lebens Arbeit und damit Berufstätigkeit sei, Freizeitaktivitäten hingegen, wenn auch jüngst in abnehmendem Maße, den Geruch des Sündhaft-Saumseligen haben, wurde die Zeit nach der Arbeitsaufgabe auch als das große Vakuum beschrieben, die ewige Langeweile, der „ewige Sonntag", mit dem die Alten nichts anzufangen wüßten. Während der letzten Jahrzehnte hat sich die Betrachtung des Verhältnisses von Arbeit zur Freizeit insofern geändert, als durch die fortlaufende Arbeitszeitverkürzung allen Mitgliedern der Gesellschaft, oder besser gesagt fast allen, immer mehr Freizeit zur Verfügung steht und sich somit das Problem der Freizeitgestaltung nicht mehr nur für die Pensionierten und Berenteten ergibt. Abb. **15** gibt die bei Befragungen am häufigsten genannten Freizeitbeschäftigungen wieder. Eine sich rasch entwickelnde *Hobbyindustrie* versuchte, das Vakuum mit Hobbyangeboten zu füllen. Hier nun mußte man erstaunt feststellen, daß ältere Menschen offensichtlich nicht geneigt sind, neue Hobbytätigkeiten für sich zu entwickeln. Jüngste Untersuchungen deckten auf, *daß 90% aller ausgeübten Aktivitäten bereits in der Jugendzeit festgelegt sind*; das heißt mit anderen Worten, ein Hobby kann das Alter nur dann ausfüllen, wenn es zeitlebens geübt worden ist. Hobbytätigkeiten haben ihren ursprünglichen Sinn auch gerade aus dem Bezug zur Arbeit, nämlich als Gegengewicht zur stumpfen Routine und Mechanik

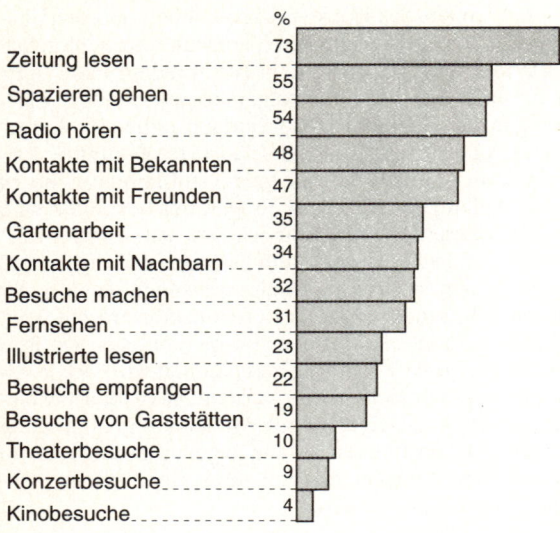

%

Zeitung lesen	73
Spazieren gehen	55
Radio hören	54
Kontakte mit Bekannten	48
Kontakte mit Freunden	47
Gartenarbeit	35
Kontakte mit Nachbarn	34
Besuche machen	32
Fernsehen	31
Illustrierte lesen	23
Besuche empfangen	22
Besuche von Gaststätten	19
Theaterbesuche	10
Konzertbesuche	9
Kinobesuche	4

Abb. **15** Rangreihe der besonders häufig ausgeübten Freizeitbeschäftigungen bei 220 Befragten (nach Tews)

der Berufstätigkeit, zur Kompensation des Zeitzwanges. Fällt die Berufstätigkeit weg, so entfällt auch der aus diesem Spannungsverhältnis erwachsende Sinn der Hobbytätigkeit. Trotzdem läßt sich eine gewisse Umstrukturierung des Tätigkeitsprofils in Abhängigkeit von Lebenszyklen nicht übersehen (Tab. **4** u. **5**). Auch die Tatsache geschlechtsbedingter Unterschiede wird aus der Tab. **6** deutlich. Besonders für Männer scheint die zunehmende Zeit, die sie auf die Beschäftigung mit den Massenmedien wie Presse, Rundfunk und Fernsehen verwenden, von größerer Bedeutung zu sein. Es mag hierin eine Kompensation der geringer werdenden aktuellen Informationen aus den Kanälen der Berufskontakte oder der allgemeinen Sozialkontakte gesehen werden. Diese Erkenntnis ist gerade im Hinblick auf die sicher notwendig zu leistende Bildungs- und Aufklärungsarbeit über Probleme des älter werdenden Menschen bedeutsam. Wichtig erscheint auch die von Tews (1971) geäußerte Bemerkung, daß bei der Beurteilung der Freizeitaktivitäten nach der Berufsaufgabe die zeitlich stärkere Ausdehnung bereits sonst ausgeübter Tätigkeiten eine wichtige Rolle spielt. Tews schreibt: „Ich möchte unterstellen, daß bei solchen Rollenveränderungen weniger neue Tätigkeiten hinzukommen und die hinzugekommene Zeit zum Teil dadurch wieder aufgebraucht wird, daß man mehr Zeit für die alten Tätigkeiten benötigt. Diese Tätigkeiten werden geradezu einfach gestreckt. Es bleibt m. E. zu überlegen, ob nicht auch durch die-

Tabelle **4**   Personen, die eine der angeführten Verhaltensweisen ausübten, in Prozent (USA, Herbst 1986) (nach Tews; Zahlenangaben aus dem Survey Research Center, Ann Arbor/Mich.)

Aktivität	Geschlecht	Stadium im Lebenszyklus		
		1	2	3
Kinderpflege	Männer	0,0	21,8	9,0
	Frauen	0,0	80,2	50,3
Lesen	Männer	22,9	29,7	26,0
	Frauen	15,6	22,9	26,6
Fernsehen und Radio	Männer	45,8	64,9	70,0
	Frauen	60,0	64,3	61,5
Künstlerische Tätigkeiten	Männer	6,3	4,5	4,0
	Frauen	2,2	7,4	6,3
Zerstreuung, Beiläufiges	Männer	18,8	9,4	5,0
	Frauen	17,8	3,1	6,3
Sport	Männer	12,5	3,5	1,0
	Frauen	13,3	0,4	1,4
Geselligkeit	Männer	18,8	6,9	6,0
	Frauen	11,1	5,4	6,3

Aktivität	Geschlecht	Stadium im Lebenszyklus			Signifikanz
		4	5	6	
Kinderpflege	Männer	3,8	0,7	0,8	0,001
	Frauen	17,8	5,0	1,3	0,001
Lesen	Männer	31,3	30,9	43,2	0,05
	Frauen	37,6	28,1	25,0	0,05
Fernsehen und Radio	Männer	66,3	69,8	80,3	0,001
	Frauen	69,3	71,2	82,5	0,05
Künstlerische Tätigkeiten	Männer	2,5	3,6	9,1	Keine
	Frauen	9,9	9,9	21,3	0,01
Zerstreuung, Beiläufiges	Männer	2,5	11,5	11,4	0,05
	Frauen	8,9	6,5	1,3	0,01
Sport	Männer	1,3	1,4	0,0	0,001
	Frauen	1,0	0,7	0,0	0,001
Geselligkeit	Männer	8,8	5,0	3,8	0,05
	Frauen	8,9	7,9	2,5	Keine

Stadium im Lebenszyklus:
1 jünger als 35 Jahre – keine Kinder
2 Personen mit Kindern unter 6 Jahren (Kleinkindereltern)
3 Kinder 6–14 Jahre alt (Schulkindereltern)
4 Kinder 14–22 Jahre alt (Teenagereltern)
5 zwischen 35 und bis 65 Jahre alt, keine Kinder unter 22 Jahre
6 über 65 Jahre alt
Signifikanz: Chance, daß sich Unterschiede der beobachteten Größenordnung „zufällig" ergeben könnten; Maßzahl: Chi-Quadrat

Tabelle **5**   Frage: „Könnten Sie mir nach dieser Liste sagen, welches Ihre Hauptinteressengebiete sind, für was davon Sie sich besonders interessieren?" (März 1966)

| | Ges. | M. | F. | Altersgruppen: | | | |
| | | | | 16–29 Jahre | 30–44 Jahre | 45–59 Jahre | 60 J. und älter |
	%	%	%	%	%	%	%
Wohnungseinrichtung	43	34	51	38	56	47	30
Pflanzen, Blumen, Gartenpflege	39	30	46	19	39	47	55
Reisen	33	33	32	40	34	40	25
Musik zur Unterhaltung, Schallplatten	32	34	31	46	30	27	23
Bücher	32	34	31	35	35	30	29
Kochen	31	9	50	25	33	33	34
Sport	29	51	11	41	30	26	16
Autos	26	44	11	39	30	24	6
Kinder	26	20	32	22	39	26	15
Handarbeiten, Nähen	24	2	43	19	27	25	26
Mode	23	5	37	34	24	18	11
Medizinische Fragen, Gesundheitspflege	20	14	25	11	22	24	25
Geselligkeit, Partys	20	23	17	33	18	15	11
Politik	18	30	8	17	19	18	20
Fotografieren, Filmen	17	24	11	24	20	14	6
Basteln, Do-it-yourself-Arbeit	17	28	7	18	23	16	8
Fragen der Schönheitspflege, Kosmetik	14	2	24	23	16	11	3
Camping	7	10	4	12	8	5	2
Nichts davon	4	3	4	2	2	4	7
	455	430	475	498	505	440	353

Tabelle **6**   Geschlechtsspezifische Unterschiede in den Freizeittätigkeiten (nach Tews)

| Freizeittätigkeit | Median | | Chi-Quadrat Wert | Signifikanz Niveau |
	Frauen	Männer		
Zeitraum, den man als „Freizeit" empfindet	4,85	6,44	6,42	p < 5 %
Freizeitaktivität	3,86	4,48	9,15	p < 1 %
Theaterbesuche	0,92	0,28	5,23	p < 5 %
Zeitung lesen	2,90	3,99	5,28	p < 5 %
Liebesromane lesen	2,38	0,12	12,32	p < 1 %
Unterhaltungsliteratur lesen	3,79	2,29	6,13	p < 5 %
Radio hören	5,56	4,23	4,89	p < 5 %
Besuche machen	5,32	4,28	11,30	p < 1 %
Kirchgang	3,42	3,10	5,26	p < 5 %
Spazierengehen	4,13	4,61	5,28	p < 5 %
Wirtshausbesuche	3,08	4,03	5,37	p < 5 %

Gerechnet wurde mit dem Mediantest nach G. Lienert: Verteilungsfreie Methoden in der Biostatistik, Meisenheim/Glan 1962 se Streckung von bisher ausgeübten Tätigkeiten zum Teil die Langsamkeit älterer Personen bei bestimmten Verrichtungen zu erklären ist." Die tägliche Erfahrung zeigt, daß damit wohl ein Kern der Verhaltensänderung älter werdender Menschen getroffen ist. Man erlebt es doch sehr häufig, daß bestimmte vorgegebene Hobbys nun mit besonderer Pedanterie betrieben werden oder daß Frauen sich dem Haushalt nun mit anankastischer, d. h. zwanghafter Sorgfalt zuwenden, die sich in extremen Fällen zu fast krankhaftem Maße steigern kann. Es liegt nahe anzunehmen, daß hier vorgegebene Persönlichkeitsstrukturen sicher eine bedeutsame Rolle spielen.

Nicht zu übersehen ist fernerhin, daß die Art, wie die Freizeit im Alter ausgefüllt wird, ganz wesentlich von berufs-, schicht- und einkommensspezifischen Faktoren beeinflußt wird (Neuere Ergebnisse s. Dieck u. Mitarb. 1985).

Zum Schluß sei auf einen Betätigungsbereich hingewiesen, der nach allgemeinem Eindruck und nach den Ergebnissen der bisher vorliegenden vereinzelten Untersuchungen von Älteren stärker bevorzugt wird als von Jüngeren: der *religiös-kirchliche* Sektor. Es ist zu vermuten, daß die Hinwendung zu religiösen Betätigungen mit dem ständig näherrückenden Tod in Zusammenhang steht. Es ist aber auch darauf zu verweisen, daß ein Großteil der Hilfsangebote, die den Älteren gemacht werden, von kirchlichen Institutionen ausgeht und auch möglicherweise weniger bürokratisch als von staatlichen Stellen gewährt wird. Dies mag ein zusätzliches vordergründig-praktisches Motiv sein, aufgrund dessen die Beziehungen zur Kirche im letzten Lebensabschnitt wieder intensiver werden. Hinzu kommt auch noch die Scheu der älteren Mitbürger, staatliche Hilfe, die zumeist über die Sozialämter abgewickelt wird, in Anspruch zu nehmen, da mit dem Sozialamt der Geruch der Armut verknüpft ist und die Inanspruchnahme kirchlicher Caritas (Nächstenliebe) weniger verfänglich erscheint.

Wohnsituation

Hierzu hat die demographisch-soziologische Forschung eine Reihe wichtiger Fakten erarbeitet. Zunächst ist festzustellen, daß ein relativ hoher Prozentsatz (über ein Drittel) der älteren Frauen in Einpersonenhaushalten lebt. Insgesamt gesehen hat die Zahl der Einpersonenhaushalte bei den Älteren in der Zeit von 1960 bis 1965 (Tab. **7**) in der Bundesrepublik Deutschland eine deutlich zunehmende Tendenz. Die Ursache dafür, daß so viele Frauen allein wohnen, erklärt sich aus der Tab. **8**, die zeigt, daß bei den über 65jährigen Frauen nur noch 33% verheiratet sind, der Rest ist verwitwet, geschieden oder lebt ledig. Schlüsselt man die Altersgruppen noch weiter auf, so zeigt sich eindeutig, daß die Verwitwung bei den Frauen mit zunehmendem Alter zunimmt. Dies

Tabelle **7**   Wohnsituation nach Geschlecht (Ergebnis der 1%-Wohnungsstichproben 1960 und 1965) (nach Tews)

Wohnsituation	Männer		Frauen		Insgesamt	
	1960	1965	1960	1965	1960	1965
Anstalten	2,1	2,4	4,2	4,5	3,4	3,7
Einpersonenhaushalte	10,4	13,0	31,2	37,8	22,8	28,2
Mehrpersonenhaushalte	87,5	84,6	64,6	57,7	73,8	68,1
	100	100	100	100	100	100

Tabelle **8**   Über 65jährige nach Familienstand und Geschlecht in % (nach Tews)

	Männlich	Weiblich	Insgesamt
Verheiratet	76	33	50
Verwitwet/geschieden	20	56	42
Ledig	4	11	8

ist ohne Frage der Tatsache zuzuschreiben, daß die durchschnittliche Lebenserwartung der Frau größer ist als die der Männer. Zur Wohnsituation der älteren Bevölkerungsteile läßt sich weiterhin feststellen, daß ein wesentlich größerer Prozentsatz älterer Menschen im Vergleich zu jüngeren in älteren Häusern wohnt, die auch schlechter ausgestattet sind als die der übrigen Bevölkerung: „Während bei dieser 23% aller Wohnungen Bad und Sammelheizung aufweisen, sind es bei den über 65jährigen nur 17%. Wohnungen ohne Bad/WC in der Wohneinheit bzw. im Gebäude haben 19% der unter 65jährigen, aber 30% der über 65jährigen inne. Hier liegt das WC außerhalb der Wohneinheit entweder im Gebäude, z. B. auf dem Treppenabsatz zwischen zwei Stockwerken, wie es in den vielen alten Mietshäusern der Fall ist, oder gar außerhalb des Gebäudes auf dem Hof. Nach einer Westberliner Befragung im Jahre 1925 hatten 22% der über 65jährigen Männer und 24% der über 65jährigen Frauen keine ausreichenden Möglichkeiten zum Baden oder Duschen" (Deininger 1970, zit. nach Tews). Demzufolge äußern ältere Menschen in einer nicht unbeträchtlichen Anzahl Wünsche nach wohnlicher Veränderung.

Die Tatsache, daß relativ viele ältere Frauen allein leben, hat zur Folge, daß auch der Prozentsatz älterer Frauen in Institutionen der Altenhilfe wesentlich höher ist, da, wenn sie krank werden und der Hilfe bedürfen, viel häufiger als bei Männern kein Partner mehr vorhanden ist, der die Pflege und Hilfe übernehmen könnte. Neuere Ergebnisse statistischer Erhebungen finden sich bei Hinschützer u. Momber (1982).

Einkommensverhältnisse

Tab. 9 informiert über die Verteilung der Höhe der Haushaltsnettoeinkommen in allen 16 Bundesländern im April 1991 auf der Grundlage des Mikrozensus. Es zeigt sich eine im Vergleich zu allen Haushalten deutlich stärkere Konzentration der Haushalte mit 65jährigem und älterem Haushaltsvorstand (Bezugsperson gemäß neuerer Sprachregelung) in den niedrigeren Einkommensklassen bis zu DM 2500 pro Monat. Dieses Gesamtergebnis wird vorwiegend von den Haushalten alleinstehender alter Frauen beeinflußt. Dies ergibt sich durch einen Vergleich zwischen den Haushaltsnettoeinkommen der Haushalte von alten Frauen und alten Männern. Dabei wird deutlich, daß bemerkenswerte Anteile der Haushalte alter Männer in die Einkommensklassen bis zu 4000 DM hineinreichen, während die Haushalte alter Frauen in der Gruppe von unter DM 1000 bis zu DM 2500 kumulieren.

Die von Tews (1971) schon vor zwei Jahrzehnten getroffene Zusammenfassung der Charakterisierung der Altersbevölkerung in Deutschland hat deshalb noch immer Gültigkeit. Er schreibt, „daß die ältere Bevölkerung in der Bundesrepublik Deutschland besonders gekennzeichnet werden kann durch einen großen Anteil von im Durchschnitt älter als die Männer werdenden Frauen;

– von denen wiederum der größte Anteil zumeist verwitwet ist,
– dieser Anteil in den Großstädten am größten ist,
– diese Frauen auch den größten Teil der im Einpersonenhaushalt Lebenden stellen,

Tabelle **9** Haushaltsnettoeinkommen der Privathaushalte insgesamt sowie mit 65jähriger Bezugsperson in der gesamten Bundesrepublik Deutschland im April 1991 (in v. H.)**

Haushaltsnetto-einkommen in DM	Männer insges.	65+	Frauen insges.	65+	Insgesamt insges.	65+
unter 1 000	4,3	5,2	21,5	28,3	9,4	17,7
1 000–1 800	11,7	21,9	30,7	37,1	17,4	30,1
1 800–2 500	18,3	23,6	19,6	16,7	18,7	19,9
2 500–3 000	11,3	12,2	6,5	4,4	9,9	8,0
3 000–4 000	17,7	14,2	7,5	4,6	14,6	9,0
4 000–5 000	11,4	6,6	3,6	1,6	9,1	3,9
5 000–6 000	6,6	3,3	1,6	0,7	5,1	1,9
6 000–7 500	4,8	2,1	1,0	0,4	3,6	1,2
7 500 und mehr	4,1	2,0	0,8	0,3	3,1	1,1
Sonstige Haushalte*	9,9	9,2	7,2	5,9	9,1	7,4
	100	100	100	100	100	100

* Haushalte, deren Bezugsperson selbständiger Landwirt oder mithelfender Familienangehöriger ist, sowie ohne Angabe
** Statistisches Bundesamt: Fachserie 1: Bevölkerung und Erwerbstätigkeit, Reihe 3: Haushalte und Familien 1991 (Ergebnisse des Mikrozensus) (Metzler-Poeschel, Stuttgart 1993)

– von ihnen der geringste Teil noch erwerbstätig ist und sie die gering-sten Einkommen aufweisen."

Zwar wird sich in den nächsten Jahrzehnten die finanzielle Schlechter-stellung der älteren alleinlebenden Frauen gegenüber den Männern weiter ausgleichen, da der Anteil derjenigen Frauen zunehmen wird, die eine Rente aus eigener Erwerbstätigkeit beanspruchen können. Doch liegt ja auch das durchschnittliche Einkommen erwerbstätiger Frauen noch immer deutlich unter dem der Männer, so daß auch wei-terhin noch Unterschiede in der Altersversorgung zuungunsten der Frauen resultieren werden.

Beruf und Berufsaufgabe

Ein erheblicher Teil soziologisch orientierter Forschung hat sich der Problematik der letzten Berufsjahre, der Berufsaufgabe und der an-schließenden Freizeitgestaltung gewidmet. Die Problematik der Berufsaufgabe wurde in den fünfziger Jahren unter den Schlagworten „Pensionierungsbankrott", „Pensionierungstod" in das Licht der Dis-kussion gerückt. Ausgehend von Einzelerfahrungen, die aufzeigten, daß die erzwungene, unerwünschte Berufsaufgabe zu einem völligen psychischen, ja sogar psychophysischen Zusammenbruch der Persön-lichkeit führen kann, dem in Einzelfällen, aus welchen Gründen auch immer, der Tod rasch folgt, schien die Annahme gerechtfertigt, daß für viele Ältere die Berufstätigkeit das äußere Skelett des Lebens abgibt, nach dessen Wegfall es ihnen nicht mehr gelingt, neue Lebensaufgaben und damit ein neues Lebensgleichgewicht zu finden. Diese Ansicht ging offensichtlich von der für unseren Kulturkreis typischen Vorstellung aus, daß Wesen und Ziel des Lebens in der Arbeit zu verwirklichen sei-en. Inzwischen hat sich im Lichte neuerer Forschungsergebnisse her-ausgestellt, daß es solche Reaktionen auf den Verlust der Arbeit zwar gibt, sie aber wohl doch nur für eine geringe Minderheit gelten, während von der Mehrzahl der Berufstätigen die Berentung bzw. Pen-sionierung durchaus erwünscht, von vielen sogar eher erwünscht wird, als sie gesetzlich vorgesehen ist. Zumindest haben Untersuchungen dar-auf aufmerksam gemacht, daß hinsichtlich der Tendenzen, möglichst früh oder möglichst spät aus dem Beruf auszuscheiden oder nicht, gra-vierende Unterschiede zwischen einzelnen Berufsgruppen bestehen. Hierfür sind viele Faktoren maßgebend, die im einzelnen nicht alle durchdiskutiert werden können (Baltes u. Dost 1987). Genannt seien nur: Grad der *Befriedigung im Beruf*, Zeitpunkt, an dem das *Maximum der Leistungsfähigkeit* im Beruf erreicht wird, Grad der *Identifizierung* mit der Berufsrolle, *Intensität* außerberuflicher Aktivitäten. Immerhin hat die damals begonnene Diskussion inzwischen dazu geführt, daß ei-ne flexible Altersgrenze eingeführt worden ist. Das ganze Problem ist aber unter den Schlagworten: „Aktivität – Rückzug aus Aktivitäten" in einem größeren Zusammenhang zu sehen, und die Diskussion hierzu ist unter dem weiteren Schlagwort *Disengagementtheorie/Aktivitätstheorie* diskutiert worden.

Die *„Disengagementtheorie"* wurde, ausgehend von einer Längsschnittuntersuchung in Amerika, von Cumming u. Henry 1961 in das Zentrum soziogerontologischer Diskussionen gestellt. Ausgehend vom Tod als dem brutalsten Abbruch der Beziehungen zur Welt, besagt sie, daß das Altern als ein permanenter Rückzug aus allen sozialen Beziehungen, also als ständige Vorbereitung auf den Tod anzusehen sei. Dieser Rückzug wird sogleich als nützlich für die industrialisierte Welt betrachtet, denn der Rückzug der Alten aus den sozialen Rollenpositionen macht den Weg frei für die Jüngeren und vermindert außerdem das Risiko, daß infolge des nicht vorherplanbaren Todes der Mitglieder einer Generation die Kontinuität gesellschaftlich produktiver Funktionen gefährdet wird. Die Älteren werden von den Jüngeren gesellschaftstheoretisch strikt nach den Aspekten Aktivität und Nützlichkeit für die Gesellschaft getrennt. Diese hartklingende, in sich zunächst durchaus logisch erscheinende Theorie hat durchaus allgemeine Beobachtungen der Lebenserfahrung zum Grunde, denn es läßt sich nicht bestreiten, daß viele ältere Menschen eine Tendenz zum Rückzug aus Aktivitäten und gesellschaftlichen Verpflichtungen erkennen lassen. Die Frage ist nur, ob dieser Rückzug, wie Cumming u. Henry meinen, unvermeidbar, naturnotwendig und für jeden von uns der Sinn des Alterns sei oder ob er nicht wenigstens zum Teil durch die Verfassung der Gesellschaft als den Alten aufgezwungen und daher vielleicht sogar als widernatürlich zu betrachten ist. Nach Ansicht dieser amerikanischen Autoren erreicht der ältere Mensch aber erst dann ein neues Lebensgleichgewicht, wenn er diesen Rückzug erfolgreich innerseelisch bewältigt hat.

Es erscheint selbstverständlich, daß diese Disengagementtheorie einen Sturm der Diskussionen und nachfolgender wissenschaftlicher Aktivitäten ausgelöst hat. Spätere Untersuchungen schränken dann auch die Gültigkeit dieser Theorie ganz wesentlich ein. So konnten nämlich andere Forscher zeigen, daß es Altersgruppen gibt, die sich durch Bemühen um Aufrechterhaltung der früheren Aktivitäten kennzeichnen und daß deren Lebenszufriedenheit nur dann gewährleistet ist, wenn es ihnen gelingt, Kontakte und Tätigkeiten auch nach der Berufsaufgabe weiterzuführen *(Aktivitätstheorie)*.

Beim gegenwärtigen Stand der Diskussion stehen sich noch immer Verteidiger der Disengagementtheorie und der Aktivitätstheorie gegenüber. Unbestreitbar scheint zu sein, daß um die Zeit der Aufgabe der Berufstätigkeit, und das heißt einige Jahre zuvor und danach, für viele Älterwerdende eine kritische Situation entsteht. Diese Situation kann aber in vielfältiger Weise bewältigt und somit ein neues Lebens-

gleichgewicht erreicht werden. Dies wird jedoch geprägt von individuellen Vor- und Ausgangsbedingungen, die zu großer interindividueller
Vielfalt der Reaktionsweisen und Lebensentwicklungen im Alter
führen. Sie versucht die „differentielle Gerontologie" wissenschaftlich
zu erfassen; dennoch sind weder die praktisch-empirischen noch die
theoretischen Grundlagen klar aufgrund derer sich das einzelne Schicksal nach der Berufsaufgabe vorhersagen ließe (Baltes u. Dost 1987). Die
Disengagementtheorie sowie die Aktivitätstheorie kennzeichnen jeweils nur eine von mehreren Möglichkeiten, die denkbar und auch
nachgewiesen sind. Ausschließlicher Gültigkeitsanspruch kommt keiner von beiden zu. Wie sehr solche Hypothesen auch vom jeweiligen
kulturellen Bereich abhängig sind, ergaben Untersuchungen in israeli-
schen Kibbuzim, wo sich nur wenig Tendenzen im Sinne eines „Disen-
gagements" bei den Älteren finden ließen, hingegen eher Umstruktu-
rierungen ihrer sozialen Aktivitäten auffielen. Auch bei den Ibos, einem Volksstamm in Afrika, ließen sich Rückzugstendenzen nicht finden, eher ergab sich hier eine Zunahme des Engagements Älterer durch
Übernahme allgemeinerer Verpflichtungen wie Aufrechterhaltung von
Recht und Ordnung innerhalb des Familienclans. Für amerikanische
Verhältnisse zeigte außerdem Rose, daß sich auch Tendenzen für ein
„Reengagement" im amerikanischen Bereich abzeichnen, indem Ältere in bewußt gewählter Segregation in Pensionärsstädte ausweichen, die
zum größten Teil an der kalifornischen Westküste gelegen sind, und
dort in Ähnlichkeit zu anderen sozialen Minoritätsgruppierungen zu erhöhter Aktivität und verbesserten Sozialkontakten untereinander finden.

Einrichtungen der Altenhilfe

Das größte Problem für den älterwerdenden Menschen entsteht dann,
wenn er abhängig von der Hilfe anderer wird. Schon die Abhängigkeit
von den nächsten Angehörigen schafft Probleme und Spannungen, die
zu einer argen Belastung zwischen Ehepartnern, Eltern und Kindern
oder Geschwistern werden können. Sowohl auf seiten der Abhängigen
wie auf seiten der um Hilfe Angesprochenen können Schuldgefühle
und Aggressionen entstehen, oft beides nebeneinander. Bei den alten
Gebrechlichen entstehen Schuldgefühle, weil sie ständige Hilfe fordern
müssen, oder aggressive Strebungen, weil sie meinen, daß Hilfe nicht in
dem als selbstverständlich vorausgesetzten Maße gewährt wird. Umgekehrt leben die hilfegebenden Angehörigen oft unter ständigem Druck,
nicht genügend zu tun, obwohl sie bereits das Äußerste versuchen. Aus
diesem bedrückenden Schuldgefühl heraus sowie auch durch den direkten Hilfeanspruch wird bei ihnen oft aggressives Verhalten geweckt. Es
versteht sich von selbst, daß sowohl Schuld als vor allem auch Aggres-

sionstendenzen teilweise oder ganz im Unterbewußtsein wirksam sind und von keinem der Beteiligten durchschaut werden. Die Schuldgefühle machen den abhängigen alten Menschen sensibel gegen jedes Wort des Unmuts, gegenüber jeder Äußerung der Überbelastung, treiben ihn tiefer in Depression und Hoffnungslosigkeit hinein und verstärken dadurch ungewollt die Hilflosigkeit. Diese psychologischen Wechselwirkungen zwischen Hilfesuchenden und Helfern spielen sich aber nicht nur im Rahmen der Familie ab, sondern auch in allen Institutionen der Altenpflege zwischen Patienten und Pflegepersonal.

Räumliche Trennung selbst innerhalb einer Stadt und die Tatsache, daß von der jüngeren Generation meist Söhne und Töchter, Schwiegersöhne und Schwiegertöchter einer Arbeit nachgehen, erschwerten innerfamiliäre Hilfeleistungen beträchtlich. Reicht die innerfamiliäre Hilfskraft nicht mehr aus, so ergibt sich leider unter den obwaltenden Umständen, insbesondere in unserem Land, ganz unmittelbar die Notwendigkeit einer Institutionalisierung der infolge ihres Alters oder durch Alterskrankheiten Hilfsbedürftigen, weil die Möglichkeiten öffentlich oder privat vermittelter *ambulanter Hilfen* am Wohnort oft nicht ausreichend verfügbar sind. Alle vorhandenen Möglichkeiten solcher ambulanten Unterstützung werden unter dem Begriff der *offenen Altenhilfe* zusammengefaßt. Hierzu gehören stundenweise Hilfen im Haushalt, stundenweise Betreuung durch ausgebildetes Krankenpflegepersonal in der Wohnung, fahrbarer Mittagstisch, Wäschedienst, Altenklubs und Altentagesstätten, Altenberatungsstellen mit dem Ziel ambulanter Beratung und Betreuung in allen sozialen Angelegenheiten.

Eine Zwischenstellung zwischen den ambulanten und den geschlossenen, d. h. den nur innerhalb von Institutionen angebotenen Hilfen nehmen die *Tageskliniken* für Alterspatienten ein, die es jedoch in Deutschland bisher nur sehr selten gibt. Die Idee hierzu entstammt der allgemeinen Psychiatrie, die die Erfahrung gemacht hatte, daß solche Übergangsstationen wie die sogenannte „Tages- und Nachtklinik" für die Patienten benötigt werden, die sich auf dem Wege der Besserung und Wiedereingliederung in das soziale Umfeld befinden. Solche Patienten bedürfen der ständigen intensiven Betreuung eines psychiatrischen Krankenhauses nicht mehr, sind allerdings andererseits noch nicht selbständig genug, um ohne jegliche Betreuung leben zu können. Im Rahmen der Psychiatrie sind die Nachtkliniken von besonderer Bedeutung, in ihnen leben Patienten, die tagsüber bereits zur Arbeit gehen und nur noch abends und nachts klinisch überwacht und betreut werden. Es hat sich nun in vielen Ländern außerhalb Deutschlands gezeigt, daß die Tageskliniken sich außerordentlich erfolgreich in die institutionelle Kette der Altersversorgung einfügen lassen. Für Tageskliniken kommen einerseits Alterspatienten in Frage, die noch in der Familie leben, aber tagsüber, während der normalen Arbeitszeit, ohne Betreuung durch Angehörige auskommen müssen; andererseits sind es Patienten, die durch Krankheitsprozesse schwerer beeinträchtigt sind, so daß eine regelmäßige und tägliche ärztliche sowie pflegerische Betreuung nötig erscheinen, wo jedoch die Möglichkeit besteht, daß die Familie die Patienten zu Hause für den Rest des Tages betreut. Einrichtungen mit solcher Zielsetzung sind besser als *Tagespflegeheime* zu bezeichnen. Dies kann für die alten Menschen ein recht wesentlicher Restkontakt zur vertrauten Umgebung sein. Wichtigste Voraussetzung für die funktionierende Tagesklinik ist ein *organisierter Abholdienst*, da die Patienten in der Regel zu beeinträchtigt sind, um längere Wege noch ohne Hilfe mit öffentlichen Verkehrsmitteln bewältigen zu können. Die Tagesklinik bietet gegenüber allen anderen Institutionen den Vorteil, die Alterspatienten nicht völlig aus der vertrauten Umgebung herauszureißen, sie entlastet die Familie und ist finanziell weniger aufwendig als ein Altersheim oder gar ein Pflegeheim, besonders dann, wenn die Tagesklinik an ein Allgemeinkrankenhaus oder psychiatrisches Krankenhaus funktionell und organisatorisch angeschlossen ist. Unter Umständen kann die Tagesklinik auch eine vollstationäre Behandlung in einem Krankenhaus ersetzen. Vor allem kommt sie aber für die Nachbehandlung von Patienten in Frage, die auf dem Wege der Rehabilitation nicht mehr die volle Betreuung eines Krankenhauses benötigen, aber auch noch nicht ganz auf sich selbst gestellt zu Hause bleiben können, für die also das Rehabilitationsprogramm noch nicht abgeschlossen ist. Der Übergang in den häuslichen Bereich kann flexibler gestaltet werden als vom Krankenhaus, wobei die Behandlungshäufigkeit von 5 Tagen bis zu einem Tag in der Woche und die Behandlungszeit von halb- bis ganztags den jeweiligen individuellen Bedürfnissen angepaßt werden kann.

Das Tagespflegeheim als Pendant zur Tagesklinik auf der Heimseite ist leider in der Bundesrepublik Deutschland bisher auch kaum entwickelt. Dies liegt wohl hauptsächlich daran, daß die Kosten für die Tagespflege von den Betroffenen selbst zu tragen sind, solange das Einkommen nicht unter die Schwelle des Sozialhilfesatzes fällt. Damit wird die Akzeptanz auf der Seite der Patienten und ihrer Angehörigen offenbar deutlich gemindert, obwohl das Tagespflegeheim natürlich auch erheblich kostengünstiger ist als eine volle Versorgung im Pflege- oder Krankenheim.

Demgegenüber haben *Altenklubs* rein gesellige Funktionen, in denen alte, aktive und noch mobile Menschen zu gemeinsamen Veranstaltungen zusammenkommen. *Altentagesstätten* bieten bereits eine teilweise Versorgung mit gemeinsamer Einnahme von Mahlzeiten und krankengymnastischer oder fußpflegerischer Betreuung.

Die Institutionen der *geschlossenen Altenhilfe* beginnen mit den *Altenwohnheimen* (Seniorenwohnheimen), führen über das *Altenheim* (Seniorenheim) schließlich zum *Altenpflegeheim* (Seniorenpflegeheim) bzw. Krankenheim. Noch eine Stufe vor den Altenwohnheimen stehen *Altenwohnungen* (Seniorenwohnungen), die den besonderen Bedürfnissen älterer Personen angepaßt sein sollen, also mit speziellen Bequemlichkeiten wie z. B. fehlenden Türschwellen, Handläufen an den Fluren und Gängen usw. ausgestattet sind. Sie erfordern aber, daß die in ihnen Lebenden sich noch voll selbständig versorgen können. Demgegenüber stellen Altenwohnheime Appartements für ältere Personen, einzelne oder Ehepaare zur Verfügung, die noch rüstig sind und sich selbst versorgen können; unter Umständen werden aber auch bereits Gemeinschaftseinrichtungen angeboten, wie Pflegemöglichkeit im Falle von Krankheit, Übernahme des Einkaufens oder Kochens.

Die Altersheime gehen dagegen von einem gewissen Maß der Unselbständigkeit ihrer Bewohner aus und bieten dementsprechend völlige Versorgung mit Essen, Reinigung der Zimmer und unter Umständen auch Pflegemöglichkeiten im Falle von Krankheit. Die Pflegeheime (neuerdings auch Krankenheime genannt) sollten jenen älteren Patienten vorbehalten bleiben, bei denen eine ständige Pflege nötig ist und die selbst bei einfachen Verrichtungen des täglichen Lebens wie Essen, Ankleiden usw. der ständigen Hilfe bedürfen.

Die Einrichtungen der Altenhilfe werden im wesentlichen durch die öffentliche, d. h. staatliche Fürsorge oder durch die in den freien Wohlfahrtsverbänden zusammengeschlossenen Institutionen getragen. Im Sektor der institutionellen Altenhilfe kommen freigewerbliche Einrichtungen hinzu, obwohl, betrachtet man die Bundesrepublik Deutschland insgesamt, auch hier der Schwerpunkt bei den öffentlichen und durch die freie Wohlfahrtspflege getragenen Einrichtungen liegt. Die privatgewerblichen Institutionen stellen insofern ein besonderes Problem dar, als ihnen allzu leicht und nicht immer unbegründet das Odium des Geschäftemachens mit dem Alter anhaftet. Immer wieder in der Presse veröffentlichte Berichte über Ausnutzung oder unsachgemäße Behandlung alter, gebrechlicher Patienten in derartigen Institutionen haben deshalb dazu geführt, eine stärkere Kontrolle für diesen Sektor zu sichern. Ein neues Heimgesetz trat dementsprechend am 1. 1. 1975 in Kraft (Neufassung vom 16. 5. 1989).

Wer bewohnt nun diese genannten Institutionen? Für den Fall von Altenwohnungen und Altenheimen kann man davon ausgehen, daß die Insassen sich nicht wesentlich von den auch sonst in der Gemeinde verstreut lebenden alten Menschen unterscheiden, während die Altenpflegeheime diejenigen beherbergen, die am stärksten von Krankheit und Gebrechlichkeit betroffen sind. Untersuchungen, die sich mit dem *Gesundheitszustand der jeweiligen* Bewohner befaßten, kamen jedoch zu dem Schluß, daß die Trennung so strikt nicht ist und daß in jeder der Institutionen alte Menschen leben, die eigentlich in einen anderen Bereich gehörten. So finden sich selbst in den Pflegeheimen Patienten, die auch in einem Altenheim leben könnten. Umgekehrt finden sich unter

Altenwohnheim- und Altenheiminsassen solche, die intensivere Betreuung benötigten. Diese Tatsache ist unter dem Schlagwort der „*Fehlplazierung*" bekannt. Insbesondere konnten amerikanische Untersucher nachweisen, daß psychische Alterserkrankungen zum Teil in recht gleicher Häufigkeitsverteilung in allen Institutionen zu finden sind. Dies ließ sich auch für Deutschland bei Untersuchungen, die im Rahmen des Rheinischen Landschaftsverbandes durchgeführt worden sind, bestätigen. Die Untersucher gewannen außerdem den Eindruck, daß in den privat-gewerblich betriebenen Heimen der geringste Prozentsatz psychisch schwer gestörter Patienten zu finden ist, d. h. in dieser Hinsicht die staatlich getragenen Institutionen die größte Last tragen.

Wie kommt es zu diesen Fehlplazierungen? Zwei Gründe sind hierfür wohl maßgeblich, erstens die Tatsache, daß die Verteilung, d. h. die Einweisung, in die jeweilige Institution von dieser selbst ohne hinreichende Voruntersuchung der psychischen, sozialen und körperlichen Verfassung betrieben wird, und zweitens daß sowohl im Falle einer Verschlechterung als auch im Falle einer Verbesserung des Gesundheitszustandes eine Verlegung in eine besser angepaßte Pflegeinstitution unter den gegebenen Umständen nicht möglich ist. Beide Ursachen der Fehlplazierung könnten auch als Folgen *mangelnder Durchlässigkeit* der Institutionen in jeder Richtung und *fehlender Koordination* beschrieben werden. Die mangelnde Koordination geht so weit, daß es in allen Teilen der Bundesrepublik Deutschland schwierig ist, komplette Informationen über das Versorgungsnetz der Altenpflegeeinrichtungen innerhalb eines lokalen Bereichs zu bekommen. Dies gilt sowohl für städtische wie für ländliche Gemeinden. Es ist dies eine Folge des in unserem Staate gültigen Prinzips, daß in allen Fragen der sozialen Versorgung der Staat nur dort aktiv wird, wo private Initiative nicht ausreicht. Hinzu kommt, daß die staatliche Aktivität dann Sache der Länder bzw. Kommunen ist, die Planung also nicht zentral-dirigistisch erfolgt. Es liegt nahe, hierin einen schwerwiegenden Nachteil zu sehen, aber man sollte auch nicht außer acht lassen, daß „die Alten" als homogene Gruppe nicht existieren, sondern die Planung einer Vielzahl von Interessen gerecht werden muß. Das würde in einer zentral gelenkten Planung nur sehr schwer möglich sein. Hinzu kommt, daß in einer staatlich total gelenkten Planung nicht nur wenig Raum für *individuelles Altern* wäre, sondern die sehr große Gefahr bestünde, daß das für alte Menschen so wichtige Recht auf eine private Sphäre der eigenen Entscheidungsfreiheit verlorenginge. Man sollte sich deshalb bemühen, den Mangel an Koordination und Kooperation auf anderen Wegen als denen staatlicher Direktive zu erreichen. Entsprechende Aktivitäten sind inzwischen auch an verschiedenen Stellen im Gange. Aus psychiatrischer Sicht erschiene es auch notwendig, in eine regionale Versorgungsverpflichtung für psychisch Kranke einzubinden, ähnlich wie das für psychiatrische Krankenhäuser und Fachabteilungen der Fall ist.

Im folgenden wollen wir uns noch ein wenig näher mit der *Situation der Bewohner von Institutionen der Altenpflege* befassen:

Nach einer Erhebung des Deutschen Städtetages aus dem Jahre 1969 lebten 3,8% aller über 65jährigen Einwohner des Bundesgebietes, unter Einschluß von Berlin (West), in einer der genannten Alteneinrichtungen, auf die sie sich im einzelnen wie folgt verteilen:

0,5% in Altenwohnheimen oder Altenwohnabteilungen, 2,4% in Altenheimen und 0,9% in Pflegeheimen bzw. Pflegeabteilungen anderer Alteneinrichtungen.

Dabei ist zu berücksichtigen, daß 12% von denjenigen, die in Altenheimen untergebracht sind, ebenfalls als pflegebedürftig gelten müssen. Der Prozentsatz, der insgesamt in Alteneinrichtungen untergebrachten über 65jährigen schwankte innerhalb verschiedener europäischer Länder zwischen 3% in der ehemaligen DDR und über 7% in Holland.

Nach der Erhebung des Deutschen Städtetages aus dem Jahre 1969 ist davon auszugehen, daß die gesamte Platzzahl in den verfügbaren Alteneinrichtungen nicht ausreicht, obwohl die „Bettenkapazität" teilweise nur bis zu 95% ausgenutzt ist, was im wesentlichen eine Folge überalterter, im Grunde zum Teil auch gar nicht mehr belegungsfähiger Institutionen ist. Dies ergab sich z. B. auch aus einer Untersuchung des Berliner Senators für Arbeit und Soziales im Jahre 1972, aus welcher hervorging, daß 3 Altenheime mit insgesamt 282 Betten wegen schwerwiegender, nicht zu behebender Mängel schließungsbedürftig seien, 9 Städtische Altenheime mit insgesamt 815 Plätzen für den weiteren Betrieb wesentliche bauliche Verbesserungen erfordern und in weiteren 9 Heimen mit insgesamt 907 Plätzen Renovierungsarbeiten dringlich erforderlich sind. Aus solchen Zahlen für einen einzigen kommunalen Bereich wird deutlich, wie hoch allein der finanzielle Aufwand anzusetzen ist, um die vorhandenen Institutionen auf ein annehmbares Niveau zu bringen. Dabei ist der durchaus vorhandene und nicht zu unterschätzende Bedarf nach mehr Plätzen noch nicht einmal berücksichtigt.

Aus der Analyse des Deutschen Städtetages geht weiter hervor, daß der Anteil der Sozialhilfeempfänger vom Altenwohnheim bis zum Altenpflegeheim kontinuierlich und in erheblichem Maße zunimmt. Beträgt der Anteil im Altenwohnheim noch 9,8%, so steigt er bereits bei den Bewohnern des Altenheims auf 31,8% und erreicht seinen Gipfel in Altenpflegeabteilungen mit 59,3%. Diese Akkumulation von Sozialhilfeempfängern deutet bereits an, daß die Einweisung in Institutionen der Altenhilfe nicht nur vom Gesundheitszustand abhängig ist, sondern ganz offenbar auch soziale Konstellationen eine maßgebliche Rolle spielen. Bei der Beurteilung der hohen Ziffer von Sozialhilfeempfängern in Altenpflegeheimen ist allerdings zweierlei zu berücksichtigen: Zum einen liegen die Pflegesätze heute so hoch, daß selbst bei

Tabelle **10**   Häufigkeitsverteilung der Gründe, die zur Krankenhauseinweisung führten (nach Stevens)

Gründe, die zur Aufnahme führten	Männer		Frauen		Σ
	Anzahl der Aufnahmen (%)	Anzahl der Patienten	Anzahl der Aufnahmen (%)	Anzahl der Patienten	
Medizinische	166 (50)	155	228 (48)	214	369
Medizinische > soziale	32 (10)	25	48 (10)	46	71
Medizinische = soziale	48 (15)	44	83 (18)	78	122
Soziale > medizinische	17 (5)	15	34 (7)	31	46
Soziale	65 (20)	55	80 (17)	70	125

Tabelle **11**   Zusammenhang zwischen Einweisungsgründen und Verlegungsquoten in Institutionen der öffentlichen Wohlfahrt (welfare homes) oder anderen Krankenhäusern (nach Stevens)

Gründe, die zur Aufnahme führten	Männer		Frauen	
	entlassen in Wohlfahrts- heime	in andere Kranken- häuser	entlassen in Wohlfahrts- heime	in andere Kranken- häuser
Überwiegend medizinische	12 (14)	4	9 (7)	6
Medizinische = soziale	4 (18)	2	8 (17)	1
Überwiegend soziale	15 (27)	0	10 (13)	1

gutem Renten- und Pensionseinkommen die eigenen finanziellen Mittel oft nicht ausreichen, so daß das Sozialamt als Kostenträger hinzugezogen werden muß; zweitens verbergen sich hinter sozialen Einweisungsgründen oft doch Erkrankungen im streng medizinischen Sinne, die zum Zusammenbruch der sozialen Situation des Patienten geführt haben und erst bei genauerer Diagnostik, wie sie letztlich nur im Krankenhaus möglich ist, erkannt werden können.

Dies geht aus der Tatsache hervor, daß selbst von jenen Patienten, die angeblich nur aus sozialen Gründen in Pflegeheime oder Krankenhäuser eingewiesen werden, ein nicht unbeträchtlicher Teil stirbt. Die Tab. **10**, **11** und **12** entstammen einer ausführlichen englischen Analyse der Einweisungsgründe in eine geriatrische Klinik.

Aus Tab. **10** geht hervor, daß bei Männern und Frauen in etwa 50% rein medizinische Gründe zur Einweisung führten, während die

Tabelle 12 Zusammenhang zwischen Einweisungsgründen, Entlassungs- und Sterbequoten (nach Stevens)

Gründe, die zur Aufnahme führten	Männer, Anzahl der					Frauen, Anzahl der				
	Einwei-sungen	Entlas-sungen (%)	Patien-ten	Verstor-benen (%)	im Krank-kenhaus Verbliebenen (%)	Einwei-sungen	Entlas-sungen (%)	Patien-ten	Verstor-benen (%)	im Krank-kenhaus Verbliebenen (%)
Überwiegend medizinische	198	86 (43)	180	100 (55)	12 (7)	276	133 (48)	260	114 (44)	29 (11)
Medizinische = soziale	48	22 (48)	44	22 (50)	4 (9)	83	45 (54)	78	26 (33)	12 (15)
Überwiegend soziale	82	55 (67)	70	22 (31)	5 (7)	114	76 (66)	101	23 (23)	15 (15)

übrigen 50% sich mit zunehmendem sozialem Akzent aufschlüsseln und etwa je 20% rein soziale Einweisungsgründe hatten. Tab. **11** weist auf, daß die Entlassungszahlen bei den nur aus medizinischen Gründen eingewiesenen Patienten am niedrigsten, die Todesraten bei diesen dagegen am höchsten sind, während sich die Verhältnisse bei den nur aus sozialen Gründen Eingewiesenen umkehren. Bemerkenswert aber ist, daß rund ein Drittel der Männer und Frauen, die aus rein sozialen Gründen eingewiesen wurden, am Ende der Beobachtungsperiode ebenfalls verstorben waren. Die aufgeführten Zahlen unterstreichen einerseits die Bedeutung sozialer Konstellationen für die Einweisung älterer, hilfsbedürftiger Menschen in Institutionen der Altenpflege, insbesondere auch in Krankenhäuser, die hohen Sterbezahlen dieser Patientengruppe stellen andererseits aber eine eindringliche Warnung davor dar, sich mit der Aufdeckung sozialer Problemsituationen zufriedenzugeben und so der Gefahr zu erliegen, Krankheitsprozesse, die möglicherweise ursächlich hinter einer solchen Dekompensation der sozialen Situation stehen können, zu übersehen. Damit wird zugleich auch ein Risiko *rein sozial orientierter ambulanter Hilfeleistungen* klar, wenn sie nicht durch ärztliche Beratung und Diagnostik ergänzt werden. Wenn es gelingt, ausreichende Haushilfen zur Verfügung zu stellen, ist es vielleicht möglich, die Einweisung eines Patienten in eine Institution zu vermeiden, jedoch wird unter Umständen eine genaue medizinische Diagnostik und sich daraus ableitende Therapie versäumt. Das aber kann eine wesentliche Verkürzung der Lebenserwartung zur Folge haben.

Im Zusammenhang dieser Überlegungen muß ein weiteres schwerwiegendes Problem besprochen werden. Jeder, der Erfahrung mit betagten Patienten hat, weiß, daß allein durch die Einweisung in ein Krankenhaus oder auch Pflegeheim unter Umständen sogar bleibende psychische Störungen hervorgerufen werden können, wie z. B. eine akute Verwirrtheit (Delir) oder eine schwere depressive Verstimmung. Der hier wirksame Faktor ist nicht so sehr der Einweisungsvorgang selbst, obwohl auch dieser für den älteren Menschen sehr belastend sein kann, wenn die Einweisung gegen seinen Wunsch und Willen erfolgt, sondern es ist vor allem das abrupte plötzliche Verlassen der vertrauten Umgebung. Diese Erfahrungen sind durch systematische Untersuchungen gestützt, die aufdecken, daß von den in den verschiedensten Institutionen eingewiesenen Alterspatienten in den ersten Wochen und Monaten danach ein hoher Prozentsatz stirbt. Die Sterbequote kann während der ersten 3 Monate bis zu 50% der eingewiesenen Patienten erreichen. Nun ist dabei allerdings zu bedenken, daß diese Patientengruppe schon allein deshalb eine hohe Sterbequote haben muß, weil sie sich zu einem großen Teil aus Patienten zusammensetzt, die schwer krank sind, weshalb ja die Einweisung in der Regel erfolgt, und deren Überlebenschance daher gering ist. Trotzdem führt das tägliche Evi-

denzerleben in den Kliniken und Pflegeheimen immer wieder zu dem
Eindruck, daß erkrankte ältere Menschen den mit der Einweisung verbundenen Umgebungswechsel nicht mehr kompensieren und verarbeiten können und daß die zwangsläufig mit der Verlegung in ein Krankenhaus oder in ein Altenpflegeheim verbundenen negativen Eindrücke, unter denen Ältere besonders leiden, das Ende beschleunigen.
Zu diesen negativen institutionsbezogenen Faktoren gehören die un-
vertraute Umgebung, die Flut der sich über den Patienten ergießenden,
ihm unverständlich bleibenden Untersuchungen, die zum Teil erhebliche Angst wecken, der unpersönliche, sterile Ton, die Starre des sche-
matischen, mit dem frühen Wecken beginnenden Tagesablaufs in den
Kliniken, das „Unheimliche" der gesamten Klinik- oder Heimatmo-
sphäre, das erzwungene Zusammenliegen und Sich-nicht-verstehen-
Können mit den anderen Patienten. So gehört es zu den alltäglichen
und bedrückenden Erfahrungen in der Geriatrie, zu sehen, wie ein alter
Mensch, der trotz Gebrechlichkeit noch immer aktiv und kompensiert
in seiner Wohnung lebte, plötzlich an einem Herz-Kreislauf-Versagen
oder einer banalen Infektion, wie z. B. einer Grippe, erkrankt, pflegebedürftig wird und eingewiesen werden muß und nun in der Klinik völlig desorientiert, verwirrt ist, unter Umständen die nächsten Angehörigen nicht wiedererkennt, nicht weiß, wo er sich befindet und aus welchem Grund und zu welchem Zweck er hierher gebracht wurde. Ärzte
und Pflegepersonal lasten oftmals der Grundkrankheit an, was allein eine Folge der plötzlichen Umweltveränderung ist. In vielen Fällen gelingt es nicht, einen solchen Verwirrtheitszustand zu überwinden, und
der Patient stirbt nach kurzer Zeit. Befand sich der Patient vorher noch
in einem recht guten Gesamtzustand, so erscheint dieser nicht aufhalt-
bare Verlauf fast unerklärlich. Solche Erfahrungen sind häufig und
könnten Anlaß dazu geben, Krankenhauseinweisungen bei älteren Patienten überhaupt zu vermeiden. Man muß aber andererseits sehen, daß
sie in der Praxis oft unumgänglich sind. In jedem Falle müssen Vor- und
Nachteile, d. h. Risiko des Zuhausebleibens und Risiko der Einweisung,
vom erfahrenen Arzt gegeneinander wohl abgewogen werden, und soweit es möglich ist, sollte der Patient einfühlsam, schonend und rechtzeitig auf die unumgängliche Notwendigkeit der Einweisung in eine Institution vorbereitet werden.

Diese Erfahrungen beziehen sich besonders auf die Einweisung in
Krankenhäuser und Pflegeheime. Doch auch die Übersiedlung aus der
Wohnung in ein Altenheim oder Altenwohnheim stellt eine kritische
Phase im Leben des älteren Menschen dar. Auch mit der Übersiedlung
sind negative Erfahrungen verknüpft, die für den älteren Menschen
nicht leicht zu bewältigen sind. Auch hierüber liegen bereits einige wissenschaftliche Erfahrungen vor. Die negative Stigmatisierung der
gesamten Situation beginnt bereits damit, daß in der Regel die Übersiedlung in eine Institution der Altenhilfe erst dann erfolgt, wenn sie

unvermeidbar erscheint und andere Lösungsmöglichkeiten nicht mehr existieren oder bis zum letzten ausgeschöpft worden sind. Der ältere Mensch hat sich bis zu diesem Zeitpunkt zumeist dagegen gesträubt, sich mit einer solchen Möglichkeit überhaupt innerlich vertraut zu machen. Er hat, wie alle anderen Mitglieder der Gesellschaft, eine ausschließlich negative Vorstellung von Alteninstitutionen und betrachtet sie als „Wartesäle auf den Tod". So sind denn auch die Gründe für eine Heimübersiedlung recht stereotyp. An erster Stelle steht ein verschlechterter *Gesundheitszustand*, danach folgen *Wohnungsschwierigkeiten* bzw. der Wunsch nach *Versorgung*, der allerdings wiederum in der Regel Folge eines verschlechterten Gesundheitszustandes ist, und schließlich *Isolation* und Vereinsamung mit den daraus abgeleiteten Wünschen nach vermehrten Kontakten. Die genannten Gründe haben zur Folge, daß einerseits das Durchschnittsalter der Heiminsassen wesentlich höher ist als das der Gruppe der über 65jährigen, die außerhalb von Institutionen leben, und daß andererseits der Anteil der Chronisch- und Schwerkranken in den Institutionen der Altenpflege ebenfalls wesentlich höher ist. Damit stellen die Bewohner von Einrichtungen der Altenhilfe – unter diesem Blickwinkel – eine „negative Auslese" dar, die wiederum natürlich nicht ohne Einfluß auf das Klima in den Institutionen ist. Die Bedingungen, die zu einer Heimübersiedlung führen, müssen auch als vorwiegend negativ bezeichnet werden. Dem entspricht, daß in Heimen die Unzufriedenheit unter frisch eingezogenen Bewohnern recht hoch ist. Verlaufsbeobachtungen haben allerdings deutlich gemacht, daß der Prozentsatz der Unzufriedenen im Laufe von 3 Monaten sehr rasch abnimmt, woraus zu schließen ist, daß die meisten noch zu einer Anpassung fähig sind. Dabei sollte man allerdings nicht übersehen, daß Anpassung auch negativ sein kann, nämlich Anpassung in Resignation und Passivität. Eine solche Anpassung ist natürlich nicht als erwünscht anzusehen. Daß jedoch vielen die Anpassung auch positiv gelingt, kann man daraus schließen, daß bei entsprechenden Untersuchungen etwa 50% angeben, daß sie gerne in das Heim übersiedelt sind, 30% mit „gemischten Gefühlen" reagiert haben und nur 10% die Heimübersiedlung als negativ für ihr Leben betrachten. Ferner konnten Untersuchungen zeigen, daß der Eintritt in ein Heim dann leichter vollzogen wird, wenn das Heim als einziger Ausweg von den Betroffenen selbst angesehen wird. Schließlich gelingt die Anpassung auch leichter, wenn vorher genügend Informationen über Heime gesammelt werden konnten, wenn der Gesundheitszustand noch ausreichend war, wenn Aktivität, Zufriedenheit und intellektuelle Leistungsfähigkeit vor der Heimübersiedlung noch relativ hoch waren. Für den deutschen Sprachbereich stützen sich die Untersuchungsergebnisse vorwiegend auf die Arbeiten von Lehr und ihren Mitarbeitern vom Bonner Psychologischen Institut. Die sich bisher aus der empirischen Forschung ergebenden, eine Anpassung an die Heim-

situation begünstigenden Faktoren faßt Lehr (1972 a) wie folgt zusammen:
    So zeigt sich, daß:

1. jene, die eine positive Erwartungshaltung zeigen, schneller angepaßt sind als jene, die nur Negatives befürchten,
2. einzelstehende Alleinlebende leichter angepaßt sind als jene, die in einem wohlgeordneten Familienverband lebten,
3. Personen mit starker sozialer Kontaktfähigkeit, die bereits vor der Heimaufnahme mehr Kontakte pflegten, sich schneller anpassen als kontaktschwierige,
4. Frauen sich schneller anzupassen scheinen als Männer,
5. schließlich die Heimsituation selbst sehr entscheidend zu einer guten Eingewöhnung beitragen kann.

Der letzte Punkt weist darauf hin, daß Untersuchungsergebnisse sicher nicht verallgemeinert werden können, sondern abhängig von der jeweiligen untersuchten Institution sind. Hier spielen Ausstattung und Einstellung des Personals eine primäre Rolle. Die negativen Auswirkungen der Heimübersiedlung werden von Lehr in folgender Weise zusammengefaßt: „daß

1. das Selbstgefühl verändert wird; der alte Mensch zu einer negativen Selbsteinschätzung kommt,
2. die Anpassungsfähigkeit nachläßt, teilweise bedingt durch den Rollen- und Funktionsverlust,
3. der Umfang der Sozialkontakte merklich abnimmt,
4. das Ausmaß an Aktivität nachläßt,
5. ein geringerer Zukunftsbezug gegeben ist bzw. die Sicht der Vergangenheit eine Änderung erfährt".

Die Tab. **13** und **14** sind der Untersuchung von Lehr (1972 a) entnommen und geben Gründe für bzw. gegen eine Heimaufnahme an, wie sie von älteren Versuchspersonen geäußert worden sind. Die Tabellen sprechen für sich selbst und bedürfen keiner näheren Erläuterung. Lehr konnte bei einem entsprechenden Vergleich auch Unterschiede hinsichtlich der Beschäftigungsweisen älterer Menschen zwischen der Population eines Altenwohnheimes und eines Altenheimes herausfinden: „Die von uns untersuchten Bewohner beider Heime waren in puncto Schulbildung, Berufsgruppenzugehörigkeit, Familienstand und sogar im Hinblick auf die Kinderzahl durchaus vergleichbar; allerdings ergab sich bei den Altenheimbewohnern ein Durchschnittsalter von 78,4 Jahren, bei den Altenwohnheimbewohnern eines von 73,5 Jahren. Was den Gesundheitszustand beider untersuchter Gruppen anbetrifft, zeigten sich auch da keine Unterschiede. – Erhebliche Unterschiede ergaben sich jedoch, wenn man die Tageslaufschilderungen beider Gruppen miteinander verglich. Jene, die im Altenwohnheim wohnten, haben einen

Tabelle **13**   Prozentsatz aller Befragten, die folgende Gründe für eine Heimübersiedlung gelten lassen (aus Lehr, U.: Sozialpsychologische Aspekte der Heimübersiedlung älterer Mitbürger. In: Thomae, H., U. Lehr: Altern, Probleme und Tatsachen. Akademische Verlagsgesellschaft, Frankfurt/M. 1972)*

Männer	60–65 Jahre	70–75 Jahre	
Versorgt, betreut werden	71,2	57,6	
Bei schlechter Gesundheit	45,8	40,7	
Kindern nicht zur Last fallen	28,8	33,9	
Angst vor Alleinsein	28,8	27,1	a
Schlechte Wohnverhältnisse	23,7	22,0	
Finanzielle Gründe	10,2	15,3	

Frauen	60–65 Jahre	70–75 Jahre	
Versorgt, betreut werden	68,0	82,6	
Bei schlechter Gesundheit	60,4	56,5	
Kindern nicht zur Last fallen	49,1	26,1	b
Angst vor Alleinsein	39,6	34,8	
Schlechte Wohnverhältnisse	30,2	50,0	
Finanzielle Gründe	3,8	13,0	

* Da Mehrfachbegründungen üblich sind, ergibt die Summe der Prozentangaben nicht 100

Tabelle **14**   Prozentsatz aller Befragten, die folgende Gründe gegen eine Heimübersiedlung geltend machen (aus Lehr, U.: Sozialpsychologische Aspekte der Heimübersiedlung älterer Mitbürger. In: Thomae, H., U. Lehr: Altern, Probleme und Tatsachen. Akademische Verlagsgesellschaft, Frankfurt/M. 1972)*

Männer	60–65 Jahre	70–75 Jahre	
Feste Hausordnung	57,6	52,5	
Massenbetrieb	37,3	47,5	
Wohnung aufgeben	37,3	44,1	a
Aufgabe der Aktivität	35,6	39,0	
Trennung von Familie	33,9	37,3	
Finanzielle Belastung	20,3	18,6	

Frauen	60–65 Jahre	70–75 Jahre	
Feste Hausordnung	60,4	58,7	
Massenbetrieb	56,6	50,0	
Wohnung aufgeben	47,2	41,3	b
Aufgabe der Aktivität	47,2	39,1	
Trennung von Familie	43,4	34,8	
Finanzielle Belastung	26,4	26,1	

* Da Mehrfachbegründungen üblich sind, ergibt die Summe der Prozentangaben nicht 100

sehr signifikant höheren Aktivitätsscore*, haben sehr signifikant mehr Sozialkontakte im Laufe eines Tages. Positiv Erlebtes, angenehme Tätigkeiten überwiegen bei weitem die unangenehmen Tätigkeiten, während die Altenheimbewohner weit mehr von unangenehm empfundenen Pflichten berichten. Bei der Analyse des Lebenslaufes zeigte es sich, daß die Alten*heim*bewohner von erheblich mehr negativ erlebten Veränderungen berichten, das momentane Lebensalter als lästig empfinden und ihm keinerlei schöne Seiten abgewinnen können. Während die Alten*wohn*heimbewohner weniger negative Veränderungen feststellen und dem jetzigen Lebensalter erheblich mehr positive Aspekte abgewinnen können, wobei vor allem das ‚freie Zeit für sich haben‘ und die verschiedenen Formen der ‚Geselligkeit‘ als angenehm erlebt werden." Die Bonner Untersuchungen konnten weiterhin aufzeigen, daß ein deutlicher Aktivitätsunterschied bei Männern besteht, je nachdem, ob sie im Altenheim in Einzelzimmern oder in Doppelzimmern leben. Der Aktivitätsgrad sprach eindeutig für das Zusammenleben in Doppelzimmern, sofern man unterstellen darf, daß die Verteilung der Bewohner auf Einzel- und Doppelzimmer nicht bereits durch den Aktivitäts- und Gesundheitszustand vor der Heimaufnahme bestimmt worden ist und somit zu einer Auslese der Aktiveren geführt hat. Damit wird eine weitere Frage ins Gesichtsfeld gerückt, nämlich jene, ob Einzel- oder Mehrbettzimmer zu bevorzugen sind. Aufgrund von Befragungen älterer Versuchspersonen kam man zu unterschiedlichen Ergebnissen, je nachdem, ob man Bewohner von Privatwohnungen oder Bewohner von Altenheimen selbst befragte. Die ersteren sprachen sich überwiegend für Einzelzimmer aus und bevorzugten eine Lage des Heims an der Peripherie von Städten, während die Bevorzugung von Einzelzimmern bei den Heimbewohnern selbst nicht mehr so deutlich hervortrat und außerdem einer zentralen Lage des Heimes der Vorzug gegeben wurde. Solche Befragungen nach Wünschen sind natürlich von Bedeutung für weitere Planungen; wie jedoch schon diese wenigen Beispiele beweisen, stellen „die alten Menschen" keine homogene, sondern eine heterogene Gruppe mit unterschiedlichen Wünschen dar. Außerdem müssen die von älteren Menschen selbst geäußerten Wünsche durchaus nicht immer der besten Lösung entsprechen, weil sie z. B. nur wenig über andere, bessere Versorgungsmöglichkeiten nachgedacht haben oder sich solche nicht vorstellen können, doch sollten andererseits Planungen auch nicht ohne Berücksichtigung solcher durch Befragen gewonnenen Daten durchgeführt werden.

---

* Score = Punktwert, den ein Untersuchter in einem Test oder auf einer Schätzskala erreicht.

Spezielle Altersheilkunde

Einführung

Gesundheitsverhalten

An vielen Stellen und mit gutem Recht ist immer wieder darauf hingewiesen worden, daß eine der entscheidensten Bedingungen, die das Leben im Alter beeinflussen, die Beschaffenheit des Gesundheitszustandes ist. Neben den Leitbildern, die der Mensch selbst und seine Umwelt vom Alter hat, verändert ein mangelhafter Gesundheitszustand oder, mit anderen Worten, der Einbruch von Krankheiten das Verhalten und den Aktivitätsradius stärker als irgendeine andere mit dem rein chronologischen Alter verknüpfte Tatsache. Es ist auch schon klar herausgestellt worden, daß der Mensch nicht an Altersschwäche, sondern an einer oder mehreren Krankheiten stirbt; ebenso klar ist auch gesagt worden, daß die Medizin mit ihren Erfolgen in der Behandlung akuter Erkrankungen der ersten Lebenshälfte selbst mit dazu beigetragen hat, daß die Alterserkrankungen zu einem Problem unserer Zeit geworden sind. Soll die Medizin im Bereich der Alterserkrankungen zu vergleichbaren Erfolgen kommen, so müssen wir sehr viel mehr als bisher über das Gesundheitsverhalten im Alter wissen und müssen vor allem sehr viel mehr Aufklärungsarbeit leisten, um das Bewußtsein in der Bevölkerung für Möglichkeiten der Gerohygiene* und Geroprophylaxe** zu öffnen. Dabei muß man sich vor Augen halten, daß das fürs Alter relevante Gesundheitsverhalten nicht erst im höheren Alter beginnen darf, sondern der einzelne, will er sich eigenverantwortlich vor Krankheiten im höheren Lebensalter schützen, schon viele Jahrzehnte vorher bestimmte Verhaltensregeln befolgen muß.

Was gemeint ist, läßt sich am Beispiel des *Bronchialkarzinoms* und des *Bluthochdrucks* am leichtesten verdeutlichen: Rauchen, überreichliche Ernährung und mangelnde Bewegung bei gleichzeitigem ununterbrochenem psychischem Streß sind bereits bekannte Risikofaktoren, die Erkrankung und frühen Tod durch Entstehung eines Bronchialkarzinoms oder eines Bluthochdrucks provozieren können. Wie schwer es allerdings ist, solche medizinischen Erkenntnisse in Gesundheitsverhalten der Bevölkerung umzusetzen, dürfte jedem klar sein, der selbst schon einmal versucht hat, sich oder anderen das Rauchen abzugewöh-

---

* Gerohygiene = Kunde von der gesunden Lebensführung im Alter.
** Geroprophylaxe = Vorbeugung gegen Alterskrankheiten und -gebrechen.

nen. Schließlich wissen wir auch, daß ein Teil der Risikofaktoren für bestimmte Erkrankungen der Steuerung durch das Individuum selbst entzogen sind und eher als Folgen gesellschaftlicher Prozesse – Umweltverschmutzung und Streß – anzusehen sind. Dies gilt sogar für das Bronchialkarzinom, denn an diesem Krankheitsprozeß können auch Individuen sterben, die gar nicht rauchen, wenngleich das Rauchen wahrscheinlich die häufigste und wirksamste Ursache für die Entstehung eines Bronchialkarzinoms abgibt.

Wir müssen auch voraussetzen, daß es um so schwerer ist, gesundheitliches Verhalten zu ändern, je länger ein Fehlverhalten bestand. Wir werden also im höheren Lebensalter auf sehr starke Barrieren stoßen, wenn wir lebenslang eingefahrene Verhaltensweisen verändern wollen.

Über das Gesundheitsverhalten der älteren Bevölkerung wissen wir nun praktisch recht wenig. Bekannt ist die Annahme, ältere Menschen gingen besonders häufig zum Arzt, weil man in den Wartezimmern der praktischen Ärzte so viele alte Leute antreffen kann. Dieser Eindruck täuscht jedoch, denn geht man von der gesamten Altersbevölkerung aus, so findet man einen hohen Prozentsatz Älterer, die nie einen Arzt aufsuchen. Das hat sich in den vielen Untersuchungen bestätigt, bei denen alte Menschen in ihrem Hause aufgesucht werden und ihr Gesundheitszustand eingeschätzt worden ist. Viele von ihnen erwiesen sich als krank und behandlungsbedürftig, trotzdem hatten sie bis dahin keinen Arzt konsultiert. Ja, man fand bei vielen von jenen Patienten, die in regelmäßiger ärztlicher Betreuung waren, Krankheiten, von denen selbst der Hausarzt nichts wußte. Ein solch negatives Gesundheitsverhalten zeigen besonders psychisch erkrankte alte Patienten, wobei die besonderen Barrieren gegenüber der Psychiatrie sicher eine Rolle spielen. Legt man die Annahme zugrunde, daß psychische Erkrankungen alle Lebensalter in gleicher Weise erfassen, müßte die Altersverteilung der Patienten derjenigen der Gesamtbevölkerung etwa entsprechen, zumindest im ambulanten Bereich. Wenn, was später noch zu zeigen sein wird, die Erkrankungshäufigkeit bei älteren Menschen sogar noch höher ist, müßte eine Überrepräsentation kenntlich werden. Spezielle Erhebungen zeigen aber, daß die älteren Bevölkerungsgruppen in ambulanten psychiatrischen Einrichtungen sogar geringer vertreten sind, als ihrem Anteil an der Bevölkerung entspräche. Die Ursachen hierfür mögen vielfältiger Natur sein und sind im einzelnen noch nicht aufgeklärt. Denkbar sind: Beeinträchtigung der Mobilität durch körperliche Behinderungen; Sich-Ergeben in das Schicksal, daß Altern eben mit Krankheit verknüpft ist und daß man ja doch nichts mehr ändern könne; mangelnde Aufklärung über das der Medizin Mögliche; Scheu, möglicherweise Kontakte zu neuen, bisher unbekannten medizinischen Institutionen oder Fachvertretern knüpfen zu müssen; Scheu davor, daß ernste Krankheiten festgestellt werden könnten, die möglicherweise unangenehme therapeutische Folgen, wie z. B. eine Operation, nach sich zögen; Scheu aber auch davor, der Öffentlichkeit, „den Kassen", zur Last zu fallen. Für den speziellen Bereich der psychischen Störung kommt die Angst hinzu, als „verrückte Alte" gebrandmarkt zu werden. Jedenfalls berichten viele Allgemeinärzte darüber, daß es außerordentlich schwer ist, einen älteren Menschen zu überreden, sich zu einem Nervenarzt überweisen zu lassen. Die Konsequenzen eines solchen Gesundheitsverhaltens für präventivmedizinische Maßnahmen liegen klar auf der Hand: Man darf sich nicht auf die Spontaneität der kranken alten Menschen allein verlassen, sondern muß nach Mitteln und Wegen suchen, sie zu rechtzeitigen Bemühungen um intensive Diagnostik und Behandlung zu bewegen.

Krankheitshäufigkeit

Zur Frage der Krankheitshäufigkeit im Alter liegt im Ausland bereits eine Reihe von Untersuchungsergebnissen vor. Wenig wissen wir aber in der Bundesrepublik Deutschland über den Gesundheitszustand der älteren Menschen. Unser Wissen ist hier in der Psychiatrie besonders kümmerlich. Psychiatrisch-epidemiologische Untersuchungen über den psychischen Gesundheitszustand der außerhalb von Institutionen lebenden alten Menschen liegen in der Bundesrepublik Deutschland noch kaum vor.

Was wissen wir nun über Erkrankungshäufigkeiten im höheren Alter bzw. was läßt sich aus international gewonnenen Erfahrungen entnehmen? Zunächst kann als sicher gelten, daß mit zunehmendem Lebensalter die Anzahl der pro Untersuchten erkennbaren Erkrankungen deutlich zunimmt (Multimorbidität!) und sich im Erkrankungsfall die Liegezeiten bzw. die „Verweildauer" im Krankenhaus ebenfalls ganz deutlich verlängern. Die generelle Zunahme der Erkrankungshäufigkeit gilt nun eigenartigerweise weniger oder kaum für akute Erkrankungen als vielmehr für chronische Krankheitsprozesse. Trotz der Abnahme der Häufigkeit akuter Erkrankungen in der Gruppe der über 65jährigen nimmt die Zahl der Tage zu, die infolge einer akuten Erkrankung nur mit eingeschränkter Aktivität verbracht werden können. Das heißt mit anderen Worten: trotz geringerer Erkrankungshäufigkeit führen akute Erkrankungen im höheren Lebensalter zu schwerwiegenderen Folgen. Warum akute Erkrankungen im höheren Alter seltener werden, ist nicht klar. Verschiedene Ursachen kommen in Betracht; erstens verringerte Sensibilität gegenüber Krankheitserscheinungen der Erkrankten selbst; zweitens die Tatsache, daß im höheren Alter akute Erkrankungen oft recht symptomarm verlaufen, ihnen eventuell auch geringere Bedeutung beigemessen wird, schließlich drittens aber auch

Tabelle **15**   Akut und chronisch Kranke* 1970 nach Altersgruppen auf 10 000 Einwohner (aus Wirtsch. u. Statistik 10 [1972] 570)

Alter (Jahre)	Männlich			Weiblich		
	Akut krank			Akut krank		
	im Oktober	am Befragungstag**	chronisch krank	im Oktober	am Befragungstag**	chronisch krank
unter 5	860	366	–	770	396	–
5–15	627	250	132	660	291	116
15–20	483	232	–	564	–	–
20–30	586	323	377	767	416	437
30–40	635	359	692	719	452	861
40–50	654	381	1 327	658	423	1 533
50–55	585	–	1 797	800	529	2 265
55–60	818	513	2 424	606	458	2 982
60–65	739	557	3 071	740	504	3 441
65–75	672	517	3 739	700	500	4 209
75 u. mehr	690	–	4 552	803	581	4 916
insgesamt	656	368	1 209	702	422	1 664

*   In der Spalte „chronisch krank" sind auch die akut Kranken enthalten; ohne Soldaten
**   Im November 1970

die Möglichkeit, daß im Laufe des Lebens eine größere Immunität gegenüber banalen Infektionen erworben worden ist.

Demgegenüber nimmt die Anzahl chronischer Krankheitsprozesse aller Schweregrade kontinuierlich mit fortschreitendem Alter zu. Werden nach amerikanischen Untersuchungen bis zum 15. Lebensjahr 400 chronische Krankheitsprozesse pro 1000 Untersuchten diagnostiziert, so beträgt die Häufigkeit jenseits des 65. Lebensjahres das Zehnfache, nämlich 4000 pro 1000 Untersuchten. Auch die Ergebnisse einer Zusatzbefragung zur Mikrozensuserhebung in der Bundesrepublik Deutschland beweisen, daß die Zunahme der Erkrankungshäufigkeit mit zunehmendem Alter ganz wesentlich zu Lasten chronischer Krankheitsprozesse geht (Tab. **15**). Aus anderen Untersuchungen wird deutlich, daß unter den Älteren zahlreiche sind, bei denen mehrere chronische Krankheitsprozesse zu gleicher Zeit bestehen.

Der Anteil der über 65jährigen mit chronischen Erkrankungen an der Gesamtzahl aller Erkrankten dieser Altersgruppe beträgt 84,9% (Mikrozensus 1978; Quelle: Hinschutzer u. Momber 1982).

Die Tab. **16** führt die häufigsten chronischen Leiden auf. Erkrankungen des Herz-Kreislauf-Systems stehen an der Spitze.

Tab. **17** verdeutlicht schließlich, daß chronische Krankheiten jenseits des 50. Lebensjahres mit jedem weiteren Lebensjahrzehnt an Häufigkeit zunehmen. Dies wird auch durch die Daten der Tab. **18** massiv unterstrichen, die den zunehmendem Anteil Älterer an chronisch Kranken im Vergleich dreier Jahre zeigt. Bemerkenswert ist hierbei, daß ein drastischer Anstieg schon jenseits des 40. Lebensjahres zu verzeichnen

Tabelle **16**   Chronisch Kranke 1970 nach Alter und Krankheitsart. Auswahl der 9 häufigsten Krankheitsgruppen. Ergebnis des Mikrozensus (aus Wirtsch. u. Statistik 10 [1972] 570)

Krankheits- bzw. Verletzungsart	Insgesamt	Davon im Alter von … bis unter … Jahren			
		0–15	15–40	40–45	65 u. mehr
	1 000	auf 10 000 Einwohner			
Kranke* zusammen, davon mit	8 756	1 449	113	535	2 188	4 244
Krankheiten des Kreislaufsystems	3 177	526	–	139	755	1 807
Krankheiten der Bewegungsorgane	1 857	307	–	113	513	824
Sonstige Herzkrankheiten	974	161	–	28	230	588
Stoffwechselkrankheiten	696	115	–	36	150	412
Darunter Diabetes mellitus	611	101	–	–	129	393
Krankheiten der Verdauungsorgane	965	160	–	80	297	313
Krankheiten der Atmungsorgane	552	91	–	27	120	281
Darunter Bronchitis	440	73	–	–	91	241
Bluthochdruck	216	36	–	–	50	131

* Einschließlich unfallverletzte Kranke

ist. Das verdient deshalb besondere Beachtung, weil die Bevölkerungsprognosen für die nächsten Jahrzehnte eine besondere Zunahme der Höchstaltrigen voraussagen. Erwartungsgemäß nimmt auch die Intensität der Aktivitätseinbuße infolge chronischer Krankheiten mit steigendem Lebensalter zu. Dennoch bleibt festzuhalten, daß es sich in der Mehrzahl der Fälle um leichtere Funktionsstörungen handelt, die zwar Bewegungsradius und Aktivität beeinträchtigen, aber zumeist noch nicht zu völliger Abhängigkeit führen. Ebenfalls aus amerikanischen Statistiken geht hervor, daß 65- bis 74jährige an 34 Tagen im Jahr nicht ihrer gewohnten Beschäftigung nachgehen konnten und davon 11 Tage im Bett verbringen mußten, während die Tätigkeit der über 75jährigen an 45 Tagen im Jahr eingeschränkt war und davon an 19 Tagen das Bett gehütet werden mußte. Holländische Untersuchungen führten zur Feststellung, daß rund 40% der über 65jährigen Männer und 55% der über 65jährigen Frauen regelmäßig den Arzt aufsuchten und rund 50% der Männer und 65% der Frauen auf Medikamente angewiesen waren. In

Tabelle **17**   Kranke Personen im Oktober 1970 nach Altersgruppen* – auf 1000 Personen der jeweiligen Bevölkerungsgruppe (aus Statistisches Bundesamt: Die älteren Mitbürger und ihre Lebensverhältnisse. Kohlhammer, Stuttgart 1971)

Gegenstand der Nachweisung	Insgesamt 60 Jahre und mehr	davon im Alter von … bis unter … Jahren		außerdem im Alter von … bis unter … Jahren	
		60–65	65–70	75 und mehr	50–60
	Insgesamt				
Nur mit chronischer Krankheit	374	309	377	454	230
Nur mit akuter Krankheit	72	74	69	76	70
Mit chronischer und akuter Krankheit	22	18	23	23	14
zusammen	468	401	469	553	314
	Männlich				
Nur mit chronischer Krankheit	346	288	353	429	203
Nur mit akuter Krankheit	69	74	66	68	72
Mit chronischer und akuter Krankheit	19	18	18	22	11
zusammen	434	380	437	519	286
	Weiblich				
Nur mit chronischer Krankheit	392	325	394	467	250
Nur mit akuter Krankheit	74	74	70	80	69
Mit chronischer und akuter Krankheit	23	18	26	24	16
zusammen	489	417	490	571	335

* Ergebnis des Mikrozensus. Zusatzbefragung

der amerikanischen Statistik konnten nur 26% der 65- bis 70jährigen und nur noch 16% der über 75jährigen älteren Personen als „gesund" betrachtet werden.

Als bedeutsam ist der Hinweis amerikanischer Autoren zu bewerten, daß viele der älteren Patienten infolge ihrer chronischen Erkrankungen erheblich in ihrer Fähigkeit beeinträchtigt waren, öffentliche Verkehrsmittel zu benutzen. Dreiviertel, die über entsprechende Schwierigkeiten klagten, konnten entweder öffentliche Verkehrsmittel gar nicht mehr oder nur in Begleitung von Hilfspersonen benutzen. Diese Tatsache ist bei jeglicher Planung für Alterskranke zu bedenken und in Rechnung zu setzen.

Tabelle **18** Kranke Personen 1974–1978 nach Altersgruppen und Anteilen der chronisch Kranken* (aus Hinschützer, Momber: Deutsches Zentrum für Altersfragen 1982)

Alter (Jahre)	1974		1976		1978**			
	Insgesamt	Darunter chronisch	Insgesamt	Darunter chronisch	Insgesamt	Darunter chronisch Kranke zusammen	männlich	weiblich
	1 000	%	1 000	%	1 000	%	%	
Unter 15	1 280	9,3	955	10,2	964	13,5	14,3	12,8
15–40	1 921	27,0	1 744	27,3	1 777	33,1	33,7	32,5
40–65	3 271	65,3	3 016	64,6	3 071	68,4	66,8	69,7
65 oder älter	3 125	83,5	3 086	81,8	3 259	84,9	84,1	85,4
Insgesamt	9 596	56,1	8 801	57,3	9 071	61,6	57,7	64,4

* Ergebnisse des Mikrozensus

** vorläufige Ergebnisse

Tabelle **19** Sterbefälle 1980 nach ausgewählten Todesursachen und geschlechtsspezifischen Anteilen der Altersgruppen (nach Hinschützer u. Momber)

Todesursache	Gestorbene Männer				Gestorbene Frauen			
	Insgesamt	Darunter im Alter von … Jahren			Insgesamt	Darunter im Alter von … (Jahren)		
	Anzahl	45–65	65–75	75 oder älter	Anzahl	45–65	65–75	75 oder älter
			%[1]				%[2]	
Bösartige Neubildungen, einschl. des lymphatischen und hämatopoetischen Gewebes	78 236	23,5	36,1	35,9	78 498	22,2	31,1	42,4
Krankheiten des zerebro-vaskulären Systems	40 269	9,6	29,7	59,1	62 060	4,6	20,2	74,4
Akuter Myokardinfarkt	51 449	26,8	39,0	31,3	32 695	10,6	35,0	53,8
Chronische Leberkrankheit und -zirrhose	10 909	43,1	27,7	14,2	5 509	35,4	26,4	26,9
Endokrinopathien, Ernährungs- und Stoffwechselkrankheiten	4 805	17,3	35,3	42,6	9 681	9,2	31,2	58,0
Hypertonie und Hochdruckkrankheiten	4 573	15,0	31,5	51,6	9 755	6,3	22,8	70,2
Diabetes mellitus	4 627	17,2	35,5	43,1	9 098	8,8	31,3	58,8
Nicht näher bezeichnete und chronische Bronchitis	9 670	10,1	34,3	55,1	3 683	7,9	22,9	68,2
Insgesamt	348 015[3]	19,3	30,3	41,1	366 102[3]	11,3	23,7	60,2

[1] Anteil an Spalte „Gestorbene Männer/insgesamt"
[2] Anteil an Spalte „Gestorbene Frauen/insgesamt"
[3] Einschl. 10 Gestorbene unbekannten Alters

Abschließend sei anhand der Tab. **19** noch ein Blick in die Todesursachenstatistik geworfen. Sie unterscheidet drei Altersgruppen und führt die Todesursachen für Männer und Frauen getrennt auf. Hervorgehoben werden soll hier nur, daß in der Gruppe der über 75jährigen sowohl bei Männern als auch bei Frauen Hirngefäßerkrankungen am häufigsten zur Todesursache werden, dicht gefolgt von Bluthochdruck und Folgekrankheiten sowie von chronischer Bronchitis. Zumindest in dieser Altersgruppe führen also Erkrankungen des Herz-Kreislauf-Systems insgesamt, insbesondere wenn man noch den Herz-(Myokard-)Infarkt hinzurechnet, am häufigsten zum Tod. Diese Gruppe von Erkrankungen nimmt also sowohl bei den chronischen Erkrankungen als auch in der Todesursachenstatistik bei Älteren die erste Position ein. Deshalb ist bei der Beurteilung des Gesundheitszustandes alter Menschen zu bedenken, daß selbst bei chronischen Erkrankungen, die bei einer Querschnittuntersuchung unter Umständen noch nicht als schwer einzustufen sind, letztlich doch bereits die Ursache für den in fernerer oder kürzerer Zukunft erfolgenden Tod in sich bergen können, so daß die Bedeutung einer chronischen Erkrankung nicht allein aus der zu einem gegebenen Zeitpunkt hervorgerufenen Funktionsbeeinträchtigung bestimmt werden kann, sondern bei solchen Erwägungen der Einfluß auf die Überlebenschance, also die Prognose mitbedacht werden muß.

Über die Häufigkeit psychischer Alterserkrankungen im besonderen liegt ebenfalls eine Reihe internationaler Untersuchungen vor.

Faßt man die Zahlen zusammen, so ist damit zu rechnen, daß von den über 65jährigen, die unabhängig in der Gemeinde leben und die gemeinhin bei oberflächlicher Betrachtung eben deshalb als gesund gelten, ca. 30% an behandlungsbedürftigen psychischen Störungen und Erkrankungen und etwa 10 bis 15% davon an schweren psychischen Erkrankungen meist organischer Prägung leiden.

Das hier recht ausführlich dargelegte Zahlenmaterial sollte bei allen methodischen Einwänden, die gegenüber der Stichhaltigkeit der einzelnen Untersuchungsergebnisse gemacht werden können, drei Dinge verdeutlichen:

1. die große Bedeutung, die körperlichen und psychischen Erkrankungen im höheren Lebensalter zukommt,
2. die Tatsache, daß es sich vorwiegend um chronische Prozesse handelt,
3. die Tatsache, daß mit zunehmender durchschnittlicher Lebenserwartung und mit jedem Jahr, das am Ende des Lebens hinzugewonnen wird, der Einfluß von Krankheitsprozessen steigt,
4. daß die funktionelle Beeinträchtigung durch Krankheiten im höheren Lebensalter ebenfalls im stärker wird.

Diese Tatsachen rechtfertigen nach unserer Ansicht den Schluß, *daß bei allem Einfluß, den sozialpsychologische Faktoren auf den Altersprozeß haben, dennoch zum gegenwärtigen Zeitpunkt den Krankheiten des älter werdenden Menschen und damit medizinischen Gesichtspunkten unstreitig die größte unmittelbare praktische Bedeutung zukommt.* Ob das Altwerden selbst zu einer Last wird, oder ob wir den letzten Abschnitt unseres Lebens in Aktivität und Fröhlichkeit verbringen können, hängt in erster Linie vom Gesundheitszustand ab.

Biomorphose

Der Begriff der Biomorphose geht auf Max Bürger (1965) zurück. Er verstand hierunter alle schicksalsmäßig ablaufenden, irreversiblen Vorgänge, die bei vielzelligen Organismen im Laufe ihrer Lebenszeit als Folgen des Alterungsprozesses erkannt und beschrieben werden können. Diese Vorgänge laufen artspezifisch unterschiedlich ab, sie sind unumkehrbar, im Grunde genetisch fixiert und führen am Ende zum notwendigen Tod des Individuums. Die Alterungsvorgänge, d. h. die Biomorphose (= biologischer Zustands- und Funktionswandel), spielen sich auch in den einzelnen Organsystemen mit unterschiedlichem Tempo ab und treten deshalb auch zu unterschiedlichen Zeitpunkten an ihnen in Erscheinung. Sie können Funktionseinschränkungen bedingen und Prädispositionen zu bestimmten Erkrankungen sein (z. B. relative Herzinsuffizienz im Alter, Einschränkung der Lungenfunktion durch Lungenemphysem). Es ist an dieser Stelle nicht möglich, auf die durch die Biomorphose im Bürgerschen Sinne bedingten komplexen Vorgänge im einzelnen einzugehen. In der folgenden Tab. **20** sind nur einzelne, das Altern kennzeichnende Veränderungen stichwortartig zusammengestellt. Dabei muß eingeräumt werden, daß wir die Alterungsvorgänge noch längst nicht in ihrer Gesamtheit und im Detail hinreichend beschreiben und verstehen können. Insbesondere gilt das für die Wechselwirkungen von Alterungsvorgängen und Krankheitsprozessen. Wie schon erwähnt, können Alterungsvorgänge zur Krankheit disponieren, umgekehrt können insbesondere chronische Erkrankungen Alterungsvorgänge beschleunigen.

Obwohl die so verstandene Biomorphose ein prinzipiell schicksalsmäßiger und unumkehrbarer Vorgang ist, ist dennoch zu betonen, daß sowohl ein Teil der Veränderungen selbst als auch die damit verknüpften Funktionseinbußen wenigstens eine Zeit lang durch Training kompensierbar bleiben.

Tabelle **20**   Beispiele für Altersveränderungen (Biomorphose)

Wasserverarmung
Ablagerung von Kalzium und Cholesterin in den Gefäßen
Verlust des kolloidalen Lösungsvermögens
Verlangsamung des Stoffwechsels
– Abnahme der Sauerstoffausnutzung
Elastizitätsverlust von Bindegewebe und Knochen
– Abbau von Knochensubstanz (Osteoporose)
Verlangsamung der Regeneration
Veränderungen der Haut (Verdünnung, Fettarmut, Rissigkeit, Abnahme des Säureschutz-
    mantels)
Pigmentzunahme
Sprödigkeit der Nägel
Zahnausfall
Schleimhautrückbildung
Rückbildung der Organe
Abnahme der Zahl der Nervenzellen in Gehirn und Rückenmark
Funktionsveränderung der Drüsen mit innerer Sekretion
Abnahme der Muskelsubstanz und Minderung der Muskelkraft
Lungenaufblähung (Altersemphysem)
Verlangsamung psychomotorischer Abläufe
Abnahme der kognitiven Leistungsfähigkeit unter Zeitdruck
Einschränkung der Gedächtnisleistungen, Erschwerung von Lernvorgängen

Faktoren, die den Alternsgang beeinflussen:

Erb- und Konstitutionsfaktoren
Milieufaktoren der frühkindlichen Entwicklung und der Entwicklung im frühen Erwachsenen-
    alter
Einflüsse des Arbeits- und Berufslebens
Einstellung zur Gesundheitspflege und Lebensführung
Sozioökonomische Bedingungen

Vereinfachte kurze Darstellung der Biomorphose

Altern = Änderung von Gestaltung und Leistung im Laufe des Lebens.
Beginn des Alterns: Geburt.
Phasen des Alterns:

1. Neugeborenenalter	bis ca. 7. Tag,
2. Säuglingsalter	bis ca. 7. Monat,
3. Kleinkindalter	bis ca. 7 Jahre,
4. Knaben- und Mädchenzeit	bis ca. 14 Jahre,
5. die Reifung	bis ca. 25 Jahre,
6. das Alter der Lebenshöhe	bis ca. 45 Jahre,
7. das Alter der Rückbildung	bis ca. 60 Jahre,
8. das reife Alter	bis ca. 75 Jahre,
9. das Greisenalter	bis ca. 85 Jahre,
10. die Hochbetagten	über 85 Jahre.

In all diesen Phasen gibt es aufbauende und rückschreitende Vorgänge. Im höheren Alter kommt es nicht nur zu Leistungsminderungen, es kann auch eine Entfaltung der seelischen Eigenschaften und der geistigen Produktivität eintreten. Ein Greis ist nicht in jeder Beziehung hinfällig.

Bedeutung der Biomorphose für die Entstehung von Krankheiten

Die Lehre von den Krankheiten hat durch die Alternsforschung fruchtbare Erkenntnisse erhalten. Man weiß heute, daß zahlreiche Krankheiten einen altersabhängigen Manifestationsgipfel haben, dessen Kenntnis die Diagnose fördern kann. Daneben gibt es noch eine Altersabhängigkeit der Krankheit, wofür besonders das Beispiel des „Rheumatismus" typisch ist. Auch die Symptomatik der einzelnen Krankheiten ist altersspezifisch, wie man anhand der Erscheinung der Lungenentzündung nachweisen kann. In jeder Altersstufe vom Säugling bis zum Greis kann eine Lungenentzündung auftreten. Doch die Symptomatik, die Schwere, die Verlaufsform, die Beeinflussungsmöglichkeit dieser Lungenentzündung ist in jeder Altersstufe verschieden, auch das morphologische Bild der Lungenentzündung ist in jeder Altersstufe anders.

Mit diesen Hinweisen wird eindrucksvoll die alte Lehre bestätigt, daß man nicht zweimal in den gleichen Fluß steigen kann. Ausspruch des griech. Denkers Heraklit (andere Fassung panta rhei = alles fließt, verändert sich). Es ändert sich nicht nur die Umwelt, sondern auch der Mensch selbst, so daß jede Krankheit etwas nie Dagewesenes und nie Wiederkehrendes darstellt. Die Alternswandlungen der Menschheit haben auch Verschiebungen der Todesursachen herbeigeführt. Die Zunahme der Todesfälle an Herz-Kreislauf-Erkrankungen sowie an bösartigen Geschwülsten ist in erster Linie ebenfalls eine Folge der Zunahme des Anteils alter Menschen in der Bevölkerung.

Prinzipiell und theoretisch lassen sich Alterserkrankungen in drei Kategorien unterteilen:

1. Erkrankungen mit chronischem Verlauf, die den einzelnen bereits in der ersten Lebenshälfte befallen haben. Krankheiten also, die mit ihm alt werden. Hier interessieren den Altersmediziner die Fragen: Wie verläuft die Krankheit in der späteren Lebenszeit, wird der Verlauf abgeschwächt oder im Gegenteil, verläuft die Krankheit aggressiver, verkürzt sie die Überlebenszeit? Beispiele hierfür sind der Diabetes mellitus, das Asthma bronchiale und aus dem Bereich der Psychiatrie Neurosen und Schizophrenien.

2. Erkrankungen, die den Menschen in jedem Lebensabschnitt, also auch im Alter befallen können. In diesem Zusammenhang stellt sich dem Altersmediziner die Frage, ob die Krankheit sich im Alter an-

ders auswirkt als in jüngeren Jahren. Als Beispiele wären hier allgemeine Infektionskrankheiten, wie z. B. die Gürtelrose (Herpes zoster) oder aus dem Bereich der Psychiatrie die Depressionen zu nennen.

3. Schließlich Krankheiten, die ausschließlich oder doch überwiegend ältere Menschen befallen und die offenbar in irgendeinem Zusammenhang mit dem höheren Lebensalter stehen. Die besondere Form des Altersdiabetes, die Parkinsonsche Erkrankung und die senilen Demenzen (Alzheimersche Erkrankung!) sind typische Beispiele für diese Gruppe.

Diese Grenzziehungen sind jedoch nicht scharf und im Einzelfall kann man sich über die Zuordnung eines Krankheitsbilds zu einer der 3 Kategorien sicher streiten. So tritt z. B. der Schlaganfall zwar ganz überwiegend jenseits des 50. Lebensjahres auf, doch können unter bestimmten Bedingungen, z. B. frühe Erkrankung an Bluthochdruck, auch jüngere Menschen einen Schlaganfall erleiden. Damit kann diese Erkrankung, zumindest bezogen auf den Einzelfall, sowohl der 1., 2. oder 3. Kategorie zugeordnet werden.

In der folgenden Besprechung werden wir uns weitgehend auf Erkrankungen beschränken, die mehr oder weniger alterstypisch sind oder im Alter besondere Verlaufseigentümlichkeiten haben. Nur im Bereich der psychischen Alterserkrankungen werden wir uns auch mit dem Einfluß des Alterns auf vorbestehende Erkrankungen beschäftigen müssen.

Internistische Geriatrie

Infektionskrankheiten im Alter

Durch das Alter veränderte Infektionsbereitschaft

Die Bereitschaft, an bestimmten bakteriellen oder virusbedingten Infektionen zu erkranken, ist im höheren Lebensalter verstärkt. Die Bildung von Immunkörpern ist beim alten Menschen herabgesetzt, bedingt durch Alternsvorgänge des retikulohistiozytären Systems. Der Krankheitsablauf zeigt gegenüber den früheren Lebensdezennien Veränderungen, die auf eine allgemeine und lokale relative Abwehrschwäche schließen lassen: z. B. selteneres Auftreten von Schüttelfrösten, geringe oder fehlende Leukozytenbildung bei Pneumonie, Appendizitis usw. Desgleichen ist die Rekonvaleszenz nach dem 60. Lebensjahr ungefähr doppelt so lang wie in jüngeren Jahren. Die mangelhafte Fieber- und Leukozytenreaktion bei Infektionen erschweren die Diagnostik.

Besondere Erwähnung verdient noch das gehäufte Vorkommen von Autoimmunkrankheiten bei alten Menschen. Im Gefolge des Alternsprozesses wird die Zellpopulation des alten Körpers verändert, so daß autoimmune Krankheitsvorgänge resultieren können. Die Gruppe der im Alter gehäuft vorkommenden Kollagenkrankheiten kann hierfür als Beispiel dienen.

Im allgemeinen gilt die Erfahrung, daß allergische Krankheitserscheinungen mit fortschreitendem Alter weniger ausgeprägt sind und schließlich ganz verschwinden können. Bei in der Jugend allergisch reagierenden Personen kann im Alter die Überempfindlichkeit gegenüber einem bestimmten Allergen verschwinden, aber andererseits auch abgelöst werden von der Allergie gegenüber einem andersartigen Allergen. Auch kann sich die Manifestationsart gegenüber einem bestimmten Allergen im Alter ändern, so daß sich andere Krankheitssymptome entwickeln. Und schließlich muß man bedenken, daß im Alter die Expositionsmöglichkeit gegenüber Allergenen verringert ist, da die Menschen dann nicht mehr beruflich mit ihnen in Kontakt kommen.

Allgemeine Therapie- und Pflegemaßnahmen

Gerade in der Bekämpfung der Altersinfektionen spielen Antibiotika und Sulfonamide eine besonders wichtige Rolle. Darüber hinaus haben

physiotherapeutische Pflegemaßnahmen wie Brustwickel, Waden-
wickel usw. auch in den höheren Lebensaltern beim Auftreten von Fieberreaktionen ihre zwingende Bedeutung. Bei Fieberreaktionen in diesen Altersgruppen ist die Austrocknung des Patienten eine große Gefahr, so daß insbesondere Mundpflege und Flüssigkeitszufuhr pflege-
risch gewährleistet sein müssen. Desgleichen verlangt auch der Körper
des Greises bei Fieber nach Reinigungswaschungen, wenn es nicht zu
zusätzlichen Rißbildungen und Schmierinfektionen der Haut kommen
soll. Für letzteres ist der fieberhafte Pneumoniepatient im Alter besonders anfällig, zumal er nicht selten inkontinent ist. Atemgymnastische
Übungen, Brustwickel auf Transpulmingrundlage und Abklatschen
sind erforderlich, damit eine ausreichende Belüftung der Lunge durchgeführt werden kann. Der Patient ist vor Zug zu schützen. Die notwendige körperliche Ganzwaschung ist im fieberfreien Intervall mittels eines Reinigungsbades durchzuführen. Besteht aber Fieber, so sind die
Waschungen extremitätenweise, d. h. abschnittsweise zu vollziehen,
wobei der jeweils gewaschene Körperteil sofort gründlich getrocknet
und zugedeckt wird, bevor man den nächsten Körperteil wäscht. Das erschwerte Abhusten verlangt im Stadium der Lösung der Lungenentzündung nicht selten ein Absaugen des Lungensekrets. In diesem Zusammenhang kann nicht genug betont werden, daß jedes abgehustete
Bakterium eine Entlastung für den Stoffwechsel des Patienten darstellt
und dazu beiträgt, die verabreichten Antibiotika besser auszunützen.
Zur allgemeinen Luftanfeuchtung des Krankenzimmers eignen sich
sehr gut Bronchitiskessel als Flüssigkeitsvernebler mit und ohne Zusät-
ze. Bei der zwangsweise notwendigen Bettruhe ist prophylaktisch eine
Antidekubituspflege durchzuführen. Auch ein pneumoniekranker
Greis kann einen Lagewechsel vertragen, zumindest ist eine Einreibung
der Extremitäten und des Gesäßes mit Franzbranntwein oder dergleichen erforderlich. Da schwitzende adipöse Patienten zu einem Hautfal-
tenekzem (intertriginöses Ekzem) neigen, ist besonders die Pflege zwischen den Hautfalten von prophylaktischer Bedeutung. Neben Waschungen, Einfettungen kommt hierbei vorwiegend die Anwendung
von warmer Föhnluft in Frage. Ganz hochbetagten Greisen sollte man
auch im Bett gestrickte Bettschuhe anziehen und ein Nachthäubchen
oder Nachtmütze aufsetzen. Gewissenhafte Sorgfalt ist darauf zu legen,
daß diese Patienten in der Rückenpartie, besonders in dem Bereich des
Hals-Schulter-Gürtels, warm zugedeckt sind, wozu die Darreichung eines Bettjäckchens besonders geeignet ist. Die körperliche Inaktivität
fieberhafter Patienten bringt eine Unregelmäßigkeit des Stuhlganges
mit sich. Da infolge der Lungenentzündung und der altersphysiologi-
schen Lungengefäßveränderungen ein verstärktes Pressen den intra-
pulmonalen Druck vermehrt, müssen zur Regulierung des Stuhlganges
vorwiegend Einläufe, Glycerinspritzen oder Abführzäpfchen angewendet werden. Diese vermeiden eine Preßatmung und führen über eine lo-

kale Verflüssigung der Kotmassen im Enddarm zu einer guten Darmentleerung. Gleichzeitig wird durch diese Maßnahme das Herz nicht unnötig in seiner Tätigkeit belastet.

Tuberkulose im Alter

In der Vergangenheit wurde die Tuberkulose vorwiegend als eine Krankheit des Kindes, der Jugend und jungen Erwachsenen angesehen, wenn sie auch im späteren Erwachsenenalter relativ häufig war. Die Alterstuberkulose galt als eine besonders schwer erkennbare, oft über lange Zeit latent verlaufende Krankheit, der längst nicht die medizinische, soziale und ökonomische Bedeutung zukam wie der Tuberkulose in den jüngeren Altersgruppen. Mit dem relativ und absolut größer werdenden Anteil der älteren Menschen an der Gesamtbevölkerung wuchs zwangsläufig auch der Anteil der Tuberkulose im höheren Lebensalter. Die Besonderheiten der Tuberkulose des Alten ergeben sich aus folgendem:

1. Die alten Leute stammen aus einer Zeit, in der die Tuberkelbakterien verbreiteter waren und deshalb Infektionen frühzeitiger und unter ungünstigen Bedingungen eintraten. Der Lebensstandard war in der Vergangenheit im Durchschnitt schlechter, so daß auch dadurch die Möglichkeit zur Entwicklung der Tuberkulose größer war. Seit langem war bekannt, daß die Tuberkulosesterblichkeit der älteren Generation in jedem Lebensalter höher war als die der jüngeren Generation im gleichen Lebensalter.

2. Die alten Leute hatten im Laufe ihres Lebens häufiger Gelegenheit, Tuberkelbakterien aufzunehmen, als jüngere Menschen. Die Wahrscheinlichkeit, an Tuberkulose zu erkranken, mußte dabei zwangsläufig anwachsen. Der Prozentsatz der scheinbar gesunden Personen mit irgendwelchen, wahrscheinlich tuberkulösen Veränderungen in der Lunge wie fibrösen Herden, Spitzenschwielen, multiplen Kalkherden und Pleuraveränderungen nimmt mit dem Alter zu.

3. Die alten Menschen haben im Laufe ihres Lebens im Durchschnitt auch mehr spezifische Erkrankungen und Schädigung ihrer Lunge oder anderer Organsysteme als jüngere Menschen überstanden. Sie leiden auch häufiger an Begleiterkrankungen.

4. Der ältere Mensch erfährt zudem mit dem Ausscheiden aus dem aktiven Leben gewöhnlich eine Beeinträchtigung seines Lebensstandards. Viele ältere Personen pflegen sich nicht mehr in dem Maße, wie das im jüngeren Alter geschah, selbst unter ökonomisch sonst günstigen Bedingungen. Sie werden zunehmend einsamer und desinteressierter und sind auch nicht bereit, sich im Falle einer Erkrankung zu einem längeren Heilverfahren zu entschließen.

Die Sterblichkeit der Personen mit einer aktiven Tuberkulose ist mit einer größeren Wahrscheinlichkeit, an einer anderen Krankheit als an der Tuberkulose zu sterben, verbunden. Die Tuberkulose senkt die allgemeine Widerstandsfähigkeit, so daß der tuberkulöse Patient, besonders in den höheren Lebensaltern, auch für andere Krankheiten anfälliger wird. Die Tuberkulose der älteren Leute verläuft symptomärmer oder mit vieldeutigen Zeichen, wodurch sie sich schwer erfassen läßt; die Neigung zu Fieber ist bei ihnen gering. Selbst fortgeschrittene Tuberkulosen können fieberfrei oder subfebril verlaufen. Auch die vegetativen Reaktionen der älteren Patienten sind weniger deutlich, so daß Nachtschweiß, Blässe, Appetitstörungen nicht bewußt empfunden werden. Husten und Auswurf sind wegen der im Alter oft bestehenden chronischen Bronchitis oder der Beschwerden der Kurzatmigkeit – infolge eines Lungenemphysems – viel zu unspezifische Zeichen, als daß man sie ohne weiteres mit einer Tuberkulose in Beziehung bringen kann. Die Indolenz vieler älterer Patienten bewirkt zudem, daß selbst sehr offensichtliche Krankheitszeichen sie nicht zum Arzt führen.

5. Viele Untersuchungen beweisen, daß die Reaktion des Organismus auf das Eindringen von Tuberkelbakterien in höheren Altersgruppen verzögert oder abgeschwächt erfolgt. Mit dem Verschwinden oder Geringerwerden der Hyperergie (verstärkte Reaktionsfähigkeit) des tuberkulös infizierten Menschen wird das Verhalten vieler älterer Personen gegen neu eindringende Tuberkelbakterien oder gegen im Organismus schon vorhandene Keime verändert. Der Organismus verhält sich wieder ähnlich wie der normergische, noch nicht infizierte des Kindes. Drüsentuberkulose, hämatogene Tuberkulose oder Bilder eines Primärkomplexes sind im höheren Alter deshalb neben den Exazerbationstuberkulosen wieder häufiger. Aus dem zuvor Gesagten ergibt sich, daß keine für die Diagnose einer Lungentuberkulose des älteren Menschen eindeutigen Symptome bestehen, zumal Husten, Auswurf, Dyspnoe, Appetitlosigkeit und Gewichtsabnahme im Alter häufig sind. Auch Bluthusten ist bei älteren Leuten eher durch Bronchiektasen oder Bronchialkarzinome als durch Tuberkulose hervorgerufen. Deshalb sind regelmäßige Röntgenkontrollen der Thoraxorgane älterer Menschen unbedingt erforderlich.

Bei Verdacht müssen in jedem Fall mehrere Untersuchungen des Sputums auf Tuberkelbakterien vorgenommen werden. Hier muß das Bemühen des Pflegepersonals einsetzen, auch effektiv wiederholt Sputum zu gewinnen und zur bakteriologischen Untersuchung einzusenden; denn die Vergeßlichkeit der Alterskranken führt hier oft zum Herunterschlucken des Hustensekrets.

6. Die unerkannte offene Tuberkulose stellt eine bedeutende Infektionsgefahr für die Umgebung dar. Man schätzt, daß ein unerkannter Tuberkulosekranker jährlich 10 Menschen infiziert.

Therapie. Die Tuberkulosetherapie hat durch die Chemotherapie eine revolutionierende Veränderung erfahren, auch im höheren Lebensalter. Aktive operative Maßnahmen sind wegen der geringen Belastbarkeit der älteren Organismen seltener als in der Jugend. Der ältere Mensch mit einer ansteckenden Lungentuberkulose ist wegen der oft fehlenden Krankheitseinsicht für seine Umgebung eine besonders große Gefahr. Er findet sich häufig unter anderen internistischen Fällen, sowohl in Akuthäusern als auch in Pflegeheimen.

Sobald seine Diagnose feststeht, ist eine Verlegung in eine spezielle Tuberkuloseklinik – auch im höheren Lebensalter – notwendig. Das Pflegepersonal hat im eigenen Interesse Sorge zu tragen, daß auf der Station und bei allen Mitarbeitern, die mit diesem erkrankten Menschen zusammenkamen, eine Umgebungsuntersuchung stattfindet.

Auch die Tuberkulose des älteren Menschen ist heilbar, wenn die Behandlung konsequent und genügend lange durchgeführt wird. Eines muß noch gesagt werden, der Kampf gegen die Tuberkulose wird in Zukunft immer mehr ein Kampf gegen die Tuberkulose des älteren Menschen sein. Aus diesem Grunde ist es notwendig, eine Röntgenkontrolle der Lunge vor jeder Einweisung in ein Altersheim, Altenwohnheim oder auch Pflegeheim zu veranlassen. Von Bedeutung wird es ferner sein, daß auch eine regelmäßige röntgenologische Kontrolle der Lunge – sowohl nach jedem Infekt als auch turnusmäßig – alle 1 oder 2 Jahre in derartigen Einrichtungen durchgeführt wird.

Ansteckungsgefährdung durch Sterbende: Von besonderer Bedeutung für das Krankenpflegepersonal ist die Sterbephase eines Alterskranken, der zwar an einem anderen inneren Leiden stirbt, der aber gleichzeitig eine Tuberkulose besaß, wenn sie auch bis dahin geschlossen war. Im Stadium des rapiden Abbaues, der hochgradigen Gewichtsabnahme, der Verminderung der Resistenz brechen derartige, bisher geschlossene Tuberkulosen auf und sind voll infektionsfähig. Dieses ist für das Pflegepersonal und auch für die besuchenden Angehörigen von Bedeutung. Kleinkinder sollte man aus diesem Grund niemals zu sterbenden Großeltern lassen, insbesondere keine körperlichen Berührungspunkte gestatten, zumindest dann nicht, wenn eine „alte" Tuberkulose bekannt ist. Auch dürfen Obst und andere Mitbringsel, die im Zimmer des schwer Erkrankten herumstehen, nicht weiterverwendet werden und in keinem Fall – wegen der erhöhten Infektionsgefahr – an Kinder weitergereicht werden.

Es sollte im Interesse jeder Krankenschwester liegen, daß sie von sich aus das Bestreben hat, sich einer jährlichen Untersuchung ihrer Lungenorgane zu unterziehen, damit recht frühzeitig eine mögliche Eigeninfektion erkannt und der Behandlung zugeführt werden kann.

Herz-Kreislauf-System im Alter

Biomorphose des Herzens

Anatomie des alternden Herzens. Etwa bis zum 6. Lebensjahrzehnt nimmt das Herzgewicht durch physiologische Anpassungserscheinungen zu. In späteren Jahren sinkt meistens das Herzgewicht ab, und es kommt zu einer Atrophie des Herzmuskels im allgemeinen. Ausnahmen davon sind möglich. Neben der Koronarsklerose kommt es im Herzmuskel selbst zu einer Arteriosklerose. Durch zunehmende Ernährungsschwierigkeiten und Sauerstoffmangel treten Nekrosen des Herzmuskels auf, die den ganzen Herzmuskel mehr oder weniger stark durchsetzen. Die Folge ist der schleichende Untergang der kontraktilen Substanz, wobei das Bindegewebsgerüst erhalten bleibt. Durch wiederholte Makro- und Mikroinfarkte entsteht so bei alten Menschen eine Myokardfibrose oder Kardiosklerose. Wenn die Diskrepanz zwischen erhaltener Muskelmasse und Leistungsanforderung an das Myokard nicht mehr ausgeglichen werden kann, bildet sich schließlich eine Gefügedilatation mit einer Kontraktionsinsuffizienz aus. Der eigentliche Funktionsknick des Herzmuskels liegt mit großen individuellen Streuungen um das 55. Lebensjahr.

Funktionsänderung des alternden Herzens. Infolge der zuvor beschriebenen Vorgänge muß das Herz meistens einen höheren Blutdruck aufbringen als in der Jugend; die Herzarbeit ist also vergrößert. Durch die geschilderten anatomischen und funktionellen Veränderungen weist das Herz alter Menschen häufig eine verminderte Leistungsfähigkeit auf, die individuell unterschiedlich ausgeprägt sein mag. Dieser verminderten Leistungsfähigkeit kann man Rechnung tragen, indem man sich geringere körperliche Belastungen zumutet und indem man ein Übergewicht abbaut oder vermeidet, so daß lange Zeit das Gleichgewicht zwischen Leistungsanforderung und Anpassungs- sowie Leistungsbreite erhalten bleibt.

Unter *Altersherz* wird ein im Gesamtverband des Organismus harmonisch gealtertes Herz verstanden. Es ist zwar funktionell eingeschränkt, weist auch mehr oder weniger starke arteriosklerotische Veränderungen auf, tritt aber in seiner klinischen Symptomatik wenig in Erscheinung, so daß seine Leistungsbreite nicht deutlich unterschritten wird. Der Begriff „Altersherz" kennzeichnet ein Phänomen, das sich nicht durch Symptome bemerkbar macht. Es bestehen fließende Übergänge vom sogenannten normalen Altersherz zur eigentlichen Herzerkrankung im Alter, nämlich der Kardiosklerose. Die Unterschiede sind rein quantitativ.

Bei der *Kardiosklerose* bestehen vorwiegend schwielige Veränderungen der Herzmuskulatur. Die Klappen des linken Herzens können starr werden und sogar verkalken. Auch die Herzinnenhaut, das Endokard, kann verkalken wie auch das Kammerseptum. Bei all diesen Vorgängen können Herzrhythmusstörungen auftreten.

Das EKG kann bis ins hohe Alter hinein normal sein. Die meisten EKG-Befunde von Menschen in höheren Lebensaltern zeigen jedoch pathologische Stromverlaufskurven als Zeichen dafür, daß die Grenze der normalen Alterungsvorgänge überschritten wurde.

Herzinsuffizienz im Alter

Versagensbereitschaft des alternden Herzens. Vorwiegend beim kardiosklerotischen Herzen besteht eine Versagensbereitschaft. Der Herzmuskel arbeitet an der Grenze der Dekompensation. Symptome der Insuffizienz treten schon bei stärkeren Belastungen auf. Sie bestehen u. a. in starkem Herzklopfen, Atemnot, Schwindelgefühl, Kopfschmerzen und Herzschmerzen.

Zeichen der Herzdekompensation im Alter. Die Dekompensation des Altersherzens ist vorwiegend durch Hypertonie und Kardiosklerose bedingt. Herzmuskelentzündungen, Herzklappenfehler oder auch das Cor pulmonale treten als Ursache für die Insuffizienz zurück. Bei der Insuffizienz, also beim Absinken der Auswurfleistungen des Herzens, treten arterielle Durchblutungsstörungen auf. Schwindelgefühl, Kopfschmerzen, Konzentrations- und Schlafstörungen, Ohrensausen, Verwirrtheitszustände, Ohnmachten und Schlaganfälle können die Folge einer gestörten Hirndurchblutung bei Herzversagen sein. Stenokardien und Rhythmusstörungen können auftreten, auch kann es zu einer Durchblutungsstörung der Nieren und der peripheren Gefäße kommen.

Die Insuffizienz des linken Herzens kann über eine Lungenstauung mit Reizhusten zum ausgeprägten Asthma cardiale und auch zum Lungenödem führen. Altersemphysem und nachlassende Herzmuskelkraft führen zu den Symptomen der Atemnot und Zyanose. Als Folge einer Linksherzinsuffizienz tritt häufig eine Rechtsherzinsuffizienz mit Stauung im kleinen Kreislauf auf. Die Symptome sind: erhöhter Venendruck, Lebervergrößerung, Aszites usw. Eine häufige Todesursache bei dekompensierten Herzen alter Menschen ist das Auftreten einer Bronchopneumonie.

Therapie. Die *Behandlung der Herzinsuffizienz* im Alter erfolgt grundsätzlich nach den gleichen Gesichtspunkten wie in jüngeren Jahren, jedoch ist eine völlige Bettruhe wegen der Gefahr thromboembolischer Komplikationen und des Auftretens einer hypostatischen Pneumonie nach Möglichkeit zu unterlassen.

Die Ernährung des herzkranken alten Menschen soll in gehäuften kleinen Mahlzeiten bestehen, die ausreichend Eiweiß, Vitamine und Kalium enthalten. Kochsalz ist bei feuchter Insuffizienz unbedingt einzuschränken. Als pflegerische Maßnahme ist eine ausgewogene Flüssigkeitsbilanz auch bei Herzkranken notwendig, da es sonst zu Stoffwechselstörungen kommen kann. Eine drastische Einschränkung der Flüssigkeitsmenge ist nur bei Neigung zum Lungenödem gegeben. Als weitere pflegerische Maßnahme ist das ständige Anfeuchten von Mund und Zunge notwendig, um Dursterscheinungen infolge Austrocknens der Schleimhäute und damit quälende unnötige Symptome zu beseitigen. Sobald die Ödeme ausgeschwemmt sind, ist mit einer Bewegungstherapie zu beginnen; die Atemtherapie und die Hautbürstungen haben schon in der Phase der kardialen Dekompensation ihren Platz. Immer wieder ist auf eine geregelte Ein- und Ausfuhr zu achten. Infolge der Ausschwemmungstherapie kann es leicht zu Symptomen der Hypokaliämie kommen. Diese sind: Trockenheit der Schleimhäute, Magen- und Darmbeschwerden, Muskelschmerzen, Apathie, Antriebslosigkeit und auch schlechte Glykosidverträglichkeit. Da jedes Herz seinen eigenen Glykosidbedarf hat, kann die benötigte Menge die theoretische Vollwirkdosis über- und unterschreiten. In jedem Fall obliegt dem Arzt die Überwachung der Herztherapie. Die Menge der Glykosiddosis ist nach ärztlicher Verordnung dann zu reduzieren, wenn sich eine Wirkung auf Herzfrequenz, Diurese und Atmung zeigt. Die vom Arzt verordnete Digitalisierungstherapie ist in jedem Fall konsequent durchzuführen, denn ein im Alter insuffizient gewordenes Herz braucht Digitalis bis an das Lebensende.

Bei alten Menschen kommt es leicht zu Digitalisintoxikationen. Dies äußert sich in Herzrhythmusstörungen und anderen EKG-Veränderungen. Für das Pflegepersonal ist es wichtig, auf Appetitlosigkeit, Übelkeit, Erbrechen, Diarrhöen, Oligurie, Sehstörungen und Verwirrtheitszustände zu achten und sie dem Arzt zu melden. Selbst Psychosen können Ausdruck einer Digitalisintoxikation sein. Wegen der möglichen Elektrolytstörung sind Abführmittel bei bettlägerigen Patienten nur nach Rücksprache mit dem Arzt zu verabreichen. Eine selbständige Behandlung durch das Krankenpflegepersonal ist strengstens untersagt. Bei bradykarden Herzinsuffizienzen ist die Anlage eines Schrittmachers erfolgreich.

Biomorphose des Kreislaufsystems

Am Gefäß- und Kapillarsystem treten ebenfalls Alternswandlungen auf, wobei die Gefäße der unteren Extremitäten früher betroffen werden als die der oberen. Die Alternswandlungen greifen auch auf die Präkapillaren und Kapillaren über, so daß es zu einer zunehmenden funktionellen Einschränkung am Kapillarsystem kommt. Die Folge hiervon ist eine zunehmende Minderversorgung der von dem Kapillarsystem abhängigen Gewebsbezirke.

Der Blutdruck zeigt nach übereinstimmenden Untersuchungen einen deutlichen Anstieg im Lebensverlauf. Beim Mann erfolgt der altersbedingte Blutdruckanstieg nach dem 45. Lebensjahr weniger steil.

Steigt jedoch der systolische Blutdruckwert über 160 mmHg, entsprechend 21 kPa, oder der diastolische Wert über 95 kPa, ist an eine Blutdruckerkrankung zu denken.

Arteriosklerose

Verursacht ist diese degenerative Arterienveränderung durch die Arteriosklerose, die das Gefäßsystem mehr oder weniger stark befällt und zu seiner Entartung, d. h. Erstarrung, führt. Hierdurch kommt es zur Abnahme der Gefäßdurchmesser und auch der Anpassungsfähigkeit des Kreislaufes an die Belastungen aller Art. Daraus folgend ist der alte Mensch in seiner körperlichen Leistungsbreite gegenüber jüngeren Jahren meistens deutlich eingeschränkt.

Die *Veränderungen der arteriellen Strombahnen* sind für die Belastungsfähigkeit des Herzens im Alter von besonderer Bedeutung, da die arteriosklerotische Erstarrung der Gefäße den linken Ventrikel zu einer bedeutenden Mehrarbeit zwingt. Da ebenfalls die Windkesselfunktion der Aorta sinkt, steigt der elastische Widerstand an. Durch Erhöhung der Widerstände im arteriellen Kreislauf muß ein erhöhter Blutdruck aufgebracht werden. Hierdurch ist besonders das linke Herz belastet. Die Aorta verliert ihre Elastizität und kann ihre Windkesselfunktion nicht mehr genügend wahrnehmen. Dies äußert sich darin, daß sie in der Austreibungsphase des Herzens dem Blutvolumen einen höheren Widerstand entgegensetzt, der nur durch eine entsprechende Erhöhung des Blutdruckes ausgeglichen werden kann. Bei der Blutdruckmessung fallen oft große Blutdruckamplituden auf, d. h., der systolische Blutdruck ist deutlicher erhöht als der diastolische.

Die arteriosklerotischen Veränderungen im großen Kreislauf zwingen das Herz also vor allem zu einer erhöhten Druckarbeit.

An den *Gefäßen des kleinen Kreislaufs* sind die Altersveränderungen ähnlich, wenn auch nicht so stark ausgeprägt. Der *Koronarkreislauf* ist für die Leistungsfähigkeit des Myokards von Bedeutung. Während die Druckbelastung das Herz gewissermaßen indirekt schädigt, greifen die Störungen am Koronarkreislauf durch Sauerstoffmangel am Herzmuskel direkt an. Dies führt dazu, daß das stärker belastete Herz schlechter mit Sauerstoff versorgt wird. Derartige Veränderungen am Koronarkreislauf durch arteriosklerotische Prozesse werden zwar schon bei 20jährigen gefunden. Bei 70jährigen Männern sind sie jedoch in über 90% der Fälle vorhanden. Der Bluthochdruck fördert ihre Entstehung besonders, so daß enge Beziehungen zwischen Koronarsklerose und Hochdruck bestehen. Im Alter kommt es vor allem zu einer Sklerose der kleinen Arterien des Herzmuskels. Das Koronargefäßsystem alter Menschen weist ebenfalls jene funktionelle Erstarrung auf, die für das ganze Gefäßsystem im Alter charakteristisch ist. Hierdurch ist die *Koronarreserve* im Alter eingeschränkt. Diese Koronarreserve ist die maximal mögliche Durchblutungszunahme des Herzmuskels. Durch die Einschränkung der Koronarreserve beim alten Menschen kann bei einem Leistungserfordernis der Herzmuskel die koronare Durchblutung nicht entsprechend steigern. Das Sauerstoffangebot kann nicht erhöht werden, so daß die Sauerstoffreserve nur für wenige Kontraktionen ausreicht. Die zentrale Stellung dieses Eigenkreislaufs des Herzens im Alter gewinnt noch an Bedeutung, wenn man bedenkt, daß im Alter über 80% der Herzinsuffizienz auf Hypertonie oder Koronarsklerose zurückzuführen sind.

Altershochdruck

Durch eine große Anzahl von Untersuchungen ist übereinstimmend festgestellt, daß im Laufe des Lebens der Blutdruck ansteigt. Dieser Altershochdruck ist keine Krankheit. Er ist auf Erbfaktoren zurückzuführen und wird außerdem durch die Arteriosklerose der Gefäße verursacht, die durch die arteriosklerotischen Veränderungen eine Widerstandserhöhung mit sich bringt. Wegen der Erstarrung der Gefäße ist er als Erfordernishochdruck anzusehen. Verursacht er keine Beschwerden, so ist keine Therapie notwendig. Erst beim Auftreten von Kopfschmerzen, Schwindelgefühl, Ohrensausen und beim Bestehen einer Herzinsuffizienz ist die Notwendigkeit einer Hochdrucktherapie gegeben. Die blutdrucksenkende Therapie ist schonend durchzuführen, da durch das beschleunigte Absinken des Blutdrucks Beschwerden im Sinne einer Mangeldurchblutung des Gehirns mit den Folgen von Verwirrtheitszuständen auftreten können. Eine zu schnelle Absenkung des Blutdrucks kann Durchblutungsstörungen der Herzkranzgefäße hervorrufen. Als Folgen können Schlaganfälle und Herzinfarkte auftreten. Bei der Ernährung derartiger Patienten ist die vom Arzt oft verordnete kochsalzarme Diät von der Krankenschwester einzuhalten und nicht durch Nachsalzen zu durchbrechen. Auch entwässernde Maßnahmen senken den Blutdruck langsam und verlangen eine wiederholte Kontrolle des Mineralhaushaltes, da es leicht zu Elektrolytstörungen kommen kann.

Hypotonie im Alter

Ohne Beschwerden bedarf sie keiner Behandlung. Da aber meist ein niedriger Blutdruck im Alter auch mit arteriosklerotischen Gefäßveränderungen verbunden ist, kann es zu hypotonisch bedingten Durchblutungsstörungen der Organe und der Peripherie kommen. Liegt ein solcher Zustand vor, so sind zentrale und periphere Kreislaufmittel, salzreiche Kost und physiotherapeutische Maßnahmen anzuraten.

Wegen des Absinkens des Blutdrucks in der Nacht kommt es leicht zur zerebralen Minderdurchblutung, die in der überwiegenden Zahl durch ein Nachlassen der Herzkraft bedingt ist. Nächtliche Unruhe und Verwirrtheitszustände sind oft auf dieses Nachlassen der Herzkraft zurückzuführen. Eine ausreichende Herztherapie mit Digitalis ist erforderlich, desgleichen wirkt zur Steigerung des Blutdrucks Coffein am Abend günstig. Bei alten Menschen mit niedrigem Blutdruck wirkt Bohnenkaffee deshalb schlaffördernd.

Angina pectoris im Alter

Infolge der Häufigkeit der Arteriosklerose der Herzkranzgefäße im Alter *(Koronarsklerose)* sind Stenokardien, d. h. Herzbeklemmungen, keine Seltenheit. Der Herzschmerz wird aber nicht mehr wie in jüngeren Jahren vorwiegend in den linken Arm oder in den linken Kleinfinger ausstrahlend angegeben, sondern infolge der Indolenz der älteren Patienten häufig nur als Druck hinter dem Brustbein beschrieben. In vielen Fällen wird er als Schmerzattacke überhaupt nicht empfunden. Es können an seiner Stelle stellvertretend Unruheerscheinungen als Folge der Minderung der Hirndurchblutung oder auch Leibschmerzen auftreten. Die Projektion der durch Angina pectoris bedingten Schmerzen im Alter unterliegt einer Wandlung. Dieses ist für die Nachtwache besonders wichtig, da viele nächtliche Unruhen auf unerkannte koronare Durchblutungsstörungen zurückzuführen sind und nicht Folge der Hirngefäßsklerose sind. Hier können Nitropräparate besser helfen als Schlafmittel. Desgleichen können nächtliche Blutdruckkrisen Symptome einer zerebrovaskulären Insuffizienz vortäuschen. Für die Nachtwache empfiehlt es sich in solchen Fällen, den Blutdruck zu messen, seine Qualität zu beurteilen und den Arzt zu benachrichtigen. In Fällen eines erhöhten Blutdruckes ist eine blutdrucksenkende Maßnahme, bei Fällen einer nächtlichen Hypotonie ist eine blutdrucksteigernde Maßnahme erforderlich. Auf Unruhe und Beklemmungserscheinungen der Patienten hat die Nachtwache im Bericht hinzuweisen, so daß eine EKG-Kontrolle erfolgen kann. Treten die Schmerzen mit Angstgefühl verbunden auf, so ist besonders dann an Stenokardien zu denken, wenn hypotone Kreislaufzustände, Pulsbeschleunigung und Herzrhythmusstörungen vorhanden sind oder wenn eine deutliche Abhängigkeit der Schmerzen von körperlichen und seelischen Belastungen gegeben ist. In dieser Hinsicht wirken sich die Nächte nach einem Besuchstag deutlich aus. Auch wenn diese Stenokardien oder Unruhezustände nur flüchtigen Charakter haben, besteht in den höheren Lebensaltern Grund zur Besorgnis, da auch ein symptomarmer Koronarinfarkt unter diesem Bilde ablaufen kann. Vom durch Koronarinsuffizienz bedingten, schleichenden Herzmuskeluntergang bestehen fließende Übergänge zum Herzinfarkt. Es sollte immer ein Arzt hinzugezogen werden.

Herzinfarkt im Alter

Er zeichnet sich nicht selten durch einige Besonderheiten aus. Da es sich meistens um ein schon vorgeschädigtes Herz handelt, führt der Altersinfarkt viel häufiger als in jüngeren Jahren zur Herzinsuffizienz. In anderen Fällen kann der Herzinfarkt alter Menschen symptomlos, schmerzlos oder symptomarm oder auch unter anomaler Symptomatik verlaufen. Bei etwa zwei Drittel der Herzinfarktpatienten im Alter wird kein klassischer Infarktschmerz gefunden. Erst durch die eingetretene Herzinsuffizienz wird oft der Herzinfarkt diagnostiziert. Gar nicht selten verläuft er unter dem Bilde einer akuten Oberbrauchsymptomatik. Die einzelnen Symptome des Altersherzinfarktes können auch Auftreten von Asthma cardiale, Lungenödem, Verwirrtheitszuständen, Schwindelgefühl, länger andauernden Ohnmachten oder auch Herzrhythmusstörungen sein. Fieber oder Leukozytose sind beim Herzinfarkt im Alter nur etwa bei der Hälfte der Fälle vorhanden. Enzymerhöhungen sind nicht immer ausgeprägt. Oft verläuft die akute Phase des Altersinfarktes weniger anfallsartig als in jüngeren Jahren. Dieser relativen Symptomarmut des Altersinfarktes steht seine im Vergleich zu jüngeren Jahren wesentlich größere Gefährlichkeit gegenüber, wenn es zu einem kardiogenen Schock kommt, da sich der Kreislauf des alten Menschen viel schlechter auf diese Situation einstellen kann. Auch die Spätmortalität des Altersinfarktes ist wesentlich höher als in jüngeren Jahren. Die Zahl der klinisch schwerverlaufenden Infarkte nimmt im Alter zu. Die körperlich inaktiven Menschen sind im Vergleich zu körperlich aktiven in höherem Maße infarktgefährdet; das Infarktgeschehen ist bei ihnen mit einer höheren Letalität belastet.

Altersinfarkte neigen nach ihrer Abheilung zur Herzinsuffizienz. Dieser muß durch eine sorgfältig abgestimmte Medikation und durch ein aufbauendes physiotherapeutisches Training entgegengewirkt werden. Die Therapie des Infarktes besteht auch im Alter in den ersten Wochen in einer weitgehend körperlichen und seelischen Ruhigstellung des Patienten. Die Darm- und Stuhlregulierung sollte vorwiegend durch Zäpfchen vom Rektum her erfolgen. Jegliche Anstrengung des Darmpressens sollte unterbleiben. Es kommt auf die Schwester an, durch Körperpflege, Waschungen und Hautbürsten noch in der Phase der Bettruhe der Inaktivität und hypostatischen Pneumonie vorzubeugen. Das eigentliche aufbauende Training nach dem Infarkt obliegt der krankengymnastischen Behandlung. Es gehört sehr viel Fingerspitzengefühl dazu, das rechte Maß an Leistungsforderung zur rechten Zeit dem Patienten zuzumuten. Überforderungen, aber auch Unterforderungen sind leicht möglich. Bei der Rehabilitation alter Infarktkranker muß sehr

schonend vorgegangen werden. Subjektive Symptome wie Belastungs-
dyspnoe, Tachykardie oder Belastungsstenokardien müssen vermieden
werden, damit das Herz in seiner Leistungsbreite nicht überfordert wird.
Auch beim Altersinfarkt ist eine antithrombotische Therapie notwendig. Man wird meistens Acetylsalicylsäure (Colfarit) verordnen, welches
ein Zusammenklumpen von Thrombozyten verhindert.

Lungenembolie im Alter
Durch prädisponierende Herzinsuffizienz, Herzrhythmusstörungen,
Veränderungen der Blutgerinnungsfähigkeit, Krampfadern und auslösende Ursachen wie lange Immobilisierung kommt es bei alten Patienten häufig zu Lungenembolie. Ohnmachtszustände, Übergewichtigkeit
und große Blutungen begünstigen die Thrombenentstehung. Neben
dem sofortigen tödlichen Ausgang oder dem Entstehen einer Infarktpneumonie tritt die Lungenembolie im Alter nicht selten symptomarm
auf und kann daher leicht übersehen werden. Auch Bluthusten und
pleuritisches Reiben als Symptom für eine Lungenembolie werden im
Alter seltener gefunden.

Typisch für eine Lungenembolie ist der schnell einsetzende
Schockzustand, verbunden mit starker Kurzluftigkeit und Beklem-
mungsgefühl sowie hochfrequenter Puls. Nach sofortiger Benachrichti-
gung des Arztes kommen als pflegerische Maßnahmen genügende Luft-
zufuhr, eventuell auch Sauerstoffgabe in Frage, wobei der Körper des
alten Menschen durch Decken gut warmgehalten werden muß. Besonders notwendig ist auch beruhigender Zuspruch. In der ersten Phase
neigt der Patient zu Durchfällen, die von einer Verstopfung abgelöst
werden. Während der Verstopfungsphase darf der Patient nur durch
Klistier, Glycerinspritzen oder Abführzäpfchen entleert werden. Für
eine regelmäßige Darmentleerung ist zu sorgen, da die Immobilisation
die Verstopfung noch verstärkt. In den ersten 24 Stunden ist vom Pflegepersonal wie bei einem Herzinfarkt ein Beobachtungsbogen zu
führen, in dem stündlich Puls- und Atemfrequenz niedergelegt werden,
und in regelmäßigen Abständen müssen Blutdruckkontrollen erfolgen.
Desgleichen müssen die verabreichten Medikamente mit Stundenanga-
be aufgeschrieben werden. Meistens ist im Rahmen der Schock-
bekämpfung eine blutdrucksteigernde Therapie erforderlich. Zur Prophylaxe der Infarktpneumonie werden Antibiotika gegeben.

Herz- und Gefäßprophylaxe
Von großem Interesse ist die Frage, ob die Zunahme der Herz-Kreislauf-Erkrankungen im Alter durch Maßnahmen in der Lebenshaltung
während der Jugend und in den mittleren Jahren gebremst werden
kann. Mit an Sicherheit grenzender Wahrscheinlichkeit kann angenom-

men werden, daß die meisten Herz-Kreislauf-Erkrankungen im Alter durch eine zivilisationsbedingte, unbiologische Lebensweise mitentstanden sind. Vorbeugung gegen Koronarinsuffizienz und Hochdruck muß in der Jugend und in den mittleren Jahren beginnen und bis ins hohe Alter fortgesetzt werden. Diese vorbeugenden Maßnahmen bestehen darin, alle Krankheiten, die erfahrungsgemäß mit einem erhöhten Arteriosklerosebefall einhergehen, gründlich zu behandeln und die Ernährungs- und Umweltfaktoren, die einer Arterioskleroseentstehung förderlich sind, abzubauen. Dieses erfordert eine umfassende Gesundheitserziehung der Bevölkerung in allen Altersstufen. Die Notwendigkeit eines ständigen körperlichen Trainings muß dabei besonders betont werden, weil das dauertrainierte Herz wesentlich ökonomischer arbeitet, eine bessere koronare Durchblutung aufweist und weniger von Koronarsklerose bedroht ist. Wird erst im Alter mit Sport begonnen, so ist Vorsicht sehr am Platze, Spitzenleistungen und Wettkampfsport sind absolut zu vermeiden.

Periphere arterielle Durchblutungsstörungen im Alter

Bei Patienten vor dem 40.–45. Lebensjahr überwiegen entzündliche, arterielle Gefäßerkrankungen. Dagegen werden dieselben Beschwerden im höheren Lebensalter fast ausschließlich durch obliterierende Arteriosklerosen, d. h. durch Gefäßverschlüsse auf arteriosklerotischer Basis, oder Diabetes mellitus verursacht. Vorwiegend sind die Arterien der unteren Extremitäten betroffen, während die Armarterien später und weniger verkalken.

Entsprechend der klinischen Schweregrade teilt man die Gefäßverschlüsse ein:

Stadium I: keine oder geringfügige subjektive Beschwerden (z. B. kalte Füße, leichte Ermüdbarkeit),
Stadium II: Claudicatio intermittens bei Belastung (Schaufensterkrankheit),
Stadium III: erheblicher Bewegungsschmerz und Ruheschmerz,
Stadium IV: Ruheschmerz, Nekrosen, Gangrän.

Das Erkrankungsmaximum liegt zwischen dem 55. und 60. Lebensjahr. Jenseits des 80. Lebensjahres werden nur noch wenige Fälle beobachtet.

Dieses kann darin begründet sein, daß die Patienten mit einer ausgeprägten Verschlußarteriosklerose dieses Alter nicht mehr erleben. Man unterscheidet verschiedene Verschlußtypen, je nachdem, wo der arterielle Verschluß sitzt: Unterschenkel-, Oberschenkel- oder Beckentyp. Allgemein läßt sich sagen, daß die subjektiven Beschwerden desto geringer sind, je höher der Verschluß lokalisiert ist und somit bessere Kompensationsmöglichkeiten bietet.

Zur Diagnostik werden neben der Anamnese der typische Schmerzcharakter, Schmerzabhängigkeit vom Lagewechsel, die Auskultation der Gefäße mit Nachweis der Stenosegeräusche sowie die Doppler-sonographische Blutdruckmessung in den peripheren Arterien, Oszillographie oder auch röntgenologische Darstellung der Gefäße (Arteriographie) verwandt. Meistens werden die Beschwerden des intermittierenden Hinkens von dem Patienten so typisch vorgetragen, daß bereits nach der Anamnese ein Gefäßleiden wahrscheinlich ist. Von den Ruheschmerzen im Stadium III ist z. B. das Bild der „heißen Greisenfüße" mit Dauerschmerzen im Bereich der Ferse oder des gesamten Fußes bei warmen Extremitäten ohne eine arterielle Minderdurchblutung abzugrenzen. Dieses hat nichts mit einer arteriosklerotischen Verschlußkrankheit zu tun, sondern es handelt sich um eine Weitstellung veränderter, arteriovenöser Anastomosen, die einerseits die lokale Wärme, andererseits eine geringere Durchblutung des entsprechenden Gebietes verursacht.

Zur Behandlung der arteriellen Verschlußkrankheit kommen vorwiegend konservative Maßnahmen in Betracht. Erst im Stadium IV bei Ruheschmerz, Nekrosen oder Gangrän wird eine chirurgische Absetzung der Extremitäten erforderlich. Gefäßchirurgische Verfahren gewinnen vor der Amputation immer mehr Bedeutung. Die Patienten mit dem Stadium I und II müssen sich einem systematischen Gefäßtraining zur Entwicklung eines ausreichenden kollateralen Kreislaufes unterziehen. Hierzu gehören Rollübungen, dosierte Spaziergänge, Kohlensäurebäder, Segment- und Bindegewebsmassagen, die sich neben Grenzstrangblockaden auch bei alten Menschen durchführen lassen. Daneben haben sich auch ansteigende Fußbäder bewährt. Sie sind jedoch nicht mehr im Stadium III und IV anzuwenden.

Zur Regelung der Lebensweise muß die Fettaufnahme in der Nahrung reduziert werden. Es ist notwendig, Nässe und Kälte zu vermeiden. Es besteht ein striktes Nicotinverbot. Alkoholische Getränke sind wegen ihres günstigen Einflusses auf die Hautdurchblutung empfehlenswert. Im Stadium III ist die Tieflagerung mit Wattepackung notwendig. Ein „Bahnhof", d. h. eine Reifenbahre, ist über die Extremitäten zu setzen, damit es nicht zu Drucknekrosen kommen kann. Das gleiche gilt für die Lagerungsbehandlung des Stadium IV.

Die medikamentöse Behandlung umfaßt eine Regulierung der begleitenden Herzinsuffizienz und der Blutdruckverhältnisse, um durch Erhöhung des Perfusionsdruckes eine bessere Durchblutung zu erzielen. Eine genaue Beachtung sollten eventuell auftretende Ödeme in den erkrankten Extremitäten finden. Diese verursachen einen erhöhten Druck im Gewebe und verschlechtern die ohnehin schon geringe Gewebsdurchblutung. Die Anwendung gefäßerweiternder Pharmaka ist in höherem Alter problematisch, da arteriosklerotische Gefäße nicht mehr erweiterungsfähig sind. Gleichzeitig kann es durch Erweiterung gesunder Gefäßgebiete und eine gleichzeitige Blutdrucksenkung zu gefährlichen Ischämien kommen. Wenn überhaupt kommen Medikamente in Frage, die die Fließeigenschaften des Blutes selbst verbessern. In etwa 10% der Fälle ist eine Amputation erforderlich, das Alter ist keine Gegenindikation. Nach den Erfahrungen kann durch eine gezielte Gehschule für ältere Amputierte eine ausreichende Gehfähigkeit, in einzelnen Fällen auch eine prothetische Versorgung erreicht werden.

Atmungssystem im Alter

Biomorphose des Atmungssystems

Die Leistungsreserven der Atmung haben ihr Optimum um das 25. Lebensjahr; sie nehmen mit zunehmendem Alter ab. Mit etwa 50 Jahren erreichen sie zwei Drittel der Ausgangswerte bei jungen Menschen und betragen mit 70 Jahren zum Teil weniger als die Hälfte. Die Einschränkung des Luftaustausches (Ventilation) und der Gasdurchmischung (Diffusion) geht dabei in etwa parallel. Atemgrenzwert und Atemstoß findet man meist stärker eingeschränkt als die Vitalkapazität. Infolge der Abnahme der Vitalkapazität nimmt das Residualvolumen zu, so daß die Totalkapazität erhalten bleibt. Die Verminderung der Leistungsreserven der Lungen im Alter hat sowohl thorakale (knöcherne) als auch pulmonale (gewerbliche) Ursachen. Infolge der Verknöcherung der Rippenknorpel und der Zunahme des Rundrückens kommt es zu einem Elastizitätsverlust des Thorax mit einer Einschränkung der Ventilationsbewegungen und zu einer inspiratorischen Starre. Die Folge ist ein Schwinden von Gewebs- und Strukturelementen im Bereich der Alveolarsepten und Kapillaren. Dieses entspricht dem bekannten Bild des Lungenemphysems mit seinen krankhaften Folgen für den Gasaustausch und für das rechte Herz. Die Altersblählunge ist also eine Folge des Alterns. Die Veränderungen der Lungenleistungsreserve reichen beim alten Menschen infolge der reduzierten Aktivität in der Regel aus. Eine zusätzliche Einschränkung durch eine Lungenentzündung kann jedoch zu einer bedrohlichen Insuffizienz führen. Im Alter besteht ferner eine verminderte Reflexerregbarkeit des Hustenreflexes, so daß die Reinigung des Bronchialraumes ungenügend ist. Gleichzeitig kommt es im Greisenalter infolge verminderter Erregbarkeit des Atemzentrums im Schlaf häufig zur Cheyne-Stokes-Atmung. Die herabgesetzte Reaktionsfähigkeit und die verminderte Infektabwehr im hohen Lebensalter sind besonders im Bereich der Atmungsorgane für das Auftreten und den Verlauf der Erkrankungen bedeutsam.

Einige besondere Krankheiten des Atmungssystems im Alter

Asthma bronchiale

Es gibt zwar kein eigentliches Altersasthma, jedoch weist die Asthmakrankheit bei älteren Patienten einige Besonderheiten auf. Die Ursachen des Asthmas bei älteren Menschen sind in erster Linie eine bakterielle Sensibilisierung durch Eigenherde im Bereich der oberen Luftwege oder eine chronische Bronchitis. Schleimhautrückbildungen durch asthmatische Verstopfungen begünstigen die bronchiale Infektion. Der Bakterienbefall der Bronchien bedingt wiederum das Asthma. Bei älteren Patienten liegt meistens ein Mischbild vor, das durch die Altersblählunge vervollständigt wird. In höheren Lebensaltern gibt es fast nur altgewordene Asthmatiker, da Neuerkrankungen jenseits des 40. Lebensjahres selten sind. Letztere haben eine besonders schlechte Prognose. Die Todesfälle im Status asthmaticus bei älteren Patienten sind wesentlich durch Rechtsherzversagen bedingt.

Chronische Bronchitis

Sie steigt nach dem 40. Lebensjahr kontinuierlich steil an. Als Ursachen für die Häufigkeit der chronischen Bronchitis im Alter werden schädigende Stoffe wie Luftverunreinigung, Zigaretten, Rauch mit einer längeren Schädigungszeit angesehen. Als auslösende Ursache tritt meist eine akute Infektbronchitis hinzu. Durch die Altersveränderungen an Lunge und Thorax ist der ältere Mensch für eine Bronchitis besonders disponiert. Mit einer völligen Ausheilung ist meistens nicht zu rechnen. Erschwerte Expektoration des alten Menschen verlangt vom Pflegepersonal die regelmäßige Gabe von Expektorantien, Abklatschen, in einigen Fällen bei erschwerter Expektoration Absaugung des Hustensekrets. Oft sind wiederholte Sauerstoffgaben nötig.

Die physiologischen Altersveränderungen an Lunge und Thorax bewirken, daß im Alter stets mit dem Vorliegen einer mehr oder minder ausgeprägten Blählunge zu rechnen ist. Neben Medikamenten ist zusätzlich Atemgymnastik zur Steigerung der Ausatmung erforderlich.

Pneumonie

Die Altersveränderungen an der Lunge führen zu einer höheren Pneumoniegefährdung und zu Komplikationen bei Lungenentzündung. Die verminderte Abwehrkraft erleichtert ein Übergreifen vorhandener bronchialer Infekte auf das Lungengewebe. Das schlechte Abhusten-Können fördert eine Schleimretention und auch die Möglichkeit einer Aspirationspneumonie. Lungenstauung und verminderte

Ventilation stellen zusätzlich disponierende Faktoren dar. Besonders gefürchtet ist die hypostatische Pneumonie des alten Menschen, der aus anderen Gründen lange Bettruhe einhalten muß. Als Prophylaxe können von krankenpflegerischer Seite kalte Abklatschungen oder Waschungen sowie Atemübungen im Liegen und im Sitzen durchgeführt werden. Auch der Brustwickel hat im höheren Lebensalter noch seine Daseinsberechtigung.

Die Lungenentzündung bei alten Menschen zeichnet sich durch eine geringe Reaktivität aus. Schüttelfröste, Fieber oder rotbraunes Sputum sowie erhebliche Blutsenkungsbeschleunigung und Leukozyten finden sich im höheren Alter nicht mehr oder sind wesentlich geringer. Daher kann eine Lungenentzündung im Alter leicht übersehen werden. Der Verlauf der Lungenentzündung wird bestimmt durch die noch vorhandenen Leistungsreserven, insbesondere durch die Leistungsfähigkeit des Herz-Kreislauf-Systems. Laufende Blutdruckontrollen durch das Pflegepersonal sind wegen der Gefahr des Blutdruckabfalls erforderlich. Die Ateminsuffizienz ist durch Sauerstoffzufuhr, möglichst über einen Nasenschlauch, zu bekämpfen.

Verdauungssystem im Alter

Biomorphose der Verdauungsleistung

Der gesamte Verdauungskanal unterliegt ebenfalls der Alternswandlung. Infolge der Veränderung der Sinnesleistungen, z. B. des Geruchssystems, können Speisen nicht mehr auf angenehmen oder unangenehmen sowie appetitlichen Geruch hin unterschieden werden. Die Geschmacksknospen der Zunge unterliegen einer Wandlung, so daß der Geschmack für Salz oder Pfeffer gestört ist. Im höheren Lebensalter sind stärkere Geschmacksreize erforderlich, um auf dem sensiblen Weg eine Stimulierung der Verdauungssäfte zu bewirken. Zur Appetitanregung sind daher Würzungen mit Paprika oder Pfeffer im höheren Lebensalter durchaus notwendig. Die seelische Stimmungslage des Hochbetagten bewirkt einen Einfluß in Richtung auf eine starke verminderte Sekretion der Verdauungssäfte. Mangelhafte Beiß- und Kaufähigkeit eines – nicht mit einer Zahnprothese versorgten – Menschen ist ebenfalls für den Sekretionsvorgang aller Verdauungssäfte von Nachteil.

Durch die verschiedensten Vorgänge der Alterung nehmen die zur Verdauung notwendigen Saftbildungen in den einzelnen Organen sowohl an Qualität als auch an Quantität ab. Durch diese Tatsache finden viele Verdauungsstörungen alter Menschen ihre Erklärung. Diese qualitative und quantitative Verschlechterung der Bildung von Nahrungssäften wird ergänzt durch die Resorptionsänderung, d. h. die Störung des Nahrungsaufsaugens. Arteriosklerotische Veränderungen an den Eingeweidegefäßen, viele durchgemachte Entzündungsprozesse im Laufe eines 70jährigen Lebens an Dünn- und Dickdarm haben Veränderungen in den Darmzellen hervorgerufen, die nach Abheilung durch Bindegewebszellen ersetzt werden. Ferner hat die Eingeweidesenkung infolge Nachlassens der Elastizität des Bandapparates zu einer Herabsetzung der Peristaltik geführt. Alles dieses zusammen bewirkt eine andere Verdauungsleistung im höheren Lebensalter als in der Jugend.

Kauapparat

Es ist eine wichtige Aufgabe der Zahlheilkunde, den Kauapparat bis ins hohe Alter funktionstüchtig zu erhalten. Dabei spielt neben phonetischen und ästhetischen Anforderungen die Aufrechterhaltung der Kaufunktion eine besondere Rolle. Da die geeignete Ernährung des alternden Menschen reich an Eiweiß, Vitaminen und Mineralstoffen sein soll, ist es notwendig, daß er Obst, Rohkost, Vollkornbrot und andere feste Nahrungsmittel erhält und durch ausreichendes Kauen auch zerkleinern kann. Mit zunehmendem Alter verliert der Zahnhalteapparat infolge geringerer Kapillardurchlässigkeit und der dadurch herabgesetzten Ernährung des Zahngewebes die Fähigkeit, auftretende Belastungen zu kompensieren und sich neuen Belastungen anzupassen; es kommt daher zu einer Entblößung der Zahnhälse und damit zu einer scheinbaren Verlängerung der Zähne. Bei diesen rein regressiven Veränderungen, bei der sogenannten *senilen Alveolenatrophie*, spielen auch progressive Prozesse im Sinne einer *Parodontitis* mit entzündlichen Prozessen und Taschenbildungen eine wichtige Rolle. Die Tatsache, daß beträchtliche Unterschiede zwischen dem biologischen und kalendarischen Alter bestehen können und daß ein Mensch im Hinblick auf verschiedene Organe nicht gleichmäßig altert, trifft vor allem auch auf die Involutionsvorgänge am Zahnapparat zu.

Durch eine Vielzahl von zusätzlichen ungünstigen Faktoren, wie Überbelastungen nach teilweisem Verlust von Zähnen, Fehlbelastungen durch Knirschen oder Pressen mit Lippen und Zunge, ferner durch allgemeine Stoffwechselstörungen, können Erkrankungen des Zahnhalteapparates begünstigt werden. Hierdurch erklären sich die Zahnverluste mit zunehmendem Alter. Es ist weiter bekannt, daß in Abhängigkeit vom Lebensstandard und der Ernährungsweise beträchtliche Unterschiede im Hinblick auf die Kariesanfälligkeit und die Neigung zu Zahnhalserkrankungen bestehen. Die Prognose für eine funktionell brauchbare Vollprothese ist im Oberkiefer wesentlich günstiger als im Unterkiefer. Bei den Zähnen wird wie kaum anderswo im Organismus der Verschleiß und die Abnutzung im Verlauf des Alterns sichtbar. Die Zeichen des Alterns des Dentins lassen sich gut an den Dentinkanälchen nachweisen. Veränderungen im Zelleib der zahnbildenden Zellen, die auch für die Schmerzhaftigkeit des Dentins verantwortlich sind, werden durch Einlagerung von Mineralsalzen hervorgerufen. Somit kommt es im Laufe der Zeit dazu, daß die Zahnhälse ihre Schmerzhaftigkeit verlieren. Aus diesem Grund ist auch das Beschleifen der Zähne alter Patienten kaum noch schmerzhaft. Die Alternsveränderungen im Dentin stehen zwangsläufig in enger Verbindung zum Stoffwechselgeschehen der Zahnpulpa und des Zahnhalteapparates. Die Gefäßveränderungen der Pulpa haben eine zentrale Bedeutung. Es kommt infolge der Permeabilitätsveränderungen zu Drosselungen des Stoffwechsels mit Einlagerung von degenerativen Substanzen in das Pulpagewebe. Die mit zunehmendem Alter nachlassende Schmerzempfindlichkeit des Dentins bewirkt, daß der Patient kariöse Defekte erst relativ spät bemerkt. Bei ungeeignetem Zahnersatz wird durch die verminderte Selbstreinigung die Entstehung von Karies begünstigt. Die knöchernen Anteile des Kiefers erleiden im Greisenalter infolge Osteoporose starke Veränderungen. Zum Teil sind diese Veränderungen auch durch eine Inaktivitätsatrophie hervorgerufen. Infolge der Atrophie der Kieferknochen in zunehmendem Alter kommt es zu einer Steigerung des Mißverhältnisses zwischen der Größe des Oberkiefers und der des Unterkiefers, wodurch die Voraussetzungen für eine kaufunktionell zufriedenstellende Prothese immer ungünstiger werden. Als Folge der Zahnverluste nähern sich Ober- und Unterkiefer immer mehr. Das stärkste Ausmaß nimmt diese Annäherung bei den sogenannten „Mummlern" an. Sie versuchen zahnlos die Nahrung zu zerquetschen. Abgesehen von den Folgen für die Kaumuskulatur hat diese Lageveränderung des Unterkiefers weitgehende Folgen für das Kiefergelenk. Eine rechtzeitige Versorgung mit einer gutsitzenden Ober- und Unterkieferprothese ist von prophylaktischer Bedeutung. Auch die Funktion der Zunge ist im Alter von Bedeutung. Beim Bezahnten wird beim Schluckakt die Zunge in der Regel fest an die Innenseite der Zähne gepreßt und der Speiserest nach dem Gaumendach und dem Pharynx hin verdrängt. Bei Zahnverlust muß die Zunge noch den Raum der fehlenden Zähne ausfüllen, um mit der Mundmuskulatur in Kontakt zu kommen. Außerdem wird im Lückenbiß und bei Zahnlosen die Zunge vermehrt zur Zerkleinerung der Nahrung herangezogen. Diese „Umschulung" der Zunge bei Zahnlosen erklärt die Erfahrung der Praxis, wonach die Prognose für die Gewöhnung an untere Vollprothesen um so ungünstiger ist, je länger ein zahnloser Patient ohne Prothese war und je älter er ist. Unter diesen Umständen ist der Patient nicht mehr in der Lage, mit dem Fremdkörper „Prothese" fertig zu werden und die notwendigen Reflexe für ihre funktionelle Beherrschung auszubilden. Neben der relativen Vergrößerung der Zunge kann es im Alter zu einer

Atrophie aber auch Hypertrophie der Zungenpapillen kommen. Insbesondere geschieht dies als Folge des Rauchens und des Genusses von scharfen Speisen. Gelegentlich ist mit zunehmendem Alter eine verstärkte Furchenbildung der Zunge auf dem Zungenrücken anzutreffen. An der unteren Seite der Zunge zeigen sich oft erweiterte Venengeflechte. Sie können als Rückstauungszeichen des rechten Herzens angesehen werden. Mit zunehmendem Alter nimmt die Intensität der Geschmacksempfindungen für süß und salzig ab, auch die Reaktionszeit ändert sich, und bittere Geschmacksqualitäten werden stärker empfunden. Diese Tatsache wird häufig den Prothesen zu Last gelegt.

Auch die funktionellen Leistungen der Speicheldrüsen vermindern sich im Senium, da die Speicheldrüsen ebenfalls einer Altersatrophie unterliegen. Die täglich sezernierten Speichelmengen werden geringer, aber es vermindert sich auch das Speichelmuzin, was in der Hauptsache auf eine Rückbildung der sezernierenden Zellen, zum geringen Teil auch auf eine Verminderung der Reizintensität bei der Nahrungsaufnahme zurückzuführen ist. Die entzündungshemmenden Eigenschaften des Speichels nehmen mit zunehmendem Alter ab. Die Veränderungen des Milieus im Mund wirken sich zwangsweise auch auf die Mundflora aus. Bei Zahnausfall verlieren die Mikroorganismen der Mundhöhle nicht nur die Zähne als Siedlungsgebiet, sondern auch die Schlupfwinkel der Zwischenzahnräume und die Zahnfleischtaschen. Hierdurch geht die Anzahl der Mikroorganismen auf der Mundschleimhaut stark zurück. Dagegen nehmen Laktobazillen und hefeähnliche Pilze zu. Meist in Begleitung von inneren Erkrankungen werden vermehrt Kandidaarten angetroffen.

Magen-Darm-System

Gewicht und Umfang der Verdauungsorgane nehmen mit dem Alter ab. Durch Atrophie der Schleimhaut und Muskulatur wird die Darmwandung dünner, die Höhen der Zotten und Falten geringer. Die sekretorisch aktiven Zellen der Mukosa und der Verdauungsdrüsen nehmen infolge verminderter Regenerationsfähigkeit ab. Jenseits des 30. Lebensjahres wird bereits die Atrophie der Magenschleimhaut deutlich und ist mit 50 Jahren stets vorhanden. Die Salzsäuresekretion des Magens nimmt mit der Schleimhautatrophie ab. Da jenseits des 60. Lebensjahres fast ein Drittel aller Patienten eine histaminrefraktäre Achlorhydrie besitzt, ist die Magensondierung zur Bestimmung der Magensaftazidität von sehr geringem diagnostischem Wert. Zur besseren Verträglichkeit der Speisen ist bei vielen alten Leuten eine ständige Salzsäuresubstitution notwendig. Im Zusammenwirken mit einer verminderten Beweglichkeit durch die Muskelatrophie führt die Veränderung der Qualität und Quantität des Darmsekrets zu einer Verminderung der Resorption des Speisebreies. Nach außergewöhnlichen Bela-

stungen kommt es zu einer Verdauungsinsuffizienz mit massiven
Stühlen und Gewichtsabnahme. Normalerweise ist das Altern des Magen-Darm-Kanals und seiner Funktion harmonisch in das Altern aller
anderen Organe eingebaut. Liegen Zeichen einer Verdauungsinsuffizienz vor, so ist eine Substituierung mit Darmenzymen und Säuren
notwendig.

Grundsätzliches zu Magen-Darm-Erkrankungen im Alter

Fast ein Drittel aller Patienten jenseits des 60. Lebensjahres kommen
wegen Magen-Darm-Erkrankungen zum Arzt. Meist handelt es sich um
Neubildungen des Magens, des Darms, der Gallenwege, der Bauchspeicheldrüse; aber auch Ulzera, Obstipation, Kolitis, Blinddarm- oder
Darmverschluß können die Ursache sein. Eine eingeklemmte Zwerch-
fellhernie kann einen Herzinfarkt vortäuschen. Die gastroenterologi-
sche Diagnostik ist im Alter dadurch erschwert, daß die Symptome häufig uncharakteristisch sind. Die Schmerzintensität läßt nach, Temperaturerhöhungen fehlen oft auch bei ausgedehnten abszedierenden Prozessen. Zunehmende Erkrankungen an Herz und Kreislauf machen sich
im Bauchbereich durch häufige Organstauungen, Folgen der Arteriosklerose als schmerzhafte Durchblutungsstörungen der Darmgefäße
bemerkbar. Bei rasch verfallendem Allgemeinzustand ist der alte
Mensch nicht aufzugeben, sondern einer gezielten Diagnostik zuzuführen. Die Erkrankungen des Magen-Darm-Kanals zeigen, weil sie
kaum spontan rückbildungsfähig sind, mit zunehmendem Alter die
Tendenz zur Summierung. Keine Störung ist im Alter primär als „funktionell" abzutun. Stets ist eine intensive Diagnostik zu betreiben, zumal
auch Neoplasmen am Magen-Darm-Kanal nicht selten sind. Die Beobachtung der Nebeneffekte von Medikamenten im Bereich des Magen-
Darm-Kanals ist beim alten Menschen besonders wichtig. Verschiedene Medikamente können eine starke Peristaltik und Durchfälle hervorrufen.

Andere wieder, wie Acetylsalicylsäure (Aspirin), führen zu einer
vermehrten Magensaftsekretion und erhöhen somit die Ulkusgefahr.
Bei manchen Mitteln findet man eine Neigung zur Erzeugung von Ma-
gen-Darm-Geschwüren.

Einige besondere gastroenterologische Erkrankungen im Alter

Enteroptose

Unter Enteroptose versteht man eine Senkung einzelner oder mehrerer
Bauchorgane. Leber, Magen, Dünndarm, Dickdarm und Milz sowie

Nieren können betroffen sein. Als Ursache der Entstehung der Enteroptose wird der Festigkeitsverlust der Bauchdecke im Alter mit Ausbildung eines Hängebauches angesehen. Auch überdehnte Bauchdecken nach zahlreichen Geburten und mangelhafter körperlicher Übung kommen als Ursache in Frage. Eine Abmagerung und Erschlaffung der bradytrophen Haltebänder der Organe wirken sich ebenfalls auf die Eingeweidesenkung aus. Auch die im Alter sich entwickelnde Fehlstellung der Wirbelsäule bewirkt eine Veränderung der gesamten Bauchstatik. Die Patienten klagen über Rückenschmerzen und fühlen sich leistungsunfähig, oft verspüren sie ein Schweregefühl im Leib. Sehr häufig ist die Eingeweidesenkung mit einer Verstopfung verbunden, als Komplikation kann auch ein Darmvorfall auftreten. Zur Festigung der Bauchdecken eignet sich ebenfalls körperliches Training, kombiniert mit einer Ruhebehandlung. Bei abgemagerten alten Menschen ist großer Wert auf eine Besserung des Ernährungszustandes zu legen. Bei schlaffen Bauchdecken eignet sich krankengymnastisch eine leichte Massage der Bauchmuskulatur; Erschütterungen und körperliche Überanstrengungen sind jedoch zu vermeiden. Von großer Bedeutung ist die Verordnung einer gut sitzenden Leibbinde. Die Obstipation ist ärztlicherseits zu regeln. Bisher bietet eine operative Fixierung der gesenkten Organe nur eine geringe Erfolgschance. In den meisten Fällen muß davon abgeraten werden.

Hiatushernie

Unter Hiatushernie wird ein Durchschnitt von Magenteilen oder auch Darm durch einen Zwerchfellspalt in den Thoraxraum verstanden. Diese Erkrankung ist im Alter häufiger, als allgemein diagnostiziert wird. Begünstigt wird diese Erkrankung durch die altersbedingte Abnahme der Zwerchfellmuskulatur, die zu einer Vergrößerung und Erweiterung des Hiatus oesophageus bei zunehmendem intraabdominellem Druck führt. Als Symptome können auftreten: Sodbrennen, krampfartige Schmerzen hinter dem Brustbein, besonders nach dem Essen und im Liegen mit vollem Magen. Auch Angina-pectoris-ähnliche Symptome können sich bis zu einem infarktähnlichen Bild steigern. In manchen Fällen verursacht die Hiatushernie eine chronisch verlaufende Blutungsanämie. Die Diagnose der Hiatushernie erfolgt bei der Röntgenuntersuchung des Magens. Operative Maßnahmen sind besonders im hohen Alter nur bedingt erforderlich. Dagegen stehen symptomatische Maßnahmen im Vordergrund, z. B. letzte Mahlzeit 3–4 Stunden vor dem Hinlegen, Antazida, Paspertin, Vermeidung von Gasbildung (Abb. **16**).

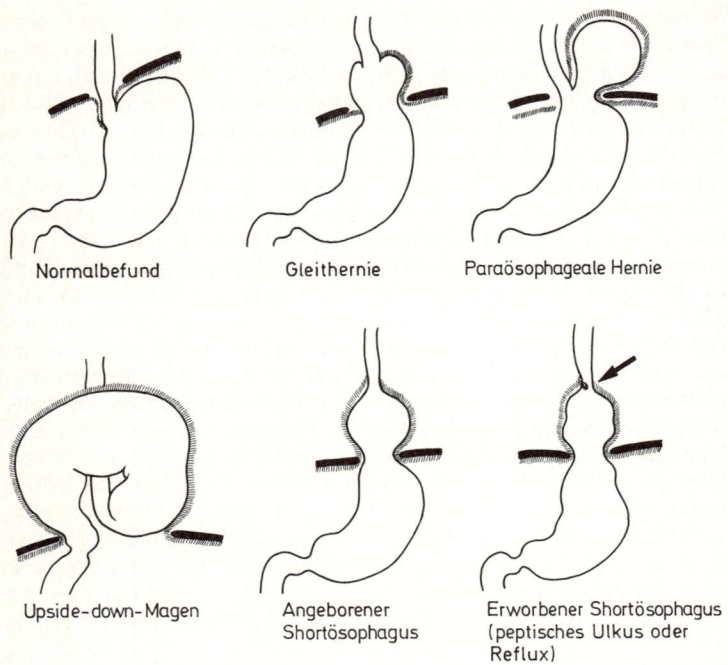

Normalbefund   Gleithernie   Paraösophageale Hernie

Upside-down-Magen   Angeborener   Erworbener Shortösophagus
                      Shortösophagus   (peptisches Ulkus oder
                                           Reflux)

Abb. **16**   Formen der Hiatushernie

Kaskadenmagen

Bei der Pflege von hinfälligen und bettlägerigen Patienten, denen das
Essen gereicht werden muß, erfährt man oft, daß nach wenigen Bissen
die weitere Nahrungsaufnahme verweigert wird. Die Patienten geben
ein Völlegefühl an; wenn sie zu weiterer Nahrungsaufnahme angehalten werden, treten Übelkeit und Erbrechen auf.

Die Röntgenuntersuchung des Magens zeigt, daß bei diesen Patienten der obere Teil des Magens als „Kaskade" zum Rücken hin verlagert ist und somit beim liegenden Patienten tiefer als der Magenaus-
gang liegt. Dieser Kaskadenmagen ist mit wenigen Bissen gefüllt und
entleert sich, solange der Patient auf dem Rücken liegt, sehr langsam.
Daß dieser Zustand auf lange Sicht zu einer Unterernährung führen
muß, liegt auf der Hand.

Für die Pflege und Therapie interessant ist aber die Beobachtung,
daß sich der Kaskadenmagen rasch und vollständig entleert, wenn der
Patient sitzt oder auf der rechten Körperseite liegt.

Divertikulose

Eine typische Alterskrankheit ist die Divertikulose des Kolons. Man versteht darunter bis zu kirschgroße gestielte Ausbuchtungen im Darmbereich. Als Ursache wird eine Altersatrophie der Tunica muscularis, eine Erweiterung der Muskellücken um die versorgenden Blutgefäße, Obstipation und deren Behandlung durch Einläufe oder stark wirkende Abführmittel oder mangelnde Zufuhr von Ballaststoffen (Weizenkleie, Leinsamen) angesehen. Im allgemeinen macht eine Divertikulose keine besonderen Beschwerden, sie ist mehr ein röntgenologischer Zufallsbefund. Doch sind auch Fälle von einer *akuten Divertikulitis* bekannt. Diese kann von Symptomen wie Druckschmerz, lokaler Abwehrspannung, Leukozytose, subfebrilen oder febrilen Temperaturen begleitet sein. Differentialdiagnostisch kommt eine Appendizitis in Frage. Jedoch muß auch ein Darmverschluß oder eine Peritonitis, ferner eine Ulkusperforation in Erwägung gezogen werden. Die akute Divertikulitis jedoch klingt meistens völlig ab, kann aber auch zu weiteren Komplikationen wie Perforation, peridivertikulitischem Abszeß, chronischer Divertikulitis oder auch spastischer Obstipation führen.

Blutungen bei Divertikulose kommen in etwa 30% der Fälle vor. Sie sind meist okkult, seltener massiv und stellen bei stärkerer Anämie und Rezidiven eine Operationsindikation dar. Die Divertikulose selbst erfordert außer Kleiegaben keine Therapie. Die akute Divertikulitis heilt in der Regel unter Bettruhe und antibiotischer Therapie ab. Selten ist eine Operation angezeigt. Um Rezidiven und chronischen Divertikulitiden vorzubeugen, sollte der Stuhlgang meist mit salinischen Abführmitteln herbeigeführt werden. Kotverhaltungen werden in der Hauptsache für die Auslösung entzündlicher Veränderungen verantwortlich gemacht. Mit der Gabe von Weizenkleie, 2–3 Eßlöffel pro Tag, kann die Darmpassage beschleunigt und die Konsistenz des Kotes verbessert werden, so daß Kotverhaltungen verhindert werden können.

Colitis ulcerosa

Man versteht darunter eine geschwürige Form der Entzündung des Dickdarms. Im höheren Lebensalter hat sie eine sehr ungünstige Prognose. Die Ursache ist noch nicht bekannt. Sie kann den ganzen Dickdarmbereich oder auch mehrere Teile desselben befallen. Sie macht häufig Bluttransfusionen erforderlich, gelegentlich auch Teilresektionen des Dickdarmes. Sie wird als eine Präkanzerose angesehen. Eine erfolgreiche Therapie ist durch Azulfidine möglich.

Obstipation

Fast ein Drittel aller Patienten jenseits des 60. Lebensjahres klagen über Verstopfung. Bevor eine Verstopfung mit Abführmitteln behandelt werden darf, sollte als Ursache ein Karzinom oder Divertikelbildung im Bereich des Darmes ausgeschlossen werden. Als weitere Ursachen für die Entstehung einer Obstipation kommen Enteroptose, Rekto- oder Zystozele, unregelmäßige Stuhlgewohnheiten, verminderte Aufnahme von Nahrung und Flüssigkeit, unzweckmäßige Ernährung bei Zahnlosigkeit, körperliche Inaktivität und unkritische Anwendung von Abführmitteln sowie Einläufen in Frage. Die Obstipation führt bei alten Menschen zu Fehlverhaltensweisen, die sich störend auf die Umgebung auswirken. Als Therapie kommen eine Aufklärung des Patienten, vermehrte körperliche Aktivität, reichlicher Genuß von Früchten, insbesondere Backpflaumen, in Frage. Darüber hinaus haben sich Karlsbader Salz und Aristocholgranulat als relativ physiologische Abführmittel bewährt (auch Dulcolax-Suppositorien).

Akute Appendizitis

Die akute Blinddarmentzündung tritt im höheren Alter sehr selten auf. Die rechtzeitige Diagnosestellung ist von Bedeutung, da der Verlauf schwerer und die Sterblichkeit größer ist als bei jüngeren Patienten. Die Schmerzen sind oft geringer und meistens nicht typisch; es besteht eine Empfindlichkeit der gesamten Unterbauchdecke bei fehlender oder nur geringer Abwehrspannung. Sehr häufig werden dagegen Übelkeit, Fieber und Meteorismus gefunden. Die Leukozytenzahl ist in der Regel über 10 000 erhöht, kann jedoch auch in manchen Fällen normal sein. Der Allgemeinzustand verschlechtert sich in kurzer Zeit sehr wesentlich. Dabei treten Kreislaufsymptome und Schwäche auf. Appendektomie und antibiotische Therapie sind auch im höchsten Lebensalter noch erfolgreich.

Ulcus pepticum

Ein Ulcus pepticum ist ein durch Andauung entstandenes Magengeschwür. Es wird im Alter häufig seltener, da der größere Prozentsatz alter Menschen in der Regel wenig Salzsäure im Magensaft hat, und deshalb leicht übersehen. Hinzu kommt eine relative Schmerzfreiheit, daneben gibt es in großer Anzahl „stille Ulzera", die sich erst durch die häufigen und ernsten Komplikationen wie Bluterbrechen und Perforation verraten. Je älter der Mensch ist, um so größer ist die Blutungsneigung des Geschwürs. Als Ursache hierfür werden arteriosklerotische Gefäßveränderungen am Magen angesehen. Nicht selten sind aber auch therapeutische Gaben von Reserpin oder Corticosteroide für ein Ulcus

Abb. **17**   Magenpolypen

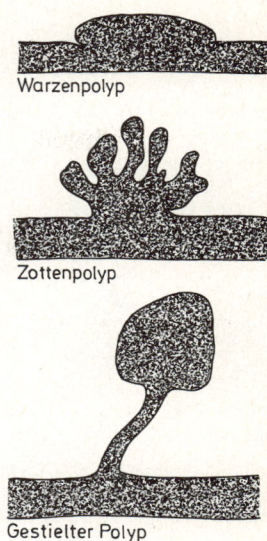

Warzenpolyp

Zottenpolyp

Gestielter Polyp

verantwortlich. Achtmal so häufig findet sich diese Geschwürform am Zwölffingerdarm als am Magen. Durch die modernen Möglichkeiten der Röntgenologie, Gastroskopie, Biopsie sowie durch die Verlaufskontrolle ist eine krebsige Entartung auszuschließen. Die Heilungsdauer ist wesentlich verlangsamt; die konservative Therapie entspricht der in jüngeren Lebensjahren. Besteht eine Magenblutung länger als 48 Stunden, so ist eine absolute Operationsindikation gegeben.

Malignome

Nach der Statistik hat etwa jeder 10. Patient, der wegen Verdauungsbeschwerden den Arzt aufsucht, jenseits des 60. Lebensjahres ein Karzinom. Mit 25% der Fälle steht das Magenkarzinom an erster Stelle, gefolgt vom Ösophaguskarzinom, Rektumkarzinom, Kolonkarzinom und dem Pankreaskarzinom.

Das Ösophaguskarzinom hat seinen Häufigkeitsgipfel um das 70. Lebensjahr. Vorwiegend werden Männer befallen, die Prognose ist fast aussichtslos. Nach Angaben der Literatur werden weniger als 10% der Fälle durch eine frühzeitig genug durchgeführte Operation und Bestrahlung gerettet.

Das Magenkarzinom entwickelt sich im Alter in zwei Drittel der Fälle aus Präkanzerosen. Diese sind Magenpolypen, chronische Ulzera oder perniziöse Anämie (Abb. **17**).

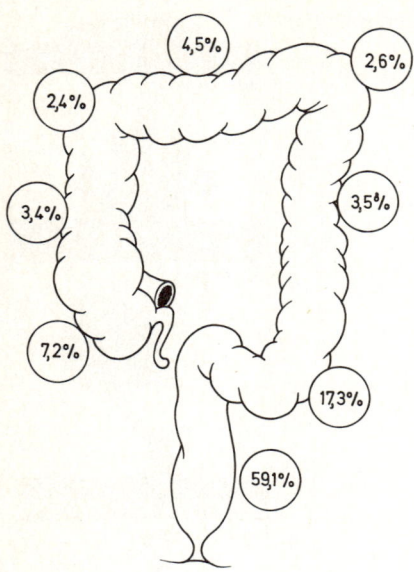

Abb. **18** Sitz des Dickdarm-
karzinoms (Lagehäufigkeit in %)

Bei Stellung der Diagnose sind bisher die Hälfte der Magenkarzinome bereits inoperabel. Das Karzinom kann Monate oder Jahre zu seiner Entstehung benötigen, ehe es sich dann massiv ausbreitet und subjektive Symptome verursacht. Die Diagnose kann röntgenologisch oder gastroskopisch gestellt werden. Jedes Magenulkus im Alter muß als potentielles Karzinom angesehen und kontrolliert werden. Die chronischen, nicht heilenden Ulzera entarten in ca. 15% der Fälle maligne. Nach den bisherigen Erkenntnissen kommen nur Operation und Bestrahlung in Frage. Eine absolute obere Altersgrenze zur Operation besteht bei der heutigen modernen Operationstechnik nicht mehr. Natürlich wird dabei der Allgemeinzustand von Bedeutung sein.

Malignome des Dünndarms sind wesentlich seltener, jedoch haben sie ebenfalls einen Häufigkeitsgipfel im höheren Lebensalter. Karzinome des Dickdarms und Rektums haben ihren Häufigkeitsgipfel im höchsten Lebensalter. Jenseits des 60. Lebensjahres treten etwa 70% auf. Das Rektumkarzinom findet sich vorwiegend beim Mann, das Kolonkarzinom bei der Frau (Abb. **18**).

Angaben, die an das Vorhandensein eines Darmkarzinoms denken lassen, sind in erster Linie alle Veränderungen des Stuhlganges, die länger als eine Woche anhalten. Hierzu zählen wir: Verstopfung, Durchfall, Schmerzen beim Stuhlgang, Änderungen des Stuhlkalibers und Abgänge. Weitere Hinweise sind Koliken im Bauch, Kreuzschmerzen, Schwächegefühl und Appetitlosigkeit. Jede Stuhlgangsveränderung muß vom Pflegepersonal dem Arzt zur Kenntnis gebracht werden. Dabei ist eine genaue Beobachtung der Farbe, Konsistenz des Stuhlganges sowie die Häufigkeit des Stuhlganges von Bedeutung. Die Therapie des Darm- und Rektumkarzinoms erfolgt chirurgisch.

Bei allen Karzinomkranken ist die psychologische Führung des Patienten, die regelmäßige liebevolle Pflege von erheblich stimulierender Bedeutung. Im Hinblick auf das Lebensalter sollte bei auftretenden Schmerzen an schmerzstillenden Medikamenten nicht gespart werden. Der vom Arzt, aber auch von der Schwesternschaft stimulierbare Lebens- und Genesungswille ist sowohl in der voroperativen als auch nachoperativen Phase für den betagten Patienten von besonderer Bedeutung.

Leber- und Gallenwegssystem im Alter

Biomorphose

Das Lebergewicht nimmt mit zunehmendem Alter kontinuierlich ab. Auch an der Leber kommt es zu Gestaltveränderungen, nämlich Kapselverdickungen und Senkung der Leber als Folge der Alterung. Die außerhalb der Leber liegenden Gallengänge werden länger, weiter und reicher an elastischen Fasern, die Gallenblasenmuskulatur hypotrophiert. Der normalen Altersatrophie der Leber liegt eine Bindegewebsvermehrung auf Kosten des Leberparenchymschwundes zugrunde. Die Parenchymzellen verlieren an Zahl, Form und Größe. Das Lymphgefäßsystem der Leber nimmt im Laufe des Alters ab. Die Altersleber zeichnet sich durch Eiweißverarmung auf etwa ein Drittel der in den mittleren Lebensjahren enthaltenen Eiweißmenge und durch deutlichen Glykogenschwund bei relativer Zunahme des Fettgehaltes aus. Außerdem ist eine kontinuierliche Verminderung des Kaliumgehaltes sowie eine zunehmende Eisenablagerung und Lipfuscineinlagerungen in der Leber nachweisbar. Infolge dieser Alternsveränderungen kommt es zu Beeinträchtigungen der Leberfunktion, so daß die Leberfunktionsproben nicht selten pathologisch ausfallen, obwohl keine echte Lebererkrankung vorliegt. Am häufigsten sind Verschiebungen im Eiweißhaushalt nachzuweisen. Es kommt zu Hypo- oder Dysproteinämien mit Hypalbuminämien, Hypergammaglobulinämie und Fibrinogenvermehrung. Eine Verlängerung der Blutgerinnungszeit bei Frauen und eine geringe Vermehrung des Serumbilirubins wird festgestellt. Die Zellteilungsvorgänge im Parenchym der alternden Leber zeigen eine starke Einschränkung ihrer regeneratorischen Potenzen.

Erkrankungen der Leber

Jede Schädigung der Altersleber läuft anders ab als in jüngeren Jahren. Sie heilt nur verzögert oder gar nicht mehr aus. Die Differentialdiagnose der Gelbsuchtform ist im Alter besonders wichtig. Die Gelbsucht ist als ominöses Zeichen zu werten, besonders wenn sie schleichend beginnt und Koliken fehlen.

Eine exakte Abklärung der Gelbsuchtform ist beim älteren Menschen genauso erforderlich, da operative Eingriffe auch im hohen Lebensalter noch lebensrettend sein können.

Die Lebererkrankungen gewinnen für die Geriatrie eine immer größere Bedeutung, denn die Anzahl der Lebererkrankungen im Alter steigt kontinuierlich an. Die Ursachen hierfür liegen einerseits in der Zunahme der allgemeinen Lebenserwartung, andererseits aber auch in einer Verbesserung der Diagnostik und Therapie, so daß viele schon früher Erkrankte ein hohes Alter erreichen.

Virushepatitis

Die Hepatitis A, die überwiegend durch unsaubere Nahrungsmittel übertragen wird, befällt nur ausnahmsweise Greise. Die Hepatitis B, die durch Körperprodukte (Blut, Serum, Stuhlgang) übertragen wird, befällt alle Altersgruppen. Die Besonderheiten der Hepatitis im Alter bestehen darin, daß Fieber und Erbrechen oft vermißt werden, das präikterische Stadium verlängert ist und symptomarm verlaufen kann; auch das postikterische Stadium ist verlängert. Die klinischen, laborchemischen und auch histologischen Befunde normalisieren sich nur langsam. Wesentlich häufiger als in der Jugend kommt es bei alten Menschen zu Komplikationen, besonders im Falle einer *Leberzirrhose* mit tödlichem Ausgang. Eine Ausheilung der Hepatitis ist im höheren Lebensalter ausgesprochen selten, so daß die Prognose der Altershepatitis wesentlich ungünstiger ist als bei jüngeren Altersgruppen.

Chronische Hepatitis

Nach dem 60. Lebensjahr nimmt die Virushepatitis bei etwa ein Drittel der Fälle einen chronischen Verlauf. Die sehr uncharakteristische Symptomatik der chronischen Hepatitis wird im Alter häufig dissimuliert oder verbirgt sich hinter Altersbeschwerden wie z. B. depressiven Verstimmungen; auch der Ikterus kann häufig fehlen. Eine Behandlung der chronischen Hepatitis ist so lange erforderlich, wie aufgrund des histologischen Befundes oder aktiver Transaminasen eine Aktivität des Leidens angenommen werden kann. Im Vordergrund stehen allgemeine Maßnahmen, die langfristig durchgeführt werden sollten.

Fettleber
Die Fettleber ist die häufigste Ursache der Lebervergrößerung. Als Ursache kommen im Alter auch schwere chronische Leiden, bestimmte Stoffwechselkrankheiten, chronischer Alkoholmißbrauch, Fehlernährung und exogene Intoxikation in Frage. Die Fettleber wird als mögliche Vorstufe einer Zirrhose aufgefaßt.

Leberzirrhose
Entsprechend der Zunahme der Altersbevölkerung nimmt auch die Häufigkeit der Leberzirrhose im höheren Lebensalter zu. Das klinische Bild der Alterszirrhose gleicht dem der jüngeren Lebensjahre. Im Alter sind die Ursachen der Leberzirrhose ätiologisch nicht mehr eindeutig zu verifizieren, da mehrere Faktoren bei der Genese zusammenspielen. Die Alterszirrhose verläuft viel progredienter, komplikationsreicher und häufiger tödlich als in früheren Lebensaltern, wenn ihre Aktivität unbeeinflußt bleibt. Das Leiden schreitet über die Entstehung eines Aszites zum Leberzerfall und Leberausfall fort. Die Therapie der Alterszirrhose gleicht der bei Jüngeren. Die früher üblichen Aszitespunktionen sind wegen des Eiweißverlustes heute in den Hintergrund gedrängt worden. Die Entwässerung wird durch moderne Diuretika herbeigeführt.

Toxische Hepatosen
Leberparenchymschäden durch äußere oder innere Gifte nehmen auch im Alter an Häufigkeit zu. Besondere Bedeutung erlangt die medikamentös bedingte Hepatose, auch Drogenikterus genannt, da ältere Menschen oft eine erhebliche Menge Arzneimittel gebrauchen, so daß man von einem ausgesprochenen Abusus sprechen kann. Die toxischen Hepatosen können einhergehen mit oder ohne intrahepatische Cholostase. Bei der medikamentösen Therapie alter Menschen sollte immer eine Kontrollbestimmung der alkalischen Serumphosphatase vorgenommen werden, da deren Anstieg als ein Initialsymptom eines cholostatischen Leberschadens anzusehen ist. Die Therapie der toxischen Hepatose besteht im Weglassen der verursachenden Medikamente.

Leberkarzinom
Das primäre Leberkarzinom kommt vorwiegend im mittleren und hohen Alter vor. Die Überlebenszeit der Leberkranken hat in den letzten Jahren eindeutig zugenommen, so daß jetzt eine immer größere Zahl dieser Patienten das Manifestationsalter des sehr langsam wachsenden primären Leberkarzinoms erreicht. Dieses primäre Leberkarzinom stellt nunmehr eine sehr häufige letale Komplikation der Leberzirrhose dar. Das sekundäre Leberkarzinom, auch Metastasenleber genannt, kommt mindestens zwanzigmal häufiger vor als das primäre Leberkar-

zinom. Nach Befall der lokalen Lymphknoten ist die Leber am häufigsten Sitz von Tochtergeschwülsten anderer Tumoren. Besonders die Malignome des Splanchnikusgebietes metastasieren in die Leber.
Die Primärherde sind oft zu finden in Magen, Lunge, Darm, Mamma, Uterus, Pankreas, an den Gallenwegen; aber es kommen auch Tochtergeschwülste maligner Systemerkrankungen des hämatopoetischen Systems vor.

Grundsätzliches zur Lebertherapie
Für die Geriatrie ergeben sich daraus wichtige Konsequenzen. Als sogenannte „prophylaktische" Leberdiät ist für den älteren lebergesunden Menschen eine Diät zu empfehlen, die kalorisch ausreichend ist, reichlich Kohlenhydrate, Fett, vorwiegend in Form von ungesättigten Fettsäuren, und mäßige Mengen von Eiweiß enthalten muß. Die gestörte Ausscheidungsfunktion der alternden Leber verstärkt die Intoxikationsgefahr durch Medikamente. Aus diesem Grund ist sehr häufig eine einschleichende Dosierung der Medikamente erforderlich. Die Hepatitis muß auch im Alter sorgfältig behandelt werden. Hochbetagte Patienten sollten nur im Stadium der schweren Gelbsucht absolute Bettruhe einhalten, danach so schnell wie möglich mobilisiert werden. Eine völlige Inaktivität kann bei ihnen verhängnisvolle Komplikationen auslösen. Schon während des Rückganges des Ikterus können die Patienten 2mal täglich 30 Minuten lang auf dem Bettrand sitzen. Bildet sich auch das Bilirubin im Harn zurück, können erste Aufstehversuche gestattet werden. Bei der diätetischen Betreuung bereitet die Zufuhr einer kalorisch ausreichenden Kost nicht selten Schwierigkeiten, weil die Patienten meistens unter Übelkeit und Brechreiz leiden. Die Nahrung muß deshalb dem Geschmack des Patienten entsprechend zu jeder gewünschten Zeit und in jeder annehmbaren Form verabreicht werden. Auf die Zufuhr einer ausreichenden Menge tierischen Eiweißes ist besonders peinlich zu achten. Wegen der Hautausdünstungen ist der Leberkranke von seiten des Pflegepersonals besonders intensiv zu pflegen. Anfangs Waschungen, später auch Bäder sind von belebender Wirkung und stimulieren den Genesungswillen. Zur besseren Leberdurchblutung müssen nach wie vor Wickel und Auflagen von seiten des Pflegepersonals in regelmäßigen Abständen dargereicht werden.

Gallenwegserkrankungen
Die Häufigkeit der Gallenblasenerkrankungen nimmt mit fortschreitendem Alter kontinuierlich zu (Abb. **19**). Die Alterscholezystopathie ist nicht nur sehr häufig, sondern meist auch ein sehr schweres und prognostisch ernstes Leiden. Sie stellt das Hauptkontingent der im Alter

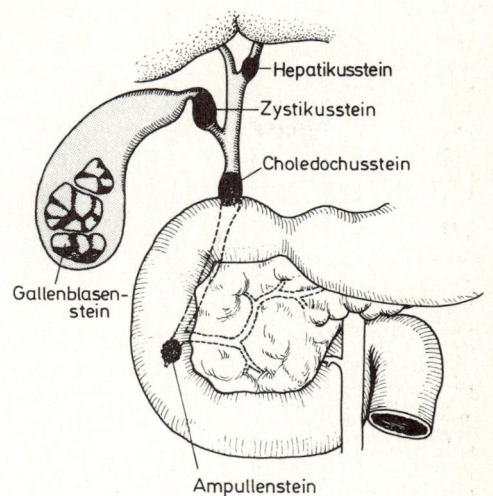

Abb. **19** Lage und
Bezeichnung verschiedener
Gallensteine

Hepatikusstein

Zystikusstein

Choledochusstein

Gallenblasen-
stein

Ampullenstein

unter dem Bild eines akuten Abdomens zu operierenden Patienten
(Abb. **20**). Die Symptomatik weist bei betagten Patienten einige Besonderheiten auf. Exakte anamnestische Angaben sind infolge der Indolenz des Alters oft nicht zu erheben, auch werden die Beschwerden
entweder überbewertet oder dissimuliert. Oft ist die Symptomatologie
nur gering ausgeprägt und kann daher leicht übersehen werden. Die
Reaktion des gealterten Körpers auf krankhafte Prozesse nimmt im
Vergleich mit jüngeren Altersgruppen im Bereich der Gallenwege zu.
Mit steigendem Alter gehen organische Gallenwegserkrankungen immer häufiger mit einer Gelbsucht, einem krankhaften Tastbefund, hohem Fieber und Leukozytose sowie Blutsenkungsbeschleunigung und
negativ ausfallendem Cholezystogramm einher. Der Verlauf des Gal-
lenblasenleidens im Alter ist deutlich verzögert und zeigt eine Neigung
zu Komplikationen. Im hohen Alter wird die Wahl zwischen einer konservativen oder chirurgischen Behandlung oft zur Qual. Einerseits sind
Greise durch einen operativen Eingriff selbst und durch die postopera-
tiven Komplikationen erheblich stärker gefährdet als jüngere Patienten. Andererseits bietet nur noch die chirurgische Operation in vielen
Fällen Aussicht auf eine Überlebenschance. Steine werden im höheren
Lebensalter zwar öfter gefunden, machen aber als sogenannte „kalte" –
jahrzehntelang symptomlos gebliebene – Steine meist keine Beschwerden. Veränderungen der Gallenblase entstehen fast ausschließlich sekundär auf dem Boden der Gallensteine und sind deren häufigste und
schwerste Komplikation (Abb. **21**). Nach einer durchgeführten Gallen-

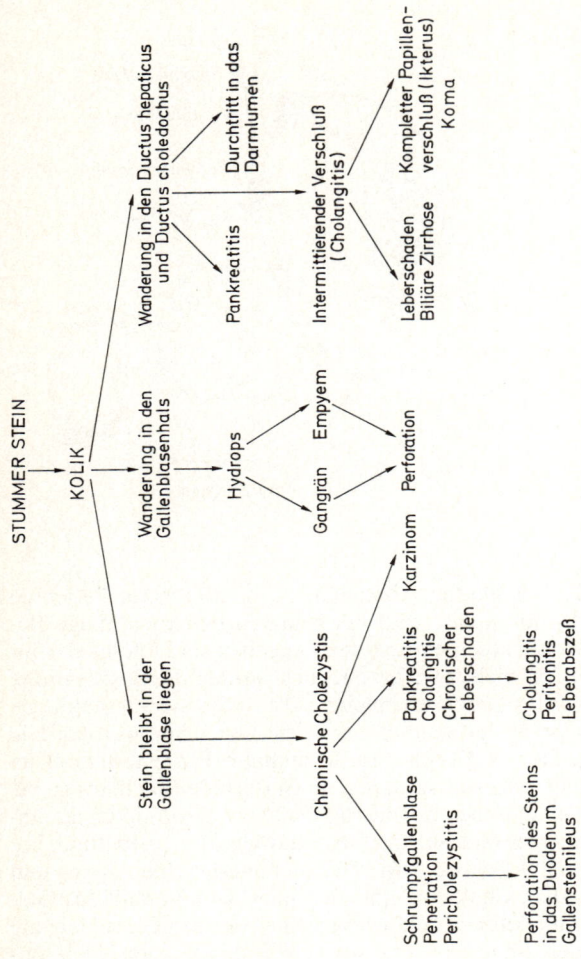

Abb. **20**   Cholezystopathien und ihre Folgekrankheiten

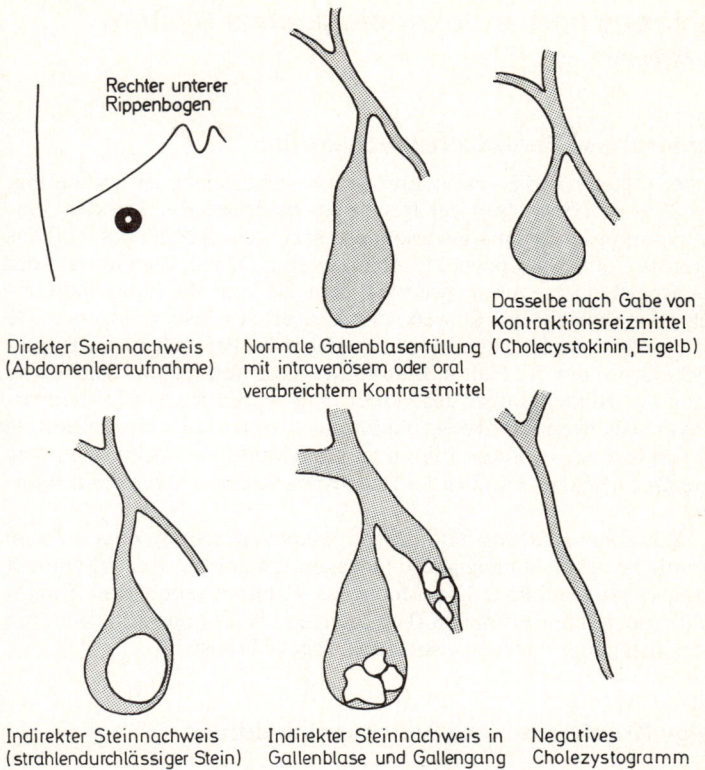

Rechter unterer
Rippenbogen

Dasselbe nach Gabe von
Kontraktionsreizmittel
Direkter Steinnachweis   Normale Gallenblasenfüllung (Cholecystokinin, Eigelb)
(Abdomenleeraufnahme)   mit intravenösem oder oral
                              verabreichtem Kontrastmittel

Indirekter Steinnachweis   Indirekter Steinnachweis in   Negatives
(strahlendurchlässiger Stein) Gallenblase und Gallengang   Cholezystogramm

Abb. **21**   Darstellung von Gallensteinen im Cholezystogramm

blasenoperation ist es besonders wichtig, daß der Patient recht frühzeitig wieder aktiviert wird.

Cholangiohepatitis
Diese intrahepatische Cholangitis in ihrer chronisch-rezidivierenden Form ist ein echtes Altersleiden. Bei dieser Krankheit greifen bakterielle Entzündungen der intrahepatischen Gallengänge auf das Leberparenchym über. Als Erreger kommen vorwiegend Kolibakterien in Frage. Die Cholangiohepatitis geht meist mit Fieber, Oberbauchschmerzen, Ikterus und Juckreiz einher. Bei Gallenabflußbehinderungen muß operativ eingegriffen werden, anderenfalls ist eine antibiotische Therapie angezeigt. Für reichliche Darmgasentleerung und regelmäßigen Stuhlgang ist Sorge zu tragen.

Pankreas und endokrinologisches System im Alter

Biomorphose der Bauchspeicheldrüse

Bei der Geburt ist das Inselorgan* schon voll ausgebildet und beträgt etwa 30% des Gewichtes der Bauchspeicheldrüse. Erst mit den Verdauungsanforderungen – insbesondere nach dem Abstillen – wird das exkretorische Drüsengewebe** dominierend. Das größte Gewicht der Bauchspeicheldrüse wird zwischen dem 30. und 40. Lebensjahr erreicht, dabei macht das Gewebe der Langerhans-Inseln nur noch 3% aus. Etwa bis zum 85. Lebensjahr atrophiert das Parenchym der Bauchspeicheldrüse um die Hälfte. Man findet gleichzeitig eine relative Zunahme des Bindegewebes gegenüber dem sekretorischen Drüsenparenchym. Als degenerative Veränderungen treten auf: Hyalinisierung und Gefäßsklerose. Diese führen zu einer weiteren Beeinträchtigung des exkretorischen Gewebes der Bauchspeicheldrüse sowie des Inselorgans.

Sekretausschüttung und Sekretzusammensetzung zeigen keine wesentliche Altersabhängigkeit. Dagegen scheint die Enzymsynthese verzögert zu verlaufen. Die Menge an Pankreassekret und Enzym reicht jedoch unter normalen Bedingungen bis ins hohe Alter aus, um eine vollständige Nahrungausnutzung zu gewährleisten.

Einige Krankheiten der Bauchspeicheldrüse

Akute Pankreatitis

Die häufigste Pankreaserkrankung im Alter ist die akute Pankreatitis, auch Pankreasnekrose oder Pankreasapoplexie genannt. Sie hat ihren Häufigkeitsgipfel um das 60. Lebensjahr. Durchblutungsstörungen auf arteriosklerotischer oder venektatischer Grundlage spielen dabei eine entscheidende Rolle; es kann zur plötzlichen Selbstverdauung des Organs kommen. In der Regel tritt meistens nach dem Essen ein vernichtender Schmerz in der Oberbauchmitte auf, der in typischen Fällen links überwiegt. Meistens kommt es zum Erbrechen in kleinen Mengen.

Jedoch können in einzelnen Fällen in höchsten Altersstufen wesentliche Schmerzen fehlen. Dabei tritt das Kreislaufversagen in den Vordergrund. Durch Amylasebestimmung kann ein Herzinfarkt ausgeschlossen werden. Bei Schmerzen im Leib, insbesondere mit Vernich-

---

* Inselorgan (Langerhanssche Inselzellen) = endokrines Organ: bildet Insulin.
** Exkretorisches Drüsengewebe bildet Verdauungssäfte.

tungsgefühl, ist vom Pflegepersonal sofort Alarm zu geben. Je früher die Therapie einsetzen kann, desto größer sind die Heilungsaussichten. Die Behandlung muß stationär erfolgen. Es ist völlige Bettruhe und Nulldiät erforderlich, ferner Schock- und Schmerzbekämpfung sowie antibiotische Prophylaxe.

Chronische Pankreatitis

Die chronische Pankreatitis wird seltener beobachtet. Sie läuft mit Verkalkungen einher und hat ihr Altersmaximum um das 40. Lebensjahr. Bei der Entstehung soll Alkoholgenuß eine entscheidende Rolle spielen. Ferner kommen Verschluß der ableitenden Pankreas- und Gallenwege und Zustände nach Magenresektion als Ursache vor. Klinisch treten rezidivierende Schmerzattacken auf, ohne größere Intensität und ohne Vernichtungsgefühl. Ferner treten dyspeptische Beschwerden auf. Sie charakterisieren die Verdauungsinsuffizienz durch Stearrhö und massive Stühle. Als Therapie kommt eine eventuelle Operation oder die Verordnung von hochwirksamen Pankreasenzymen in Frage.

Pankreaskarzinom

Das Pankreaskarzinom tritt häufig im Alter zwischen 50 und 60 Jahren auf mit raschem Gewichtsverlust, dyspeptischen Beschwerden sowie Schmerzen im Ober- und Mittelbauch. Es endet meist tödlich.

Biomorphose einiger Drüsen mit innerer Sekretion

Wie alle anderen Organe unterliegen auch die innersekretorischen Drüsen typischen Altersveränderungen. Die dadurch entstehenden Veränderungen des Hormonhaushaltes bedingen jedoch nicht die Alterungsprozesse verschiedener anderer Organe. So zeigt die *Schilddrüse* typische histologische Altersveränderungen an den Follikelepithelien mit funktioneller Einbuße. Im Schilddrüsengewebe kommt es zu einer Verminderung der Jodaufnahme bei gleichzeitig erhöhtem Thyroxin in der Peripherie. Alterndes Gewebe spaltet aus Thyroxin leichter Jod ab, wodurch das Thyroxin in das wesentlich aktivere Trijodthyronin überführt wird. Hinzu kommt ein vermehrter Hormonbedarf der Peripherie infolge einer herabgesetzten Empfindlichkeit auf Thyroxin. Diese Diskrepanz zwischen dem vermehrten Hormonbedarf und der an sich normalen Synthesequalität wird als Ursache für die bestehende relativ erniedrigte Stoffwechsellage des alten Menschen angesehen. Dem histologischen Bild der Altersschilddrüse entspricht die Vorstellung einer latenten Unterfunktion der Schilddrüse im Senium. Dennoch ist die

Schilddrüse in der Lage, auch im Alter normale Stoffwechselverhältnisse zu zeigen.

Die *Nebenschilddrüsen* werden im Alter langsam größer mit entsprechender Zunahme ihres Fett- und Bindegewebes. Die Erkrankungen der Epithelkörperchen kommen in jedem Lebensalter vor, sind aber insgesamt recht selten.

Der *Alternsgang der Nebenniere* zeigt bei Männern und Frauen erhebliche Schwankungen. Das Altern der Nebennierenrinde weist mannigfache Zusammenhänge mit den Sexualdrüsen auf. Bei der Frau ist sie in merkbarer Weise den menstruellen und Schwangerschaftsperioden unterworfen. Im hohen Alter liegt eine Annäherung in der Atrophie bei beiden Geschlechtern vor. Normalerweise funktioniert jedoch das Hypophysen-Nebennierenrinden-System im Alter sehr gut, obwohl manche Symptome des Alterns an ein allmähliches Versagen der Nebennierenrinde denken lassen. Diese sind zunehmende Schwäche, Wasserverarmung und die Neigung zur Pigmentierung. Eine Überfunktion der Nebennieren ist im hohen Alter ausgesprochen selten.

Die Altersrückbildung der *männlichen Keimdrüse* vollzieht sich langsam ohne plötzliches Versagen der Fortpflanzungsfähigkeit. Es ist fraglich, ob ein Zusammenhang mit subjektiven Beschwerden der Rückbildung wie Gedächtnis- und Konzentrationsschwäche, Schlafstörung, Kreislaufstörung, Durchblutungsstörung, depressive Verstimmung besteht. Das Nachlassen oder Verschwinden der Potenz ist keineswegs die Regel. Ca. 20% der über 80jährigen Männer sind noch potent.

Die *Keimdrüsen der Frau* zeigen deutliche altersbedingte Rückbildungsveränderungen. Die Auswirkungen des Klimakteriums auf den Gesamtorganismus erfolgen weitgehend über das vegetative Nervensystem. Häufigste Beschwerden sind Tachykardie, labile Hypertonie, Erregungszustände, Schlafstörungen, Depression und andere psychische Störungen. Das Klimakterium kann wie ein krankheitsgestaltender Faktor wirken, so in der Zunahme von kardiovaskulärer Sklerose mit steigender Herzinfarktfrequenz oder Osteoporose. Für die Krankenpflege ist es wichtig, immer daran zu erinnern, daß Patienten mit derartigen Symptomen, besonders mit psychischem Fehlverhalten, kranke Patienten sind, denen man zwar entschlossen, aber dennoch behutsam von pflegerischer Seite entgegentreten muß. Diese Patienten müssen ernstgenommen werden, auch muß man ihnen Verständnis und Geduld entgegenbringen. Man muß immer daran denken, daß jeder Patient im Klimakterium das Leben mit seinen Beschwerden erlernen muß. Psychosoziale Faktoren beeinflussen die Intensität der Störungen erheblich.

Schilddrüsenerkrankungen

Hypothyreose

Das Krankheitsbild der Hypothyreose im höheren Lebensalter wird oft als vorzeitige Arteriosklerose, als postklimakterischer Symptomenkomplex oder als präsenile Demenz verkannt. Ihre wichtigsten Symptome sind das Nachlassen der geistigen Regsamkeit, die Müdigkeit bis hin zur Schlafsucht, eine trockene und abschilfernde Haut, die Neigung zur Verstopfung, zum niedrigen Blutdruck und zum langsamen Herzschlag. Die Behandlung besteht in Hormongaben.

Bei der Aktivierung älterer Patienten müssen diese Symptome besonders auch durch das Pflegepersonal Berücksichtigung finden. Insbesondere ist eine gute Hautpflege erforderlich. Die Neigung zur Verstopfung darf nicht mit drastischen Abführmitteln bei alten Patienten bekämpft werden. Hypothyreosen haben ihre besondere Bedeutung bei der Behandlung von geriatrischen Patienten dadurch, daß ihre Symptome eine Ähnlichkeit mit normalen Alterssymptomen zeigen und deshalb eine entsprechende spezifische Behandlung oft ausbleibt.

Hyperthyreosen

Hyperthyreosen kommen auch im Alter vor, sind bei Frauen häufiger als bei Männern. Es sei darauf hingewiesen, daß bei alten Menschen mit bereits bestehender Gefäßsklerose eine hyperthyreotische Stoffwechselveränderung ungünstige Verhältnisse schafft, weil das sklerotische Gefäßsystem keine ausreichende Anpassungsfähigkeit mehr besitzt; insbesondere bei rapidem Gewichtsverlust, erheblicher Kreislaufbelastung und auch bei seelischer Überforderung. Die häufigsten Symptome sind Tachykardien, Unruhe, Fingerzittern, Schlaflosigkeit, Glanzauge.

Schilddrüsenkarzinom

Das Schilddrüsenkarzinom ist im höheren Lebensalter nur selten zu diagnostizieren.

Diabetes mellitus im Alter

Die Bedeutung des Diabetes mellitus im Rahmen der Geriatrie ergibt sich aus der Tatsache, daß fast die Hälfte der Diabetiker über 50 Jahre sind. Man unterscheidet den absoluten und relativen *Insulinmangeldiabetes*, der sowohl im jugendlichen als auch im hohen Alter auftreten kann. Außerdem müssen unterschieden werden der *Altersdiabetes* im eigentlichen Sinne, dessen Manifestation erst im höheren Lebensalter erfolgt, und der *alternde Diabetiker* mit einer zum Teil schon seit Jahrzehnten bestehenden Krankheit. Beim letzteren treten in den höheren Lebensaltern die typischen Diabeteskomplikationen zunehmend auf.

Je länger ein Diabetes mellitus besteht, desto größer ist die Arteriosklerosehäufigkeit. Bei alten Diabetikern werden häufig Herz-Kreislauf-Erkrankungen angetroffen. Bei allen Diabetikern sind eine gute Einstellung mit Diät und Insulin – oder oralen Antidiabetika – und zur Vermeidung von zusätzlichen Gefäßschädigungen die Abstinenz von Nicotin, Coffein und Alkohol sowie eine geregelte Lebensweise erforderlich.

Der sogenannte Altersdiabetes findet sich häufig bei übergewichtigen Personen. Beim Altersdiabetes überwiegt das weibliche Geschlecht. Die Anfangssymptome entsprechend weitgehend denen bei jüngeren Diabetikern, sie sind jedoch häufig durch andere Beschwerden überdeckt und nur latent; daher ist die Diagnose oft zufällig. Bei alternden Menschen ist jedoch immer an die Diagnose „Diabetes mellitus" zu denken, wenn sich Muskelschmerzen, Nervenschmerzen, depressive Verstimmung, Durstgefühl, Juckreiz im Bereich der Geschlechtsorgane, Furunkulosen und Karbunkel einstellen. Auch eine sich rasch entwickelnde Sehverschlechterung kann auf einen Altersdiabetes hinweisen. Die in vielen Fällen zu späte Diagnosestellung begünstigt das Auftreten vaskulärer Komplikationen. Da mit zunehmendem Alter die Menschen vergeßlicher werden, ist eine gesicherte Insulineinstellung oder orale antidiabetische Therapie oft schwierig. Auf den Kranken ist in diesem Lebensalter kein Verlaß mehr. Dieses ist auch bei der Durchführung der Diabetesdiät zu berücksichtigen. Tritt bei einem alternden Menschen ein Koma auf, so ist die Rekompensation erfahrungsgemäß weit schwieriger als in jüngeren Lebensaltern. Meistens findet sich auch eine Entgleisung der Elektrolyte. Auch beim Altersdiabetes ist auf eine fettarme Ernährung – bei gleichzeitiger Kalorienbeschränkung auf maximal 1800 Kalorien – Wert zu legen. Übergewichtigkeit wirkt sich negativ aus. Tritt bei einem Menschen der Diabetes mellitus erst im höheren Lebensalter auf, so ist erfahrungsgemäß eine konsequente entsprechende Diät sowie Tablettenzufuhr schwierig einzuhalten.

Als häufig auftretende Komplikation bei alternden Diabetikern finden sich: Lungenentzündung, Nierenerkrankung, Lungentuberkulose, Ekzeme, Furunkulosen, diabetische Nervenerkrankungen, Arteriosklerosemanifestation in arterieller Hypertonie, Apoplexie oder Myokardinfarkt, ferner periphere Gangrän; außerdem kommt es zu Augenveränderungen, insbesondere des Augenhintergrundes, sowie zur Katarakt.

Von pflegerischer Seite ist eine strenge und regelmäßige Überwachung der Diät und der Medikamente durchzuführen, da der alternde

Patient nicht mehr zuverlässig ist. Man hat sich von der Einnahme der Medikamente selbst zu überzeugen. Nicht gegessene Speisen sind der Diätassistentin – dieses gilt auch, wenn der Patient erbrochen hat – zur Berechnung der nicht zugeführten Kalorien noch am gleichen Tage zurückzugeben. Der diensthabende Arzt ist zu verständigen, damit er in der Insulin- oder oralen Antidiabetikamedikation variieren kann und gegebenenfalls noch Blutzuckerbestimmung am Nachmittag evtl. auch noch abends oder in der Nacht, veranlassen kann. In der Überwachung der *echten* Nahrungsaufnahme bei Diabetikern darf das Pflegepersonal *nicht nachlässig* sein.

Besondere Probleme der alternden Frau

Durch die Fortschritte in der Medizin ist die Lebenserwartung der Frau dieser Generation im Durchschnitt fast 75 Jahre geworden. Mit der Verlängerung des Lebensalters hat jedoch die Funktion der Keimdrüsen nicht Schritt gehalten. Sie kommt zwischen dem 45. und 55. Lebensjahr zum Erlöschen. Diese Tatsache muß man immer wieder in Rechnung stellen, da sich aus diesem Mißverhältnis oft eine tragische Situation ergibt. Die Frau muß einen großen Teil ihres Lebens ohne Keimdrüsenfunktion auskommen. Die Folgen davon können psychische und physische Störungen sein.

Störungen während des Klimakteriums

Die erste Zeit des Klimakteriums ist durch Zyklusstörungen wie zu viele, zu häufige und zu unregelmäßige Blutungen gekennzeichnet. Das Ausbleiben der Ovulation und damit das Fehlen der Corpus-luteum-Bildung ist die Ursache für diese Störung. Eine Behandlung ist im allgemeinen bei derartigen Störungen nicht erforderlich. Sie wird jedoch notwendig, wenn die Zyklusstörungen mit stärkeren Blutverlusten einhergehen. In dieser Phase treten aber auch Dauerblutungen auf, die eine Folge der Follikelpersistenz sind. Hierbei besteht eine gesteigerte Östrogenbildung mit entsprechenden Veränderungen der Gebärmutterschleimhaut. Diese Dauerblutungen können zu sekundären Anämien führen. Sie können leicht mit dem Vorliegen eines Karzinoms verwechselt werden, das in diesem Lebensalter relativ häufig ist. Mit Beginn der Wechseljahre treten nach dem Aufhören der Monatsblutung im allgemeinen vegetativ-psychische Beschwerden auf; insbesondere Hitzewallungen, Schweißausbrüche, Pulsbeschleunigung und Durchblutungsstörungen. Diese Beschwerden werden vorwiegend bei Frauen gefunden, die schon früher vegetativ labil waren. Berufstätige Frauen können auch unter klimakterischen Ausfallserscheinungen in ihrer Tätigkeit erheblich beeinträchtigt werden, so daß zur Erhaltung der Arbeitsfähigkeit therapeutische Maßnahmen notwendig werden. Das Klimakterium ist das Ergebnis der allmählich erlöschenden Keimdrüsenfunktion und psychosozialer Einflüsse. Jede Frau erlebt das Klimakterium wie es ihrer Konstitution entspricht. Psychisch und ovariell labile Frauen leiden im allgemeinen unter dem Klimakterium stärker als psychisch und ovariell stabile Frauen. Nervenstabile Frauen gehen meistens ohne seelische Erschütterung – gleichsam unbemerkt – aus der Geschlechtsreife in das Matronenalter über. Während der Wechseljahre wirken einige Angstkomplexe auf die Frauen ein, so die Furcht vor dem Verlust der Libido, d. h. der Liebesfähigkeit. Es muß jedoch festgestellt werden, daß die Änderungen im Hormonhaushalt keinen Einfluß auf die sexuelle Erlebnisfähigkeit der Frau haben. Die Liebesfähigkeit bleibt erhalten, wenn auch die Zeugungsfähigkeit erloschen ist. Außerdem kommt es oft zu einer Furcht vor dem Dickwerden und damit zur Angst, an äußerlicher Attraktivität zu verlieren. Der Fettansatz ist jedoch nur selten auf hormonelle Störungen zurückzuführen, sondern meistens eine Frage der Ernährungsbilanz, wobei mehr Nahrung zugeführt wird, als der Körper in jenen Jahren benötigt.

Drittens besteht die Furcht, nicht mehr vollwertig zu sein, den Eheansprüchen des Ehemannes nicht mehr zu genügen, weil die Keimdrüsenfunktion im Erlöschen sei. Um dieses Gefühl zu beseitigen, ist viel psychologisches Verständnis und viel Liebe von seiten der Umgebung erforderlich. Die klimakterischen Ausfallserscheinungen werden durch Alkoholika, Tabak und Kaffee noch verstärkt, so daß diese Genußmittel auf ein Mindestmaß zu reduzieren sind. Starker Gewichtszunahme ist durch diätetische Maßnahmen entgegenzuwirken. In geeigneten Fällen muß auch eine Hormontherapie stattfinden. Unter dieser Therapie verschwinden die Ausfallserscheinungen schnell; Schlaflosigkeit, Schweißausbrüche, Hitzewallungen gehen zurück, die geistige Leistungsfähigkeit steigert sich wieder, und auch die seelische Ausgeglichenheit stellt sich wieder ein. Jedoch kommt es bei manchen Frauen unter Hormonbehandlung auch zu Blutungen. Diese sind aber meistens so gering, daß sie mit Secale-cornutum-Therapie beherrscht werden können. Eine Kürettage wird nur selten notwendig sein. Die Hormontherapie bringt es in einigen Fällen mit sich, daß manche Frauen nach längerer Zeit gewisse Virilisierungserscheinungen in Form von stärkerer Behaarung, tiefer werdender Stimme oder Heiserkeit erleben.

Ein besonderes Problem ist der Juckreiz des Genitales – *Pruritus vulvae* – bei klimakterischen Frauen. Dieser kann verursacht werden durch:

1. Diabetes mellitus,
2. Würmer (Oxyuriasis),
3. mangelnde Sauberkeit,

4. Psychoneurose,
5. Hormonstörung.

Bei der letzteren kommt es zu einer starken Schrumpfung und Atrophie des Gewebes im Bereich der Genitalien. Die Haut wird blaß-bläulich und pergamentartig. Die großen Labien verflachen, Klitoris und kleine Labien verschwinden, der Scheideneingang verengt sich, die Haut ist trocken und zeigt infolge des Juckreizes kleine Kratzeffekte. Therapeutisch läßt sich dieser klimakterische Juckreiz am besten durch lokale Behandlung mit östrogenhaltigen Salben beeinflussen.

Beim Absinken des Östrogenspiegels im Klimakterium kommt es zu *atrophischen Veränderungen im Inneren der Scheide*, die sich mit Schrumpfungsprozessen vergesellschaften und zu einer Verengung und Verklebung, besonders im hinteren Scheidengewölbe, führen. Daher sind Kohabitationsbeschwerden oft die Folge. Kohabitationsbeschwerden lassen sich durch längerdauernde sexuelle Stimulierungen (d. h. Liebesvorspiel) vermeiden. Infolge des Abbaus des Epithels geht der Milchsäuregehalt in der Scheide zurück, die Scheide besitzt damit nicht mehr die entsprechende Abwehrkraft gegenüber eindringenden Keimen; die Folge hiervon dürfte häufig die *Alterskolpitis* sein. Durchblutungsfördernde Maßnahmen, insbesondere lokale Salbenbehandlung mit Östrogen, können diese Schrumpfungsprozesse gut beeinflussen.

In diese *Schrumpfungsprozesse im Klimakterium* ist auch die Harnblase miteinbezogen. Das gehäufte Auftreten der *relativen Harninkontinenz* – besonders bei Frauen, die nicht geboren haben und bei denen keine mechanischen Ursachen zu finden sind – ist charakteristisch dafür, daß infolge der herabgesetzten Östrogenstimulation der Tonus der Blasensphinktermuskulatur abgenommen hat. Auch hier helfen Östrogene oft in Kombination mit Androgenen.

Zwei Drittel aller *Genitalkarzinome* der Frau entstehen am Collum uteri. Das Durchschnittsalter beträgt dabei 45 Jahre. Klinisch stehen die Blutungen im Vordergrund, vor allem Kontaktblutungen und blutig-wäßriger Fluor. Die Therapie des Kollumkarzinoms besteht in Operation und Strahlenbehandlung. Bei fortgeschrittenen Karzinomen kommen auch Zytostatika in Frage, oft in Kombination mit anabolen Hormonen. Bei rechtzeitigem Erkennen hat das Kollumkarzinom eine gute Heilungsrate.

Kreuzschmerzen bei Frauen sind oft als statische Ermüdungserscheinungen anzusehen. Das Kreuzbein macht im Laufe eines Lebens eine Anhebung durch, die sich mit zunehmendem Alter immer stärker ausprägt. Das Steißbein hebt sich, der Beckenboden wird dadurch auseinandergedehnt, der statische Apparat bekommt hierdurch eine besondere Spannung. Überanstrengung der Rückenmuskulatur ist die Folge. An den überdehnten Gelenken treten auch Verbrauchserscheinungen auf. Besonders ausgeprägt sind diese Symptome bei adipösen Patienten. Sie werden bei bestehendem Hängeleib in ihrer Statik noch verstärkt. In manchen Fällen ist es notwendig, die Fettwülste des Bauches zu entfernen, wenn eine diätetische Therapie nicht ausreichend ist. Moorbäder und Kurzwellenbestrahlungen werden als angenehm empfunden.

Störungen in der Menopause

Die Zeit nach der letzten Regel heißt Postklimakterium. Sie wird ca. 2 Jahre nach der letzten Regel von der Menopause abgelöst. Nach dem 60. Lebensjahr spricht man vom biologischen Senium der Frau; in diesem Alter wird durchschnittlich der Zeitpunkt erreicht, wo die Östrogenwerte des Seniums gefunden werden und ein Abklingen der neurovegetativen Ausfallserscheinungen des Klimakteriums eintritt. Das Klimakterium ist ein Übergang, der mit dem Eintritt der Menopause abgeschlossen ist. Das Altersovar in der Menopause ist nicht funktionslos, wenn es auch nicht mehr in der Lage ist, die Gebärmutterschleimhaut aufzubauen. Seine Aufgabe wird in einem über Jahre gesteuerten Bremseffekt gesehen, der eine kurzfristige und völlige Enthemmung der Hypophyse verhindert.

Konstitutionelle Faktoren sind bei jenen Frauen mitbeteiligt, die eine Neigung zu virilisierenden Wesensveränderungen in der Menopause bekommen. Diese Frauen neigten jedoch auch schon früher in ihrer gebärfähigen Zeit zur Vermännlichungstendenz.

Zur Zeit der Geschlechtsreife besteht eine deutliche *Beziehung der Schilddrüse zum Zyklusgeschehen*. Entgleisungen zur Zeit des Klimakteriums im Bereich der Schilddrüse sind häufig. In der Menopause kommt es oft zur Einstellung der Schilddrüsenproduktion an thyreotropen Hormonen und damit zu einer Senkung der Produktion von Thyreoidin auf niedrige Werte. Aus diesem Einpendeln ersieht man, daß die Schilddrüse in der Lage ist, in der Menopause zu einem neurovegetativen Gleichgewicht zu verhelfen. Das Nachlassen der Schilddrüsenfunktion bewirkt jedoch meistens nicht die Fettsucht der Wechseljahre, denn diese ist meistens konstitutionell oder alimentär bedingt. In den Wechseljahren besteht auch für die Frau eine Disposition zu Stoffwechselleiden, besonders zum Diabetes mellitus und zur Gicht. Als Parallele zum Absinken der endokrinen Leistung des Ovars finden sich körperliche Veränderungen an den primären und sekundären Geschlechtsmerkmalen der Frau. Sie zeigen eine Schrumpfungs- und Umbautendenz, die im Prozeß des allgemeinen Alterns um das 55. Lebensjahr stattfindet. Sie ist eine Folge des Nachlassens der Ovarialhormone.

Erkrankungen der Scheide sind in der Menopause nicht selten. Die *Vulvitisformen* der Frau im geschlechtsreifen Alter können in der Menopause noch beobachtet werden. Sie sind bedingt durch mangelnde Reinlichkeit, mechanische Noxen, Würmer, Diabetes mellitus, Trichomonadenbefall und auch Pilzerkrankungen. In der Menopause und im Senium kommen noch hinzu die Altersindolenz in hygienischer Hinsicht, ekzematöse Veränderungen bei fetten Hautwülsten, die aneinanderreiben und nicht selten mit *Scheidenfluor und Furunkulose* der Vulvae vergesellschaftet sind. Die Erziehung zur Körperpflege und Hygiene auch in der zweiten Lebenshälfte ist von besonderer Bedeutung. Jede Erscheinung am äußeren Geschlechtsteil sollte die Frau veranlassen, zum Arzt zu gehen, da hinter all diesen Erscheinungen sich auch ein Karzinom verbergen kann. Bei dem geringsten Verdacht auf eine uterine Blutung muß die Frau in der Menopause ausgeschabt werden. Häufig kommt es zu *Verlagerungen des weiblichen Genitales* in der Menopause. Die Folgen sind Senkung der Scheide mit und ohne Harninkontinenz, Vorfall der Gebärmutter und der Scheide. Dabei finden sich oft Schmerzen im Kreuzbeinbereich mit einem sogenannten Druck nach unten, einer relativen Harninkontinenz und Ausfluß. Die Menopause beschleunigt ferner die *Osteoporose*.

Die Osteoporose begünstigt beim Stürzen das Entstehen von Schenkelhalsfrakturen (Abb. **22–24**).

Die moderne Versorgung der Schenkelhalsfraktur ist die Operation, weil sie lange Bettruhe, eine weitere Immobilisation und Störungen der Herz-Kreislauf-Verhältnisse fast optimal vermeidet und alte Patienten schon vor völliger Wundheilung krankengymnastisch beübt werden können. Bei konservativer Behandlung besteht immer die Gefahr der hypostatischen Pneumonie infolge Hypoventilation.

Bewegungssystem im Alter

Biomorphose des Knochensystems, der Bänder und Muskeln

Das Altern des Halte- und Bewegungsapparates ist durch ein allmähliches „Austrocknen" gekennzeichnet, das mit Veränderungen der chemischen Struktur der Bausteine der Gewebe einhergeht. Mit den regressiven gehen produktive Veränderungen parallel. Krankheitscharakter haben diese Veränderungen erst dann, wenn regressive und produktive stabilisierende Maßnahmen des Körpers sich nicht mehr die Waage halten, weil die regressiven Vorgänge zu schnell ablaufen. Es kommt dann zu Reizerscheinungen, die Schmerzen bereiten. Soll eine gezielte Prophylaxe die Leistungsfähigkeit des statischen Systems bis

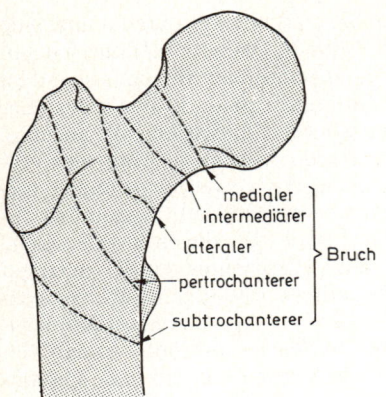

Abb. **22**   Formen der Schenkelhalsfraktur

medialer
intermediärer
lateraler ⎫ Bruch
pertrochanterer
subtrochanterer

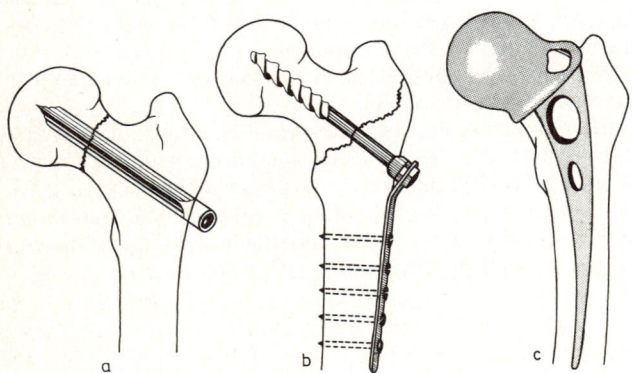

Abb. **23a–c**   Frakturversorgung: **a** Nagelung, **b** Verschraubung mit Lasche,
c prothetischer Ersatz des Hüftkopfes

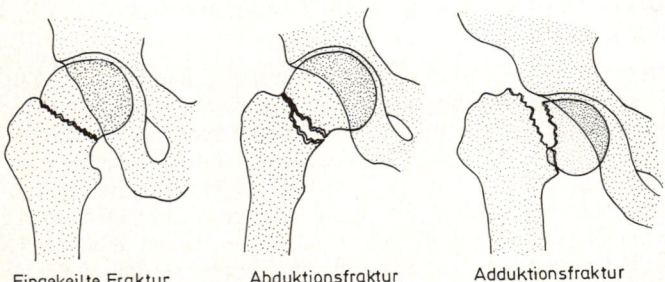

Eingekeilte Fraktur   Abduktionsfraktur   Adduktionsfraktur

Abb. **24**   Frakturformen

ins hohe Alter erhalten, so müssen diese Bemühungen schon kurz nach der Geburt des Menschen einsetzen, weil nur ein gesunder, statisch einwandfrei entwickelter, aber auch feingewebig und richtig aufgebauter Skelettapparat den abbauenden Kräften genügend Widerstand entgegensetzen kann. Diese Prophylaxe muß beim Säugling beginnen und bis ins späte Alter bestehen. Um eine freie, unbehinderte Bewegungsmöglichkeit des Körpers zu erhalten, sind der Einsatz von Licht, Luft und Sonne, eine ausgewogene Kost und ein sinnvoller Wechsel zwischen Arbeit und Ruhe notwendig. In den Arbeitspausen sollen Ausgleichsbewegungen zur Entspannung durchgeführt werden. Eine spezielle Ausgleichsgymnastik, welche die Durchblutung und mit ihr den allgemeinen Stoffwechsel anregt sowie Sitz- und Arbeitsschäden zu vermeiden hilft, ist täglich morgens und abends durchzuführen. Selbst der alte Mensch benötigt eine – seinen Möglichkeiten angepaßte – Bewegung.

In bezug auf die Ernährung werden wohl die meisten Fehler bereits im Säuglingsalter gemacht. Aber auch später werden lebenswichtige Stoffe in zu geringer, andere wieder in zu großer Menge zugeführt. So kann z. B. ein Mangel oder ein Zuviel an Kalium, Phosphor und anderen Mineralien sowie Vitaminen, ein Mangel oder Überfluß an Eiweißsubstanzen oder Kohlenhydraten beim Aufbau dem Skelettsystem Schaden zufügen.

Resorptionsstörungen durch Erkrankung des Magen-Darm-Traktes müssen beachtet werden, weil sie ebenfalls zu Aufbaustörungen des Skelettsystems führen. Wenn sie auch oft nur als Knochenweichheit imponieren, die an sich leichte Haltungsfehler, Knochenverbiegungen, X- oder O-Beinstellung hervorrufen, so bedingen sie doch durch ungleiche Belastungen nicht selten einen vorzeitigen Verschleiß des nicht richtig aufgebauten Skeletts. Die Nahrung älterer Menschen weist oft einen Mangel an Eiweiß und Mineralien auf. Letzte werden auch nur in begrenzter Menge resorbiert. So erfährt das altgewordene Skelett weitere Variationen.

Mit zunehmendem Alter wird der Stoffwechsel auch im Knochen verlangsamt. Die verringerte Belastung drosselt die Durchblutung und damit die Lebensvorgänge zusätzlich. Hierdurch kommt es im Verein mit kaum nachweisbaren funktionellen Drüsenstörungen zu Störungen im Eiweiß- und Mineralhaushalt und damit im Knochen zu einer Rarefizierung der Knochenbälkchen, mit dieser zu einer allmählichen Atrophie, der *Osteoporose*.

Inaktivität, Eiweiß- und Mineralstoffwechselstörungen sind also Ursache für die Osteoporose alter Menschen. Die allgemeine *Turgorabnahme* führt auch am Bindegewebe zu einer Veränderung, dadurch verlieren die Bindegewebsfasern ihre *Elastizität* und reißen leicht ein. Am deutlichsten wirkt sich dies an den Sehnen aus. An den Gelenken wirkt sich der Verschleiß aufgrund der täglichen Belastung am augenscheinlichsten aus. Es kommt zur *Arthrosis deformans*. Sie kann durch verschiedenste Momente ausgelöst werden, so durch Traumen, Entzündungen, aseptische Nekrosen, ungleiche statische Belastungen und Überbeanspruchung. Als Veränderungen am statischen und am Bewegungssystem kommen Kausalmöglichkeiten in Frage: Altersveränderungen im Knorpel selbst, in der Synovialflüssigkeit, im Knochen, an Bändern und Muskelnerven.

Der altersbedingte Wasserverlust wirkt sich auch auf die Knorpelzellen und auf die Synovialflüssigkeit aus. Oft spielt auch ein Mißverhältnis zwischen Tragfähigkeit und Belastung des Knochens, Veränderung des Knorpels und Veränderungen der Synovialflüssigkeit eine Rolle, die zu Reizungen der vegetativen Interorezeptoren im Gelenk und damit zu Durchblutungsstörungen und Kapselverspannungen führen. Mit dieser treten die für die vegetative Reizung charakteristischen tiefliegenden, oft als rheumatisch bezeichneten Sympathikusschmerzen auf. Bei längerer Dauer dehnt sich der Reiz auf die jeweils beanspruchte Muskulatur aus und erzeugt dort einen Hypertonus, der die Ursache der *Myogelosen* ist. Dadurch entsteht ein Druckschmerz. Gerade der „Aufstehschmerz" ist für die Myogelosen typisch. Myogelosen finden sich im Bereich der Oberschenkel, der Gesäßmuskulatur und aufsteigend an der Muskulatur der Wirbelsäule. Wichtig ist, daß alle *arthrotischen Gelenke* unter Entlastung, gegebenenfalls unter leichter Extension, bewegt werden, weil dadurch die Verspannung der Gelenkkapseln und der Muskulatur gelöst werden und die Durchblutung gefördert wird. In manchen Fällen können die Beschwerden durch orthopädische Apparate herabgesetzt werden, welche das Gelenk entlasten. Die Einschulung älterer Patienten auf derartige Hilfsgeräte erfordert viel Zeit, Geduld und Ermutigung. Wenn konservativ keine Besserung erzielt werden kann, kommt oft chirurgisches Vorgehen in Frage. Auch an der Wirbelsäule spielen sich derartige deformierende arthrotische Vorgänge ab. Als Puffersubstanz liegen zwischen den Wirbelkörpern die Bandscheiben. Die Bandscheiben werden mit Beendigung des 2. Lebensjahrzehntes nicht mehr direkt vom Blutgefäß versorgt, sondern nur noch durch Diffusion ernährt; sie trocknen aus und sintern zusammen. Ein Zusammensinken der Wirbelsäule wird anfangs durch die Wirbelbögen und kleinen Wirbelgelenke verhindert. Durch reaktives Anspannen des Bandapparates wird eine Segmentlockerung so lange verhindert, bis der Körper durch Ausbildung von *reaktiven spondylotischen Zacken* die Stabilität wieder herstellt. Etwa 75% der 60- bis 70jährigen Patienten weisen im Röntgenbild derartige spondylotische Zacken auf, die jedoch klinisch stumm, also schmerzfrei sind. Die Austrocknung der Bandscheiben geht sehr schnell vor sich, so daß der Körper die hierdurch bedingte Segmentlockerung durch Anspannung der Bänder nicht immer kompensieren kann. Es kommt dann zur Reizung gewisser Nerven und damit zu segmentalen Schmerzen. Da die Elastizität der Bandscheibe nachläßt, entwickelt sich bald durch Reizung an den Grund- und Deckplatten der Wirbelkörper eine Sklerose, genannt *Osteochondrose*. Werden durch Lockerung und Degeneration auch die kleinen Wirbelgelenke instabil, so kann es zu Blockierungen der Wirbelsäule mit hexenschußartigen Beschwerden kommen. Geht die Austrocknung des Bandscheibengewebes noch schneller vonstatten, so kommt es infolge der auftretenden Zugspannungen zum Einreißen des Anulus fibrosus, und der Nucleus pulposus kann in den Spalt vordringen. Hierdurch entsteht eine Blockierung der Wirbelsäule unter dem *Schmerzsyndrom des Hexenschusses*. Nach Zurückgleiten der Bandscheibe geht der Reiz zurück, die Symptome der Osteochondrose bleiben aber, bis die Lockerung durch spondylotische Zacken abgestützt ist. Ist der Faserring vollkommen durchgerissen, so können der Nucleus pulposus bzw. ganze Diskusanteile zerfallen (Bandscheibenvorfall), gegen das hintere Längsband drücken und so die segmentale Nervenwurzel reizen. Neben den dabei entstehenden Schmerzen kann es auch zu einem Schwund der durch die Nerven versorgten Muskelgruppen kommen. Krankengymnastische Übungen, in schweren Fällen Kreuzstützbandagen oder andere orthopädische Hilfsmittel sind bei der Behandlung dieses Beschwerdekomplexes vonnöten. Wegen der Gefahr einer Muskelerschlaffung dürfen Bandagen nicht länger als notwendig getragen werden. Da nicht überall Krankengymnasten in ausreichendem Maße zur Behandlung zur Verfügung stehen, müssen oft Krankenschwestern einspringen. Ihnen obliegt es, Einreibungen, Ichthyol- oder Enelbinpackungen bzw. Bestrahlungen durchzuführen. Gute Behandlungserfolge sind auch durch Neuraltherapie nach Huneke zu erzielen.

Besondere Krankheiten

Die gezielte und in vielen Fällen erfolgreiche Therapie „rheumatischer Beschwerden" ist ein wichtiger Faktor, um alten Menschen das Leben lebenswert und erfreulich zu gestalten. Die *Erkrankungen des rheumatischen Formenkreises* kommen im höheren Lebensalter relativ häufig vor. Differentialdiagnostisch ist es nicht immer leicht, die Symptome von anderen Krankheitsbildern, vor allen Dingen von Knochenmetastasen, von Malignomen, ferner degenerativen Gelenkveränderungen, Osteoporosen usw. zu unterscheiden.

Rheumatoide Arthritis (PCP)

Während die akute Polyarthritis vorwiegend eine Erkrankung des Kindes- und Jugendalters ist, tritt die *primär chronische Polyarthritis* vorwiegend zwischen dem 20. und 50. Lebensjahr auf, selten wird sie als Ersterkrankung nach dem 60. Lebensjahr beobachtet. Sie befällt dreimal häufiger Frauen als Männer und führt in vielen Fällen zur vorzeitigen Invalidisierung. Bei allen findet man die Folgezustände der primär chronischen Polyarthritis häufig kombiniert mit arthrotischen Gelenkveränderungen. Das Leiden beginnt schleichend, häufig mit Müdigkeit, Gewichtsverlust, subfebrilen Temperaturen und Reizbarkeit. Die psychische Reizbarkeit verlangt vom Pflegepersonal ein außerordentliches Maß an Geduld und Güte. Die Patienten sind sich selbst nicht gut, nörglerisch und querulatorisch, und können mit ihrer Verhaltensart eine ganze Zimmerbelegschaft in Unruhe versetzen. Die Pflegekraft muß bedenken, daß diese Verhaltensweise typisch und krankheitsbedingt ist, um ihrerseits den Patienten leichter pflegen zu können.

Die große *Schmerzhaftigkeit* veranlaßt den Patienten, seine Gelenke in Schonhaltung zu bringen. Dieses ist die erste Voraussetzung für die *nachfolgende Kontraktur*. Wenn nicht von krankengymnastischer Seite durch physikalische Therapie und auch in gekonnter Lagerungsbehandlung dagegen angekämpft wird, ist die Endphase oft Steifheit und Unbeholfenheit der Bewegung. Die Polyarthritiker werden oft zu pflegebedürftigen Menschen. Nicht selten kommt es zu einer *Atrophie der Muskulatur* des gesamten Bewegungsapparates, ferner zu schwersten Deformationen an Händen und Füßen. Hinzu kommen die verschiedensten Allgemeinsymptome wie Tachykardie, leichte Temperaturerhöhungen, Störungen des vegetativen Gleichgewichts, vermehrte Schweißsekretion der Haut, Maskengesicht und psychische Störungen wie introvertiertes Verhalten und größte Duldsamkeit gegenüber zusätzlichen Erkrankungen.

Während eines akuten rheumatischen Schubes ist die Ruhe des Gelenkes geboten. Außerhalb des akuten Schubes ist jedoch besonders viel Bewegung nötig, um der Tendenz einer Versteifung entgenzuwirken. Neben der medikamentösen Therapie spielen die physikalischen Maßnahmen eine große Rolle; Massage und örtliche Wärmeanwendung sind sehr nützlich. Von ganz besonderer Bedeutung ist die psychische Führung, der sich auch das Pflegepersonal anpassen muß. Eine liebevolle Versorgung und Betreuung der so sehr geschädigten alten Patienten vermögen das Krankenlager erträglicher zu gestalten.

Arthrosen

Arthrosen sind ein typisches Altersleiden. Unter einer Arthrose versteht man ein degeneratives, chronisches Gelenkleiden, das an sämtlichen Körpergelenken auftreten kann. Beide Geschlechter sind gleichermaßen betroffen. Die klinischen Symptome treten meist erst nach dem 40. Lebensjahr mit einer besonderen Häufung um das 60. Lebensjahr auf. Im Vordergrund der arthrotischen Gelenksveränderungen steht der Schmerz, der ein oder mehrere Gelenke befallen kann, aber niemals die Tendenz „zum Wandern" hat. Er ist ein typischer „Anlaufschmerz", d. h., bei Bewegungen im Gelenk müssen sich die aufgerauhten Gelenkflächen erst richtig ineinanderfügen, so daß die Schmerzen dann bei längerer Bewegung wieder verschwinden und erst bei Erreichen eines bestimmten Ermüdungsgrades erneut auftreten. Der Schmerz führt schon frühzeitig zu einer Funktionseinschränkung, die in späten Stadien durch echte *Fehlstellung* bedingt ist. Es kann auch zum Auftreten eines *Gelenkergusses* kommen. Liebevolle psychische Führung von seiten des Pflegepersonals hilft, den Anlaufschmerz beim Übergang vom Sitzen zum Stehen oder vom Stehen zum Gehen leichter zu überwinden.

Arthrotische Prozesse an der Wirbelsäule treten praktisch bei allen alten Menschen auf. Die Zwischenwirbelscheibe unterliegt genauso wie der Gelenkknorpel der Extremitätengelenke einer Alterung. Sie wird unelastisch. Der Anulus fibrosus bricht unter dem Druck des Nucleus pulposus auf. Letzterer drückt dann auf die Längsbänder der Wirbelsäule und wölbt sie an umschriebener Stelle vor. Es kommt zu einem *Bandscheibenvorfall* in die Lichtung des Wirbelkanals hinein, so daß wichtige Nervenleitungsbahnen komprimiert werden. Die Wirbelkörper selbst sind osteoporotisch, sie geben dem Druck der Bandscheibe nach, und Teile von ihr brechen in die Wirbelkörper ein. An den kleinen Wirbelkörpergelenken spielen sich ebenfalls Alterungsprozesse ab. Eine Verstärkung der normalen Alterungsprozesse durch Überlastung bei Schwerarbeitern oder Übergewicht sowie durch Fehlbelastung und entzündliche Erkrankungen ist möglich.

Infolge dieser Vorgänge *sintert die Wirbelsäule* zusammen, so daß die Körperlänge abnimmt. Die Brustwirbelsäule zeigt eine zunehmende *Rundrückenbildung*, es kommt zu einem *Haltungsverfall* des alten Menschen. Dieser wirkt sich dann auf den gesamten Organismus aus, die Atemkapazität nimmt ab, der Bauch wird vorgedrängt. Diese Vorgänge spielen sich vorwiegend im Bereich der Lendenwirbelsäule und Halswirbelsäule ab. Durch die lokale Kompression von Nervenleitungsbahnen wird Schmerz ausgelöst, der sich als Lokalschmerz im Bereich des betreffenden Wirbelsegmentes oder in Form eines Fernschmerzes manifestieren kann. Reflektorisch entsteht in dem betroffenen Gebiet eine Tonuserhöhung der Muskulatur, dadurch wird der entsprechende Wirbelabschnitt ruhiggestellt. Die Muskulatur ist verspannt, die Bewegung der Wirbelsäule eingeschränkt und schmerzhaft. Ferner kommt es oft zu segmentär angeordneten motorischen und sensiblen Reizerscheinungen, die als *Ischiassyndrom* oder *Okzipitalneuralgie* oder auch als *Zervikobrachialsyndrom* bezeichnet werden.

Besondere Arthroseformen sind nach ihrem anatomischen Sitz:

Gonarthrose   = Kniegelenkarthrose,
Koxarthrose   = Hüftgelenkarthrose,
Heberden-Arthrose = Arthrose der Fingergelenke.

Da der Degenerationsprozeß am Gelenk nicht rückbildungsfähig ist, besteht die therapeutische Aufgabe darin, die den arthrotischen Gelenkprozeß fördernden Mechanismen wie statische Fehlhaltung, mechanische Überbelastung oder funktionelle Überbeanspruchung auszuschalten, den Schmerz zu unterbinden und den Muskelspasmus zu lockern. Es ist ein vernünftiges Gleichgewicht zwischen Bewegung und Ruhe anzustreben. Das Körpergewicht von Übergewichtigen, insbesondere bei Knie- und Hüftgelenkarthrosen, muß herabgesetzt werden. Neben medikamentösen Maßnahmen kommen vor allen Dingen die Möglichkeiten der Physiotherapie zur Anwendung. Von besonderer Bedeutung sind dabei die Bindegewebsmassagen zur Lockerung der periartikulären Muskelverspannungen. Die Gelenkfunktion selbst wird durch aktive und passive Bewegungstherapie verbessert. In vielen Fällen ist eine orthopädische Behandlung angebracht; gelegentlich wird ein chirurgisches Vorgehen zur Besserung der Gelenkfunktion notwendig sein. In zunehmendem Maße gewinnen künstliche Gelenke an Bedeutung; sie sind auch noch bei über 80jährigen Patienten anwendbar.

Gicht

Gicht (Arthritis urica) befällt vorzugsweise Männer zwischen dem 50. und 70. Lebensjahr. Sie ist eine komplexe Störung des Purinstoffwechsels, die mit hochschmerzhaften Attacken einhergeht. Es kommt dabei zur Ablagerung von Mononatriumuratkristallen in den Gelenken. Meist nachts treten intensive Schmerzen, z. B. im Grundgelenk der Großzehen, auf. Die Haut über dem schmerzhaften Gelenk ist dunkelrot und glänzend; es besteht eine Schwellung. Eine solche Gichtattacke hält 1–2 Wochen an, dann folgt ein schmerzfreies Intervall. Später wiederholt sich die Gichtattacke. Auch andere Gelenke werden befallen, jedoch bleiben Hüft- und Schultergelenke immer verschont. Je älter der Gichtkranke ist, um so seltener treten akute Anfälle auf. Im Stadium der chronischen Gicht kommt es zur Bildung umschriebener Gelenkwulstungen, welche die Größe eines Eies erreichen können. Neben der medikamentösen Therapie haben sich im akuten Gichtanfall Bettruhe mit Ruhigstellung des befallenen Gelenkes bewährt. Verbände mit Ichthyol und Watte sind von großem Nutzen. Besonders wichtig ist Diät und die Gabe von Allopurinol und Benzbromaron (Allomaron). Allopurinol greift in den Harnsäurestoffwechsel ein. Benzbromaron beschleunigt die Harnsäureausscheidung. So werden Harnsäureablagerungen ausgeschieden und die Neubildung verhindert.

Morbus Paget

Dies ist eine typische Alterskrankheit mit hyperostotischer Schädelän-
derung (Hut paßt nicht mehr), mit Befall der Wirbelsäule, Neigung zu
Spontanfrakturen des Beckens und der langen Röhrenknochen. Therapeutisch werden anabole Hormone, Cortison, eventuell auch Röntgen-
bestrahlung angewendet. Die Therapie ist bis jetzt nicht befriedigend.

Haut im Alter

Biomorphose

In Abhängigkeit von inneren und Umwelteinflüssen vollzieht sich an
der Haut der Alterungsprozeß teils stetig, teilweise in Schüben, zeitlich
und an verschiedenen Körperteilen mit wechselnder Deutlichkeit. Am
Ende dieses Alterungsumbaues steht die Greisenhaut. Sie ist im Durchschnitt im 8. Lebensjahrzehnt an allen Körperpartien ausgeprägt. Die
Alternswandlungen der Haut machen sich am Gesicht und an den Händen besonders – und auch vorzeitig – bemerkbar. Dies hängt mit den auf
unbekleidete Hautpartien treffenden zusätzlichen Umwelteinflüssen
zusammen.

Im Verlauf des Alterungsprozesses lassen sich quantitative und
qualitative Veränderungen beobachten. Aufgrund des Schwundes der
Zell- und Faserelemente kommt es in quantitativer Hinsicht zu einer
Verdünnung der gesamten Haut. Qualitative Veränderungen beruhen
auf Ernährungsstörungen der einzelnen Hautelemente. Da durch die
Alterungsprozesse in gleicher Weise die Oberhaut wie das kollagene
und elastische Gewebe der Lederhaut betroffen werden kann, kommt
wegen der bevorzugten Verdünnung der oberen Anteile der Haut klinisch eine feine, zigarettenpapierähnliche Fältelung der Greisenhaut
zustande. Besonders an Schläfen und Handrücken findet sich eine ver-
dünnte Oberhaut, welche die Gefäße durchschimmern läßt. Nicht selten findet man eine zarte kleieförmige Schuppung, die mit dem Rückgang der Talgsekretion und der damit verbundenen Entwässerung des
Oberhautkeratins zusammenhängt. Die Trockenheit der Altershaut ist
nur scheinbar. Nachweisbar enthält die Haut im höheren Alter mehr
Wasser als im mittleren Erwachsenenalter. Infolge des Rückganges der
Talgdrüsenfunktion und der dadurch bedingten Verringerung des Fett-
mantels wird der Eindruck der Trockenheit hervorgerufen. Neben den
Talgdrüsen nehmen auch die Haarbälge ab. Dagegen bleiben die
Schweißdrüsen von diesem Rückbildungsprozeß längere Zeit ver-
schont. Jedoch kommt es auch im Alter zu einem Rückgang der

Schweißsekretion, besonders an den Handtellern und Fußsohlen. Da die Schweißdrüsen sich stark zurückbilden, finden wir im Alter seltener Schweißdrüsenabszesse.

Mit dem Altern bildet sich auch das Unterhautfettgewebe zurück, so daß es zu einer Abmagerung des Körpers kommt. Hierdurch entsteht eine Entlastung des Kreislaufsystems. Die konstitutionell bedingen Fettdepots wie der Fettnacken des Athletikers oder der Fettbauch des Pyknikers treten aber immer deutlich hervor. Gröbere Faltenbildung bei älteren Menschen, die zum Herabhängen der Wangenhaut führt, ist auf den Schwund des Unterhautfettgewebes zurückzuführen. Der Elastizitätsverlust der Haut wird an solchen Abschnitten daran kenntlich, daß abgehobene Hautfalten nur langsam wieder zurückgehen. Dieses kann klinisch aber auch als ein Gradmesser der Austrocknung des Körpers alter Menschen angesehen werden.

Bleiben die abgehobenen Hautfalten längere Zeit bestehen, ist der Körper des alten Menschen stark ausgetrocknet und bedarf der Infusion. Nicht selten tritt infolge der Altersatrophie der Haut Juckreiz auf; Kratzeffekte sind die Folge. Jedoch muß bei allen Kratzwunden der Haut im Alter auch an das Auftreten eines Altersdiabetes gedacht werden. Daher sind entsprechende labortechnische Untersuchungen durchzuführen. Juckreiz infolge Arzneimittelallergie ist auch im Alter nicht selten. Oft findet sich dabei eine Hautrötung mit kleinfleckigen Blutungen in der Haut. Die generelle Neigung zur Hautrötung hängt zusammen mit der im Alter zunehmenden Erweiterung des arteriellen Anteils der Endstrombahn infolge zentraler Herabsetzung des Konstriktorentonus. Die Fähigkeit zum Zusammenziehen der Gefäßmuskulatur läßt also nach. Insgesamt zeigt sich infolge einer fortbestehenden mäßig hochgradigen Stauungsdurchblutung an den äußersten Teilen der unteren Extremitäten eine Neigung zur Ausbildung einer vermehrten Schuppenbildung, während bei chronischer Minderdurchblutung ohne Stauung schlaffe Atrophien auftreten. Aus diesem Grund verändern sich die Nägel an den Zehen und Fingern oft gegensinnig. An den Zehennägeln besteht die Neigung zu Verdickungen und Verkrümmung der Nagelplatten, an den Fingernägeln zur Verdünnung und später zu totaler Abflachung.

Der Haarwuchs geht im Alter qualitativ und quantitativ zurück. Die Kopfbehaarung wird etwa vom 5. Lebensjahrzehnt – wenn auch mit unterschiedlichem Ausmaß – im Bereich des Vorderkopfes bei beiden Geschlechtern zunehmend schütterer. Nicht selten tritt bei Greisen eine starke Schuppenbildung des Kopfes auf, die eine intensive Pflege durch das Krankenpflegepersonal erforderlich macht. Zum Auflösen der Schuppen eignen sich vorwiegend Salicylsalben oder Salicylspiritus.

Hauterkrankungen im Alter

Viele Hautkrankheiten treten auch im Alter auf. Sie zeigen meistens einen gutartigen Verlauf. Daneben finden wir ein gehäuftes Auftreten von gutartigen und bösartigen *Geschwülsten der Haut*. Die gutartigen Blutschwämmchen des Alters treten etwa um das 50. Lebensjahr auf. Sie kommen vorwiegend am Rumpf vor und sind stecknadelkopf- bis linsengroß. Sie fallen als rubinrote, flacherhabene Papeln mit glatter Oberfläche auf. Sie bedürfen keiner Behandlung. Die Alterswarzen sind ebenfalls gutartiger Natur und treten jenseits des 50. Lebensjahres auf. Sie sind durchschnittlich linsen- bis erbsengroß und rundlich bis länglich gestaltet. Ihre Oberfläche ist meist zerklüftet, sie fühlt sich fettig an. Oft treten sie in einer Vielzahl auf, ihr Sitz ist vorwiegend am Rücken, aber auch am Leib und im Gesicht. Eine Therapie ist nicht notwendig. Daneben gibt es eine Vielzahl von *präkanzerösen Neubildungen* besonders in den Hautbereichen, die der Lichteinwirkung ausgesetzt sind. Daneben gibt es echte *Hautkarzinome* und *Ablagerungen von Töchtergeschwülsten* in der Haut, deren Ursprungsherd an einer anderen Stelle des Körpers sitzen kann. Von besonderer Bedeutung ist der schon vorher genannte *Altersjuckreiz* oder auch *Puritus senilis*. Die Annahme, daß der Juckreiz durch die Altershaut bedingt ist, läßt sich insofern klären, als er durch regelmäßige Pflege mit lauwarmen Bädern bei vorausgehendem und nachfolgendem Einfetten mit Zinksalbe oder Ölen auf ein Minimum zurückgeht. Tritt dieses nicht ein, so ist an das Vorliegen von Gefäß- oder Stoffwechselleiden zu denken. Insbesondere kommen in Frage: Hypertonie, Hirngefäßsklerose, Leberzirrhose, Diabetes mellitus, Lymphogranulomatose, aber auch präurämische Zustände bei Prostatahypertrophie und Karzinommetastasen. Das *Eczema vulgare* oder das allgemeine Ekzem tritt infolge von Hautveränderungen (Säure- und Fettmantel) als degeneratives Ekzem in Erscheinung. Durch Hautpflege läßt es sich verhüten. Dabei ist zu beachten, daß Schüttelmixturen nicht verwendet werden dürfen, da dieselben die degenerativen Merkmale der Haut noch verstärken.

Sollte die Haut reine Fettsubstanzen nicht vertragen, dann eignen sich weiche Zinkpasten in den verschiedensten Konzentrationen: (z. B. Zinc. oxydat. Talc. aa. 15 c Vaselin. flav. ad 1000). Als prophylaktische Maßnahme gegen *aufgesprungene Hände* oder *trockene Unterschenkel* läßt sich auch Glycerin anwenden. Auch die *Gürtelrose* (Herpes zoster) tritt im Alter auf. Der Erkrankungsgipfel liegt im 7. Lebensjahrzehnt; hier besteht nur noch eine Teilimmunität gegenüber dem Windpockenvirus. Die Gürtelrose verläuft vorwiegend hämorrhagisch, ist sehr schmerzhaft und spricht nur sehr schwer auf Schmerzmittel und hohe Vitamin-B-Dosen an. Der Schmerz kann in Intervallen auftreten und über Monate anhalten. Die Gürtelrose gehört zu den Begleiterscheinungen von bösartigen Tumoren.

Dekubitus

Dekubitalgeschwüre sind Aufliegegeschwüre an aufgebrochenen Aufliegestellen. Sie treten dort auf, wo die Haut längere Zeit unter Druck steht und nicht mehr mit Blut versorgt wird. Beim Patienten, der auf dem Rücken liegt, sind die Schulter-, Kreuzbein- und Fersenpartien besonders gefährdet. Sorgfältige Pflege kann Dekubitalgeschwüre verhindern. Die Vorbeugung verlangt Maßnahmen nicht nur für Bettlägerige, sondern auch für sitzende Patienten, die monatelang den Fahrstuhl benutzen. Zur Reinerhaltung der Haut sind die Patienten zweimal täglich mit Seife zu waschen. Die Haut ist mit Alkohol einzureiben, anschließend zu fönen und mit Lanolinsalben unter Anwendung milder Massagen einzufetten. Talkumpuder wird auf dem Rücken, die Oberschenkel, um die Genitalien und unter die Achseln gestreut, bei adipösen Patienten auch unter die Brüste und in die Falten der Bauchwand. Wenn die Bettücher von Urin und Stuhl beschmutzt sind, müssen sie stets ersetzt werden, und der Patient muß erneut gereinigt und gepudert werden. *Häufiger Lagewechsel* des Patienten am Tage und in der Nacht ist erforderlich, damit keine Hautpartie des Patienten längere Zeit mit dem Körpergewicht belastet ist. Der Seiten- und Rückenlage ist eine Schräglagerung um 30 Grad vorzuziehen, weil dabei der Patient auf Hautpartien liegt, unter denen sich Muskulatur befindet. Lochbetten, Gummiringe und Gummikissen sind täglich ausreichend zu reinigen und zu lüften. In neuerer Zeit haben Antidekubitalmatratzenauflagen alle zuvor genannten „Gummihilfen" überflüssig gemacht. Gesäß, Schenkel und Ferse sind besonders zu polstern, damit Luft heran kann. Oberflächliche Hautinfektionen können den Dekubitus verschlimmern. Bei unterernährten Patienten ist reichliche Eiweißnahrung wichtig. Infolge der altersbedingten Exsikkation und des schlechten Hautturgors neigen alte Menschen, besonders bei länger dauernder Bettruhe, zu Dekubitalgeschwüren. Die Behandlung beginnt mit ihrer Reinigung, der Waschung mit Kaliumpermanganat, Wasserstoffsuperoxid, dem Abtragen der nekrotischen Wundränder und Fönen. Auf das Geschwür kann man Granugenol (Wundöl), Pellidol (Wundsalbe) oder ein Hirudoidpräparat oder auch Actihaemyl-Gelee oder -Salbe geben, während die Wundränder und die angrenzende Haut mit weicher Zinkpaste abgedeckt werden sollten. Ist eine Dampfstrahldusche im Krankenhaus vorhanden, so ist eine tägliche ca. 20minütige Bedampfung des Dekubitalgeschwürs von außerordentlichem Nutzen. Durch einen regelmäßigen Lagewechsel des Patienten (möglichst alle 2 Stunden) kann die Fortschreitungstendenz des Dekubitus sehr stark herabgemindert und die Heilung beschleunigt werden. Die intensive Therapie des Dekubitus von seiten des Pflegepersonals ist insofern von besonderer Bedeutung, als der Dekubitus selbst ein Reizzentrum bildet, von dem über einen Reflexbogen Muskelgruppen in einen Verkrampfungszustand versetzt werden können; dies tritt vor allem bei Lähmungen, vorwiegend nach dem Schlaganfall, auf. Die zu Verkrampfung neigenden Muskelgruppen führen durch diesen ständigen nervösen Reiz zu Kontrakturen. Ein Dekubitus an der Ferse beispielsweise provoziert einen Beuge- oder Fluchtreflex. Die Beugemuskulatur wird sich vorwiegend zur Spastizität hin entwickeln, so daß ein Beugespasmus mit Kontraktur entsteht. Unterernährte Greise mit Dekubitus leiden oft unter Eiweißmangel, daher ist eine eiweißreiche Nahrung erforderlich. Bei mangelhafter Nahrungsaufnahme sind Bluttransfusionen oder Infusionen mit Eiweißsubstanzen notwendig. Neben dieser Ernährungstherapie ist jedoch immer wieder auf einen häufigen Lagewechsel und die zuvor beschriebene Wundpflege zu achten.

Harnwegssystem im Alter

Biomorphose

Das Nierengewicht nimmt vom 30.–70. Lebensjahr durchschnittlich um ein Drittel des Maximalgewichtes ab. Gleichzeitig kommt es zu einer Fibrose der Nierenkapsel und Zunahme des Nierenbeckenfettgewebes. Die Gesamtzahl der Glomeruli nimmt bis zum 70. Lebensjahr um etwa die Hälfte ab. Folge dieser morphologischen Veränderungen ist eine Einschränkung der „Nierenreserve". Sowohl die glomeruläre Filtrationsleistung als auch die Gesamtausscheidung nehmen um rund 50% im 8. Lebensjahrzehnt ab. Die Rückresorption für Glucose und Wasser verringert sich ebenfalls in der Niere. Der Konzentrationsversuch ist deshalb mit einem maximalen spezifischen Gewicht von 1,024 nach dem 70. Lebensjahr physiologisch eingeschränkt. Unter Normalbedingungen zeigen sich im Serum keine Veränderungen der Elektrolytkonzentration, des Wassergehaltes, des pH-Wertes und der Bicarbonatkonzentration. Die harnpflichtigen Stickstoffsubstanzen (Harnstoff) und Kreatinin im Blut nehmen im Laufe des Alterns langsam zu.

Bei Kreatininwerten über 1,5 ist eine Niereninsuffizienz in Betracht zu ziehen und in der Behandlung von Herzkranken dem Digitoxin der Vorzug zu geben vor Digoxin oder Strophanthin: Die beiden letzteren Substanzen führen infolge Kumulation bei geschädigten Nieren schneller zu einer Intoxikation.

Infolge Mehrbelastung kann es bereits bei leichten Infektionskrankheiten oder nach operativen Eingriffen zu einem raschen funktionellen Versagen der Altersniere kommen. Wegen all dieser Veränderungen ist die Untersuchung des Serums hinsichtlich der Elektrolytkonzentration und der harnpflichtigen Substanz bei alten Menschen häufiger notwendig als im jüngeren Alter.

Ferner kann es bei Hypotonie mit Blutdruckwerten unter 100/60 mmHg rasch zu urämischen Bildern bei alten Menschen kommen. Diese eingeschränkte Nierenfunktion hat besondere Folgen hinsichtlich der Ausscheidung toxischer Substanzen und auch der Arzneimittel. So neigen renal auszuscheidende Arzneimittel mit ansteigenden Lebensjahren leicht zur Kumulation. Deshalb ist Vorsicht bei der Gabe von Barbituraten, Sulfonamiden, verschiedenen Antibiotika, Heparin, Salicylsäure, Phenacetin und Pyrazolon geboten.

Spezielle Diagnostik und therapeutische Maßnahmen

Da in den höheren Lebensaltern fast alle Männer und Frauen unter Beschwerden im Bereich der Harnwege leiden, müssen Krankenschwestern und Krankenpfleger ihr besonderes Augenmerk auf die technisch notwendigen Maßnahmen richten, ebenso wichtig ist dabei eine ethisch saubere Haltung der Pflegekraft dem Patienten gegenüber.

Oft sind Urinentnahmen aus diagnostischen Gründen erforderlich, um Sedimentuntersuchungen oder andere chemische Bestimmungen auszuführen. Es ist dabei von größter Wichtigkeit, daß die Urinentnahme unter möglichst sterilen Bedingungen ausgeführt wird. Beim Mann sollte der Urin nicht mit Hilfe eines Katheters entnommen werden, weil der aus der Harnröhre ausfließende Urin einwandfrei sauber aufgefangen werden kann. Nur im Stadium der Harnverhaltung ist die Anlage eines Katheters indiziert. Um einen möglichst sterilen Urin aufzufangen, muß die Pflegekraft bei dem Patienten vor dem Wasserlassen durch Zurückstülpen des Präputiums die äußere Harnröhre frei legen und deren leicht klaffende Ränder mit Desinfektionslösung reinigen. Da bei der Frau aufgrund der anatomischen Gegebenheiten sich der Urin mit Ausscheidungen aus der Vagina leicht vermischt, ist bei ihr die Gewinnung des Urins durch Katheter erforderlich. Der Blasenkatheter verlangt eine strikte ärztliche Indikation, da dieser Eingriff nicht immer harmlos ist und oft zu sehr unangenehmen Komplikationen führen kann. Technische und manuelle Geschicklichkeit und viel Übung sind daher auf pflegerischer Seite notwendig, um eine kunstgerechte Katheterisierung durchführen zu können. Der Blasenkatheter ist für jeden Patienten stets unangenehm, er dürfte aber, wenn er richtig eingelegt wird, nicht schmerzhaft sein. Zur einwandfreien Technik muß das psychologische Einfühlungsvermögen der Pflegeperson hinzutreten. Insbesondere sollte sie einen guten und beruhigenden Kontakt vor dem Eingriff herstellen und Geschick in der Ablenkung des ängstlichen Patienten besitzen. Neben der sterilen Urinentnahme zur diagnostischen Abklärung im Labor kommt das Katheterisieren bei Patienten in Frage, die nicht mehr spontan Wasser lassen können, ferner zur Behandlung der Blase mit anschließender Spülung oder eventueller Instillation oder auch zur Restharnbestimmung, d. h. zur Bestimmung der Urinmenge, die nach spontanem Wasserlassen in der Blase zurückbleibt. Es ist psychologisch von Bedeutung, daß der Krankenpfleger, der eine Restharnbestimmung durchführt, den Patienten nicht drängt und befiehlt, Wasser zu lassen, sondern ihn behutsam dazu bringt. Oft ist der Patient in dieser Situation verkrampft und kann nur wenige Tropfen Urin lassen. Man sollte sich bemühen, die Zeit der Restharnbestimmung dem Patienten selbst zu überlassen, nachdem dieser über die auszuführende Untersuchung eingehend unterrichtet wurde. Ist das Katheterisieren nicht zu umgehen, so sollte man sich heute der Einwegkatheter bedienen. Sie sind steril und bieten somit ein Minimum an Superinfektionsmöglichkeiten. Zur Vorbereitung des Katheterisierens ist die Bereitstellung nachstehender Materialien auf steriler Unterlage erforderlich:

2 Katheter mit verschiedener Größe aus Gummi oder Kunststoff,
1 Katheterstöpsel,
1 Nierenschale,
1 kleine Schale mit einigen Tupfern,
1 Paar Gummihandschuhe,
1 etwa 15 cm lange anatomische Pinzette.

Ferner benötigt man eine Desinfektionslösung, die man in die Tupferschale gießt. Zum Auffangen des Urins eignet sich besonders ein konisches Spitzglas. Für Blasenspülungen sollte auch eine Spritze bereitgelegt werden. Für den Mann eignet sich ein Einwegkatheter vom Typ „Tiemann" in der Größe 16. Zur Anlage eines Dauerkatheters muß ein Foley-Katheter benutzt werden. Neben der Nummer befindet sich am Ausflußende des Tiemann-Katheters ein Zeichen, das über die Lage der gebogenen Katheterspitze Auskunft gibt. Als Gleitmittel für den Katheter ist steriles Paraffinöl oder Katheterpurin geeignet.

Als Dauerkatheter verwendet man gewöhnlich einen Ballonkatheter, d. h. Foley-Katheter, den man mit 5 cm^3 sterilem Wasser auffüllt. Bei der Wahl des Kalibers ist zu berücksichtigen, daß der Katheter als Fremdkörper in der Harnröhrenschleimhaut nicht reaktionslos bleibt. Das von den Drüsen ausgeschiedene Sekret kann oft erheblich zunehmen und muß im Raum zwischen Harnröhrenwand und Katheter nach außen abfließen können. Daher ist oft eine kleinere Kathetergröße angezeigt. Wird dies nicht beachtet, dann erzeugt der Dauerkatheter oft eine chronische Infektion mit eitriger Harnröhrenentzündung, die beim Mann eine Nebenhodenentzündung oder -sepsis zur Folge haben kann. Im allgemeinen sollte man auch keinen größeren Katheter als Nr. 18 anwenden. Eine Ausnahme bildet dabei die Harnblutung und die Entleerung eines besonders trüben Urins mit Eiter; dies macht einen dicken

Katheter erforderlich. Da es sich um kurzdauernde Zustände handelt, muß der großkalibrige Katheter nach dem Abklingen ausgewechselt werden. Über die Pflege des Dauerkatheters gibt es eine detaillierte Richtlinie, die das Bundesgesundheitsamt erlassen hat, um aufsteigende Blaseninfektionen zu verhüten oder besser bekämpfen zu können. So wird zur Harnableitung in einem geschlossenen System geraten. Es sind nur Einmalartikel zu verwenden. Wenn der Katheter über längere Zeit liegen soll, dann besteht die Gefahr, daß sich eine Schrumpfblase entwickelt. Zur Verhütung dieser schwerwiegenden Komplikation muß durch Abklemmen des Katheters die Blasenkapazität trainiert werden. Jedes Harnabflußleitungssystem kann von außen durch eine Péan-Klemme unterbrochen werden. Ist der Harn sehr trübe, eventuell alkalisch, entstehen leichte Kalkablagerungen und Krusten, die einen häufigen Katheterwechsel, z. B. alle 3–4 Tage, notwendig machen.

Bei der richtig gepflegten Blase sollte der Urin nicht trüb sein. Ist er klar und durch reichliche Flüssigkeitsaufnahme hell und sauer geworden, wird der Katheter alle 14 Tage gewechselt. Das Vorgehen im Einzelfall sollte ausschließlich in der Kompetenz des Arztes liegen. Nur in seltenen Fällen darf man sich dazu entschließen, den Dauerkatheter längere Zeit offen zu halten. Hierfür ist ein steriles System erforderlich. Bei bettlägerigen Patienten hat sich das Abflußsystem mit Kunststoffschläuchen bewährt, Gummischläuche dagegen nicht. Auch hierfür gibt es Einwegsysteme, deren Wert nicht zu unterschätzen ist. Durch die Abklemmung des Katheters ist einer Schrumpfung der Blase vorzubeugen.

Beim *Katheterisieren der Frau* sollte man nicht mehr Glaskatheter verwenden, wenn sie auch billig, sauber und handlich sind, da sowohl Glas- als auch Metallkatheter gefährlicher sind als Einwegkatheter. Nach der Reinigung und Desinfektion der Harnröhrenmündung und Umgebung mit mehreren Tupfern wird der Katheter mit sterilen Handschuhen in der Mitte gefaßt und eingeführt, nachdem man mit Daumen und Zeigefinger die Schamlippen gespreizt und die Harnröhrenöffnung unter Sicht hat. Sobald Harn aus dem Katheter ausfließt, sollte dieser nicht weiter eingeführt werden. Daumen- und Zeigefinger, die vorher die Schamlippen auseinandersprizten, halten nun den Katheter fest, die freiwerdende rechte Hand hält das Auffanggerät. Für die Untersuchung des Sediments sollte nicht der zuerst ausfließende Urin verwendet werden, sondern erst die folgenden aus dem Blasenboden stammenden Portionen. Es ist von Bedeutung, daß nicht das Katheterausflußende mit der Öffnung des sterilen, für die bakteriologische Untersuchung des Urins bestimmten Fläschchens in Berührung kommt.

Die *Blasenspülung* sollte immer nur dann vorgenommen werden, wenn der Urin trübe oder der Katheter verstopft ist. Die Häufigkeit der Blasenspülungen darf ausschließlich nur durch das Ausmaß der Harnverunreinigung bestimmt sein. Nach einer Harnröhrenoperation, wenn der Urin aus einer nicht infizierten Blase fließt, ist ein Dauerkatheter nie angezeigt; dies ist eine absolute Kontraindikation zur Blasenspülung; sie würde unweigerlich früher oder später zur Infektion der Blase führen.

Auch bei gewissenhafter Beachtung der Sterilität gelingt es nicht immer, beim Katheterisieren eine Blaseninfektion zu vermeiden. Bei der Blasenspülung muß vor allen Dingen der Blasenboden gereinigt werden, da sich hier am tiefsten Punkt der Blase Verunreinigungen und Ablagerungen ansammeln; dieses muß die Technik der Blasenspülung berücksichtigen. Vor jeder Blasenspülung muß die Blase völlig entleert werden, da die letzten Tropfen am meisten verunreinigt sind; zu diesem Zweck muß die Öffnung des Katheters im Blasenhals liegen, knapp oberhalb des Abgangs der Harnröhre aus der Blase. Durch leichten Druck mit der Hand oberhalb der Symphyse auf die Blase vergewissere man sich immer, daß die Blase auch wirklich leer ist. Bei gewissen Harnblasenerkrankungen ist die Muskulatur der Blasenwand nicht mehr imstande, den Urin bis zum letzten Tropfen auszupressen. Dieses gelingt allein durch den Druck mit der Hand. Da sich ausschließlich im Blasengrund trüber Urin befindet, soll die Spülung mit nur wenig Flüssigkeit erfolgen, dafür aber während des Spülaktes häufiger angespült und entleert werden. Eine Blasenspülung bei völlig entleerter Blase soll nur mit 20 cm^3 erfolgen, die bis zum letzten Tropfen wieder ausfließen müssen. Man wiederhole die Spülung so oft, bis die Flüssigkeit wieder klar ist. Es hat sich herausgestellt, daß eine 50-cm^3-Blasenspritze praktisch ist und beim Aufziehen der Flüssigkeit mit beiden Händen gehalten werden kann. Daneben haben sich auch die 20-cm^3-Harnröhrenspritzen aus Glas, die zur Harnröhreninstillation verwendet werden, bewährt. Als Spülmittel genügt steriles Wasser oder eine sterile Rivanollösung.

Unter *Blaseninstillation* versteht man das Einführen einer therapeutischen Lösung in die Blase, direkt oder mittels eines Katheters. Die Blaseninstillation wird meistens am Schluß einer Spülung vorgenommen, um die chronische Infektion, die Fibrindepots oder die Bildung von Inkrustationen und Blasensteinen zu verhindern. Für eine derartige Blaseninstillation eignen sich zahlreiche Desinfektionsmittel.

Es empfiehlt sich, die Mittel wechselweise zu gebrauchen, um ein Nachlassen ihrer Wirkung zu vermeiden. Zur Auflösung weicher Blasensteine oder verhärteter Krusten kann die „Subysche Lösung" verwendet werden, die in einigen Tagen die Blase zu reinigen vermag. Die zu instillierenden Medikamente verordnet in jedem Fall der Arzt. Für gereizte und schmerzhafte Blasen eignet sich besonders Guajakolölinstillation. Man sollte nur 20–30 cm^3 der Instillationsflüssigkeit einführen, damit diese möglichst lange in der Blase verweilt. Der Patient muß angehalten werden, die nächste Miktion so lange wie möglich hinauszuschieben.

Subysche Lösung bei Inkrustationen:
Rp. Acidi citrici   33,
     Magnesii oxydati   5,
     Natrii carbonici   5,
     Aquae destillata ad   1000.

Guajakolölinstillationen bei Schwellungen der Blasenschleimhaut:
Rp. Guajacoli   6,
     Aethyli paraminobenzoici   6,
     Oleum olivarum sterilis ad   400.

Da das Krankenpflegepersonal mit der täglichen Beseitigung des vom Patienten gelassenen Urins beauftragt ist, bekommt die Schwester oder der Pfleger täglich den Urin des Patienten zu sehen. Bevor der Urin weggegossen wird, sollte er vom Pflegepersonal betrachtet werden, um aus den Beobachtungen dem Arzt zu berichten. Daher sei nun einiges über die Harnschau eingefügt.

Harnschau: Die normale Harnfarbe wird durch ein Gemisch von Urochrom, Uroerythrin, Urorosein, Urobilin und andere Farbstoffe verursacht. Bei einer neutralen oder alkalischen Reaktion, ferner nach einer reichlichen Flüssigkeitsaufnahme, bei einer vermehrten medikamentös oder krankheitsbedingten Diurese ist die Farbe hellgelb, fast wasserklar. Der fast farblose Urin im oligurischen Finalstadium der chronischen Niereninsuffizienz ist Ausdruck einer unvollständigen Oxidation der Urochromogene.

Der *konzentrierte Urin* am Morgen, bei fieberhaften Erkrankungen und saurer Reaktion weist eine dunkelgelbe Farbe auf. Man muß berücksichtigen, daß der Harn bei Anwesenheit von Oxidationsmitteln, durch UV-Bestrahlung und Sonnenlicht nachdunkeln kann.

Bei *hämolytischen Erkrankungen* wird der Harn rötlichweiß. Das hierbei zu findende *Ziegelmehlsediment* entsteht durch Ausflocken von Harnsäure als Heminatriumurat im sauren Milieu, wobei Uroerythrin mit niedergerissen wird. Die mehr oder weniger starke *blutrote Farbe des Urins* ist entweder bedingt durch Mikrohämaturien, (Herdnephritiden, akute diffuse Glomerulonephritis, Hypernephrom, Nierentuberkulose) oder durch Makrohämaturien (aus Blase, Harnleitersteinen, Tumoren).

Die *Fleischwasserfarbe des Urins* weist auf eine Hämoglobinurie hin, welche erst bei einer Hämolyse mit intravasaler Freisetzung von mehr als 12 g Hämoglobin auftritt. Bleibt dieser Urin längere Zeit an der Luft stehen, so nimmt er durch Zersetzung eine braunschwarze Farbe an. Ebenfalls bei *Myoglobinurien* kann es zu einer schwarzbraunen Färbung des Harns kommen. Bei einer Rot- bis Schwarzfärbung denke man ferner an eine Porphyrinurie.

Nach längerem Stehen des Urins kann man bei Porphyrinbeimengungen einen weißen Schüttelschaum beobachten. Im Gegensatz dazu ist der *Schüttelschaum* des gelbgrünen bis bierbraunen Harns mit hohem Bilirubingehalt nach längerem Stehen gelb gefärbt. Ein braun-schwarz gefärbter Harn kann ferner einen Hinweis auf Melanin, auf eine Alkaptonurie geben.

Ein *milchig trüber Urin* läßt an eine Pyurie denken, seltener an eine Chylurie, ferner an eine Lipurie.

Die *Farbpalette des Urins* ist schließlich durch zahlreiche *Arznei-mittel*, welche selbst Farbstoffe sind oder zu diesen abgebaut werden, bereichert worden.

Zitronengelb bis goldgelb: Senna, Chrysarobin, Rheum, Frangula.

Rotgelb bis orange: Rubazonsäure, Rheum, Senna, Chrysarobin, Eosin, Santonin.

Intensivgelb: Atebrin, Furadantin, Riboflavin, Vitamin-B-Komplex.

Anilinfarben: Fuchsin, Phenolphthalein, Phenolrot, rote Rüben.

Grünblau: Lysol, Karbolsäure, Indigokarmin, Methylenblau, Naphthol, Inhalationen von Tetralindämpfen.

Tiefbraun bis schwarzbraun: Resorzin, Kreosol, Salol, Thymol, Folia uvae ursi und Gerbsäure.

Aus den Mitteilungen der Urinfarbe an den Arzt kann dieser wert-volle diagnostische Schlüsse ziehen, die für die Therapie wichtig sein können.

Besondere Erkrankungen des Harnwegssystems

Pyelonephritis und Schrumpfniere

Die akuten und chronischen Pyelonephritiden sind im höheren Lebens-alter die bei weitem häufigsten Nierenerkrankungen. Als Hauptursache ist die häufige Harnstauung des älteren Menschen durch Prostataverän-derungen oder Blasen- und Uteruskarzinome anzusehen. Von Bedeu-tung sind in diesem Zusammenhang auch der Gebärmuttervorfall, die in-trarenale Harnstauung durch arteriosklerotische Narben sowie die In-kontinenz und eine allgemein verschlechterte Abwehrlage gegenüber bakteriellen Infektionen. Bei fast allen über 70jährigen Frauen findet man eine Verziehung der äußeren Harnröhrenmündung, die ein Auf-wärtswandern der Keime erleichtert. Als Erreger finden sich bei der Pye-lonephritis des alten Menschen häufig Escherichia coli, Bacillus proteus, Bacterium pyocyaneum, Enterokokken und andere. Die klinische Symp-tomatik ist gegenüber jüngeren Menschen nicht verändert. Von Be-deutung ist jedoch, daß pathologische Sedimentbefunde beim alten Menschen in über 50% der Fälle gefunden werden. Sie beruhen wahr-scheinlich auf latenten bakteriellen Infektionen der ableitenden Harn-wege. Die Probleme der Pyelonephritis, wie sie auch bei alten Men-schen gegeben sind, zeigen nachstehende Übersichten (Tab. **21–24**, Abb. **25–28**).

Tabelle **21**   Prädisponierende Faktoren der Pyelonephritis (nach Zumkley u. Mitarb.)

1. Kongenitale Fehlbildungen:
   Hypoplasie der Niere, Doppelniere, Hufeisenniere, Nierendystrophie (Beckenniere, lumbale Dystopie), dichotomes Nierenbecken, Ureter fissus, Nierengefäßanomalien, Zystennieren
2. Steinleiden (Niere, Ureter, Blase)
3. Erworbene Abflußstörungen:
   Prostataerkrankungen, gynäkologische Erkrankungen, Ureterstriktur, Tumoren im kleinen Becken, Gravidität, längere Bettlägerigkeit, neurologische Erkrankungen
4. Stoffwechselerkrankungen:
   Diabetes mellitus, Gicht, Nephrokalzinose, Oxalurie, Zystinurie
5. Medikamentöse Faktoren:
   Phenazetinose, Hypokaliämie (Laxantien, Saluretika), Steroidlangzeittherapie

Tabelle **22**   Akute Pyelonephritis (nach Zumkley u. Mitarb.)

Anamnese (prädisponierende Faktoren)

Beschwerdebild: häufige schmerzhafte Miktionen, Fieber, Schüttelfrost, Kopfschmerzen, gastrointestinale Erscheinungen (Durchfall, Erbrechen)

Befund: Druck- und Klopfschmerzen der befallenen Niere
Urin: Leukozyturie, Bakteriurie, Proteinurie
Blut: Leukozytose, BSG-Beschleunigung

Therapie: antiinfektiöse Behandlung, Nachkontrolle

Tabelle **23**   Chronische Pyelonephritis (nach Zumkley u. Mitarb.)

Anamnese (prädisponierende Faktoren)

Beschwerdebild:
Unspezifische Beschwerden: Kopfschmerzen, Müdigkeit, Abgeschlagenheit, Inappetenz, Gewichtsabnahme, Brechreiz
Spezifische Beschwerden: Lendenschmerzen, Harndrang, Brennen beim Wasserlassen, häufiges Wasserlassen, Fieberschübe, Schüttelfrost

Befund: Klopfschmerz der Nierenlager, schmutziggraue Pigmentierung, Anämie
Urin (variabler Befund): Leukozyturie, Bakteriurie, Proteinurie
Blut: Anämie, BSG-Beschleunigung

Therapie: antiinfektiöse Langzeittherapie, Behandlung der prädisponierenden Faktoren, Behandlung der Komplikationen

Die *vaskuläre Schrumpfniere* ist die zweithäufigste Nierenerkrankung im hohen Alter. Sie führt nicht selten zum Auftreten einer Urämie. Der Hochdruck des älteren Menschen ist mit Blick auf die Niere oft als Erfordernishochdruck zur Aufrechterhaltung der glomerulären Filtrationsleistung zu sehen.

Tabelle **24**   Standarduntersuchungen bei Pyelonephritis (nach Zumkley u. Mitarb.)

1. Urinuntersuchungen
   - Urinstatus
   - bakteriologische Untersuchung (Keimart, Keimzahl, Keimresistenz)

2. Blutuntersuchungen
   - vollständiges Blutbild
   - Blutkörperchensenkung
   - Harnstoff-N im Sediment
   - Kreatinin im Sediment

   Bei Verdacht auf Niereninsuffizienz zusätzlich:
   - Ionen im Sediment (Natrium, Kalium, Calcium, Phosphor)
   - Säure-Basen-Haushalt (aktueller pH-Wert)

3. Röntgen- und Isotopenuntersuchungen
   - i. v. Pyelogramm
   - Isotopennephrogramm, Szintigramm

Steinbildungen

Mit zunehmenden Lebensjahren kommt es immer häufiger zu Steinbildungen in den ableitenden Harnwegen. Dieser Tatbestand ist bei sehr Alten jedoch äußerst selten.

Seit dem letzten Jahrzehnt nimmt die Häufigkeit der Harnsteine deutlich zu. In der Kriegs- und Nachkriegszeit war das Leiden bei eiweiß- und fettarmer sowie wasserreicher Kohlenhydratkost relativ selten. Aus diesem Grunde nimmt man an, daß alimentäre Ursachen eine Rolle spielen (s. auch die Zunahme der Gallensteine). Die Steinbildung ist ein ausgesprochen komplexer Vorgang, dessen Pathogenese noch nicht geklärt ist.

Zu prärenalen Stoffwechselstörungen muß jedoch ein renaler Faktor hinzukommen, um die Bildung eines Steines auszulösen. Bei Harnstauung mit sekundärer Infektion kann man sich dies relativ einfach erklären (postrenaler Faktor). Bei den meisten Formen und Arten der Harnsteine ist der renale Faktor noch ungeklärt. Solange die ursächliche Entstehung unbekannt ist, besteht auch keine Möglichkeit zu echter, kausaler, steinverhütender Therapie. Harnsteine bestehen zu etwa 25% aus organischen Substanzen, der restliche Anteil sind Mineralsalze, die auch normalerweise im Harn vorkommen.

In der Reihenfolge der Häufigkeit unterscheidet man:

Calciumoxalatsteine,
Uratsteine,
Calciumphosphatsteine,
Cystinsteine.

Man nimmt an, daß die organischen Substanzen ausfallen und primär die organische Matrix, den Mutterboden des Steines, bilden. Sekundär

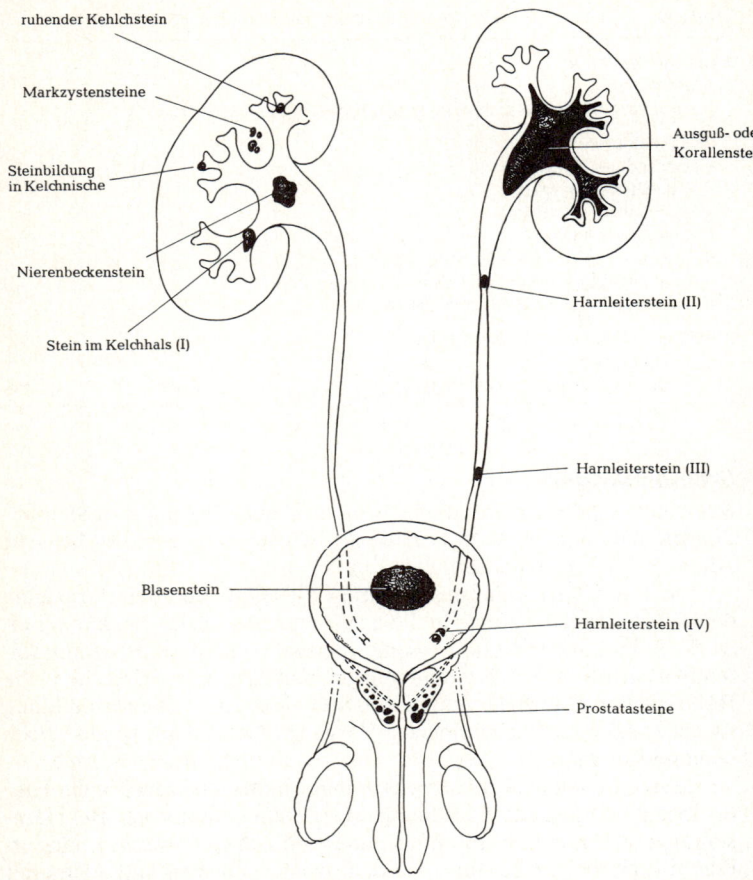

ruhender Kelchstein

Markzystensteine

Steinbildung
in Kelchnische

Nierenbeckenstein

Stein im Kelchhals (I)

Ausguß- oder
Korallenstein

Harnleiterstein (II)

Harnleiterstein (III)

Blasenstein

Harnleiterstein (IV)

Prostatasteine

Abb. **25** Übersicht der Steinerkrankungen (aus Alken, C.-E.: Leitfaden der Urologie, 6. Aufl. Thieme, Stuttgart 1973)

kommt es dann zur Einlagerung der Mineralsalze in diese Matrix, und so entsteht der Mikrolith.

Die verschiedenen Mineralsalze bleiben normalerweise im Harn in Lösung, werden als Sediment ausgeschieden und fallen im stehenden Urin in der Kälte als Bodensatz aus. Der *Mikrolith* kann ebenfalls ohne subjektive Beschwerden mit dem Harn ausgeschwemmt werden. Bleibt er an der Schleimhaut der Nierenpapille haften, dient er als Kristallisationszentrum für das Ausfallen weiterer Salze und wächst allmählich durch Apposition zum *Makrolith*. Je nach seinem Calciumge-

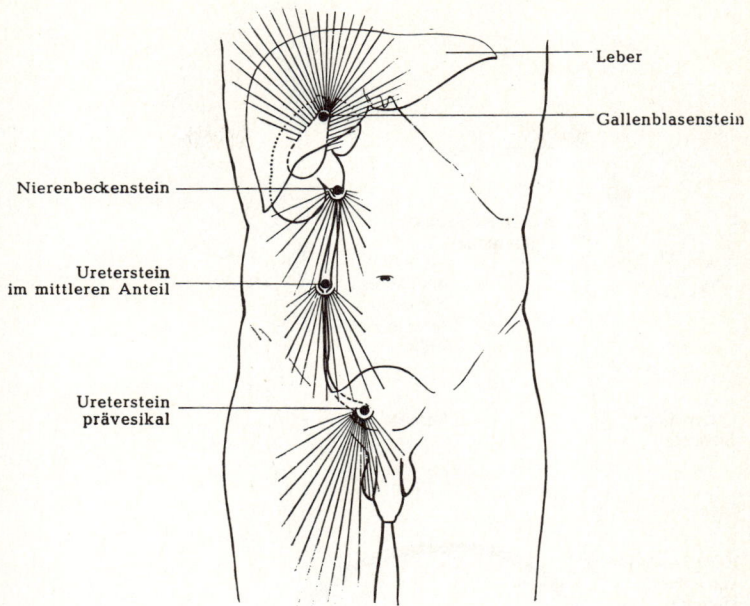

Abb. **26**   Schematische Darstellung der Schmerzprojektion beim Gallenstein und beim Nieren- oder Ureterstein (aus Alken, C.-E.: Leitfaden der Urologie, 6. Aufl. Thieme, Stuttgart 1973)

halt kann der Stein jetzt im Röntgenbild nachweisbar werden. Klinisch tritt er erst dann in Erscheinung, wenn er sich von der Schleimhaut des Nierenbeckens löst und mit der peristaltischen Welle in Bewegung kommt *(wandernder Stein)*. Je nach seiner Größe, reiskorn-, linsen- oder erbsengroß, verursacht er bei der Wanderung durch den Harnleiter und seine physiologischen Engen eine Abflußstörung, welche durch Rückstauung die *Nierenkolik* auslöst. In der Kolik kommt das Bestreben des Organismus, den Fremdkörper auszutreiben, zum Ausdruck (Abb. **26**).

Therapie der akuten Kolik: Körperwarmes bis heißes Vollbad, wiederholte feuchtwarme Lendenganzpackungen, bei Stuhl- und Windverhaltung hoher Einlauf zur Darmentleerung und Darmregelung. Intravenöse Kombination von Analgetika und Spasmolytika. Tabletten, Tropfen und Suppositorien sind bei der akuten schweren Kolik wirkungslos (Alken 1973).

Morphiumpräparate sollen nach Möglichkeit nicht gegeben werden, da sie die bereits gestörte Peristaltik noch mehr lähmen und die Brechneigung zunimmt.

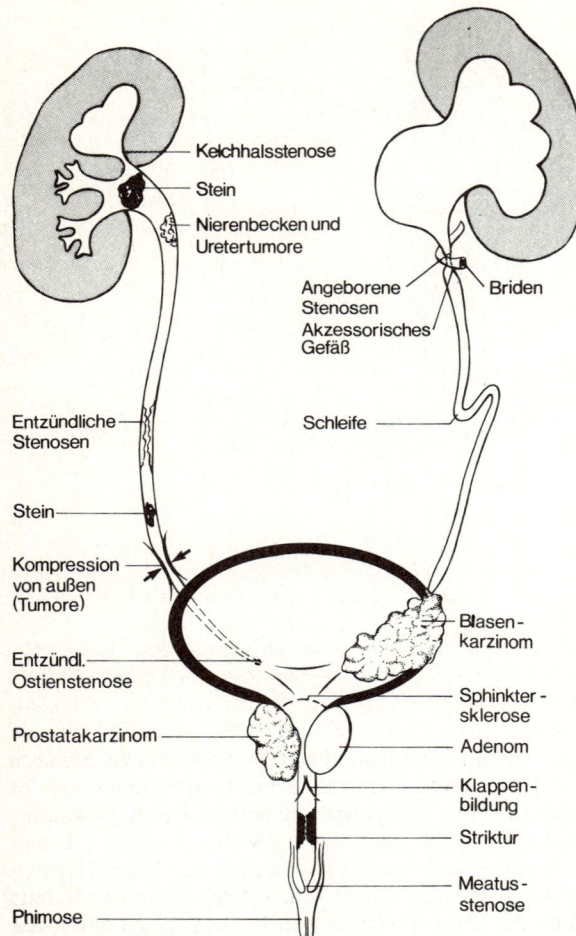

Abb. **27**   Entleerungsstörungen der ableitenden Harnwege (aus Alken, C. E.: Leitfaden der Urologie, 6. Aufl. Thieme, Stuttgart 1973)

Die Therapie ist rein symptomatisch gegen die Kolik und die akute Einklemmung gerichtet. Die Diagnose muß später in jedem Falle, auch bei völliger Beschwerdefreiheit, durch Leeraufnahme und Urogramm gesichert werden. Wenn nach dem Untersuchungsergebnis der Spontanabgang des Konkrements möglich ist, kann man ohne Bedenken mehrere Wochen abwarten.

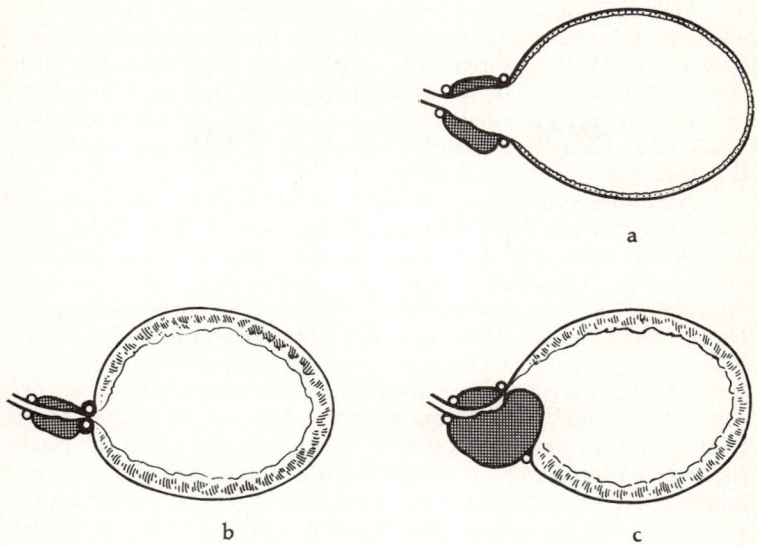

a

b   c

Abb. **28a–c**   Schematische Darstellung der Blasenhalsveränderungen: **a** neurologische Entleerungsstörung, **b** Schließmuskelstarre, **c** Prostataadenom (aus Alken, C.-E.: Leitfaden der Urologie, 6. Aufl. Thieme, Stuttgart 1973)

Steinaustreibung und Steinentfernung. Bei röntgenologisch nachgewiesenem, abgangsfähigem Konkrement ist zunächst Aufklärung des Patienten darüber nötig, daß er gegenüber den noch zu erwartenden Koliken eine positive Einstellung erhält: „Keine Geburt ohne Wehen, kein Steinabgang ohne Kolik." Instrumentelle Eingriffe oder Operationen können vermieden werden.

Im freien Intervall keine Bettruhe, körperliche Bewegung; Arbeitsunfähigkeit hängt vom Beruf ab. Ein Gärtner ist arbeitsfähig, Dachdecker und Omnibusfahrer nicht. Reichliches Trinken beliebiger Flüssigkeiten, Wasserstöße, auch Bier, sind erlaubt. Bei „Wehenschwäche" Darmbäder, kleine Dosen Hypophysin; medikamentös über längere Zeit die handelsüblichen Präparate auf der Basis von Rubia oder ätherischen Ölen, welche die Peristaltik anregen, im täglichen Wechsel mit spasmolytischen Suppositorien = *Harnleitergymnastik.*

Steinentfernung. Bei Steineinklemmung mit anhaltenden Koliken ist die Klinikeinweisung erforderlich; das gleiche gilt bei Schüttelfrost und Fieber. Stauung und Infektion potenzieren sich; Gefahr der eitrigen, septischen Pyelonephritis. In der Klinik kann die Stauung durch Hochführen eines Ureterkatheters am Stein vorbei bis in das Nierenbecken beseitigt werden.

Steinauflösung. Die Auflösung von Harnsteinen durch orale Medikation ist das Fernziel der therapeutischen Entwicklungsarbeit. Eine Vielzahl von Medikamenten wird angeboten, die angeblich Steine aller Art auflösen können. Die Uratsteine ausgenommen, können diese Mittel im günstigsten Falle den Abgang kleinerer Steine fördern oder das Größenwachstum verlangsamen, jedoch keine Auflösung bewirken. Das gleiche gilt für Mineralwässer.

Auflösung von Uratsteinen. Bei reinen Uratsteinen, die kein Calcium enthalten und aus diesem Grund auch auf der Röntgenleeraufnahme nicht sichtbar sind, ist heute die Auflösung durch eine rein medikamentöse Behandlung möglich. Es handelt sich primär um eine Stoffwechselstörung – Uratdiathese – mit abnormer Ausscheidung von Uraten. Die Uratsalze fallen im stark sauren Milieu (pH 4–5) aus und bilden das bekannte Ziegelmehlsediment sowie schnell wachsende Steine. Wenn durch regelmäßige Einnahme alkalisierender Mittel über längere Zeit der pH-Wert konstant um 6,5–7 gehalten wird, fallen keine Urate mehr aus, und selbst größere Steine lösen sich völlig auf. Nach stationärer Einstellung mit Uralyt-U auf den optimalen pH-Wert erfolgt die weitere Behandlung und Überwachung durch den Hausarzt. Die Patienten kontrollieren 3mal täglich den pH-Wert ihres Urins mit Spezialindikatorpapier und regeln danach die Medikamenteneinnahme selbst. Die Therapie hat nur dann Aussicht auf Erfolg, wenn sie konsequent über mehrere Monate durchgeführt wird. Da es sich um eine Stoffwechselkrankheit handelt, muß der Patient, ähnlich wie ein Diabetiker, ärztlich straff geführt werden.

Steinverhütung. Da die Entstehung des Steinleidens unbekannt ist, besteht auch keine Möglichkeit einer zuverlässig wirksamen Prophylaxe. Aus der Vielzahl der Faktoren, welche die Steinbildung begünstigen, sind einzelne bekannte in der Nachbehandlung und in der allgemeinen Lebensweise zu berücksichtigen.

Patienten mit *sitzender Lebensweise* ist regelmäßige tägliche körperliche Bewegung zu empfehlen: Spaziergänge, Gartenarbeit, Sport, Atemgymnastik usw.; eine chronische Obstipation ist entsprechend zu behandeln. Wichtig ist eine *Steigerung der täglichen Flüssigkeitsaufnahme.* Der Normalverbraucher unserer Breiten nimmt im Durchschnitt etwa 1 Liter Flüssigkeit zu sich. Bei normalen Kreislaufverhältnissen soll der Steinbildner soviel trinken, daß er in 24 Stunden 1½ Liter Harn ausscheidet. Schlagwort für den Patienten: „Ein schnell fließendes Bergwasser ist kristallklar, ein Flachlandkanal trübe."

Mikrolithen und Gries werden mit dem Harnstrom ausgeschwemmt. Bereits vorhandene Steine können in einem dünnen, salzarmen Harn nur wenig wachsen. Je größer das Flüssigkeitsangebot an die Niere ist, desto mehr wird der Harnstrom beschleunigt, die Verweildauer des Harns im Nierenbecken pro Zeiteinheit geringer und die Harnsalze können nicht ausfallen. Dies ist das einfache Wirkungsprinzip der Trinkkuren; ausschlaggebend ist die Menge, weniger die Art der Flüssigkeit.

Zur Durchspülung eignen sich die ärztlich empfohlenen Mineralwässer der Heilbäder, einfache Mineralwässer, beliebige schmackhafte Tees, einfaches Wasser mit Zusatz von Fruchtsäften usw. Bier und Kaffee sind wegen ihrer diuretischen Wirkung in normalen Mengen durchaus erlaubt.

Diät. Bei Uratsteinen mit einem erhöhten Harnsäureserumspiegel sind purinhaltige Nahrungsmittel, insbesondere alle Innereien wie Leber, Niere, Herz, sowie Wild und rohes Fleisch einzuschränken und der Anteil der Ernährung an Obst und Gemüsen entsprechend zu erhöhen. Bei den Steinarten, die Calcium enthalten, sind außer Butter, Milch und Milchprodukte wegen ihres hohen Calciumgehaltes zu vermeiden. Die Oxalatsteinbildung läßt sich alimentär nicht beeinflussen. Erhöhte Oxalsäureausscheidung im Harn wird hauptsächlich durch komplizierte Störungen des Intermediärstoffwechsels verursacht. Die alimentäre Zufuhr von Oxalaten (im Spinat, Tomaten, Schokolade usw.) ist in der Regel so gering, daß sie ursächlich keine Rolle spielen.

Trinkkuren. Ihr Wirkungsprinzip beruht auf der Durchspülung. Sie haben nur Sinn als Nachbehandlung nach Steinoperationen bei rezidivierender Steinbildung oder bei abgangsfähigen kleinen Konkrementen. Allgemein: Lösung des Patienten aus dem häuslichen und beruflichen Milieu, völlige Entspannung, gesundheitsbezogene Lebensweise.

Gymnastik. In aufrechter Körperhaltung wirkt die untere Kelchgruppe des Nierenbeckens bei mangelnder Peristaltik als Schlammfang. Hier entwickeln sich bzw. finden sich etwa 60% aller Nierensteine. Die Niere hat in ihrem Gleitlager eine Atemverschieblichkeit von 3 Querfingerbreiten. Durch tiefe In- und Exspiration sowie durch spezielle Gymnastik mit Rumpfbeuge und Anspannung der Bauchpresse wird die Peristaltik des Nierenbeckens angeregt, Mikrolithen und Gries können leichter ausgeschwemmt werden.

Harnentleerungsstörungen und Geschwülste

Normalerweise wird die Blase bei der Miktion restlos entleert. Die Miktionszeiten richten sich nach dem Fassungsvermögen der Blase und dem Harnangebot von der Niere. Die Qualität der Miktion ist von der Austreibungskraft der Blasenmuskulatur und dem Zustand ihres Abflußventils abhängig (Abb. 29).

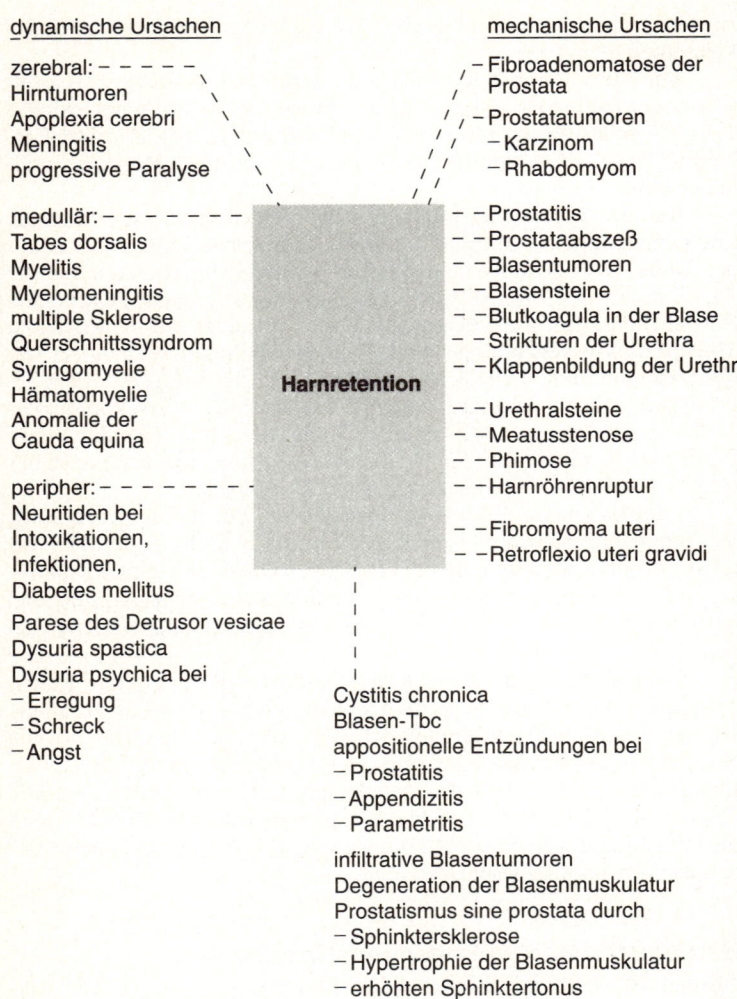

dynamische Ursachen

zerebral: – – – – –
Hirntumoren
Apoplexia cerebri
Meningitis
progressive Paralyse

medullär: – – – – – – –
Tabes dorsalis
Myelitis
Myelomeningitis
multiple Sklerose
Querschnittssyndrom
Syringomyelie
Hämatomyelie
Anomalie der
Cauda equina

peripher: – – – – – – –
Neuritiden bei
Intoxikationen,
Infektionen,
Diabetes mellitus

Parese des Detrusor vesicae
Dysuria spastica
Dysuria psychica bei
– Erregung
– Schreck
– Angst

mechanische Ursachen

– Fibroadenomatose der
  Prostata
– Prostatatumoren
  – Karzinom
  – Rhabdomyom

– – Prostatitis
– – Prostataabszeß
– – Blasentumoren
– – Blasensteine
– – Blutkoagula in der Blase
– – Strikturen der Urethra
– – Klappenbildung der Urethra

– – Urethralsteine
– – Meatusstenose
– – Phimose
– – Harnröhrenruptur

– – Fibromyoma uteri
– – Retroflexio uteri gravidi

Harnretention

Cystitis chronica
Blasen-Tbc
appositionelle Entzündungen bei
– Prostatitis
– Appendizitis
– Parametritis

infiltrative Blasentumoren
Degeneration der Blasenmuskulatur
Prostatismus sine prostata durch
– Sphinktersklerose
– Hypertrophie der Blasenmuskulatur
– erhöhten Sphinktertonus

Abb. **29** Die vielfältigen nosologischen Möglichkeiten der Urinverhaltung in der Blase
(nach Müller u. Graul)

Übersicht der Blasenentleerungsstörungen
Neurologische Ursachen:

– Querschnittsläsionen,
– Tumoren des Rückenmarks,

- Neurolues,
- multiple Sklerose,
- Hemiplegie.

Fremdkörper und Steine, Strukturen der Harnröhre, Blasenhalsveränderungen:

- Schließmuskelstarre,
- Prostataadenom,
- Prostatakarzinom.

Von besonderer Häufigkeit und Bedeutung im Alter ist die *Blasenschließmuskelstarre* oder *Sphinktersklerose.*

Der innere Blasenschließmuskel ist normalerweise so weit und elastisch, daß erbsen- bis bohnengroße Konkremente und Blutkoagula mit dem Harnstrahl entleert werden können. Als Folge blander, chronischer Adnexitis oder Prostata- und Samenblasenentzündung kommt es im Bereich des Schließmuskelringes zu Bindegewebsvermehrung; der Schließmuskelring verliert seine Elastizität und wird starr. Die Einschränkung seines normalen Bewegungsspieles führt zur Entleerungsstörung der Blase in verschiedenen Stadien, die mit dem Grad der Schließmuskelstarre parallel gehen. Folgende Stadieneinteilung ist üblich:

1. Stadium: Die Entleerung ist erschwert – Dysregulation, Pollakisurie, Dysurie. Die Blasenmuskulatur kann zunächst noch durch Mehrarbeit die Ausflußhemmung überwinden, sie hypertrophiert. Ausbildung der Trabekel- oder *Balkenblase.* Der krankhafte Zustand ist noch kompensiert.

2. Stadium: In dem sich über Jahre hinziehenden Verlauf ermüdet die Blase allmählich. Der Harn kann nicht mehr vollkommen ausgepreßt werden. Es kommt zur *Restharnbildung* und zu beginnenden Dekompensationen.

3. Stadium: Mit allmählich steigendem Restharn wird die Blase zuletzt maximal überdehnt. Die Austreibungskraft versagt vollkommen. Es kommt zur chronischen kompletten *Harnverhaltung* mit völliger Dekompensation der Blase.

Diagnose: typische Anamnese. Bei der rektalen Untersuchung ist die Prostata nicht vergrößert, sondern klein, atrophisch von derber Konsistenz. Meist imponiert das rektal tastbare Gewebe als flache Platte, in der die normalen Konturen der Prostata (Kastanienform mit zentraler Eindellung) nicht mehr zu unterscheiden sind. Restharnbestimmung in typischer Weise.

Therapie: bei kompletter Verhaltung regelmäßige Entleerung der Blase oder Dauerkatheter. Operativ: transurethrale Elektroresektion des Schließmuskels oder keilförmige Exzision aus dem starren Schließmuskelring.

Eine Übersicht weiterer Harnentleerungsstörungen zeigt Abb. **30.**

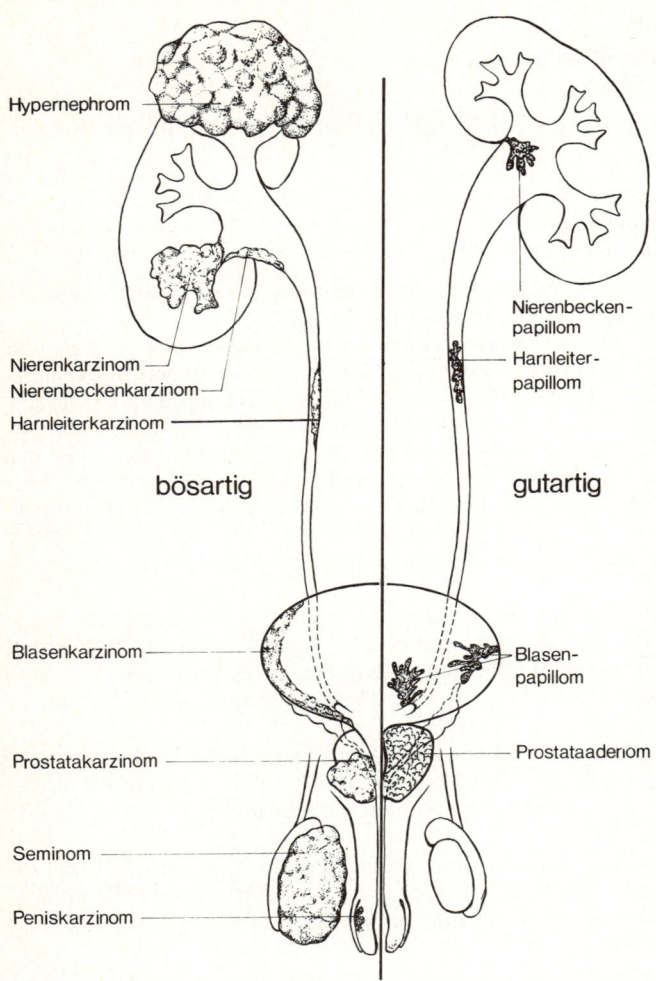

Abb. **30**   Übersicht der malignen und benignen Neubildungen im Urogenitalsystem
(aus Alken, C.-E.: Leitfaden der Urologie, 6. Aufl. Thieme, Stuttgart 1973)

Geschwülste der ableitenden Harnwege
Geschwülste der ableitenden Harnwege treten in dem mittleren und höheren Lebensalter vermehrt auf. Im Senium sind sie jedoch äußerst selten.

Hypernephrom und Nierenkarzinom: Das klinische Bild beider Geschwulstformen ist gleich. Sie treten meist erst nach dem 30. Lebensjahr auf. Das Hypernephrom ist die häufigste Nierengeschwulst. Meta-stasierungen kommen in der Lunge und im Knochensystem vor.

Symptome: Beginn stumm (zentrale Entwicklung im Parenchym, zunächst keine Verbindung zum Hohlraumsystem). Das erste Krank-heitszeichen ist meist eine plötzliche, ohne erkennbare Ursache auftre-tende *schmerzlose Blutung.*

Harnleiterkarzinom- und papillom: *Symptome: Hämaturie* und breite im Initialstadium *kolikartige Beschwerden*, da eine kleine Ge-schwulst in der relativ engen Harnleiterlichtung schon früh zu Abfluß-störungen führen kann. Die Beschwerden strahlen in den Harnleiter-verlauf aus.

Blasenpapillom: Das Blasenpapillom geht von der Schleimhaut aus und wächst nach dem Blasenlumen zu. Es kann als Impfmetastase eines Nierenpapilloms oder primär auftreten. Eine besondere Form ist der Anilintumor, der bei Arbeitern in Anilinfabriken beobachtet wur-de. Alle Papillome sind primär gutartig, können aber karzinomatös de-generieren und infiltrieren dann mit umgekehrter Wachstumsrichtung die tieferen Wandschichten der Hohlorgane. Kardinal*symptom* ist die *Hämaturie.* Bei Sitz in der Nähe des Blasenausgangs ist die Blutungsbe-reitschaft mit Pollakisurie und Dysurie stärker.

Blasenkarzinom: Das Blasenkarzinom ist eine Geschwulstform des mittleren Alters und des Alters. Es wird bei Männern wesentlich häufiger beobachtet als bei Frauen. Kardinal*symptom* ist auch hier die *Hämaturie.* Blasenbeschwerden treten früher auf als beim Papillom, da das Karzinom breitbasig infiltrierend der Blasenwand aufsitzt.

Prostatakarzinom: Das Prostatakarzinom ist eine maligne Ge-schwulst des Präseniums und Seniums. Bei 20% aller Männer im höhe-ren Lebensalter findet man in der Prostata latente Karzinomanlagen. Mit der Umkehr der Alterspyramide und zunehmender Lebenserwar-tung nimmt seine relative Häufigkeit zu. Im Gegensatz zum Adenom, das von den periurethralen Drüsen ausgeht, entwickelt sich das Prosta-takarzinom meist in der Nähe der Prostatakapsel, harnröhrenfern, und bleibt oft lange völlig symptomlos.

Symptome: Wenn die langsam wachsende Geschwulst die Umge-bung der hinteren Harnröhre erreicht, treten die ersten Miktionsbe-schwerden auf, meist häufiger Harndrang ohne wesentliche Verände-rung des Harnstrahls, vereinzelt *Blutungen.* Erst im fortgeschrittenen Stadium kommt es zu *Entleerungsstörungen* und *Restharnbildung* wie beim Adenom. Das Prostatakarzinom kann früh metastasieren und bil-det hauptsächlich Knochenmetastasen in der unteren Wirbelsäule und in der Beckenschaufel (Abb. **31**).

Bei diesem Sitz der *Metastasen* treten bald orthopädische und neu-rologische Beschwerden auf: Kreuzschmerzen, Ischias usw. Dieser Symptomenkomplex ist so charakteristisch und häufig, daß bei unkla-ren „rheumatischen" Beschwerden und Ischias des Mannes über

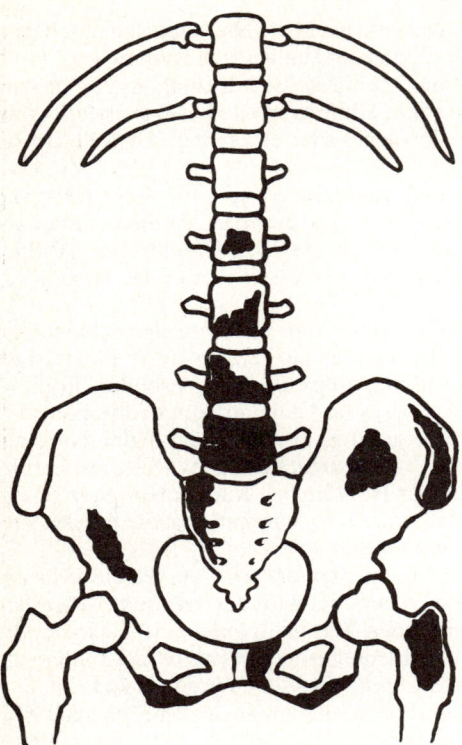

Abb. **31**   Knochenmetasta-
sen bei Prostatakarzinom (aus
Alken, C.-E.: Leitfaden der
Urologie, 6. Aufl. Thieme,
Stuttgart 1973)

50 Jahre immer an ein Prostatakarzinom gedacht werden muß. Die
Miktionsbeschwerden können zu diesem Zeitpunkt noch so geringfügig
sein, daß der Patient sie in der Anamnese nicht erwähnt und erst auf Befragen angibt.

Diagnose: Bei der rektalen Untersuchung, immer in Knie-Ellen-
bogen-Lage, tastet man isolierte Verhärtungen von holzartiger Konsistenz. Im fortgeschrittenen Stadium sind die Seitenlappen oder die
ganze Prostata gleichmäßig infiltriert, der Sulkus verstrichen, die seitli-
chen Konturen nicht abgrenzbar. Differentialdiagnostisch kommen unspezifische chronische Entzündungen, Prostatatuberkulose und Prostatasteine in Frage.

Prostataadenom (gutartige Geschwulst): Die irreführende Bezeichnung Prostatahypertrophie hat sich für ein Krankheitsbild eingebürgert, das etwa 50% aller Männer über 60 Jahre befällt und die häufigste Form der männlichen *Blasenentleerungsstörungen* darstellt. Aus

noch nicht geklärter Ursache kommt es im Präsenium und Senium zu einer gutartigen Neubildung, die von den submukösen Drüsen der hinteren Harnröhre ausgeht. Je nach ihrem Ausgangspunkt im hinteren Harnröhrenbereich entwickelt sich die Geschwulst nach dem Blasenlumen zu, subvesikal, als Seitenlappenadenom oder nach dem Rektum zu.

Der schon bei der Schließmuskelstarre beschriebene Verlauf in drei Stadien ist für alle Entleerungsstörungen mit anatomischen Veränderungen am Blasenausgang charakteristisch, soll aber wegen der Häufigkeit des Adenoms in der Praxis etwas ausführlicher erläutert werden.

1. Stadium: Zunahme der Miktionsfrequenz, Pollakisurie, häufiger Harndrang am Tage (nicht zu verwechseln mit der Nykturie und Polyurie bei Herzkranken), Verzögerung des Miktionsbeginns, *schwacher Strahl* („reicht nur bis zur Schuhspitze" [Wilhelm Busch]); dem Laien als Altmännerkrankheit bekannt. Wie bei der Schließmuskelstarre beginnt mit der Mehrarbeit der Blasenmuskulatur die allmähliche Entwicklung zur Balkenblase.

2. Stadium: beginnende Dekompensation, *Restharn.* Der Patient hat das Empfinden, als ob die Blase nicht mehr ganz leer würde. Nach einer Miktion mit anscheinend ausreichender Entleerung spürt er kurze Zeit darauf erneuten Harndrang und kann wieder nur eine kleinere Menge entleeren. Der eingeführte Katheter ergibt Restharn.

3. Stadium: Bei zunehmendem Restharn versagt allmählich die Austreibungskraft der Blase, sie dekompensiert, es entsteht die *chronische komplette Verhaltung* oder die *Überlaufblase.* Da die Blasenmuskeln und ihr nervöser Apparat ausreichend Zeit haben, sich dem chronisch entstehenden Zustand anzupassen, sind die subjektiven Beschwerden gering. Dieser Zustand ist objektiv gefährlich, da sich, vom Patienten unbemerkt, eine Rückstauungsschädigung des Harnsystems und der Niere entwickelt. Im Sinne der Systemerkrankung kommt es über die Zystektasie zur doppelseitigen Ureterektasie, Pyelektasie zur Hydronephrose.

Die *Nierenfunktion nimmt langsam ab.* Endzustand ist die schleichende *Urämie.* Allgemeinsymptome sind blaßgraues Aussehen, Appetitlosigkeit, ständiges Durstgefühl, trockene Zunge. Da sich im Blasenüberlauf ständig Harn in kleineren Mengen entleert, führen die Patienten und ihre Umgebung den Zustand häufig auf andere allgemeine Krankheitsursachen zurück, ohne an die lokale Ursache der Blasenerkrankung zu denken. Zu jedem Zeitpunkt des Stadiums I und II des Prostataadenoms kann es zum plötzlichen Auftreten einer Harnverhaltung kommen. Der bereits verengte Blasenausgang wird dabei meistens durch einen zusätzlichen Blutandrang vollkommen verschlossen, und die akut überdehnte Blasenmuskulatur versagt. Es besteht stärkster Harndrang mit peinigenden Schmerzen. Trotzdem kann kein Wasser gelassen werden. In dieser Phase sind zwar die Schmerzen groß, dennoch ist der Patient noch nicht gefährdet, da die Nierenfunktion in den meisten Fällen nicht gestört ist. Ist durch rektale Untersuchung das Vorliegen eines Adenoms bestätigt, so muß fachärztliche Behandlung durchgeführt werden. Es besteht die Notwendigkeit der Prüfung der Nierenfunktion und des Ausschlusses von Fremdkörpern und Blasensteinen. Die sofortige Behandlung besteht in einer vom Arzt durchzuführenden Blasenpunktion.

Die *Östrogenbehandlung* der Prostatahypertrophie (des Prostataadenoms) erscheint nicht mehr sinnvoll, da hierdurch der Androgen-Östrogen-Quotient verschoben wird und zu befürchten ist, daß das Wachstum eines Prostataadenoms eher noch gefördert wird. Durch Östrogen wird allerdings die Blasenmuskulatur tonisiert, und es kann durch die östrogenbedingte Androgenblockade möglicherweise der Entstehung eines Prostatakarzinoms vorgebeugt werden; die kombinierte Anwendung von Androgen und Östrogen führt ebenfalls über eine Dekongestion und Tonisierung der Harnblase zu subjektiven Erleichterungen, bietet aber die gleichen Probleme wie eine Behandlung mit Östrogen allein.

Harninkontinenz

Die geriatrische Pflege kann durch Inkontinenzsymptome, insbesondere Urininkontinenz, erschwert werden. Die Urininkontinenz kann total oder partiell sein.

Eine totale Inkontinenz kann bedingt sein:

a) neurologisch (Querschnittslähmung, Schlaganfall),
b) durch Folgen eines operativen Eingriffs an der Prostata, am weiblichen Genitale oder nach Geburtsverletzungen.

Eine partielle Inkontinenz ist meistens durch lokale Ursachen bedingt. Diese können sein: Blasenentzündung, Blasensteine, Prostataleiden.

Ferner kann sie bei Frauen infolge Verziehung der äußeren Harnröhrenöffnung durch Eingeweidesenkung oder Harnröhrenpolyp oder Blasenbruch (Zystozele) bedingt sein. Am häufigsten ist die Harninkontinenz bei Debilen, Dementen oder bei Patienten mit zentralnervösen Leiden (Arteriosklerose des Gehirns, Blutungen oder Thrombosen im Gehirn, Hirntumor).

Die partielle Inkontinenz ist dadurch gekennzeichnet, daß nur bei Husten, Niesen, Lachen oder Anspannung der Bauchpresse (Heben) Urin abgeht. Bei ihr sind normale Blasenentleerungen in regelmäßigen Abständen noch möglich.

Die *Ischuria paradoxa*, treffender als *„Überlaufblase"* bezeichnet, wird beim Mann häufig fälschlich als Inkontinenz angesehen. Sie ist jedoch Folge einer Verlegung des Blasenausgangs durch ein Prostataadenom oder -karzinom, die zu Restharnmengen von einem Liter oder mehr geführt hat. Durch Überdehnung der Blase ist die Muskulatur nicht mehr zu einer normalen Kontraktion fähig.

Daneben läßt sich auch psychisch bedingtes Bettnässen beobachten, etwa aus Unzufriedenheit, um jemanden zu plagen, aus Verzweiflung oder weil man sich selbst aufgegeben hat. Hier ist der Versuch eines Trainings des Patienten, Appellation an seinen Stolz, sinnvoll.

Sind dem Patienten die Verstandeskräfte erhalten, ist eine Blasenerziehung noch möglich. Der Patient muß dazu angehalten werden, in regelmäßigen Abständen die Toilette aufzusuchen und die Blase zu entleeren (Toilettentraining). Dabei müssen die Hindernisse auf dem Weg zur Toilette beseitigt und Hilfen wie Haltegriffe, Sitzerhöhung angebracht werden. Wird kein Erfolg erzielt, so stellt sich die Frage, ob eine Versorgung mit Windelvorlagen oder ein Dauerkatheter zu bevorzugen ist. Wird ein Dauerkatheter gelegt, ist mit einem Blasentraining darauf zu achten, daß sich keine Schrumpfblase entwickelt; außerdem ist eine Beckenbodengymnastik (Zusammenziehen der Gesäßmuskulatur) notwendig. Das Urinsediment muß oft (alle 8 Tage) untersucht werden, damit eine eventuelle Infektion beim ersten Anzeichen behandelt werden kann. Mindestens alle 8–10 Tage ist der Dauerkatheter zu wechseln, damit keine Harnsalze um den Katheter auskristallisieren können und somit Steinbildungen oder Aufliegegeschwüre durch den Katheter in der Blase vermieden werden.

Lagerung von Inkontinenten: Die Inkontinenz ist kein Grund, einen Patienten zum Dauerlieger zu machen. Je nach Sachlage können Inkontinente sitz- oder gehfähig sein.

Liegende Inkontinente: Notwendig sind zusätzliche Unterlagen (Moltex), Gummihosen sollen nicht verwendet werden. Wird eine Windelversorgung durchgeführt, so verwendet man Einmalwindeln, die mit einem Netzhöschen am Körper fixiert werden. Hier sind Vorlagen zu verwenden; Zellstoff wird in Mull eingeschlagen. Moltex ist gut geeignet. Keine Gummihosen verwenden!

Liegende inkontinente Männer: (Achtung: Druckstellen zwischen den Beinen). „Ente" anlegen, nicht mit Leukoplast fixieren, häufiges Entleeren der Ente, Desinfektion der Ente, Hautpflege. Besonders Hodenlagerung und Vorhaut beachten.

Sitzende Blaseninkontinente: Sitzen auf dem Dauerbecken, Nachtstuhl mit Luftringauflagerung, sonst Pflegemaßnahmen wie zuvor.

Gehfähige Inkontinente: Windeln mit Vorlagen (Moltex); besondere Pflegemaßnahmen bei Trägern von Urinalen: häufige Reinigung, Desinfektion der Urinale und der dazugehörigen Stoff- und Gummibänder. Besondere Pflege der Leistenbeuge, beim Manne der Hoden. Urinale selbst nicht auskochen, sondern mit warmer Flüssigkeit auswaschen!

Blasenerziehung: Bei einer kompletten Inkontinenz der Blase ist eine Erziehung der Blase oft nicht möglich. Bei einer inkompletten oder einer relativen Harninkontinenz (das ist ein unwillkürlicher Harnabgang durch Husten, Niesen, Lachen, Pressen, Tragen von schweren Lasten usw.) ist eine Erziehung der Blase möglich und erforderlich:

1. zeitlich häufiges Entleeren (auch unter Aufforderung des Pflegepersonals),
2. Kräftigung der Beckenbodenmuskulatur durch entsprechende gymnastische Übungen (Blasentraining),
3. Beschränkung der Flüssigkeitszufuhr (Ausnahme bei Entzündung der Blase),
4. Eichenrindensitzbäder zum Tonisieren (Kräftigung der Beckenbodenmuskulatur),
5. Blasenfüllungen mit Steigerung der Flüssigkeitsmenge, die möglichst lange zu halten ist,
6. Ablenkung von der Angst und Nervosität (Beschäftigungstherapie).

Nur in seltenen Fällen und auf ausdrückliche Anordnung des Arztes darf ein Dauerkatheter nicht abgestöpselt werden. Ist nämlich die Blase über den Katheter mit dem Auffangsystem verbunden („Ente" oder Einwegbeutel), so kommt es schon nach wenigen Tagen zu einer Durchlaufblase, die zu einer Schrumpfblase führt. Das Gefühl für den Blasendruck geht den alten Menschen völlig verloren, und eine Blasenerziehung nach Katheterentfernung ist nur erschwert möglich. Daneben besteht immer die Gefahr einer aufsteigenden Harnwegsinfektion.

Nicht selten findet man bei alten Frauen eine Blasen- oder Darminkontinenz infolge „vergessener" und eingewachsener Pessare. Bei einer alleinigen Darminkontinenz ist an Dickdarmtumor zu denken. Gemeinsam mit Urininkontinenz kommt sie nach Schlaganfall oder bei Erkrankungen des Rückenmarks (z. B. multiple Sklerose, Querschnittslähmung) vor.

Besonderheiten des Wasser- und Elektrolythaushaltes bei alten Menschen

Erfahrungsgemäß werden die Probleme des Wasser- und Elektrolythaushaltes bei älteren Menschen nicht genügend berücksichtigt. Die bestehenden Schwierigkeiten treten oft nicht eindeutig in Erscheinung. Die Folgen einer Entgleisung des Wasser- und Elektrolythaushaltes können bei alten Menschen rasch zum Tode führen.

Die Leistungsbreite und Anpassungsfähigkeit des Wasser- und Elektrolythaushaltes bei alten Menschen ist durch die involutiven Einschränkungen der kompensatorischen renalen, pulmonalen, endokrinen und anderen Puffermechanismen begrenzt. Dadurch können bei geringen Störungen katastrophale Entgleisungen entstehen, die meistens eine ernstere Bedrohung des Lebens darstellen als die auslösende Krankheit selbst.

Der menschliche Organismus besteht zum größten Teil aus Wasser. Der Bestand an Wasser nimmt mit dem Alter ab (Neugeborene 82%, Erwachsene 62%, Greise 54% (Bürger 1960).

Das Gesamtkörpergewicht an Wasser verteilt sich wie folgt:

intrazellulärer Raum = 40% des Körpergewichtes,
extrazellulärer Raum = 20% des Körpergewichtes.

Von diesen 20% des Körpergewichtes an Wasser, das sich im extrazellulären Raum befindet, sind 5% innerhalb der Gefäße und weitere 15% des Wassers im Zwischengewebe (Interstitium).

Im extrazellulären Raum herrschen Chlorid, Natrium und Bicarbonat vor, dagegen im intrazellulären Raum Kalium, Eiweiß und Phosphat. Die Aufrechterhaltung dieses Gleichgewichts muß durch Zufuhr und Ausscheidung geregelt werden. An der Ausscheidung sind der gastrointestinale Trakt, die Haut, die Lungenrespiration sowie die Nieren beteiligt. Als Ursache für die Gefährdung des Wasser- und Elektrolythaushaltes bei alten Menschen kommen verschiedene Vorgänge in Frage.

Da der Wasserbestand des menschlichen Organismus im Laufe der Alterungsvorgänge absinkt, resultiert allein hieraus schon ein Wasserdefizit bei hochbetagten Menschen. Der involutionsbedingte Wassermangel ändert das Verhältnis der extra- und intrazellulären Anteile zugunsten des extrazellulären Anteils, d. h., die Flüssigkeitsmenge wird innerhalb der Zellen absolut und relativ vermindert. Dadurch kommt es auch zur Verkleinerung der Organe. Diese Wasserverarmung im Alter erfolgt also vorwiegend auf Kosten der Flüssigkeit in den Zellen. Der Verminderung der intrazellulären Flüssigkeit folgt die Verminderung der darin vorhandenen Elektrolyte wie Kalium, Magnesium, Phosphate und der Proteine bei gleichzeitiger Zunahme von Natrium, Chlorid und Calcium in den Flüssigkeitsräumen außerhalb der Zellen. Durch den relativen Natriumüberschuß im Bereich der extrazellulären Flüssigkeit kommt es bei Wasserverlusten oder mangelhafter Flüssigkeitszufuhr besonders schnell zur Auslösung einer osmotischen Wasserbewegung, die sich negativ auf die Zellfunktion auswirkt. Durch die Rückbildungsveränderungen am Skelett (senile Osteoporose) entsteht eine physiologische Bestandsminderung an Mineralien. Die Reserven für Natrium, Calcium und Phosphat sind dadurch eingeschränkt. Gleichzeitig sind auch die als Pufferreserven fungierenden Austauschvorgänge für die pH-Konstanz reduziert. Sie werden durch Verminderungen des intrazellulären Eiweißbestandes hervorgerufen.

Insgesamt ist die homöostatische Kontrolle zur Aufrechterhaltung der unterschiedlichen Elektrolytkonzentration im intra- und extrazellulären Raum im Greisenalter durch rasche Erschöpfung der Energiereserven gefährdet. So nimmt der Ruheumsatz ab, die allgemeinen oxidativen Prozesse sind verlangsamt. Das Leberparenchym wird vermindert, das Herz- und Kreislaufsystem arbeitet infolge Involution und durch zusätzliche verminderte Atemleistung weniger ökonomisch. Der Stoffaustausch ist erschwert und herabgesetzt. Dieser Zustand wird durch eine qualitativ unphysiologische Alltagsernährung, speziell in bezug auf Eiweiß, Vitamine, Calcium und Eisen, verschlimmert. Erkrankungen, die mit Schwitzen, Durchfällen, verstärkter Harnflut einhergehen, können die ausgeglichene Stoffwechsellage katastrophal verschlimmern.

Ganz allgemein kann man sagen, daß ältere Patienten infolge ihrer Vergeßlichkeit, anerzogener Verhaltensweisen oder auch Bequemlichkeit ungenügende Flüssigkeitsmengen zu sich nehmen. Die mangelhafte Flüssigkeitsaufnahme wird weniger gut vertragen, weil die Kompensationsmöglichkeiten sich im Rahmen der physiologischen Alterung verringert haben. So können sehr leicht Delirien, Halluzinationen oder abwegiges Benehmen als frühzeitiges Symptom eines Wassermangels auftreten. Sie werden oft mit zerebralen Verwirrtheitszuständen auf der Grundlage von Durchblutungsstörungen verwechselt. Wassermangel kann leicht zur Kachexie führen. Beim Greis gilt: „Die Organe leiden ohne zu klagen."

Auch der Durst als „Warner" verliert im Alterungsprozeß seinen kategorischen Charakter und somit seine regulatorische Funktion. Der Greis „vergißt" manchmal das Trinken. Bei häufiger Wiederholung kann die abrupte und unerwartete Ablehnung der Nahrungsaufnahme die Folge sein. Die *Verweigerung der Nahrungsaufnahme ist bei alten Menschen immer als Leitsymptom des Wassermangels zu werten.* Dieses erfährt das Pflegepersonal aus erster Hand. Es ist notwendig, Nahrungsverweigerung dem Arzt zur Kenntnis zu bringen. Immer wenn eine Pflegekraft ein Krankenzimmer mit älteren Menschen betritt, sollte sie sich dafür verantwortlich fühlen, daß die Lippen des alten Patienten angefeuchtet werden und er – sofern bei Bewußtsein – auch genügend Flüssigkeit von ihr gereicht bekommt. Nur so lassen sich die sonst notwendigen Infusionen umgehen.

Wenn vom Arzt nicht anders verordnet, muß die tägliche Flüssigkeitsmenge mindestens 1500–2000 cm^3 – nach Möglichkeit sogar darüber – betragen. Die Zufuhr dieser Menge ist aber ein ausgesprochen pflegerisches Problem; Geduld, gutes Zureden, die rechte Unterstützung des Oberkörpers und Kopfes beim Trinken ermöglichen auch dem geschwächten Alterskranken eine ausreichende Zufuhr, sofern nur die Pflegekraft immer daran denkt.

Säure-Basen-Gleichgewicht

Neben die Regelung des Wasserhaushaltes und neben das Gleichgewicht im Elektrolythaushalt ist die Ausgewogenheit des Säure-Basen-Gleichgewichtes zu stellen. Die Funktionstüchtigkeit der einzelnen Organe und Zellen ist auf einen optimalen pH-Wert zwischen 7,36 und 7,44 ausgerichtet. Bei größeren Verschiebungen kommt es zu Funktionseinbußen der einzelnen Zellen. Außerdem ist auch der Sauerstofftransport von den Lungen über die roten Blutkörperchen bis in das Gewebe und der Abtransport von Kohlendioxid aus dem Gewebe über die roten Blutkörperchen in die Lungen auf ein intaktes Säure-Basen-Gleichgewicht angewiesen. Treten Störeinflüsse auf, die den pH-Wert zur sauren Seite verschieben können, spricht man von einer Azidose; treten Störeinflüsse auf, die den pH-Wert zur alkalischen Seite hin verschieben, spricht man von einer Alkalose. Der menschliche Organismus verfügt über mächtige Regulationsmechanismen, die einer pH-Verschiebung entgegenwirken. Diese nennt man Puffersysteme. Die wichtigsten Puffersysteme sind der Phosphatpuffer, der aus dem Knochenskelett gespeist wird, der Proteinpuffer, der durch das gesamte Körpereiweiß gebildet wird, und der Bicarbonatpuffer, der vom Organismus mit Hilfe der Funktion von Lungen und Nieren reguliert werden kann. Solange die Puffersysteme ausreichen, um den Einfluß von Störeinflüssen auszugleichen, spricht man von einer kompensierten Azidose bzw. Alkalose. Treten pH-Veränderungen auf, spricht man von einer dekompensierten Azidose bzw. Alkalose.

Eine Azidose kann entstehen durch eine Zunahme an Säureäquivalenten oder durch einen Verlust von basischen Äquivalenten. Umgekehrt wird eine Alkalose erzeugt durch eine Vermehrung der basischen Äquivalente oder durch einen Verlust an sauren Äquivalenten im Organismus. Im wesentlichen findet man diese Störungen bei schweren Lungen- und Nierenerkrankungen sowie bei langdauernden chronischen Elektrolytstörungen.

Man wird eine Untersuchung des Säure-Basen-Gleichgewichtes bei folgenden Krankheiten durchführen:

– Niereninsuffizienz,
– Diarrhöe und enterale Fisteln,
– diabetische Stoffwechselentgleisung mit dem Ergebnis einer metabolischen Azidose,

- Lungenemphysem,
- Herzinsuffizienz,
- Pneumonie mit dem Ergebnis einer respiratorischen Azidose,
- Erbrechen,
- Kaliummangel mit dem Ergebnis einer metabolischen Alkalose,
- Hyperventilation mit dem Ergebnis einer respiratorischen Alkalose.

Aus der Messung des pH-Wertes, des Sauerstoff- und Kohlendioxiddruckes im Blut läßt sich errechnen, welche Therapie erforderlich ist.

Geschwülste im Alter

Die Häufigkeit bösartiger Geschwülste nimmt mit fortschreitendem Lebensalter zu. Die Wahrscheinlichkeit, an einem Krebs zu erkranken, wird um so größer, je älter der Mensch wird. Dennoch ist der Krebs keine eigentliche Alterskrankheit, sondern die Summe der im Laufe des Lebens aufgenommenen karzinogenen Noxen schlägt sich im Alter nieder. Die Altersfrequenz der Krebsmortalität zeigt einen Gipfel um das 85. Lebensjahr und fällt dann steil ab. Die Wachstumsgeschwindigkeit der bösartigen Geschwülste nimmt mit zunehmendem Lebensalter ab. Pathologisch-anatomische Studien zeigen, daß bei über 90jährigen Patienten die meisten Tumoren auf den Ort ihrer Entstehung beschränkt bleiben. Sowohl die lymphogene als auch die hämatogene Metastasierung nimmt im Alter signifikant ab. Eine charakteristische Alterszunahme erfahren Karzinome der Haut, der Lunge, des Magen-Darm-Traktes, wobei im Bereich des Magen-Darm-Traktes Karzinome der Mundhöhle und des Kolons einschließlich des Rektums überwiegen. Eine erhebliche Zunahme der Erkrankungshäufigkeit zeigt sich auch beim Prostatakarzinom des Mannes sowie beim Mammakarzinom der Frau. Allzu häufig wird leider die Diagnostik in den höheren Lebensaltern verschleppt, woran der seine Beschwerden nicht beachtende Patient, aber auch der bagatellisierende Arzt die Schuld tragen. Das Alter darf aber kein Grund für einen „diagnostischen oder therapeutischen Nihilismus" sein, da bei sorgfältiger, individueller Therapiegestaltung sich auch bei alten Patienten befriedigende Resultate in der Tumortherapie erzielen lassen.

Das Ohr im Alter

Biomorphose und Schwerhörigkeit

Die Schwächung des Gehörs im Alter ist allgemein bekannt. Für die Abnahme des Hörens von hohen Tönen wird eine fortschreitende Verknöcherung der Schnecken verantwortlich gemacht. Diese Altersschwerhörigkeit heißt *Presbyakusis*. Als Ursache hierfür kommt aber auch eine degenerative Atrophie der Ganglionspirale in Frage. Die Altersveränderungen bestehen ferner im Abnehmen der Zahl der sensiblen Nervenendigungen im Ohr und im Gehörnerv. Dadurch erhält das Gehörzentrum im Gehirn weniger Informationen.

Leider wird ein erschwertes Hören älterer Menschen zu oft auf diese permanente Altersschwerhörigkeit zurückgeführt. Nicht selten jedoch hören ältere Patienten nicht hin, d. h., sie haben „abgeschaltet" oder wollen auch nicht hören. Hier muß an eine seelisch bedingte Verhaltensstörung gedacht werden, z. B. eine Trotzreaktion, nicht selten ist dies in Vereinsamung bzw. Abkapselung begründet. Die Schwerhörigkeit kann aber auch ihrerseits zur Ursache psychischer Störungen werden: z. B. Zunahme mißtrauischen Verhaltens bis hin zur paranoiden Psychose.

Im hohen Lebensalter gehen am äußeren Ohr typische Veränderungen vor sich. Es kommt zu einer beträchtlichen Vergrößerung der Ohrmuschel durch Einlagerungen im Ohrknorpel; dies ist bei Männern stärker ausgeprägt als bei Frauen. Die Behaarung des äußeren Ohres nimmt außerdem stark zu. Die Ohrenschmalzproduktion verringert sich infolge Drüsenschwundes. Der Ohrenschmalzpfropf ist zwar selten, aber härter und fester anhaftend als in der Jugend, oft durch Seifeneinlagerung verkrustet. Der äußere Gehörgang verengt sich infolge Altersschrumpfung des Knorpels, und das Entfernen des Pfropfes ist erschwert, es gelingt oft nur nach Einträufeln lösender oder lockernder Mittel wie Wasserstoff, Glycerin oder Otalgan.

Eine andere Form der Schwerhörigkeit ist dadurch charakterisiert, daß die alten Patienten wohl Worte anstandslos wahrnehmen und nachsprechen können, daß sie aber nicht imstande sind, einem Gespräch zu folgen. Bei ihnen sind das Wortverständnis und die Verknüpfung mit Empfindungen oder Vorstellungen gestört.

Alternsveränderungen des Trommelfells sind praktisch bedeutungslos. Nach genauer fachärztlicher Diagnostik kann in geeigneten Fällen von Altersschwerhörigkeit ein Hörapparat verordnet werden; nicht jeder Patient ist dafür geeignet. Es darf auch die geistige Substanz des alten Menschen nicht zu stark abgebaut oder, wie man besser sagen könnte, „versandet" sein. Oft ist dann die Verständigung mit einem einfachen Hörrohr besser.

Otosklerose

Die Otosklerose, also – vereinfachend gesagt – das verkalkende Fest-
wachsen von Amboß, Steigbügel und Trommelfell, ist keine Alteraf-
fektion oder auf Alternsvorgänge zurückzuführen. Sie macht ca.
8–10% der Hörstörungen aus und beginnt schon zum Teil vor dem
40. Lebensjahr. Je später die Otosklerose beginnt, desto langsamer, so-
zusagen gutartiger, ist ihr Verlauf und führt in Einzelfällen erst im Alter
zu Hörstörungen. Die Otoskleroseoperation ist auch für alte Menschen
ungefährlich und bringt erfreuliche Erfolge.

Umgang mit Schwerhörigen

Für den Umgang mit Schwerhörigen sei folgendes gesagt: Wenn sich
der Schwerhörige ein Gerät anschafft, braucht er noch eine gewisse Zeit
der Eingewöhnung, in der er lernen muß, die neuen Höreindrücke richtig zu deuten. Anders als die Brille, die uns meistens in die Lage versetzt, wieder wie mit gesunden Augen zu sehen, vermittelt das Hörgerät
einen Höreindruck, der dem des gesunden Ohres nicht ganz entspricht.
Es verstärkt nicht nur Stimmen oder Musiktöne (Nutzgeräusch), sondern auch den Hintergrundlärm, der störend wirkt. Ein räumliches
Hören ist nicht möglich, weil nur ein Ohr mit einem Hörgerät versorgt
wird.

Aber auch wenn der Patient mit seiner Hörhilfe vertraut gemacht
wurde, ist das normale Hörvermögen keineswegs immer wiederhergestellt. Die Schwerhörigkeit ist durch das Gerät verbessert, aber nicht behoben. Es wäre daher falsch, vom Patienten zu erwarten, daß er wie ein
Gesunder hört. Vielmehr müssen dann all diese Dinge beachtet werden, die es einem Schwerhörigen erleichtern, uns zu verstehen:

1. *Deutlich ist besser als laut.* Das trifft ganz besonders auf die
Hörgeräteträger zu, bei denen oft die normale Stimmstärke ausreicht.
Bei den anderen Patienten ist es schon ratsam, lauter zu sprechen, doch
leistet eine deutliche Aussprache mehr als Schreien. Schwerhörige
hören nämlich nicht nur leiser, sondern auch undeutlicher. Das zu laute
Sprechen macht vielen Schwerhörigen zu schaffen, deren Umgebung
noch wie vor der Anschaffung des Apparates mit erhöhtem Stimmauf-
wand auf sie einspricht.

Mit dem deutlichen Sprechen erreicht man noch etwas anderes.
Unbemerkt und ungezwungen bessern sich unsere Mundbewegungen,
deren Beobachtung jeder Schwerhörige mehr oder weniger bewußt zu
Hilfe nimmt, um die mangelnden Höreindrücke zu ergänzen. Selbst
Normalhörende „hängen an den Lippen des Redners", wenn sie sich
kein Wort entgehen lassen möchten, d. h., auch sie nehmen das Auge zu
Hilfe, besonders natürlich dann, wenn, etwa in geräuschvoller Umge-
bung, das Gehör nicht mehr ausreicht.

Zum Sehen braucht man gutes Licht. Darum soll der Gesprächspartner des Schwerhörigen bei längeren Unterhaltungen so sitzen, daß
sein Gesichtfeld ausreichend beleuchtet ist, also z. B. nicht mit dem
Rücken zum Fenster. Wer deutlich spricht, spricht nicht zu schnell. Das
kommt ebenfalls der Verständlichkeit der Rede zugute.

2. *Einfache, kurze Sätze* sind besser als lange, verschachtelte.
Auch wenn das eben Gesagte beachtet wird, kann der Schwerhörige
selten alle Wörter deutlich verstehen. Er muß dann die Lücken ausfüllen, indem er kombiniert. Das wird ihm leichter fallen, wenn die Sätze
kurz und übersichtlich sind und durch kurze Pausen unterbrochen werden. Es bietet sich dann aber auch eher die Möglichkeit, Nichtverstan-
denes zu erfragen, und es braucht dann nur ein kurzer Satz wiederholt
zu werden.

3. Das Gespräch soll *nicht sprunghaft das Thema wechseln.*
Erfahrungsgemäß werden Wörter leichter verstanden, wenn man das
Thema der Unterhaltung kennt. Wenn z. B. in einem Satz ein Wort
vorkommt, das sich wie „Lasse" oder „Rasse" anhört, wird man eher
etwas damit anfangen können, wenn man weiß, daß von Geschirr die
Rede ist. Man wird zu dem Schluß kommen, daß wohl „Tasse"
gemeint sein müsse.

4. Es fällt dem Schwerhörigen leichter, *einen* Sprecher zu verstehen als die Unterhaltung mehrerer Personen. Wenn eine Gruppe von
Personen sich unterhält, etwa bei Besuchen oder kleinen Feiern, sollte
sich jeweils einer dem Schwerhörigen widmen, weil er der Unterhaltung
viel schwerer folgen kann (sog. Partyphänomen).

5. *Letzter Ausweg bleibt die schriftliche Verständigung.* Auf sie
sollte man zurückgreifen, ehe man wieder und wieder und mit wachsender Gereiztheit auf der einen Seite ins Ohr schreit, mit wachsender Entmutigung auf der anderen Seite zu verstehen versucht. Im Haushalt mit
einem Schwerhörigen sollten darum immer Bleistift und Zettel bereit-
liegen. Oft genügt es schon, ein Wort aufzuschreiben, dann wird der
Rest der Rede verstanden. Das sich ständig wiederholende Erlebnis,
nicht zu verstehen, führt zur Entmutigung, zur Resignation. Nicht selten
ziehen die Angehörigen den Schluß, daß es gar nicht das Hörvermögen
allein ist, was nachgelassen habe, daß vielmehr auch bereits die Geistes-
kräfte verschwinden.

Der resignierte Schwerhörige, der es aufgegeben hat, zu fragen
und Anteil zu nehmen, scheint diese Vermutung zu bestätigen. In
Wahrheit hat hier ein noch geistig reger Mensch es aufgegeben, in und
mit seiner Umwelt zu kommunizieren, und hat sich auf sich selbst
zurückgezogen. Wie bitter es ist, unter den Seinen einsam zu leben, vermag von den Gesunden wohl keiner zu ermessen. Dabei könnte vielen
dieser Vereinsamten ihr Los erspart bleiben, wenn ihre Angehörigen
sie in der richtigen Weise anzusprechen wüßten und sie bereit wären,
sich die Selbstdisziplin aufzuerlegen, die es nun einmal erfordert, sein

Gespräch tagtäglich nach den Möglichkeiten der Schwerhörigen auszu-
richten.

Das Auge im Alter

Biomorphose des Auges

Im Alter kommt es auch am Auge zu einer degenerativen Herabsetzung
des Stoffwechsels, der Empfindlichkeit auf Umwelteinflüsse und zu einer Beeinträchtigung der Beweglichkeit. Beim Auge des alten Menschen erscheint der Augapfel klein, weit zurückgesunken und von vermindertem Glanz. Die Lider sind schlaff und faltig. Ursachen hierfür
sind der Schwund des Fettkörpers in der Augenhöhle und die Erschlaffung der umhüllenden Kapsel des Augapfels. Die Lidspalte ist enger als
in jugendlichen Jahren, da das Oberlid durch Erschlaffung des Augen-
muskelhebers und Atrophie der Lidhaut herabsinkt. Am Unterlied
kommt es zur Auswärtsstellung des Lidrandes. Das untere Tränen-
pünktchen wird dabei nach außen verlagert. Dadurch entwickelt sich
oft ein störendes Tränenträufeln. Mit Atrophie der Tränendrüse geht
dann allerdings eine Verminderung der Tränenflüssigkeit einher.
Durch Einlagerung fettähnlicher Substanzen erhalten Konjunktiva und
Sklera im Alter einen gelblichen Schimmer. Auf der Bindehaut kommt
es zu einer vermehrten Schlängelung und auch Neubildung der Gefäße.
Hierdurch erscheint das Auge alter Menschen häufig röter als normal,
ohne daß Entzündungszeichen vorliegen. Mit zunehmendem Alter ver-
kleinert sich die Pupille *(Altersmiosis)*. Die Depigmentation der Iris
wird als ein reiner Alternsprozeß angesehen. Es kommt ferner zu einer
Abflachung der vorderen Linsenkapsel, welche die Hauptursache für
die Verminderung der Brechkraft seniler Linsen darstellt. Mit zunehmenden Jahren nimmt die Linsendicke durch Vermehrung der Linsen-
substanz bei gleichzeitiger Verkleinerung des Kernes zu. Dadurch
flacht sich die Vorderkammer ab. Mit zunehmenden Jahren kommt es
auch zur Veränderung der Brechkraft, d. h. zur *senilen Refraktion*. Alle
Augen unterliegen mit zunehmenden Lebensjahren einer Verminderung der Akkommodation, d. h. der Fähigkeit, Gegenstände unabhängig von ihrer Entfernung auf der Netzhaut scharf abzubilden. Dieses
nennt man *Alterssichtigkeit* oder auch *Presbyopie*. Sie beginnt etwa mit
dem 40. Lebensjahr und kann durch Vorsatz von sphärischen Konvex-
linsen ausgeglichen werden. Auch der Lichtsinn des Auges verändert
sich mit zunehmendem Jahren, d. h., die Retina eines 60jährigen Menschen erhält im Vergleich zu einem 20jährigen unter gleichen Beleuch-

tungsbedingungen nur etwa ein Drittel der Lichtmenge. Dagegen ist die Dunkeladaptation nicht gestört, und das Gesichtsfeld bleibt normal. Zur Korrektur der *Presbyopie* muß also eine Brille getragen werden, die Beleuchtungsverhältnisse müssen bezüglich Leuchtdichte und Kontrastreichtums zunehmen. Das heißt, der alte Mensch benötigt zum guten Sehen eine größere Helligkeit.

Krankheiten des Auges im Alter

Eines der schwersten Krankheitsbilder im Alter ist das *Glaukom*, auch *grüner Star* genannt. Dabei kommt es zu primären oder sekundären *intraokularen Drucksteigerungen* infolge Abfluß- bzw. Resorptionsstörungen des Kammerwassers. Bleibt dieser Zustand unbehandelt, so ist *Sehnervenschund* mit völliger Erblindung die Folge. Als Symptome zeigen sich Kopfschmerzen, Schleiersehen oder auch Regenbogenfarbenempfindungen. Ein Augenarzt muß unbedingt hinzugezogen werden. Neben Bohnenkaffee und schwarzem Tee sind Medikamente zu vermeiden, welche Atropin, Nitrite und Coffein enthalten. Zur konservativen Behandlung kommt in Frage: 2%ige Pilocarpinlösung oder 3%ige Prostigmin-Augentropfen. Diese Tropfen müssen regelmäßig eingeträufelt werden. Nachts werden dieselben Medikamente in Salben- oder Ölform ihrer länger andauernden Wirkung wegen angewendet.

Häufiger und der operativen Behandlung zugänglich ist der *graue Star* (Cataracta senilis). Hierbei handelt es sich um altersbedingte Trübungen der Linse, die, wenn sie sehr ausgedehnt sind, ebenfalls zur Erblindung führen, weil die Linse lichtundurchlässig wird. Die Behandlung besteht in der operativen Entfernung der getrübten Linse.

Der *senile Konjunktivalkatarrh* beruht auf der mangelnden Widerstandsfähigkeit des Epithels. Zur Behandlung eignen sich z. B. Visadron-Augentropfen. Die *senile Makuladegeneration* kann zur starken Beeinträchtigung der Sehkraft führen und beruht auf arteriosklerotischen Gefäßveränderungen der Netz- und Aderhaut. Gleichartiger Pathogenese sind vaskuläre Optikusprozesse, die zu Sehnervenatrophie führen.

Die *Arteriosklerose der Retinagefäße* berechtigt zu der Annahme, daß auch die Hirngefäße befallen sind.

Ferienerwartung und Ferienverhalten
älterer Menschen

Die Zeit des Alterstourismus ist angebrochen; denn Freizeit, Urlaub und Erholung sind auch für die Menschen der „dritten Lebensphase" von zunehmender Bedeutung. Fest steht, solange dem alten Menschen nichts Ernsthaftes fehlt, ist ärztlicherseits gegen große Reisen nach den bisherigen Erkenntnissen nichts einzuwenden. Der internationale Kongreß für soziale Gerontologie in Dubrovnik 1972 befaßte sich eingehend mit diesem Problem. Es erscheint daher notwendig, die bisherigen Ergebnisse zur Kenntnis zu bringen.

1. Die Motive älterer Menschen, Ferien zu machen, sind:
a) unterschiedlich nach Herkunftsland, Alter, Sozialstatus und Lebensbedingungen (außerdem spielt es eine Rolle, ob sie gewohnt sind, Ferien zu machen; letzteres wird in den letzten 10 Jahren bei der jetzt berufstätigen Generation immer häufiger zutreffen);
b) unterschiedlich im Hinblick auf Erholungsfähigkeit, körperlichen Zustand und geistige Ansprüche;
c) unterschiedlich im Hinblick auf Kontaktbedürfnis und den Wunsch, das gewohnte Leben zu unterbrechen;
d) unterschiedlich im Hinblick auf Befriedigung der Neugier – das Kennenlernen neuer Länder, anderer Menschen, Kunstreisen;
e) variabel nach Gruppenerlebnis – Reisegesellschaft, Flug-, Schiffs-, Zugreisen. In der Gruppe entsteht eine Solidarität und Bestätigung: „Man kann ja noch."

2. Aus anderer Sicht ergeben sich folgende Motivationen:
a) Man will dem alltäglichen Leben den Rücken kehren und als der erscheinen, als der man gesehen werden möchte (sowohl unterwegs als auch nach der Rückkehr).
b) Man möchte dasselbe tun wie junge Leute, und zwar
   1. aufgrund derselben Grundrechte,
   2. um seine eigene Jugendlichkeit zu bestätigen.
c) Der Lebens- und Erlebnishunger sucht Befriedigung nach dem Motto:
   – Ich bin noch nicht so ausgebrannt, daß ich etwa nichts mehr vom Leben haben will.
   – Wenn schon bald sterben, so muß es sich gelohnt haben.
   – Ich lerne nie aus (Bildungsbedürfnis) und will auch zur Vervollkommnung meiner Persönlichkeit beitragen (Kunst- und Pilgerreisen).

3. Die soziale Funktion der Ferien für ältere Menschen besteht in:
a) der Möglichkeit der Kommunikation und Selbstbestätigung;

b) dem Durchbrechen der Isolation und dem Wechsel der Ansichten und des Milieus;

c) der Erfüllung von Bedürfnissen (z. B. professionelle Gründe, religiöse Antriebe oder Bedürfnisse nach Unabhängigkeit);

d) der Gelegenheit, unter günstigen ökonomischen Bedingungen (z. B. Mallorca) zu leben;

e) in der Möglichkeit, einfach etwas anderes zu tun;

f) darüber hinaus entwickeln sich unbekannte und bisher unerkannte Reaktionen, die neue Bedürfnisse erzeugen.

4. Die Organisation der Erholung variiert entsprechend der individuellen Lage, also der Unabhängigkeit von der Familie, dem Einkommen, der Gesundheit, der Leistungskraft, dem Bedürfnis nach dem Festhalten am bisherigen Lebenskreis oder nach neuen Kontakten.

5. Es kristallisieren sich bisher folgende Tendenzen heraus:

a) Ferien mit Familie oder Freunden, selten mit Kindern;

b) Ferien in Erholungsheimen mit optimalem Angebot für Urlaubsaktivitäten, Ausflüge, Fahrten, Wanderungen, beschäftigungstherapeutische Aktivitäten, Konzerte, Theater, medizinische Hilfen, Kuren;

c) organisierte Reisen, z. B. zur Befriedigung kultureller Bedürfnisse; auf der anderen Seite sind gehäufte oder sehr intensive Besichtigungsfahrten unter ungewohnten klimatischen Verhältnissen nicht anzuraten;

d) zeitliche Unterbringung älterer Familienmitglieder in Heimen, damit die betreuenden Familienmitglieder ebenfalls Urlaub machen können;

e) Tagestouren in die nähere Umgebung für Ältere, die nicht weit reisen können (sog. Stadtranderholungen).

Nach den bisherigen Erfahrungen muß das angebotene Programm den verschiedenen Interessen und Fähigkeiten angepaßt sein. Die Feriendauer sollte 3–4 Wochen im Blick auf die gesundheitliche Bedeutung der Anpassung an den Klima- und Nahrungswechsel nicht unterschreiten (z. B. Wetter als Streßfaktor zusätzlich zur Urlaubsvorbereitung und zum Urlaubserlebnis). Der ältere Mensch kann eine Summierung verschiedener Reize in kurzer Zeit schlecht verarbeiten. Daher die Forderung nach 4 Wochen Urlaub.

6. Die Ferienerfolge sind Folgen der Erfüllung der Ferienerwartung. Sie stellen eine Art sozialer Kompensation dar und fördern die geistige Aktivität. Dies macht ältere Menschen „fit" und selbstsicher. Sie bekommen eine weltoffene Meinung und erwerben neue Erinnerungen; weil sie unter Umständen komplett mit ihren eingefahrenen Gewohnheiten brechen müssen, erwachen in ihnen kreative Kräfte. Diese geben ihnen mehr Selbstvertrauen. Ferien vermitteln ein Gefühl von Individualität.

Körperliches Training im Alter

Die medizinische Problematik der körperlichen Aktivität im höheren Lebensalter hat drei Schwerpunkt zu berücksichtigen:

1. die Grenzen der körperlichen Leistungsfähigkeit,
2. die Leistungssteigerung und
3. die Verbesserung der Gesundheit des alternden Menschen durch regelmäßige körperliche Betätigung.

Der ältere Mensch ist grundsätzlich anders zu belasten als der jüngere. In jedem Fall ist die spezifische Situation des höheren Lebensalters zu berücksichtigen, wenn Schädigungen sicher vermieden werden sollen. Beim jüngeren Menschen ist die Anpassungsfähigkeit des Organismus an recht starke Reize erforderlich, während im hohen Lebensalter die Aufgabe besteht, funktions- und strukturerhaltende Belastungsformen und -dosierungen anzuwenden. Es wäre von grundlegender Bedeutung, wenn das Leistungsalter unserer Menschen bis ins eigentliche Rentenalter verlängert werden könnte. Schon aus volkswirtschaftlicher Sicht ergeben sich präventive Forderungen, denn die ständige Zunahme der degenerativen Herz- und Kreislauferkrankungen erfolgt im gleichen Maße, in dem in den letzten Jahrzehnten durch Mechanisierung und Automatisierung die körperliche Arbeit vermindert werden konnte. Die Zunahme der Herz-Kreislauf-Erkrankungen ist nicht die Folge der erhöhten Lebenserwartung, da die Häufung von Erkrankungs- und Todesfällen schon in sehr frühen Lebensaltern zwischen 30 und 40 Jahren beobachtet wird. Frühsterblichkeit und Frühinvalidität sind zu einem beträchtlichen Teil durch die Zunahme der Herz- und Kreislauferkrankungen bedingt. Aus anatomisch-pathologischen Untersuchungen geht hervor, daß die Koronarsklerose schon in jüngeren Jahren zunimmt, wobei besonders das männliche Geschlecht betroffen ist.

Bei im Koreakrieg gefallenen amerikanischen Soldaten mit einem Durchschnittsalter von 22 Jahren konnte bei 77,3% eine mehr oder weniger stark ausgeprägte Koronarsklerose festgestellt werden.

Vergleicht man die Bemühungen in der Tuberkulose- und Krebsbekämpfung aus früheren Jahren mit unseren heutigen Anstrengungen hinsichtlich einer Prophylaxe der zunehmenden Herz- und Kreislauferkrankungen, so sind unsere heutigen Bemühungen völlig ungenügend. Allein die Tatsache, daß körperlich schwer arbeitende Menschen sowie Sportler weniger häufig an degenerativen Herz- und Kreislauferkrankungen leiden als körperlich inaktive, weist den Weg für ein erfolgversprechendes Vorgehen. Wenn jedoch einerseits die Herz-Kreislauf-Erkrankungen im gleichen Maß zunehmen wie die körperliche Belastung im Arbeitsprozeß abnimmt, so darf gefolgert werden, daß die körperliche Betätigung im Sinne des Alterssports eine echte Substitutionstherapie bzw. Prophylaxe ist. Die bisherigen Erfahrungen in der Welt hinsichtlich der präventiven und therapeutischen Möglichkeiten von Leibesübungen zeigen, daß die besten Erfolge durch körperliche Tätigkeit sich bei denen einstellen, deren Leistungsfähigkeit und Lebenserwartung durch bisherigen Bewegungsmangel begrenzt waren.

Es ist bekannt, daß der Skelettmuskel bis in das hohe Alter hinein eine gute Hypertrophiebereitschaft zeigt, falls ein entsprechend intensiver und ausdauernder Funktionsreiz gegeben ist. Voraussetzung eines guten Trainingszustandes der Muskulatur und des gesamten Organismus ist das ständig, mindestens mit Erhaltungsdosis durchgeführte Training. Hier sei gleich gesagt, daß auch der alte kranke Mensch durch adaptive kleine Reize trainierbar und in seiner Leistungsfähigkeit steigerbar ist. Die gesetzmäßig eintretenden Alternsprozesse in allen Organen und Systemen des menschlichen Organismus werden durch Körpertraining zwar nicht vermieden, die Geschwindigkeit ihres Auftretens jedoch gebremst. Dies wird zuerst an einer Verschiebung des Leistungsknickes erkennbar, welcher beim Nichtsportler schon bei 40–50 Jahren oder noch früher liegen kann. Es ist weiterhin sichtbar an den hohen sportlichen Leistungen der alten Menschen, die ein Leben lang trainiert haben.

Es gilt als bewiesen, daß ständiges Training den altersbedingten Leistungsabfall verzögern kann. Die erhöhte Leistungsfähigkeit älterer Menschen, die auf eine regelmäßige, ausreichende körperliche Tätigkeit während des ganzen Lebens zurückblicken können, ist durch viele Einzelbefunde bestätigt. Regelmäßige körperliche Belastung bis in das hohe Alter hinein kann die Funktionen der Organe verbessern. Es gibt auch im Alter ein Schwellenphänomen, unterhalb dessen körperliche Belastung nicht zu sicheren und eindeutigen Effekten führt. Die Belastung muß stetig sein, wobei sich ökonomisierende Veränderungen mindestens andeuten sollten.

Im gleichen Ausmaß wie der positive Einfluß des körperlichen Trainings für die Erhöhung der Leistungsfähigkeit bewiesen ist, müssen die Einflüsse verschiedener Erkrankungen, einer falschen Lebensweise, täglicher ungesunder Gewohnheiten auch als Faktoren bei der Lebensverkürzung Berücksichtigung finden. Unter diesen Einflüssen schreitet der Alternsprozeß schnell fort und nimmt krankhafte Formen an. Erwähnt seien besonders Genuß von Nicotin, Alkohol und Coffein, körperliche Inaktivität und Unterernährung. Der Mensch ist nun einmal so alt wie seine Gefäße, „sein Bauch ist sein Tod".

Das Herz-Kreislauf-System nimmt bei der Interpretation des Alterns eine Schlüsselstellung ein. Ein bestimmter Ausbildungsgrad der Koronarsklerose setzt der sportlichen Betätigung ein Ende. Beim Menschen spielt die arteriosklerotische Verengung der Gefäßdurchmesser und die hierdurch bedingte Verschlechterung der Blutversorgung der Organe und Gewebe eine entscheidende Rolle. Erfahrungsgemäß ist

regelmäßige körperliche Tätigkeit in der Lage, die arteriosklerotischen
Prozesse zu verzögern, so daß also der Angriffspunkt sportlicher Betätigung gerade in dem Organsystem liegt, dessen Bedeutung für das Altern des Menschen und seiner Leistungsfähigkeit besonders groß ist.
Der günstige Einfluß körperlicher Tätigkeit beschränkt sich nicht nur
auf die großen Gefäße, sondern ist auch im Bereich der Kapillaren und
im ganzen Organismus nachweisbar. Zu bedenken ist allerdings, daß
Training im Alter nicht mehr unter leistungssportlichen Zielen betrieben werden sollte, es sei denn, Leistungssport wurde *kontinuierlich* seit
der Jugend betrieben, und auch dann ist (sport-)ärztliche Überwachung
in regelmäßigen Abständen unbedingt notwendig. Das Training ist der
individuellen Belastungsfähigkeit anzupassen. Unvorbereitete Teilnahme an „Trimm-dich-Läufen" oder Volksläufen hat schon manchen älteren Teilnehmer zu Tode gebracht oder unangenehme Verletzungen
hervorgerufen. Alle Sportarten, die abrupte Bewegungen oder Kraft-
entfaltungen fordern, wie z. B. Skiabfahrtslauf oder Sprungkraft erfor-
dernde Ballspiele, sind mit hohen Verletzungsrisiken (Sehnen- und
Bänderrisse) behaftet.

Physiotherapie im Alter

Immer wieder muß darauf hingewiesen werden, daß den Alterskranken
oft die innere Disposition zur schwungvollen Mitarbeit am eigenen Ge-
sundungsprozeß fehlt. Sie brüten vor sich hin, haben einen monotonen
Tagesablauf und überlassen ihr Dasein mehr oder weniger dem Pflegepersonal; so gleiten sie immer mehr in den Zustand überhöhter Pflege.
Infolge mangelhaften Selbstvertrauens fehlt es auch an der Bereitschaft
zur Übernahme kleinerer Pflichten. In vielen Einrichtungen werden sie
leider auch vom Pflegepersonal hierin noch bestärkt, sei es aus Bequemlichkeit oder aus übertriebener Fürsorge. So kann dann auch das
Gefühl des Überflüssig- und Unnützseins aufkommen. Die Folge dieser
seelischen Disposition und des damit einhergehenden „Stagnierens" ist
ein Müderwerden des ganzen Menschen. Es ist auch nicht zu übersehen,
daß ein gewisses Maß an Hilflosigkeit durch die Art der Erkrankung,
aber auch durch die Inaktivität bei Bettruhe und durch die Altersveränderungen an sich bedingt ist.

Bewegungstherapie und Gymnastik sollten recht frühzeitig begonnen werden, um den Patienten einem allgemeinen Besserungszustand
zuzuführen. Auch dort, wo Krankengymnastinnen fehlen, kann z. B. die
Bettgymnastik in unterschiedlicher Form von jeder Pflegerin durchgeführt werden, wenn Anleitung und Überwachung durch einen Arzt ge-

sichert sind. Fünf Minuten täglich sind für niemanden zuviel. Man überläßt den Grad der Intensität des Mitmachens den Kräften des Patienten und beobachtet die Farbe seiner Lippen, Ohren und des Munddreiecks (zunehmende bläulich-livide Verfärbung bei zunehmendem O_2-Mangel infolge zu starker Beanspruchung); so kann der Patient nicht überfordert werden. Das Pflegepersonal muß diese Art der Behandlung nur bejahen und bereit sein, sie durchzuführen. Indem es so die Patienten aktiv hält, vermeidet es überhöhte Pflege. Im Bereich des *Körperlichen* kommt es wieder zur normalen Anpassung (Adaption) an vernachlässigte Reize, zu einer vermehrten Durchblutung (Kapillarisierung und Tonisierung) inaktiver Gewebe, zu einer Verbesserung von Bewegungsabläufen (Bewegungsintegration) und zu einem Ausgleich der Stoffwechsellage, insbesondere über die Beeinflussung des vegetativen Nervensystems.

Im *seelischen Bereich* können Resignation und Depression aufgelockert werden, der Patient kommt eher wieder in die Lage, Zutrauen zu sich und seiner Umwelt zu fassen.

Die *vorbeugende präventive* Wirkung beruht auf der Erhaltung der Aktivität und des Reaktionsvermögens. Ferner werden der dynamische Altersabbau und der progressive Leistungsabbau gebremst.

Da alle Krankheiten im Alter mit mehr oder weniger deutlichen Veränderungen des Bewegungsapparates, der Atmung und der Gewebsspannung einhergehen, müssen auch diese drei Punkte bei der Pflege beachtet werden. Den Bewegungsapparat beeinflußt man durch Bewegungsübungen, die Atmung durch Atemübungen, die Gewebsverspannungen durch Wärmeanwendung und Massagen. Das Ziel der drei Angriffspunkte ist, den jeweiligen Stand des Patienten zu erhalten oder zu verbessern, wenn möglich, den Patienten soweit zu aktivieren, daß er das Übungsprogramm selbst übernehmen kann.

Bettlägerige Patienten

Bewegungsübungen

Wichtig ist es, den Kranken, der an sein Bett gefesselt ist, einmal am Tag zu aktiver Tätigkeit zu bringen, um:

a) Kontrakturen zu verhindern (bei vollem Bewegungsausmaß passiv durchbewegen);
b) einer Muskelatrophie vorzubeugen (kräftig aktiv gegen Widerstand bewegen lassen);
c) eine hypostatische Pneumonie zu vermeiden (dadurch, daß der gesamte Kreislauf beim Bewegungstraining aktiviert wird);
d) Thrombosen zu vermeiden (durch kleine rhythmische, schnelle und langsame tonische relaxierende Bewegungen der Beinmuskulatur).

Ausführungen der Übungen

Der Patient liegt so flach, wie er es vertragen kann, Bettdecke und Bettkissen sind herausgenommen.

Finger spreizen – kräftiger Faustschluß;
Handgelenke hochziehen – herunterdrücken;
Handgelenke kreisen;
Handinnenflächen und Handaußenflächen anschauen;
Arme beugen – strecken;
Arme seitlich zum Kopf hochführen – zurück;
Schulter hochziehen – locker lassen;
Schulter kreisen;
Kopf heben und senken – Kopf zur Seite neigen – Kopf zurückneigen;
die Bettleiter anfassen, langsam aufrichten – zurücklegen;
zur rechten Seite drehen;
zur linken Seite drehen;
Füße hochziehen – herunterdrücken;
Fußinnenränder hochziehen – herunterdrücken;
Fußaußenränder hochziehen – herunterdrücken;
Füße kreisen;
Beine anbeugen – strecken;
Beine zur Seite legen – zurück zur Mitte legen;
Beine nach außen drehen – Beine nach innen drehen;
Beine gestreckt hochheben – ablegen.

Wichtig bei allen Übungen ist ein lautes, anfeuerndes Kommando und der Wechsel zwischen schnell und langsam, damit die Patienten dabei nicht einschlafen. Wahrscheinlich ist es nicht immer möglich und vielleicht auch nicht immer nötig, das ganze Programm täglich auszuführen, dann sollte man sich einmal mehr auf die Arme, ein andermal mehr auf den Rumpf oder auf die Beine konzentrieren.

Bei gelähmten Patienten ist es wichtig, daß die betroffenen Extremitäten von allen an der Pflege beteiligten Personen jeden Tag passiv durchbewegt werden. Jedoch sollen die Kranken bei allen vorher genannten Übungen mitmachen und versuchen, die gelähmte Seite miteinzubeziehen.

Während der Übung sind der Puls, die Atmung und die Lippenfärbung zu beachten, es dürfen keine wesentlichen Veränderungen auftreten. Bei den Bewegungsübungen soll auch die *Gangschule* erwähnt werden. Patienten, die lange fest im Bett gelegen haben, müssen erst ganz langsam mit Bewegungsübungen – Sitzen an der Bettkante und Gewichtsverlagerungen – an die vertikale Lage gewöhnt werden. Können die Patienten einige Zeit ohne Beschwerden aufsitzen, bringt man sie langsam, anfangs ruhig barfuß, zum Stand, wobei zuvor die Beine mit elastischen Binden gewickelt werden sollten, um ein Absacken des Blutes in die Beinvenen zu vermeiden, deren Tonus infolge des langen Lie-

gens ebenfalls geringer geworden ist. Der Patient soll anfangs nur das
Gefühl für den Boden bekommen. Dann übt man im Stand die richtige
Fußbelastung, Gewichtsverlagerungen, abwechselnde Belastung der
Beine und Kniebeugen. Beherrscht der Patient diese Übungen und
kann er auch für einige Zeit im Sessel sitzen, werden die ersten Gehver-
suche im Gehwagen unternommen, bei weiteren Fortschritten an Stützen und Stöcken.

Atemübungen

Atemübungen müssen in einem gut gelüfteten Raum durchgeführt werden und können entweder im Anschluß oder während der Übungen gemacht werden. Man intensiviert das Atmen durch besondere Techniken.

Förderung der Einatmung: z. B. schnuppernd einatmen, ein Nasen-
loch mit dem Finger zuhalten, durch das andere die Luft einziehen.

Förderung der Ausatmung: z. B. auf Töne a, o, u, i, e oder auf sch –
sch – sch – ausatmen, Lieder singen.

Dehnübungen für den Brustkorb: Der Patient macht eine Körperseite rund und streckt den Arm derselben Seite beim Einatmen heraus,
beim Ausatmen läßt er den Arm wieder locker. Diese Lage hält er für
einige Zeit ein, und dann folgt die andere Seite.

Die Atemübungen sollten dem eigenen Rhythmus des Patienten
überlassen werden.

Wärmeanwendungen bei Gewebsverspannungen

Durch Wärmeanwendungen fördert man die Durchblutung in den ver-
spannten Partien, dadurch tritt eine Lockerung und Schmerzlinderung
auf. Dem gleichen Ziel dienen auch Massagen.

Zur Anwendung können kommen: Rotlicht – Lichtkasten – Einreibungen.

Aktive Patienten

Für die aktiven Patienten sind die vorgenannten drei Punkte genauso
wichtig wie für die bettlägerigen Patienten. Die Bewegungs- und
Atemübungen können entweder im Bett oder auf dem Hocker gemacht
werden, natürlich sollten sie in der Ausführung sehr viel kraftvoller und
schneller sein. Es bewährt sich, in der Woche einige Gruppenstunden
abzuhalten und im Sommer Spaziergänge oder Wettspiele im Freien zu
unternehmen. Um Wettspiele zu variieren, kann man Keulen, Bälle
oder Stäbe zur Hilfe nehmen. Im Winter können Liederstunden, Spiel-
und Kegelnachmittage eingelegt werden. Auch Tanzveranstaltungen
können das Programm beleben.

Alle diese Übungen wirken über verschiedenartige Reflexe und greifen somit tief in das nervöse Leben des Organismus ein. Bewegungstherapie und Gymnastik müssen lustbetont und spielerisch durchgeführt werden. Humor und Gesang haben dabei ihren Platz. Es ist immer zu bedenken, welche psychische Leistung die aktive Eigenbetätigung, besonders an erkrankten Gliedmaßen, für den Patienten bedeutet. Die gruppenmäßige Betätigung überwindet Hemmungen und führt zur Gemeinschaft, auch steigert sie Ehrgeiz und Einsatz.

Wichtig: Nichts tierisch ernst nehmen. Lachen ist die beste Medizin.

Zum Durchführen der Arbeiten benötigt man keinen besonderen Übungsraum. Die Übungen werden nach der Lüftung im Krankenzimmer durchgeführt, der Bettlägerige liegt im Bett. Wer aus dem Bett kann, sitzt auf dem Stuhl oder hält sich mit einer Hand an der Stuhllehne fest. Gehfähigen Patienten bereiten Bewegungsspiele, auch mit einem Ball im Freien, sehr viel Freude.

Besonderheiten der Pflege in der Geriatrie

Grundprinzipien der geriatrischen Therapie und Pflege

Auch heute noch besteht bei zahlreichen Ärzten und Krankenschwestern eine pessimistische Einstellung gegenüber der Therapie bei alten Menschen. Neben vielen anderen ist einer der Hauptgründe in der mangelnden Achtung vor der Persönlichkeit des altgewordenen Menschen zu sehen. Zu sehr geistert auch noch der Begriff der Aussichtslosigkeit einer Therapie oder des „unnützen alten Essers", der ja sein Leben gelebt hat und nun eigentlich sterben könnte, in vielen Hirnen. Es steht uns Menschen nicht zu, über die Länge des Lebens anderer oder über die Möglichkeit des Siechtums zu urteilen. Wir haben uns als Ärzte und Schwestern in jedem Fall zu bemühen, das Leben zu erleichtern. Wir müssen auch bei Menschen im höheren Alter kategorisch dem „therapeutischen Imperativ" nachkommen; denn der alte Mensch stirbt weder gern, noch siecht er gern dahin. Das Entscheidende muß für Arzt und Schwestern sein, durch eine zielstrebige Behandlung dem Alten das in manchen Fällen ganz erheblich erschwerte und zum Teil auch durch viele Beschwerden vergällte Leben erträglich zu machen und lebenswert zu gestalten.

Remsen (1958) formulierte folgende Grundregeln für die geriatrische Therapie und Pflege:

1. Wenn Du glaubst, daß es sich nicht lohnt, alte Menschen zu pflegen, dann laß Deine Hände weg davon.
2. Wenn Du ungeduldig bist, so überlasse die Pflege Deiner alten Patienten einer weniger dynamischen Kollegin.
3. Neben den Arzneimitteln gibt es auch andere Mittel, einem alten Menschen helfen zu können.
4. Auch der alte Mensch hat ein Anrecht auf Erklärung seines Zustandes. Vermeide aber unnützes Geschwätz.
5. Vermeide jegliche Geheimnistuerei als Schwester, aber auch jede Besserwisserei. Der alte Mensch ist kein Kind, sondern ein altgewordener Erwachsener.
6. Fülle die Jahre des alten Menschen mit Leben aus.

In allen Lebensaltern steht die spezifische Therapie bestehender Krankheiten im Vordergrund. In der Altenheilkunde kommt eine *Basistherapie* dazu. Ziel dieser Basistherapie soll es sein, eine Minderung der alternsbedingten, strukturellen und funktionellen Veränderungen zu erreichen. Eine Verjüngung wird dadurch jedoch niemals möglich sein. Es gibt jedoch eine vitalisierende Behandlung, die gleichzeitig bestehende Störungen und Beschwerden vermindert. Man muß immer daran denken, daß ein alter Patient nicht nur an *einer* Krankheit leidet, sondern sein Gesundheits- und Krankheitszustand sich aus mehreren Krankheiten zur gleichen Zeit zusammensetzt. Zur Basistherapie beim alten Menschen zählt man die Besserung der kardialen Leistungsfähigkeit, der lokalen aber auch der generalisierten Durchblutungsstörungen bei arteriosklerotischen Veränderungen und Störungen des Vitamin-, Elektrolyt- und Eiweißhaushaltes. Von Bedeutung ist auch im Alter die Änderung der Aufnahme, des Transports und der Ausscheidung von Arzneimitteln. Das Kapillarsystem reagiert im Alter träger auf mechanische und chemische Reize. Für die geriatrische Therapie bedeutet dieses, daß im Alter die resorptiven Möglichkeiten des Kapillarsystems bei der Aufnahme von intramuskulär oder subkutan gegebenen Arzneimitteln viel mehr Zeit benötigen, als das bei jüngeren Menschen der Fall ist. Auch die Infusionsverhältnisse haben sich in zunehmendem Alter verändert, weil es zu einer Verminderung der Membrandurchlässigkeit gekommen ist. Die Veränderungen am Gefäß- und Kapillarsystem bewirken zusammen mit der Altersrückbildung der Leber und der funktionellen Minderung der Nieren eine Verzögerung der Entgiftung und Ausscheidung von Arzneimitteln.

Allergie, Unruhe, Verwirrtheitszustände, Durchfälle, Ausschläge, Erbrechen, Übelkeit, Sehstörungen und Durstgefühl sollten in jedem Fall die Krankenschwester veranlassen, ihre Beobachtungen dem Arzt mitzuteilen. Viele Arzneimittel zeigen im Alter Nebenwirkungen, die zu einem Absetzen des Präparates zwingen. Gerade die Krankenschwester erfährt die Veränderungen von ihren Patienten aus erster

Hand. Sie sollte sie nicht als altersbedingte Beschwerden hinnehmen, sondern sie dem Arzt mitteilen, so daß dieser nach der Ursache suchen kann.

Geriatrisch aktivierende Pflege

Von der allgemeinen Krankenpflege unterscheidet sich die geriatrische Pflege in mehrfacher Hinsicht. Während bei jüngeren Patienten die Behandlung meist akuter körperlicher Erkrankungen im Vordergrund steht und die allgemeine Lebenssituation und die psychische Verfassung oft gar nicht und wenn, dann nur vorübergehend beeinträchtigt sind, treten bei Alterskranken allgemeine Lebensprobleme viel mehr in den Vordergrund und beanspruchen deshalb in der Krankenpflege mehr Beachtung. Hinzu kommt, daß die älteren Patienten häufiger von chronischen, also von langdauernden Krankheitsprozessen befallen sind, so daß auch die Zeitdauer der Behandlungsbedürftigkeit bei jüngeren und alten Patienten sehr verschieden ist. Deshalb bedeutet die geriatrische Pflege Sorge um den alten Menschen in allen Lebensbereichen, sie hat also einen starken sozialen, und das heißt im positiven Sinne „fürsorglichen" Inhalt.

Die Alterskrankenpflege umfaßt den klinischen und häuslichen Bereich. Sie soll sich prophylaktischen Gesichtspunkten ebenso widmen wie der direkten Behandlung der aktuellen Erkrankung und auch einen Teilabschnitt der nachsorgenden Betreuung mit umfassen. Aus diesem Grund ist die geriatrische Krankenpflege schwieriger, zeitraubender, aber auch interessanter. Sie verlangt den Einsatz der ganzen Persönlichkeit. In der geriatrischen Krankenpflege *darf und soll* der altgewordene Patient Ansprüche stellen. Er *will und muß* seine persönliche Freiheit gewahrt wissen und Herr in seinem verbliebenen Lebensbereich sein. Dieses gilt auch für den kranken, alten Menschen, der ständiger Hilfe und Pflege bedarf. Wenn er nicht seelisch verkümmern soll, braucht er die Verbindung zur Außenwelt, zu Fernsehen oder Radio, zu Freunden und Bekannten ebenso wie die Möglichkeit, sich ungestört zurückziehen zu können. Nur dort ist ein altenfreundliches Krankenmilieu, wo Geborgenheit, ausreichender Raum, Ordnung und Sauberkeit und Unterstützung zu eigener Aktivität garantiert sind, ohne sich gegenseitig zu stören. Es ist immer anzustreben, auch während eines Krankenhausaufenthaltes die Fähigkeit zu erhalten, die kleine, eigene Hauswirtschaft selbständig zu führen. Deshalb gehört zur Alterskrankenpflege auch das Trainieren sogenannter „alltäglicher Aktivitäten" und „hauswirtschaftlicher Übungen". Alles muß daran gesetzt werden, dem Patienten die Möglichkeit wiederzugeben, die Wohnung selbständig zu verlassen, sei es zum Einkaufen des täglichen Lebensbedarfs oder zum Besuch befreundeter Menschen.

Intensive geriatrische Krankenhauspflege muß auf die Rückführung, d. h. Rehabilitation, des alten Menschen in seine häusliche Umgebung hinzielen. Die reine körperliche Versorgung reicht nicht aus. Alle mit Alterskranken tätigen Menschen müssen in der Lage sein, ihnen Mut und Lebenswillen zu geben. Auf der anderen Seite muß der Patient auch ständig dazu angehalten werden, sich für das Zuhause und die Selbstversorgung „fit" zu halten. Wenn auch das Training in erster Linie eine Aufgabe der Physiotherapeuten wie Krankengymnasten, Bademeister oder Beschäftigungstherapeuten ist, so sind schon in den ersten Anfängen die Selbstversorgungsübungen auch stationär durch die Krankenschwester zu fördern. Es ist zwar leichter, den Alterskranken schnell zu füttern als abzuwarten, bis er selbst gegessen und sich dabei eventuell auch noch beschmutzt hat. Aber gerade die Chance, daß er selbst essen muß, erhält wenigstens seine Aktivität und dient ihm zur Erhaltung seines Selbstbewußtseins. Krankenschwestern dürfen nicht dahin tendieren, alte Menschen wie Kinder zu päppeln und zu hätscheln. In der Behandlung und Versorgung von Alterskranken darf der Begriff *„Zeit" keine Rolle spielen.* Es muß für den alten Menschen genügend Zeit sein, auch wenn dadurch der Stationsablauf gehemmt ist. Wenn der Alterskranke wiederhergestellt werden soll, dann muß er selbst essen, sich selbst rasieren, sich selbst kämmen, die Zähne bürsten, sich selbst anziehen. Rehabilitation in der Geriatrie heißt, dem Patienten *überflüssige Pflege zu entziehen.* Das heißt selbstverständlich *nicht,* ihm *notwendige Pflege vorzuenthalten.* Die Patienten dürfen auch nicht das Gefühl haben, sie müßten nur deshalb alles selbst tun, weil das Pflegepersonal zu knapp oder zu bequem ist, sondern es muß ihnen der Sinn aktivierender Pflege klargemacht werden. Aktivierende Pflege heißt eigentlich helfendes Training, damit Pflege überflüssig wird. Dazu muß man das Vertrauen des Patienten gewinnen, weil er sonst nicht mitmacht.

In den ersten Tagen seines Krankheitslagers, besonders der Phase der Bettruhe, wird dieses Training sicher noch nicht möglich sein. Aber sobald es erlaubt ist, daß er aufsitzen kann, sollte der Patient schon mit dem Selbstkämmen und Selbstwaschen anfangen, wenn es auch notwendig ist, daß die Krankenschwester ihm den Leib noch säubert, da kranke, alte Menschen hierfür oft zu ungelenk sind. Die Rehabilitationsziele, Wiederherstellung des Alterskranken und seine Rückführung in die Häuslichkeit, sollten jederzeit vor Augen stehen. Auch das Krankenpflegepersonal sollte sich darüber Gedanken machen, wie eine optimale häusliche Versorgung möglich ist.

Wohnraum für alte Menschen

Der Wohnraum des altgewordenen Menschen sollte entweder zu ebener Erde oder aber über einen Fahrstuhl zu erreichen sein. Er sollte hell, luftig, sonnig und freundlich sein, mit Aussicht auf die Straße, einen verkehrsreichen Platz, einen Kindergarten u. ä., und ihm außerdem die Möglichkeit bieten, auf dem Fenstersims Blumen zu ziehen. Auch die Möglichkeit, kleine Haustiere zu halten (Aquarien, Terrarien, Vögel) und sie selbst oder in Gemeinschaft zu mehreren zu versorgen, schafft eine lebendige, freundliche Atmosphäre und fördert die Aktivität sowie das Gefühl, noch für etwas verantwortlich und damit nützlich zu sein. Die Raumgröße sollte eine Fläche von ca. 25 m^2 aufweisen. Enge, kleine und niedrige Räume bedrücken den Kranken. Außerdem muß beim ständig bettlägerigen alten Menschen die Pflegeperson die Möglichkeit haben, um das Bett herum ausreichend Bewegungsfreiheit zur Verrichtung ihrer pflegerischen Arbeiten zu haben.

Die persönlichen Wünsche des alten Menschen bei der Ausstattung des einzelnen Raumes sollten Berücksichtigung finden. Selbständigkeit bzw. Hilfsbedürftigkeit, aber auch die hygienischen Belange müssen eingeplant sein. Trotzdem sollte aus Gründen der Staubbeseitigung und der leichteren Arbeit das Mobiliar glatte Flächen aufweisen und mit seiner Unterkante am Fußboden nicht aufliegen.

Alle Sitzflächen sollten bequem sein, stabil, mit leicht gebogener, starrer oder leicht elastischer Rückenlehne und zwei festen Armstützen. Die Rückenlehne möge so hoch sein, daß der Kopf zwanglos angelehnt werden kann. Da alte Menschen sich zwar niedersetzen können, aber infolge ihrer arthrotisch veränderten Kniegelenke schwerer wieder aufstehen können, muß die Sitzhöhe mindestens 47–48 cm betragen. In einigen Fällen erscheint es zweckmäßig, den Stuhl mit abwaschbarem Bezug zu bespannen, denn nicht jeder Inkontinente muß gleich in ein Krankenhaus eingewiesen werden.

Gegen Bodenzugluft nutzt ein Fußschemel. Für das entspannte längere Sitzen empfiehlt sich eine Fußbank, auf welche die Füße und der Unterschenkel gelegt werden können, insbesondere beim Fernsehen oder bei Handarbeiten. Da die meisten alten Menschen Durchblutungsstörungen haben oder herzkrank sind, sollte dieser Fußschemel in keiner Wohnung fehlen. Tische und Stühle müssen standsicher sein, weil die alten Patienten sie als Stütze benutzen, daher sind dreibeinige Tische unzweckmäßig.

Zur Krankenpflege gehört auch eine regelmäßige Belüftung, damit ausreichende frische Luft zur Verfügung steht. Im Sommer bewähren sich Fenster mit Fliegengaze. Immer ist daran zu denken, daß Zugluft zur Vermeidung von Erkältungen zu vermeiden ist. Bei Ofenheizung ist häufiges und kurzes Lüften notwendig, um im Winter sowohl Überheizung als auch Auskühlung des Raumes zu verhindern. Sehr günstig wirken unter dem Fenster angebrachte Heizkörper, da durch das Oberlicht einfließende und herabsinkende kalte Außenluft sogleich vorgewärmt wird, ohne dabei den Sauerstoffgehalt zu verlieren. Da dieser Vorgang trockene Luft erzeugt, die sich ungünstig auf eine chronische Bronchitis auswirkt und den Hustenreiz fördern kann, muß die Luft durch Aufstellen wasserhaltiger Gefäße angefeuchtet werden, am besten in der Nähe des Heizkörpers. Die Zimmertemperatur bei gehfähigen Patienten sollte 22 °C nicht unterschreiten, jedoch nicht wesentlich höher als über 24 °C liegen. Bei Bettlägerigen ist eine Zimmertemperatur von 20 °C erforderlich.

Das Bett ist für den alten Menschen in seiner Häuslichkeit von besonderer Bedeutung. Es muß leicht zu reinigen sein, mit Rücksicht auf das Pflegepersonal darf es nicht niedriger sein als 50 cm. Jedoch auch für den alten Menschen sollte es die Möglichkeit bieten, infolge dieser angegebenen Höhe auch selbständig das Bett zu verlassen. Die modernen flachen Couchs sind hierfür in keiner Weise geeignet, da der alte Mensch nicht hochkommt. Auch der bettlägerige Kranke soll sich über längere Zeit am Tage ohne Ermüdung aufsetzen können, hierzu dient ein verstellbares Kopfteil. Zweckmäßig ist eine Bettkiste zum Gegenstemmen der Füße, insbesondere auch zur Verhinderung von Spitzfußbildungen. Wiederholtes Aufsitzen ist gerade bei bettlägerigen alten Menschen notwendig, weil beim flachen Liegen die unteren Partien der Lunge wenig belüftet werden. Im Blutgefäßsystem des Brustraumes befindet sich viel Blut, das vom leistungsgeminderten Herz nicht mehr ausreichend weitergepumpt werden kann. Die Neigung zu hypostatischen Pneumonien und Erkrankungen der Atmungsorgane ist dadurch sehr groß. Eine Höherlagerung des Oberkörpers oder das Aufsitzen befreit die Atmung. Zum Vorbeugen des Durchliegens ist eine dreiteilige Federkernmatratze von Wichtigkeit. Sie vergrößert die Aufliegefläche und vermindert den Druck pro cm^2 Körperoberfläche. Außerdem ist sie hygienisch und gut sauberzuhalten.

Das Bettlaken soll frei sein von Nähten und ausreichend groß gearbeitet, damit es faltenlos und festgespannt um die Matratzenunterkante eingeschlagen werden kann. Zur Vermeidung eines Wärmestaus darf die Zudecke nur ein geringes Gewicht haben. Außerdem muß sie leicht zu reinigen sein und darf nicht stäuben. Es eignen sich am besten Steppdecken oder in Leinen eingeschlagene Decken aus Wolle. Ungeeignet sind Daunen- oder Federbetten.

Zur Pflege des Zimmermilieus eines alten Menschen gehört eine mit Rücksicht und Einfühlungsvermögen durchgeführte laufende Überwachung der Schränke und Behältnisse. Da der alte Mensch naturgemäß an vielen kleinen Dingen – mit denen er eine freundliche Erinnerung verbindet – hängt, ferner oft ein Sammeltrieb zum Vorschein kommt, der mit der Erhaltung der Sauberkeit und Ordnung schwer in Einklang zu bringen ist, erfordert die Hygiene sehr viel Taktgefühl. Die hier ordnende und regulierende Hand muß wissen, daß dem alten Menschen ein Platz zugestanden werden muß, der auf seine gemütsmäßigen und psychischen Bedürfnisse zugeschnitten ist. Für die psychische Behaglichkeit sind Blumen oder Pflanzen, eventuell Aquarien oder Kanarienvögel von Vorteil. Hunde und Katzen gehören – vom hygienischen Standpunkt aus – nicht mehr in die Wohnung des alten Menschen. Im Stadium seiner zunehmenden Gebrechlichkeit können die letztgenannten Tiere von ihm selbst nicht mehr versorgt werden und fangen an zu streunen und zu verwahrlosen. Zu bedenken ist andererseits, daß ein Hund den gehfähigen alten Menschen, der sonst seine Wohnung kaum noch verließe, dazu motivieren kann, noch regelmäßige Spaziergänge zu unternehmen. Es kann also manchmal auch im Interesse der Tiere selbst sein, daß sie nicht mehr mit dem altgewordenen und alleinstehenden Menschen zusammenleben sollten. Sind sie bereits vorhanden, so sind sie natürlich nicht leicht zu entfernen, ohne daß dem alten Menschen ein Schmerz zugefügt wird. Nicht selten ist ein Haustier lebensnotwendig, um das Fürsorgebedürfnis und die Sehnsucht nach Kontakt zu befriedigen und damit der Einsamkeit vorzubeugen. In solcher Situation gilt es, das Interesse von Hygieneforderungen und Tierschutz gegenüber dem Bedürfnis des alten alleinstehenden Menschen nach Kontakt abzuwägen, wobei letzteres wohl den Ausschlag geben muß und den anderen Forderungen eher durch zusätzliche Hilfe Genüge getan werden sollte. Gerade der alleinstehende alte Mensch benötigt dauernd ein lebendiges Wesen um sich.

Die regelmäßige Körperpflege

Wesentlich mehr als in jüngeren Jahren gewinnt die regelmäßige Pflege an Bedeutung für den alten Menschen. Wenn sie sich auch nicht grundsätzlich von der Körperpflege in jüngeren Jahren unterscheidet, so muß doch eine besondere Aufmerksamkeit auf die Haut- und Zahnpflege gelegt werden. Einmal in der Woche sollte der ganze Körper gewaschen oder wenn möglich warm gebadet werden. Da alte Menschen leicht nachlässig sind, müssen sie angehalten werden, sich vor und nach dem Essen die Hände zu waschen und sich die Nägel zu bürsten. Die Nägel der Hände und Füße sollen stets kurzgeschnitten sein. Nicht selten ist die Einschaltung einer Pediküre erforderlich.

Zur Hautpflege gehört beim pflegebedürftigen Mann die Rasur, nicht nur aus hygienischen Gründen, sondern auch aus dem Selbstwertgefühl heraus. Da der alte Mann sich in körperlicher und kleidungsmäßiger Hinsicht leichter gehen läßt als die Frau, sollte jede stationäre Gelegenheit benutzt werden, ihn in dieser Richtung bei den ärztlichen Visiten und auch von seiten des Krankenpflegepersonals zu ermuntern und durch Lob und Tadel zu einem adretten alten Herrn zu erziehen. In dieser Hinsicht wirken Stationen mit gemischtgeschlechtlicher Belegung sehr stimulierend.

Die schmerzfreie Funktion der Füße ist eine Voraussetzung für die Erhaltung der Beweglichkeit bis ins höchste Alter. Da es aber sehr leicht zu eingewachsenen Fußnägeln oder Hühneraugen kommt, ist die Inanspruchnahme der Pediküre oft nicht zu umgehen. Im allgemeinen hat das Krankenpflegepersonal keine diesbezügliche Ausbildung erhalten. Aus ärztlicher Sicht erscheint es notwendig, daß speziell vorgebildete Fußpfleger in Anspruch genommen werden, um das Auftreten von Panaritien oder kleineren eiternden Rißwunden an den Füßen zu vermeiden. Diese bringen leicht die Gefahr der Entzündung und des Absterbens des Gewebes und damit einer möglichen Amputation eines Gliedes mit sich, da fast alle alterskranken Menschen durchblutungsgestörte Extremitäten haben. Bei ständigem Bettliegen ist das Vermeiden von Fersendekubiti von besonderer Bedeutung. Hier helfen selbstgefertigte Watteringe oder auch moderne aufblasbare Hackenschützer aus Kunststoff. In jedem Fall kann eine Gazebinde, mit Watte unterpolstert, locker angewickelt werden. Elastische Binden sind meist doch nicht elastisch genug. Auf den Bettkasten zum Abstemmen der Füße sei nochmals hingewiesen. Die Haut des alten Menschen kann leicht erkranken, insbesondere bei nicht ausreichender Pflege an sich ständig berührenden Körperteilen, die zum Wundsein führen. Als Ursache kommen in Frage: unzureichende Säuberung, Absonderungen der Schweiß- und Hautdrüsen und in vielen Fällen zusätzliche Staub- und Schmutzeinwirkung. Bakterien finden so einen günstigen Nährboden und können Eiterungen hervorrufen und unterhalten. Zur Behandlung empfiehlt sich eine feuchte Behandlung mit milden Seifenbädern, Rivanolumschlägen oder auch Waschungen mit übermangansaurem Kalium; mit letzterem kann man in Form von Bädern, in ansteigender Färbung des Wassers, also zunehmender Konzentration, die Haut des alternden Menschen „gerben" und somit weniger leicht infektionsgefährdet machen. Das Wundsein ist meist auf einen Mangel an Hygiene und hinreichender Körperpflege zurückzuführen. Ein quälender Juckreiz kann jedoch auch ohne Hautentzündung und Hautverletzungen auftreten und ein Zeichen für eine Stoffwechselerkrankung sein, insbesondere des Diabetes mellitus. Nicht selten stecken hinter dem Juckreiz bei Frauen nach dem Rückbildungsalter auch Ausfallwirkungen von Hormonen. In beiden Fällen kann eine gezielte ärztliche Therapie Abhilfe schaffen. Juckreizstillender Puder ist in keinem Fall dafür geeignet, er verkrustet leicht, bringt nur eine Erleichterung für wenige Stunden und verhindert eine genaue Diagnosestellung. Auch das Auftreten einer hartnäckigen Furunkulose kann auf das Vorliegen eines Altersdiabetes hinweisen. In jedem Fall ist vom Pflegepersonal eine entsprechende Untersuchung durch den Arzt zu veranlassen.

Auch der alte Mensch braucht ein kaufähiges Gebiß. Abgebrochene und kranke Zähne müssen gezogen werden. Sie können die Ursache sein für „Reißen" oder auch infolge ungenügender Kaufunktion für Magengeschwüre. Ist der Patient nicht mehr in der Lage, Mund und Zähne sauberzuhalten, so muß eine regelmäßige Mundpflege einsetzen. Mehrfach am Tage wird der Mund mit einem in Borglycerin getränkten Wattetupfer ausgewischt, und die Lippen werden befeuchtet.

Die Sorge um den alten Menschen ist stets ein Teil ärztlicher Behandlung und krankenpflegerischer Versorgung. Die krankenpflegerische Versorgung wird in diesem Fall sogar zu einer krankenpflegerischen Therapie, die manuell geschickt, vom Wissen her gekommt sein und von einer richtigen Einstellung geleitet werden muß. Dieses wird eine gute Pflege immer versuchen. Sie wirkt aktivierend, aufmunternd und optimistisch. Das gilt besonders bei Krankheitserscheinungen, die mit einer Hirnschädigung zusammenhängen oder auch auf Hirndurchblutungsstörungen beruhen. Nicht selten wird nach Abschluß einer mehr oder weniger langen Behandlung der akuten Erkrankung ein chronischer Schaden bleiben, der einer Langzeitbehandlung und Pflege bedarf.

Geistig-seelische Betreuung

Die Pflege eines Kranken beinhaltet auch die Berücksichtigung seiner geistigen Bedürfnisse und sollte den Willen zur Gesundung stärken. Dies gilt besonders für den alten Menschen. Man muß ihm immer wieder zeigen, daß er ein lebendiges Glied der Gesellschaft ist und durchaus imstande, dies oder jenes zu verrichten. So erschöpft sich die Pflege gerade in der Geriatrie keineswegs mit der körperlichen Versorgung, obwohl die aktivierende körperliche Pflege, wie schon mehrfach erwähnt, auch zur geistig-seelischen Aktivierung beiträgt. Die Pflegekraft muß stets mit dem alten Menschen Kontakt suchen, mit ihm sprechen und ihn ansprechen, auf seine Bedürfnisse eingehen und ihn zur eigenen Anteilnahme ermuntern. Auch durch Berichte kleinerer täglicher Erlebnisse ist er in eine lebendige Privatatmosphäre mit einzubeziehen. Man muß sich bemühen, dem alten Menschen nach seinen noch verbliebenen Möglichkeiten Aufgaben zu überlassen bzw. zu übertragen. Das erhöht seine allgemeine Aktivität und Anpassungsfähigkeit und befriedigt das auch dem alten Menschen eigene und notwendige Selbstwertgefühl wie auch seine Selbstsicherheit und unterdrückt die Entstehung von Passivität oder gar Selbstaufgabe.

Eine solche auf den Patienten eingehende individuelle Pflege, die der Persönlichkeit und dem Individualitätsbedürfnis des alten Menschen gut angepaßt ist, muß auch bei zunehmendem Alter oder bei Überführung in ein Pflegeheim oder Altersheim soweit wie möglich aufrechterhalten bleiben. Der Tendenz zur Einengung des Lebenskreises ist immer wieder vom Pflegepersonal entgegenzuwirken. Die Übersiedlung in ein Altersheim oder in ein Pflegeheim kann negative Auswirkungen auf den alten Menschen haben. Das neue Gemeinschaftsleben kann sie aber ausgleichen. Der verstärkte Kontakt mit gleichaltrigen Menschen kann fördernd im Sinne der Aktivierung im persönlichen Bereich und der Rehabilitation wirken. Kulturelle Veranstaltungen, gezielte Beschäftigungstherapie geben dem pflegebedürftigen alten Menschen wieder innerliche Befriedigung und einen Lebensinhalt, der sogar produktiv wirksam werden kann.

Rehabilitation

Rehabilitation ist *im medizinischen und sozialen Kontext* zu sehen. Ziel aller Rehabilitationsbemühungen ist es, die durch akute oder chronische Krankheitsprozesse eingeschränkten körperlichen und/oder seelisch-geistigen Funktionen wieder herzustellen oder bleibende Funktionseinschränkungen nach Möglichkeit zu kompensieren. Worum es letztlich geht, ist die Wiedererlangung der vollen oder partiellen Kompetenz im Alltags- und sozialen Leben, um eine so weit wie möglich unabhängige und subjektive Befriedigung ermöglichende Lebensführung wieder herzustellen. Dabei ist zu berücksichtigen, daß unter der Voraussetzung chronischer Erkrankungen und höheren Lebensalters nicht von vornherein und unbedingt eine volle Wiederherstellung, die sich an einer idealtypischen Gesundheitsvorstellung orientiert, angestrebt werden kann. Oft ist daher die Anerkennung bestehender und fortdauernder Funktionseinschränkungen eine unvermeidbare Voraussetzung wirklichkeitsangepaßter Rehabilitationsmaßnahmen. Die im engeren Sinne zu verstehende Wiederherstellung der Arbeits- und Berufsfähigkeit, die bei Rehabilitationsmaßnahmen für jüngere Kranke naturgemäß im Zentrum aller Bemühungen steht, spielt verständlicherweise für Kranke im Rentenalter keine Rolle mehr. In einem weiteren Verständnis ist aber auch für alte Kranke die Wiedereingliederung in Arbeitszusammenhänge des individuellen Alltags von großer Bedeutung, denn auch im Rentenalter bedeutet Alltag nicht nur Genießen und Freizeit, sondern Arbeit in der Haushaltsführung, der körperlichen Hygiene, der Bewältigung finanzieller Verpflichtungen, also der „ewigen Alltäglichkeiten".

Gewissermaßen im Nebenprodukt fällt bei einem gelungenen Rehabilitationsprozeß sowohl für das Individuum und die Familie als auch für die Gesamtgesellschaft eine erwünschte Reduktion zu finanzierender notwendiger Hilfsmaßnahmen an. Es ist aber – gerade aus Sicht der Gerontologie – zu betonen, daß Rehabilitation sich nicht nur aus Kostenersparnis und -reduktion legitimieren läßt, sondern sich primär aus dem ethischen Auftrag humaner Grundprinzipien ableitet, wie sie auch für unser Land, in dem sich auf die allgemeinen Menschenrechte berufenden Grundgesetz verankert sind.

Für Rehabilitation im Alter ergeben sich folgende besondere Bedingungen, die es bei der Planung zu berücksichtigen gilt: Von genereller Bedeutung und behindernder Potenz sind in der Gesellschaft herrschende und von den Individuen übernommene negative Vorstellungen über das Altwerden („negative Altersstereotype"). Kennzeichnet alte Menschen das Gefühl, nutzlose Kostengänger der Familie und Nation zu sein und nur noch eine begrenzte Lebensperspektive vor sich zu haben, die einerseits durch alternsphysiologische Leistungseinschränkungen und andererseits durch zunehmende chronische Multimorbidität belastet ist, und dadurch im Gesundheits- und Sozialsektor Kosten zu verursachen, so fördert dies die Motivation zu eigener Rehabilitationsarbeit nicht, sondern führt eher in depressive Resignation. Depressivität als Begleitsymptomatik chronisch-körperlicher, z. B. mobilitätseinschränkender Erkrankungen und als eigenes Krankheitsbild kann erfahrungsgemäß Rehabilitationsbemühungen den stärksten Widerstand entgegensetzen und sie zunichte machen. Ein Ziel rehabilitativer Bemühungen ist damit gesteckt: die Aufarbeitung und Umstrukturierung einseitig negativer Altersstereotype in positive Wertungen des Alltags und des Alterns. In dieses Bemühen ist das individuell gegebene und gesamtgesellschaftliche Umfeld mit einzubeziehen.

Der Tatbestand der Multimorbidität mit vor allem chronischen Erkrankungsprozessen erfordert von allen beteiligten Berufsgruppen die Einbringung der berufsspezifischen Kompetenz bei gleichzeitiger Bereitschaft zu teambezogener Zusammenarbeit. Dabei bedeutet Multimorbidität nicht nur das gleichzeitige Vorhandensein verschiedener körperlicher Erkrankungen, sondern auch das Nebeneinanderbestehen von körperlichen und psychischen Erkrankungen. Psychische Erkrankungen führen im allgemeinen zu einem Verlust an innerer Autonomie und Selbstwertgefühl und zu dem Gefühl des Kompetenzverlustes im allgemeinen und alltäglichen Leben. Diese subjektiv erlebte Kompetenzlosigkeit betrifft insbesondere auch die sozialen Beziehungen, deren schon normalerweise nicht konfliktfreie Gestaltung und Bewältigung oft nur noch unangemessen durch Rückzug oder Aggressivität erfolgt. Beide krankheitsbedingten Bewältigungsstrategien führen in die Isolierung. Bei psychischen Erkrankungen im höheren Lebensalter kombinieren sich diese seelischen Mechanismen fatalerweise mit den zuvor schon skizzierten negativen Altersstereotypen. All dem muß entgegengewirkt werden, wenn Motivation zur Mitarbeit an Rehabilitationsmaßnahmen hinreichend geweckt werden soll.

Eine dritte Besonderheit für Rehabilitationsmaßnahmen aus der Sicht der Geriatrie ist dadurch gegeben, daß sowohl physiologische als auch krankheitsbedingte Prozesse im Alter die Anpassungs-, Adaptations- und Kompensationsfähigkeit einschränken. Damit ist sowohl die Belastungsfähigkeit durch Rehabilitations- und Trainingsmaßnahmen als auch die Zielsetzung für die Rehabilitation im Vergleich zu Jüngeren häufig deutlich eingeschränkt. Rehabilitationsmaßnahmen müssen in kleineren Schritten geplant werden und erfordern deshalb in der Regel längere Zeiten. Rehabilitation im Alter darf sich trotz der gegebenen Multimorbidität nicht ausschließlich an körperlichen Erkrankungen und Funktionsstörungen orientieren, sondern sie muß von vornherein psychosoziale Faktoren und sozialpsychologische Mechanismen sowohl bei der Zielsetzung als auch bei der Entwicklung geeigneter Rehabilitationstechniken berücksichtigen. Behandlung der Erkrankung und Rehabilitation sind von allem Anfang an gemeinsam zu berücksichtigen und zu planen.

Aus psychiatrischer Sicht lassen sich folgende Lebensbereiche als für rehabilitative Bemühungen von wesentlicher Bedeutung charakterisieren:

Förderung der Alltagskompetenz: Psychische Erkrankungen im Alter führen in der Regel zu einem subjektiv sehr stark erlebten und objektiv auch wahrnehmbaren Verlust an Alltagskompetenz. Nicht selten erscheinen die objektiv eingeschätzten Kompetenzverluste geringer als die subjektiv erlebten. Dies gilt z. B. in besonderem Maße für Depressionen, während bei fortgeschrittenen Demenzen das Verhältnis sich eher umkehrt. Der Begriff Alltagskompetenz umfaßt alle Aktivitäten, die zur selbständigen Lebensführung erforderlich sind, wie z. B. Regelung der finanziellen Angelegenheiten und häusliche Versorgung. Hierbei gibt es natürlich starke interindividuelle Unterschiede. Der Aufgabenbereich ist für Alleinstehende größer als für Verheiratete, was z. B. in krisenhafter Zuspitzung bei plötzlich Verwitweten mit Partnerverlustdepressionen zu einem völligen Zusammenbruch der Alltagskompetenz führen kann. Scharf gesehen, repräsentiert dieser Bereich der Bewältigung alltäglicher Aufgaben Arbeit im lebenserhaltenden Sinne auch für diejenigen, die keiner beruflichen, bezahlten Arbeit mehr verpflichtet sind.

Tagesstrukturierung: Die Tagesstrukturierung hängt natürlich eng mit Alltagsaktivitäten zusammen, umfaßt aber mehr als Arbeit im eben genannten Sinne, nämlich auch Freizeit und soziale Aktivitäten. Auf den ersten Blick mag es vielleicht überraschend erscheinen, daß psychische Erkrankungen sehr häufig und sehr stark die Fähigkeit zur eigengestalteten Tagesstruktur beeinträchtigen oder gar aufheben. Tagesstrukturierung setzt jedoch Fähigkeit zur Planung, Motivation und Antrieb sowie Entscheidungsfähigkeit voraus. Doch gerade diese psychischen Funktionen werden durch psychische Erkrankungen unterschiedlicher Art erheblich beeinträchtigt. Außerdem hängen wir in der Gestaltung unserer Tage nicht nur von eigenen Wünschen und eigenem Vermögen, sondern ganz wesentlich auch von den Gegebenheiten des sozialen Umfeldes und des sozialen Netzwerkes, der Kommunikation und Kooperation mit anderen ab. Es darf auch nicht verkannt werden, daß für die meisten Menschen über Jahrzehnte hinweg der Beruf das Skelett der Alltagsstrukturierung darstellt. Schon der Abbruch beruflicher Tätigkeit verlangt vom älteren Menschen erhebliche Kreativität und Innovationskraft zum Aufbau neuer Tagesstrukturen. Das Risiko, im Alter durch das Gefühl der Leere, des Fehlens von Aufgaben der ermüdenden Gleichförmigkeit aller verrinnenden Tage zu erliegen, wird durch psychische Erkrankungen in der Regel erheblich erhöht. Deshalb liegt hier ein Schwerpunkt psychiatrischer Rehabilitationsbemühungen.

Pflege und (Re-)Aktivierung sozialer Beziehungen: Psychische Erkrankungen sind nicht nur im Alter, sondern generell fast ausnahmslos mit Belastungen und Einschränkungen sozialer Beziehungen, einschließlich engster Familien- und Partnerbeziehungen verknüpft. Beziehungsstörungen können vor allem bei psychogenen Erkrankungen mit zum ursächlichen Bedingungsgefüge des Ausbruchs psychischer Erkrankung zählen, sind aber generell bei allen psychischen Erkrankungen noch häufiger die Folge der psychischen Erkrankung selbst. Aber auch rein körperliche Erkrankungen können z. B. durch Einschränkung der Mobilität und chronische Schmerzen zur sozialen Isolierung führen. Berücksichtigt man, daß der Alternsprozeß mit einer physiologischen Schrumpfung sozialer Beziehungsmöglichkeiten verbunden ist, so wird klar, daß auch dieser Lebensbereich im Zentrum alterspsychiatrischer Rehabilitationsbemühungen stehen muß. Beziehungen zum Lebenspartner und Beziehungen zu den Kindern sind hier von vorrangiger Bedeutung.

Körperliche Aktivierung: „Mens sana in corpore sano" – ein gesunder Geist sei in einem gesunden Körper – ist gängige Lebensweisheit seit Jahrhunderten. Die Altersforschung hat aber ebenfalls belegt, daß es einen sehr engen Zusammenhang zwischen körperlicher Aktivität und Lebenszufriedenheit, gerade im Alter, gibt. Wenigstens im Ansatz konnte die Wirkung körperlicher Aktivität auf depressive Verstimmungen nachgewiesen werden. Umgekehrt führen depressive Erkrankungen zu physischer Immobilität. Es bedarf keiner weiteren expliziten Begründung dafür, daß körperliche Aktivierung auch für Rehabilitation in der Gerontopsychiatrie ein wichtiges Ziel ist.

Rehabilitationsbemühungen in den vier genannten Lebensbereichen dienen der Stärkung oder dem Wiedergewinn durch Erkrankung erheblich lädierten Selbstwertgefühls, was wiederum eine Grundvoraussetzung angemessener Kompetenzentwicklung ist. Umgekehrt bewirkt natürlich die Erfahrung kompetenten Handelns in positive Rückkoppelung eine Verstärkung des Selbstwertgefühls. Es ist eine Eigentümlichkeit sozial eingebundener Lebewesen, daß ein angemessenes Selbstwertgefühl ohne befriedigende soziale Beziehungen schlechterdings nicht zu erreichen ist. Dies unterstreicht noch einmal die zentrale Bedeutung sozialer Rehabilitationsbemühungen und der Einbeziehung des sozialen Netzwerks in die Rehabilitation. Deutliche Einbußen des Selbstwertgefühls führen direkt in Hilflosigkeit und Abhängigkeit von anderen. Abhängigkeit aber mindert in einem negativen Rückkoppelungsmechanismus wiederum das eigene Selbstwertgefühl. Permanente Abhängigkeit belastet entscheidend das soziale Beziehungsgefüge und gefährdet dessen Fortexistenz und eröffnet damit einen weiteren Teufelskreis. Geriatrische und gerontopsychiatrische Rehabilitation müssen ganz wesentlich darauf ausgerichtet sein, diese beiden Teufelskreise zu unterbrechen und in einen positiven Rückkoppelungsprozeß zu verwandeln.

Abb. **32** vermittelt als Beispiel die Übersicht über einen detaillierten physiotherapeutischen Rehabilitationsplan, dessen einzelne Phasen nachstehend kurz beschrieben werden sollen.

In der *Bettphase* erfolgt neben der kompletten Diagnostik schon von Anfang an eine passive physiotherapeutische Behandlung mit passiven Bewegungsübungen, Hautbürstungen, aktiven Übungen unter Führung und isometrischen Übungen. Diese erste Phase ist die der Rekompensation und kann verschieden lange andauern. Der Patient hat von Anfang an Kontakt mit der Schwester, dem Krankengymnasten und der Beschäftigungstherapeutin. Schon in der 1. Woche wird mit der Bettbeschäftigung als funktioneller Beschäftigungstherapie begonnen. Der Patient erlebt auf diese Weise, daß er sowohl diagnostisch als auch therapeutisch und menschlich gleich voll in ein speziell auf ihn ausgerichtetes Programm aufgenommen ist. Er hat als alter Mensch nicht das Gefühl, man kümmere sich nicht um ihn und er sei aufgegeben. Denn gerade in dieser Phase der ersten Krankenhaustage hat der Patient die besondere Zuwendung besonders nötig. Von dieser Hinwendung des Personals zu ihm hängt seine innere Einstellung zum Weiterleben ab. Wenn er schon gleich von Beginn an erfährt, was er zu tun hat, was man von ihm verlangt, so kommt er erst gar nicht in eine Phase des „Sichgehenlassens". Er spürt, daß man ihn als alten Menschen nicht abschiebt. Diese Erfahrung ist psychologisch eine wichtige Voraussetzung für den notwendigen Eigenantrieb des Patienten.

In der anschließenden *Sitzphase* wird der Patient zur Überwindung der orthostatischen Regulationsstörungen und der Angst trainiert: Sitzen an der Bettkante mit gewickelten Beinen.

In der *Gehphase* bekommt der Patient die Selbstsicherheit wieder. In dieser Gehphase setzt psychologisch eine gewisse *Resozialisierung* ein, denn der Patient erlebt jetzt nicht nur sich selbst und seine Mitpatienten im Zimmer oder die bisherige Behandlungsgruppe in der Unterwassergymnastik, vielmehr wird er bewußt zur Gruppengymnastik und Gruppenbeschäftigungstherapie angeleitet und diesen Therapieformen zugeführt.

Nach Abschluß der Gehphase schließt sich die *gezielte Rehabilitationsphase* an, in welcher der Patient auf die besonderen Bedürfnisse seines zukünftigen Lebens vorbereitet wird. Er nimmt weiter an der Gruppenbeschäftigung und der Gruppengymnastik teil, er führt aber

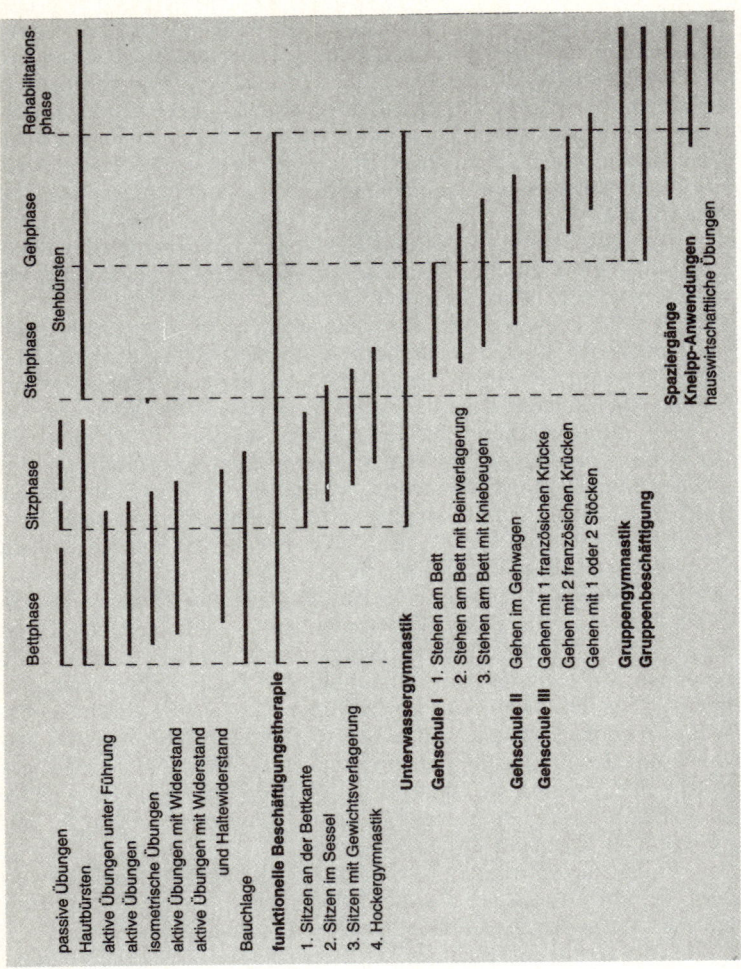

Abb. **32**

auch schon eigene Spaziergänge nach Plan und tägliche Kneippsche Anwendungen durch. Wir halten ihn an, Hautbürstungen und Unterarmgüsse, eventuell Fußwechselbäder auch zu Hause weiter durchzuführen. Dieses ist aber nur möglich, wenn wir ihn zuvor für diese Therapiearten begeistern konnten.

In der Beschäftigungstherapie erfolgen nun Übungen aus einem hauswirtschaftlichen Selbstversorgungsprogramm, so daß der zu entlas-

sende Patient nur noch in einem beschränkten Umfang auf nachbar-
schaftliche Hilfe oder den Einsatz von Hauskrankenpflege angewiesen
ist. Aus dem Dargestellten geht hervor, daß ärztliche und therapeutische Behandlungen auch bei anscheinend hoffnungslosen Pflegefällen
nicht eingestellt werden dürfen und daß man alte Menschen nicht einfach ihrem Schicksal überlassen darf. Selbst wenn es gelingt, nur jeden
dritten Pflegefall wiederhergestellt nach Hause oder in ein Altenheim
zu entlassen, sind rehabilitative Bemühungen im aktivierenden Sinne,
wie gezeigt, eine unerläßliche Aufgabe.

Rehabilitation im Alter kann nur gelingen, wenn vor Beginn aller
Planungen krankheitsbedingte körperliche und psychische Störungen
und Funktionseinbußen sorgfältig diagnostiziert und in gleichrangiger
Wertung ebenso berücksichtigt werden wie noch verbliebene, aktivier-
bare oder wieder trainierbare kompensatorisch zu nutzende Fähigkeiten. Hierbei sind körperliches und geistig-seelisches Befinden ebenso
zu berücksichtigen wie soziale und ökonomische Lebenssituation. Auf
der Basis einer solchen individuellen Beurteilung ist ein realistischer
Rehabilitationsplan zu entwerfen, dessen Verwirklichungschancen folgende Faktoren von elementarer Bedeutung sind:

1. Motivation: Ohne eigenes inneres, von Einsicht in die Notwendigkeit getragenes Wollen des Kranken und seine Mitarbeit ist kein Re-
habilitationsziel zu erreichen. Die Motivation hierzu muß in geduldiger
Vorbereitungsarbeit und Begleitung des Rehabilitationsprozesses
durch alle beteiligten Berufsgruppen gefördert werden. Die Patienten
müssen über die Notwendigkeit, Erfolgschancen und die notwendigen
Maßnahmen der Rehabilitation in einer ihrem Verständnis angemessenen Weise aufgeklärt werden. Man muß verstehen, daß es für alte kranke Menschen nicht leicht ist, trotz vielfältiger Beschwerden und Le-
benseinbußen bei beschränkter Lebensperspektive, die Energie und
das Durchhaltevermögen für einen langfristigen Rehabilitationsprozeß
aufzubringen. Die Patienten werden aber nur dann von der Notwendigkeit einer solchen Anstrengung und für ihre Mitarbeit zu gewinnen sein,
wenn das Team von Sinn und Nutzen derselben selbst überzeugt ist, ein
unangefochtener Konsens über die Rehabilitationsziele besteht und
der Gesamtplan von allen beteiligten Berufsgruppen über den eigenen
berufsspezifischen Horizont hinaus mitgetragen wird.

**2. Respekt vor der Person und der persönlichen Entscheidung des
Patienten:** Rehabilitation darf nie ein Bündel von Zwangsmaßnahmen
gegen den Willen der Kranken sein. Auch der alte Mensch hat ein
Recht darauf, daß wir seine Entscheidung achten und annehmen. Lehnt
der Kranke Rehabilitationsmaßnahmen ab und sind wir der Meinung,
daß dies seinen eigenen wohlverstandenen Interessen zuwiderläuft, so
dürfen wir ihm das sagen, müssen das aber begründen, indem wir dem
Kranken erklären, welche negativen Folgen die Ablehnung von Rehabilitationsmaßnahmen für ihn haben wird und welche positiven Chan-

cen er damit vertut. Bleibt der Kranke aber fest bei seiner Ablehnung, so haben wir das endlich zu akzeptieren. Achtung vor dem Alter ist Achtung vor der Würde der Person, der Entscheidungsfähigkeit und Entscheidungsfreiheit des älteren Menschen.

3. Einbeziehung von Angehörigen und anderen Beziehungspersonen: Genauso wichtig wie der Patient selbst ist die Einbeziehung von nahen Angehörigen oder Beziehungspersonen in das Rehabilitationsprogramm, und zwar in dreierlei Hinsicht: Erstens sollten auch die dem Patienten Nahestehenden über Sinn und möglichen Nutzen und die notwendigen Maßnahmen zur Rehabilitation aufgeklärt und dazu motiviert werden, den Patienten in seinen Bemühungen durch Zuspruch und Erfolgsbestätigung zu unterstützen. Zweitens aber sollten sie zugleich dazu angeleitet werden, wie sie selbst Rehabilitationsmaßnahmen nach einer eventuellen Entlassung im häuslichen oder Heimbereich weiterführen können. Drittens schließlich, sollten sie auch darüber aufgeklärt werden, welche ambulanten Institutionen in der Lage sind, spezifische Rehabilitationsmaßnahmen auch nach der Entlassung des Patienten aus der stationären Behandlung zu übernehmen.

Altern, Tod und Sterben

Je älter wir werden, um so unausweichlicher wird der Tod und um so näher rückt der Zeitpunkt des Sterbens. Der Tod ist zur Erhaltung des Lebens wichtig. Diese scheinbar widersprüchliche Aussage läßt sich naturwissenschaftlich begründen.

Die Sicherung des Lebens gründet auf dem Prinzip der Vermehrung jeder lebenden Art durch Zeugung hinreichend vieler Nachkommen. Dieses Prinzip garantiert die Möglichkeit vielfältiger Neukombinationen von Erbanlagen und damit die immer bessere Anpassung an gegebene und die Neuanpassung an veränderte Umweltbedingungen. Auf dieses Vermehrungsprinzip lebender Arten folgt aber als notwendige Konsequenz, daß unendliche Fortdauer in gar keinem Fall den Individuen, wahrscheinlich nicht einmal den Arten, sondern allenfalls dem Leben als Summe aller lebenden Systeme möglich ist. Das Individuum muß sterben, um den Nachkommen Platz zu machen. Ihm ist Fortleben nach dem eigenen Tod nur in den Nachkommen gestattet. So wird der Tod spätestens im Alter unausweichlich. Diese Feststellung ist an sich banal, und dennoch ist das Faktum, daß der Tod für die meisten bis in das hohe Alter hinausgeschoben werden konnte, eine Errungenschaft der allerjüngsten Menschheitsgeschichte, während der letzten 100 bis 150 Jahre, und noch längst nicht überall in unserer Welt erreicht.

Medizinisch gesehen, ist dieser Fortschritt im wesentlichen auf die erfolgreiche Bekämpfung der Säuglings- und Kindersterblichkeit, der lebensgefährdenden Infektionskrankheiten durch die Einführung allgemeiner Hygienemaßnahmen und der antibiotischen Behandlung sowie auf die erfolgreiche Behandlung anderer das Leben früh gefährdenden Erkrankungen, wie z. B. der Zuckerkrankheit, zurückzuführen.

Wie hängen aber Altern und Tod zusammen? Die biologische Forschung gibt hierauf zwei Antworten: eine, die sich aus der Erbforschung ergibt und eine andere, die aus den Ergebnissen der medizinischen Forschungen abzuleiten ist. Zwischen beiden Antworten gibt es Verknüpfungspunkte.

Obwohl es bisher keine Hinweise für ein spezifisches Gen gibt, welches die Lebensspanne begrenzt, ist nicht daran zu zweifeln, daß genetische Faktoren sowohl die Lebensspanne als auch den vorzeitigen Tod beeinflussen. Es ist lange gesammelte und durch systematische Forschung bestätigte Erfahrung, daß es eine artspezifische durchschnittliche Lebenserwartung und auch maximale Lebensspanne gibt: Eine Maus lebt im Durchschnitt 2, ein Hund ca. 12, ein Mensch 75 Jahre und die Eintagsfliege einen Tag. An einfachen Lebewesen ließ sich im Labor unter optimierten Lebensbedingungen beobachten, daß die Sterbekurve zum gleichen Zeitpunkt entstandener Individuen fast rechtwinklig verlief, d. h., alle diese Individuen starben auch zur gleichen Zeit. Anhand von in Schweden existierenden Mortalitätsstatistiken wird deutlich, daß in Parallele zur durchschnittlichen Lebenserwartung die Mortalitätskurven von Bevölkerungsstichproben sich während der letzten 80 Jahre ebenfalls mehr und mehr dem rechtwinkligen Typus nähern.

Die Beeinflussung der Lebensspanne durch Erbfaktoren kann auf verschiedene Weise zustande kommen: durch direkte genetische Programmierung, quasi eine angeborene Lebensuhr, durch lebenslange Kumulation von Irrtümern bei der Genreproduktion im Rahmen der Zellteilung und bei der durch Gene gesteuerten Proteinsynthese; schließlich durch angeborene Erkrankungen oder Dispositionen zu solchen. Der erste Mechanismus ist bisher nicht eindeutig belegbar, der zweite aufgrund bisher erarbeiteter Ergebnisse wahrscheinlich, der dritte erwiesen.

Damit kommen wir zur zweiten, zur medizinischen Antwort auf die Frage des Zusammenhanges zwischen Altern und Tod. Sie lautet Krankheit, und zwar nicht nur genetisch programmierte Krankheit, sondern Krankheit schlechthin. Krankheit ist im Vergleich zu anderen Lebensphasen ein dominierender Faktor des Alterns. Die Erwartungswahrscheinlichkeit, mit zunehmender Lebensdauer äußeren oder inneren krankmachenden Einflüssen zu unterliegen, steigt, zumal, wenn man bedenkt, daß zahlreiche schädigende Einflüsse, wie Nicotinkonsum, Alkoholkonsum, Belastungen durch ungünstige Arbeitssituationen jahrzehntelange Latenzzeiten haben, ehe es zur Manifestation von Krankheitssymptomen kommt. Dabei handelt es sich im Alter ganz überwiegend um chronische Erkrankungen. 1978 waren 86% der jenseits des 65. Lebensjahres Erkrankten den chronisch Erkrankten zuzurechnen (Hinschützer u. Momber 1982).

Chronische Erkrankung konfrontiert nicht grundsätzlich mit dem Tode. Chronisch degenerative Prozesse des Bewegungsapparates z. B. nicht, obwohl bei einzelnen Formen durchaus todesrisikoerhöhende Faktoren im Spiel sind (z. B. Schenkelhalsfrakturen mit daraus folgenden Komplikationen). Chronische Erkrankung führt aber im Alter sehr häufig zu zunehmender und sehr oft gravierender Einengung der Fähigkeit, das eigene Leben unabhängig von anderen zu gestalten, zu wesentlichen Einschränkungen der Erlebens-, Handlungs- und Leistungsfähigkeit. Im schweren Falle führt dieser Prozeß zu Hilfs- und Pflegebedürftigkeit, unausweichlicher Institutionalisierung (Krankenhaus für chronisch Kranke, Pflegeheim). Unter heutigen Bedingungen ist damit bei den meisten älteren Menschen auch der Verlust der im Laufe des Lebens selbst erarbeiteten finanziellen Unabhängigkeit verbunden. Unter diesen Umständen werden viele alte Menschen zu einem Fall des Bundessozialhilfegesetzes. Überspitzt formuliert ließe sich sagen, chronische Erkrankung führt im Alter zum sozialen und finanziellen „Tod", ehe der biologische eintritt.

1980 waren 78% der Gestorbenen 65 Jahre alt oder älter. Als Ursachen stehen bei Älteren Erkrankungen des Hirngefäßsystems an erster Stelle, es folgen Hochdruckkrankheiten, Diabetes mellitus und Bronchitis (Hinschützer u. Momber 1982). Das Mortalitätsrisiko an Demenzen erkrankter Älterer liegt 5mal so hoch wie das der altersvergleichbaren Durchschnittsbevölkerung. Von Bedeutung als Todesursachen in der älteren Bevölkerung sind weiterhin Unfälle im Straßenverkehr und Haushalt sowie Suizidalität. Dies unterstreicht, daß auch der zufällige, plötzliche Tod seinen Tribut unter den älteren Menschen noch findet.

Wo und wie stirbt denn der kranke alte Mensch in unserer Gesellschaft? Er stirbt in der Regel nicht zu Hause, sondern in Krankenhäusern, Alten- oder Pflegeheimen. Es gibt Stimmen, die für das Sterben und auch für das Geborenwerden wieder die Zurückverlagerung in den häuslichen Lebensbereich fordern, weil dies menschenwürdiger sei. Von medizinischer Seite muß allerdings darauf hingewiesen werden, daß die Einlösung dieser Forderung auch eine Kehrseite hat, z. B. die Erhöhung der Geburtsrisiken und schlechtere Pflege oder Überforderung der Angehörigen oder sonstigen Beteiligten im Falle Todkranker. Zudem ist zu bedenken, daß die Reduzierung der Kinderzahl in den Familien und die Mobilitätszunahme in der Gesellschaft im ganzen dazu führen wird, daß für künftige Altengenerationen noch weniger potentielle Betreuer im häuslichen Bereich und aus familiärem Bestand zur

Verfügung stehen werden, als das heute der Fall ist. Kranke Alte werden schon in naher Zukunft wahrscheinlich noch häufiger in Institutionen gepflegt werden und auch dort sterben müssen.

Die Frage „wie" heute alte kranke Menschen in Institutionen sterben, ist vielfältig untersucht worden. Die Erfahrung lehrt, daß der Sterbende häufig allein gelassen wird, Ärzte, Pflegepersonal, Angehörige und auch manche Seelsorger sich von ihm zurückziehen. Eine menschliche Begleitung des Sterbenden, Eingehen auf seine persönlichen Ängste, Nöte und Wünsche findet ebenso selten statt wie die Reaktionen der Angehörigen beachtet und berücksichtigt werden.

Dieses Verhalten mag damit zusammenhängen, daß in Pflegeheimen und Krankenhäusern für chronisch Kranke ein hoher Anteil des Personals ohne spezielle pflegerische Ausbildung arbeitet. Ja, bis vor wenigen Jahren ist selbst in der Ausbildung von Krankenschwestern und Pflegern die Sterbebegleitung nicht einmal inhaltlich verankert gewesen. Wen wundert es da, wenn dieses Problem berufs- und routinemäßiger Verdrängung anheimfällt und unbewußte Abwehr und Aggression statt Zuwendung und Teilnahme resultieren! Diese Gegebenheiten müssen dringlich geändert werden, und im folgenden sollen einige, die Richtung notwendiger Veränderungen aufzeigende Hinweise gegeben werden. Sie können selbstverständlich die vertiefte Auseinandersetzung mit dem Phänomen des Todes und der Sterbebegleitung nicht ersetzen. Dies kann nur im Rahmen eigenen Studiums spezieller Literatur bzw. durch Teilnahme an entsprechenden Kursen und Seminaren geschehen.

Chronische Erkrankungen, wie sie im Alter so häufig sind, führen allein schon dann, wenn sie lange Krankenhausaufenthalte bedingen, zu einer Lösung und Reduzierung der gewohnten sozialen Kontakte. Dieser Prozeß entwickelt sich noch in einem sehr viel stärkeren Maße, wenn infolge der mit chronischer Krankheit verbundenen Hilfs- und Pflegebedürftigkeit ein Mensch für lange Zeit, ja für Jahre, unter Umständen bis zu seinem Tode, in einem Pflege- oder Krankenheim untergebracht ist. In solchen Einrichtungen finden wir viele alte Patienten, deren Kontakte, manchmal selbst zu den nächsten Angehörigen, völlig abgebrochen sind. Vereinsamung, depressive Resignation bis zur völligen Verzweiflung und Abkapselung dieser Patienten sind eine fast regelhafte Folge. Der Alltag beansprucht die Angehörigen vielleicht so, daß sie keine Zeit mehr für Besuche des Kranken im Heim haben, die Erinnerung an ihn verblaßt allmählich. Oft spielen allerdings auch psychodynamische Faktoren, d. h. früher schon konfliktbelastete familiäre Faktoren, in dies Geschehen mit hinein. Chronisch kranke alte Menschen in einer solchen Lebenssituation erleben den sozialen Tod, bevor der biologische eintritt. Verknüpft mit diesem sozialen Tod ist oft der finanzielle, indem der Heimaufenthalt alles Ersparte auffrißt und die Mittel der Patienten, die ein Leben lang gearbeitet haben, auf ein geringes monatliches Taschengeld reduziert. Persönliche Erinnerungen an die Zeit vor der Erkrankung sind auf wenige Familienphotos und vielleicht eine Uhr auf dem Nachttisch beschränkt. Es ist eigentlich kein Wunder, wenn viele alte Patienten unter diesen Bedingungen keinen Sinn mehr in therapeutischen und rehabilitativen Bemühungen und im angestrengten Aufbringen eigener Aktivität sehen. Ist der biologische Tod auf lange Zeit noch nicht absehbar, so sind aktivierende Pflege und rehabilitative Bemühungen nur erfolgversprechend, wenn es gelingt, dem Patienten im Krankenhaus oder Heim ein für ihn akzeptables „mikrosoziales" Klima menschlicher Beziehungen und Zuwendung zu vermitteln. Ist krankheitsbedingt auch der biologische Tod in naher Zukunft zu erwarten, so ist ein solches soziales Milieu für den Patienten ebenso wichtig. Es dient dann nicht mehr der aktivierenden rehabilitativen Pflege, sondern der verständnisvollen menschlichen Begleitung und Erleichterung des sozial schon vorbereiteten Sterbens.

Sterben als medizinisches Problem

Der Tod setzt der medizinischen Wissenschaft eine Grenze und stellt den ärztlichen Erfolg in Frage. Die Medizin hat auf diese Problemsituation in den letzten Jahrzehnten mit der Entwicklung der Intensivmedizin geantwortet. Sie ermöglicht, Menschen vor dem Tode zu bewahren oder gar ins Leben zurückzurufen, die zuvor mit Sicherheit gestorben wären. Sicher rettet sie damit Kranke vor dem Tode, die sich das Weiterleben sehnlichst wünschen und ihr Leben danach auch als noch lebenswert betrachten. Das ist aber sicher nicht immer der Fall. Es taucht damit die Frage nach entscheidenden Kriterien auf, die eine Beurteilung zuließen, welches Leben nach intensivmedizinischen Bemühungen noch als „lebenswert" erscheint und welches nicht. Diese Entscheidung kann nie für alle zu Tode Kranken pauschal getroffen werden, sondern muß immer die Situation des Einzelfalles berücksichtigen. Darin liegt aber auch die ganze Schwierigkeit. Denn wenn wir die individuelle Lebenssituation wirklich würdigen und beurteilen wollen, müssen wir sehr viel über das bisherige Leben, die aktuelle Lebenssituation und die eigenen Ansichten des Kranken zum Tod, zum Sterben und zum Weiterlebenwollen kennen. Bei Kranken, die uns hierüber selbst keine Auskunft geben können, müssen wir Angehörige und nahestehende Beziehungspersonen mit in die Beratung einbeziehen. Es kann dabei immer nur um die Entscheidung gehen, intensive Maßnahmen der Behandlung und Ernährung beim Schwerkranken mit dem Ziel der unbedingten Lebenserhaltung einzusetzen oder zu unterlassen, dabei aber auch sein Leiden nicht zu erhöhen, sondern zu mindern. Menschliche Medizin darf den Tod nicht nur gewissermaßen „erzwungen" zulassen, sondern sie muß auch fähig dazu sein, den Todkranken mit Würde und menschlicher Zuwendung sterben zu lassen.

Bei zu Tode kranken alten Menschen spielt bei der Beurteilung dieser Situation sicher auch die noch zu erwartende Lebensdauer eine Rolle. Sie ist für einen 65jährigen länger bemessen als für einen 90jährigen. Diese Einsicht darf aber auf der anderen Seite nicht zu einem an das kalendarische Alter geknüpften therapeutischen Nihilismus führen. In einem reifen, erfahrenen und gut organisierten Team sollten solche Entscheidungen gemeinsam bedacht und überlegt werden. Allerdings muß die letzte Entscheidungskompetenz beim Arzt liegen, denn er trägt persönlich die Verantwortung für die durchgeführte Behandlung oder deren Unterlassung. Er verfügt aufgrund seiner Ausbildung auch über das breiteste und umfangreichste Wissen. Solange der betroffene Patient sich selbst äußern kann, ist es selbstverständlich, daß auch mit ihm die therapeutischen Möglichkeiten und Aussichten besprochen werden, denn auch die ausreichende diagnostische und therapeutische Aufklärung ist vom Arzt gesetzlich verlangte Pflicht, nur unter diesen Voraussetzungen ist der Patient imstande, eine verständige Einwilligung in die vorgeschlagene Behandlung zu geben. Nach deutschem Recht kann die Einwilligung des Patienten nicht durch andere Personen, auch nicht durch nahestehende Familienangehörige, ersetzt werden. Im akuten Notfall handelt der Arzt anstelle des Erkrankten, wenn genügend Zeit zur Einleitung juristischer Schritte vorhanden ist, ist die Einsetzung eines gesetzlich legitimierten Vertreters nach dem Betreuungsrecht (früher Pflegschaftsrecht) beim zuständigen Amtsgericht zu beantragen. Dem gesetzlich legitimierten Vertreter obliegt dann allein die Entscheidung anstelle des Patienten. Auch der Betreuer ist jedoch verpflichtet, den erkundbaren oder vermutbaren Willen des Kranken bei seinen Entscheidungen zu berücksichtigen.

Angesichts drohenden Todes haben Ärzte und ihr Team unter Berücksichtigung der Autonomie und Würde des Kranken und nach den Geboten ärztlicher Humanität das medizinisch Gebotene zu tun und das nicht Gebotene zu unterlassen. Grundlage der Entscheidung sind die Prinzipien medizinischer Berufsethik. Sie gilt für Ärzte und medizinisches Personal gleichermaßen (Höffe 1992). Der Autor schreibt: „Die medizinische Ethik erklärt das somatische (leibliche) und geistige Wohlergehen des Menschen zur obersten Richtschnur und fordert, daß der Arzt zusammen mit dem Pflegepersonal sich ohne Ansehen der Person ganz in den Dienst gesunden und möglichst schmerzfreien Lebens als Grundlage freien und sinnerfüllten Handelns stellt. Dieser ‚Eid des Hippokrates‘, zeitgemäß reformuliert von der World Medical Association im ‚Genfer Ärztegelöbnis‘ (1984), wendet die allgemeine sittliche Pflicht, anderen in Not zu helfen, auf die besondere Berufssituation des Arztes an. Die medizinische Ethik ist den Grundprinzipien der (Nächsten-)Liebe und der Menschenwürde (Humanität) verpflichtet."

Medizinisch mögliche lebenserhaltende oder lebensverlängernde Maßnahmen müssen dort ihre Grenze finden, wo durch sie entweder die Selbstbestimmungsfähigkeit des Patienten oder dessen Menschenwürde verletzt würden.

An diesem Punkt ergibt sich das Problem der Sterbehilfe, die strikt von der Sterbebegleitung zu unterscheiden ist (s. u.). Unter Sterbehilfe ist aus ärztlicher Sicht in erster Linie das Unterlassen lebensverlängernder therapeutischer Maßnahmen zu verstehen, wenn Lebensverlängerung nicht mehr sinnvoll erscheint. Dies kann z. B. die Unterlassung antibiotischer Behandlung im Falle einer wahrscheinlich das Leben beendenden Lungenentzündung bei einem an einer fortgeschrittenen Alzheimerschen Demenz leidenden Patienten sein. Eine solche Entscheidung ist ethisch vertretbar, wenn sie in Übereinstimmung mit dem Patienten selbst, sofern er einsichts- und zustimmungsfähig ist oder früher einen solchen Wunsch geäußert hat, oder in Übereinstimmung mit nahen Angehörigen und schließlich auch in Übereinstimmung mit dem Pflegeteam getroffen wird. Es muß hierbei ausgeschlossen sein, daß die Entscheidung auf Wünsche von Angehörigen und Pflegekräften nach „Entlastung" gegründet wird. Oft verweigern Patienten in der terminalen Phase die Flüssigkeits- und Nahrungszufuhr. Die Unterlassung von Flüssigkeitszufuhr per Infusion oder Nahrungszufuhr per Sonde ist nur dann zulässig, wenn hierdurch nicht die Leidensphase und das subjektive Leiden des Sterbenden verlängert und erhöht werden und der nahe Tod hinausgezögert wird. Bei starker Unruhe und starken Schmerzen kann die Gabe von Beruhigungs- und Schmerzmitteln ethisch vertreten werden, wenn hierdurch unzumutbares Leiden verringert werden kann, obwohl die Gabe dieser Substanzen infolge ihrer atemhemmenden oder kreislaufdämpfenden Wirkung den Tod beschleunigt herbeiführen könnte. Die Entscheidung über den Einsatz einer solchen terminalen Medikation obliegt jedoch allein dem Arzt. In diesem Fall ist die Beschleunigung des Todeseintritts als unvermeidbare Nebenwirkung leidensverringernder Therapie anzusehen. Alle Maßnahmen, die medikamentös direkt den Tod herbeiführen könnten, überschreiten die Grenze zur *Euthanasie*. Bei der aktuell weltweit wieder aufgeflammten Diskussion um Euthanasie sind in unserem Lande die schlimmen Erfahrungen mit gesetzlich fixierter Euthanasie während des Nationalsozialismus unbedingt zu berücksichtigen und stellen wohl eine begründete unüberwindbare Barriere für alle Euthanasiebestrebungen dar. Hierbei ist selbstverständlich zu unterscheiden zwischen dem bewußt und kritisch vom Patienten selbst geäußerten Wunsch nach vorzeitiger Herbeiführung des Todes und der gegen den Willen oder im Zustand der Entscheidungsunfähigkeit des Patienten herbeigeführten Tötung. *Diese Form der Euthanasie ist in unserer Gesellschaft diskussionsunwürdig und strikt abzulehnen.* Auch die Tötung auf Verlangen widerspricht dem primären ärztlichen Auftrag, Leben zu erhalten, dessen Begrenzungen zuvor dargelegt wurden. Außerdem muß gerade aus psychiatrischer Sicht betont werden, daß die Entscheidung darüber, ob der Wunsch eines Patienten nach Sterbehilfe endgültig und unwiderruflich ist, als außerordentlich schwierig und mit großen Unsicherheiten behaftet angesehen werden muß. Die Erfahrung lehrt, daß selbst bei Schwerkranken und in ihrer geistigen Klarheit beeinträchtigten Patienten solche Wünsche starken zeitlichen Schwankungen unterliegen. Negative und positive situative und Umwelteinflüsse, die zu starken Stimmungsschwankungen zwischen Hoffnung und resignativer Verzweiflung führen können, spielen hierbei eine maßgebliche Rolle. Ohne daß das Für und Wider an dieser Stelle ausführlich erörtert werden kann, wird konsequent der Standpunkt vertreten, daß ärztliche Entscheidungen sich auf die Durchführung oder Unterlassung lebensverlängernder Therapiemaßnahmen zu beschränken haben.

Jegliche Form von Euthanasie liegt nicht im ärztlichen Auftrag. Zudem ist zu bedenken, daß gerade bei der derzeitigen Diskussion um Kostenreduktion im Gesundheitswesen, verbunden mit den offenen oder versteckten Hinweisen auf die hohen Kostenbelastungen, die kranke alte Menschen verursachen, die Altersmedizin besonders nachdrücklich den Anspruch gerade der alten Bürger auf angemessene Versorgung im Gesundheitswesen vertreten und Euthanasiebestrebungen entgegentreten muß.

Sterbebegleitung

Begleitung eines Sterbenden heißt, Zeit für ihn haben, offen für seine Probleme sein, menschliche Wärme und Mitgefühl aufbringen. Struktur und Organisation gegenwärtiger Krankenhäuser scheinen hierfür keine günstigen Voraussetzungen zu bieten. Ärzte und Pflegepersonal klagen über Überlastung durch Aufgaben der ärztlichen und pflegerischen Routine, für intensive Gespräche mit Patienten bliebe keine Zeit. Schicht- und Personalwechsel erschweren weiterhin persönliche Kontakte zu den Patienten. Aber hinter diesen Vordergründen stehen sicherlich auch Unsicherheit und Ängste im Umgang mit Sterbenden, die übrigens auch die Angehörigen betreffen. Ältere Patienten hingegen signalisieren häufig mit Bemerkungen wie „Laßt mich doch sterben" oder „Ich wünsche mir einen baldigen Tod", daß sie Gedanken über Tod und Sterben beschäftigen.

Bahnbrechende Ergebnisse hat Kübler-Ross schon vor nahezu zwei Jahrzehnten aufgrund ihrer Gespräche mit mehr als 300 Schwerstkranken und Sterbenden ausführlich dargestellt. Ihre Erfahrung ist es, daß Ärzte und Pflegepersonal Schweigen wie einen Schutzschild zwischen sich und dem Sterbenden aufrichten. Dieser Schild, so glaubt sie, diene in erster Linie dem eigenen Schutz und nicht dem Schutz der

Patienten. Der sterbende Patient, so sagt Kübler-Ross, sieht seinen Zustand deutlicher, als seiner Umgebung lieb ist. Sie sagt: „Wir wissen es nicht, woher sie es wissen, aber sie wissen es." Nach Meinung von Kübler-Ross suchen die Patienten einen Gesprächspartner, mit dem sie über ihre Sorgen und Ängste sprechen können, aber sie finden keine Zuhörer. Es ist ein Gebot der Humanität, sowohl im Krankenhaus als auch im Pflegeheimbereich, daß Ärzte und Pflegepersonal sich in den Stand versetzen, solche Gespräche führen und ertragen zu können.

Die Auseinandersetzung mit dem nahenden Tode löst bei Sterbenden psychische Reaktionsfolgen aus, deren zeitlichen Ablauf Kübler-Ross wie folgt beschrieben hat:

1. *Schock und Auflehnung:* „Nicht ich!"

Diese Reaktion der Ablehnung des eigenen Sterbenmüssens ist besonders bei jüngeren, vom nahen Tode Bedrohten, zu beobachten. Hierbei spielt einerseits eine Rolle, daß die durchschnittliche Lebenserwartung von ihnen als die ihnen zustehende Lebensdauer angesehen wird. Jeder vorzeitige Tod wird als ungerecht und eigentlich vermeidbar betrachtet. Bestehende Lebensziele erscheinen nicht mehr erreichbar, Verpflichtungen gegenüber anderen, z. B. den Kindern, nicht mehr einlösbar; es droht der totale Verlust der Welt und alles dessen, was man in ihr geliebt hat.

2. *Wut auf alle Gesunden, Gott und die Welt:* „Warum ich?"

In dieser Phase ist der Umgang mit den Sterbenden besonders schwierig. Sie reagieren aggressiv, weil sie unter anderem mit Neid auf die Gesunden und alle, die weiterleben können, reagieren. Es ist jedoch antitherapeutisch, auf diese Phase aggressiver Negation des eigenen Sterbenmüssens wiederum aggressiv zu reagieren. Vielmehr bedürfen die Sterbenden in dieser Phase des Verständnisses und der Sympathie und der Versicherung, daß man mit ihnen fühlen und sie verstehen kann. Diese Phase der Auseinandersetzung mit dem eigenen Sterben geht oft unmerklich in die nächste über.

3. *Trotz und Verhandeln:* „Gut, ich muß sterben – aber…"

Der Sterbende beginnt in dieser Phase den Tod grundsätzlich zu akzeptieren, denn „wir müssen alle einmal sterben", aber er beginnt gleichsam Handel zu treiben, um seine Frist zu verlängern. Gleichzeitig hadert er noch immer mit Gott oder dem Schicksal. Die Wünsche, die der Sterbende noch erfüllt sehen möchte, bevor er bereit ist, den Tod endgültig zu akzeptieren, sind oft sehr konkret und schlicht: noch einen Sommer erleben oder in den Urlaub fahren können, noch diese oder jene Verpflichtung erfüllen dürfen. Die Wünsche sind schlichter Ausdruck des Weiterleben- und Genießenwollens und sei es auch nur noch eine kurze Spanne lang.

4. *Depression und Resignation.* Es ist dies die Phase der Trauer und des Abschiednehmenmüssens. Der Schwerkranke hat nun begriffen, daß er von allem Abschied nehmen muß, was für ihn Bedeutung

hatte, von Angehörigen, Freunden, Dingen, an denen sein Herz hing. Obwohl uns allen klar ist, daß Abschiednehmen und Verlust verständlicherweise Trauer auslösen, die wir z. B. auch den hinterbleibenden Angehörigen zubilligen, so reagieren Ärzte und Pflegekräfte dem Sterbenden selbst gegenüber oft nicht mit gleichem Verständnis und gleicher Anteilnahme. Zuhören können und die Vermittlung menschlicher Wärme sind jedoch gerade ihm gegenüber ebenso von Nöten wie die Fähigkeit, die Trauer zu verstehen, aufzunehmen und zu teilen.

5. *Schicksalsannahme.* In dieser Phase hat der Sterbende mit seinem Leben abgeschlossen und seinen persönlichen Tod akzeptiert. Erreicht der Sterbende dieses Stadium, so hat er seinen inneren Frieden gefunden gegenüber den Turbulenzen der früheren Phasen. Der Reifungsprozeß zum Tode hin ist abgeschlossen, der Kranke wirkt jetzt ruhig und ausgeglichen. Im Neuen Testament findet sich die Beschreibung dieses Übergangs während der Kreuzigung Christi; auch Christus mußte sich vom „laß diesen Kelch an mir vorübergehen" zum „es ist vollbracht" durchringen.

Zweierlei ist zu bemerken: Zum einen werden die beschriebenen Phasen nicht immer regelhaft nacheinander durchlaufen, es kann eine Phase übersprungen werden, der Sterbende kann auch in einer der früheren Phasen „steckenbleiben". Auch das Hin- und Herschwanken zwischen den einzelnen Phasen kann beobachtet werden, Rückschritte sind ebenso möglich wie Fortschritte. Die psychische Entwicklung in der Phase des Sterbens auf eine Reifung hin zu fördern und zu begleiten, ist aber gerade die Aufgabe der Sterbebegleitung. Zum anderen durchlaufen die Angehörigen häufig sehr ähnliche Phasen und nicht immer erreichen sie die letzte Phase der Schicksalsannahme gleichzeitig mit dem Patienten. Dann sind Störungen zwischen Sterbenden und Angehörigen im Verstehen und der Kommunikation vorprogrammiert. Deshalb ist es wichtig, auch die Angehörigen in die Sterbebegleitung mit einzubeziehen.

Hilfreiche Sterbebegleitung erfordert von Ärzten und Pflegekräften genaue Kenntnisse über die seelischen Prozesse, die sich in einem Sterbenden abspielen können, damit sie in der Lage sind, auf jede der beschriebenen Reaktionsformen angemessen einzugehen. Darüber hinaus aber ist sinnvolle Sterbebegleitung nur möglich, wenn die eigenen Ängste der Betreuenden im Hinblick auf den Vorgang des Sterbens und den Tod als unausweichliches Schicksal bearbeitet und damit kontrollierbar gemacht werden. Weiterbildungsseminare über Tod und Sterben und Sterbebegleitung in kleineren Gruppen haben sich als sinnvoll erwiesen. Ebenso sinnvoll und nützlich ist die berufsbegleitende Supervision derjenigen, die Sterbebegleitung praktizieren. Neben Ärzten und Pflegepersonal sollten hier auch die zuständigen Seelsorger mit eingebunden werden.

Es ist Pflicht der Ärzte, des Pflegepersonals und der Angehörigen, für den Sterbenden als Gesprächspartner dazusein. Aus diesem Grunde sollte man *auf Wunsch die dauernde Anwesenheit von Angehörigen im Sterbezimmer gestatten.* Wenn man den Dienst am Sterbenden richtig versteht, ergeben sich einige bemerkenswerte Forderungen:

1. Altern ist eine Vorbereitung auf das soziale und persönliche Sterben.

2. Das persönliche Sterben vollzieht sich in Phasen, in denen der Sterbende des Gespräches und der menschlichen Zuwendung bedarf.

3. Der Gesprächspartner sollte ein geduldiger, warmherziger Zuhörer sein, der es aufgrund seiner eigenen inneren Reife und Auseinandersetzung mit dem Tod versteht, zu trösten. Ärzte, Schwestern und Angehörige sollten die letzten Stunden nützen, einem dahinscheidenden Menschen menschlich zu begleiten. Der Arzt darf sich nicht gekränkt fühlen, wenn er die Krankheit trotz aller Bemühungen nicht besiegte. Er sollte bis zum Schluß von der Leib-Seele-Einheit des Menschen trotz weitgehend technisierter Medizin überzeugt sein und danach handeln. Dieses um so mehr, weil die Medizin in bezug auf den Tod und die Manipulierbarkeit des Lebens selbst in Unsicherheit geraten ist. Das Krankenpflegepersonal sollte daran denken, daß der präfinale Wasserverlust durch Schweiß und Urin in dem Sterbenden Durst erzeugt, auch wenn dieser sich vielleicht mit einer borkigen Zunge nicht mehr äußern kann. Neben fachlich einwandfreier Pflege sollte man daran denken, daß nach dem Säugling der Sterbende das hilfloseste Wesen ist, das auf Versorgung und menschliche Wärme angewiesen ist. Er sollte Vorrang haben vor allen anderen Kranken. Die Angehörigen sollten daran denken, daß nicht nur sie, sondern in weit größerem Maße der Sterbende einen Verlust zu erleiden hat. Er hat keine Ersatzmöglichkeit, sie dagegen noch. Die Angehörigen sollten sich vor Sterbenden nicht gehen lassen, sondern, indem sie zuhören, streicheln und trösten, werden sie selber getröstet werden. Es ist die letzte Gelegenheit zum Danken und Lieben.

Angehörige sollten sich bemühen, beim Sterbenden nicht fortzulaufen. Sie selber reifen und haben davon inneren Gewinn, indem Tod und Sterben für sie real erlebbar werden, und sie das Gefühl haben können, ihren sterbenden Angehörigen nicht im Stich gelassen zu haben. Mehr denn je sollte es in den Krankenhäusern wieder Brauch werden, Angehörige zur Wache mit heranzuziehen. So wird es möglich sein, die Atmosphäre der Isolation und der Einsamkeit, des Überflüssigwerdens, des „noch leben und doch schon tot sein" zu durchbrechen. *Die Geborgenheit nimmt dem Tod die Grausamkeit.*

Altersneurologie

Das Zentralnervensystem im Alter

Biomorphose des Zentralnervensystems

Wie alle Organe des Menschen unterliegt auch das Zentralnervensystem, also Hirn- und Rückenmark, lebenszeitabhängigen Wandlungen. Wir werden mit einem nicht voll ausgereiften Gehirn geboren, das Hirngewicht beträgt bei der Geburt etwa 350–420 g und erreicht sein maximales Gewicht von etwa 1400 g beim Mann und 1250 g bei der Frau um das 20./21. Lebensjahr. Gewichtsuntersuchungen an pathologischen Instituten haben ergeben, daß bereits zwischen dem 30. und 40. Lebensjahr das Hirngewicht geringer wird und nach dem 60. Lebensjahr ein relativ rascher Gewichtsverlust eintritt (Abb. **33**). Der Gewichtsverlust im höheren Lebensalter ist sicher Folge des komplizierten Zusammenspiels vieler Faktoren. Die wichtigsten sind wahrscheinlich der Untergang von Nervenzellen und die Abnahme des Wassergehaltes. Unter dem Mikroskop lassen sich auch noch andere strukturelle Veränderungen des Hirngewebes – z. B. Abnahme der Zahl der Hirnnervenzellen – feststellen, die hier aber nicht näher diskutiert werden sollen. Entsprechend dem Substanzverlust des Hirns erweitern sich auch die flüssigkeitsgefüllten (Liquor) inneren Hirnräume (Ventrikel), die man im Computertomogramm darstellen kann (Abb. **34**). Auch am peripheren Nerv, der vom Rückenmark zu den einzelnen Organen zieht, um diese zu innervieren, sind typische Altersprozesse festzustellen.

Neben den kurz skizzierten Veränderungen an den Organen des Zentralnervensystems selbst und seinen peripheren Fortsätzen lassen sich, allerdings in individuell sehr unterschiedlicher Ausprägung, Veränderungen an der Wand der das Hirn und das Rückenmark versorgenden zuführenden, d. h. arteriellen Blutgefäße beobachten, die denen am übrigen Gefäßsystem zum Teil entsprechen. Bei Befall der Hirngefäße sprechen wir von einer „Arteriosklerose der Hirngefäße" oder nennen den Zustand kurz und falsch „Zerebralsklerose", denn es sklerosiert, verkalkt ja nicht das Gehirn, sondern nur die versorgenden Gefäße. Hinzu kommt noch, daß der Begriff der Zerebralsklerose auch deshalb schlecht ist, weil eine zerebrale Gefäßsklerose während des Lebens nur mit großer Unsicherheit diagnostiziert werden kann. So sollte die Diagnose einer zerebralen Gefäßsklerose eigentlich dem Pathologen vorbehalten bleiben. Sie wird viel zu oft und mißbräuchlich bei alten Men-

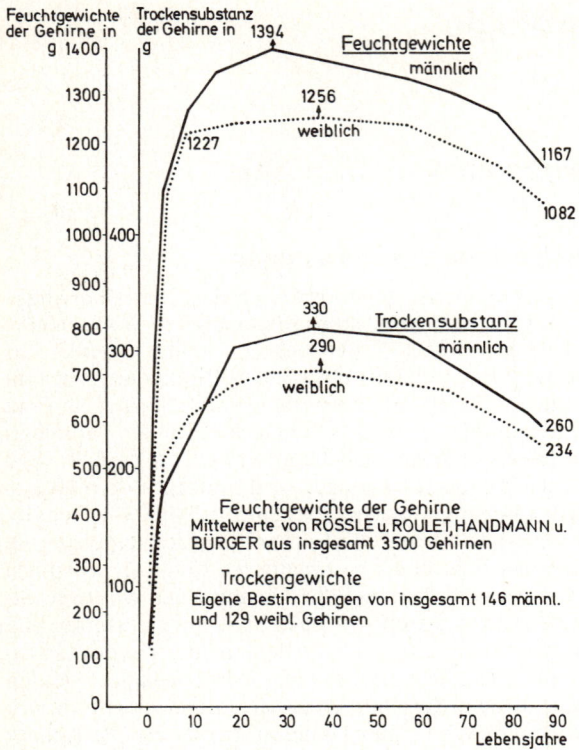

Abb. **33**   Mittlere Hirngewichte des Menschen in Abhängigkeit vom Lebensalter (2176 Männer und 1673 Frauen, Mittelgewichte nach Rössle, Roulet, Handmann und Bürger) (aus Bürger, M.: Altern und Krankheit als Problem der Biomorphose, 4. Aufl. VEB Thieme, Leipzig 1965)

schen gestellt, sogar von ärztlicher Seite. Wichtig ist auch zu wissen, daß die Sklerose der zerebralen Gefäße und die der übrigen, die Körperabschnitte versorgenden Arterien in keinem Zusammenhang zu stehen brauchen. Es kann eine massive Arteriosklerose in allen Körperabschnitten festgestellt werden, und die zerebralen Gefäße können beim gleichen Patienten zart und dünnwandig sein. Auch das Umgekehrte kann der Fall sein, ebenso wie sich auch eine auf alle Organe ausgedehnte, generalisierte Gefäßsklerose einstellen kann.

Häufig sind bei einer Sklerosierung der das Hirn versorgenden arteriellen Blutgefäße auch nicht die Gefäße insgesamt, sondern nur einige bevorzugte Stellen von sklerotischen Wandveränderungen befallen. Bei einer Vielzahl von Patienten sind solche sklerotischen Wandveränderungen sogar außerhalb des Schädels im Halsbereich nachzuweisen.

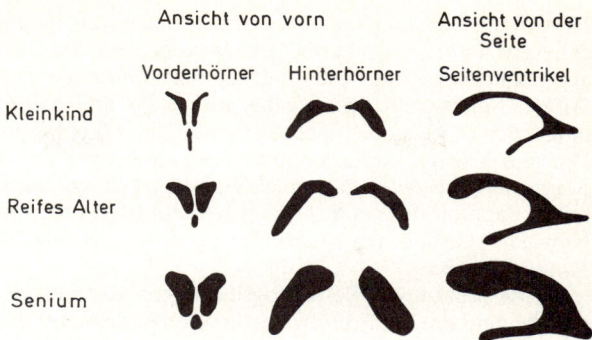

Abb. **34** Änderung der Ventrikelgröße und -form mit zunehmendem Alter (aus Bürger, M.: Altern und Krankheit als Problem der Biomorphose, 4. Aufl. VEB Thieme, Leipzig 1965)

Selbst wenn hier schon ganz massive Wandverdickungen, die zu einer deutlichen Einengung des Gefäßvolumens führen, vorliegen, kann der Patient psychisch und neurologisch noch völlig unauffällig sein. Dies ist deshalb möglich, weil das Hirn insgesamt von 4 Arterien versorgt wird, von denen 2 an der Vorderseite des Halses (die linke und rechte A. carotis) und 2 neben der Wirbelsäule (die linke und rechte A. vertebralis) in den Schädel hineinziehen und im Schädel selbst alle 4 Arterien ihr Blut in einen Gefäßring, den sogenannten Circulus Willisii, gießen, von dem die Blutgefäße abgehen, die die einzelnen Hirnteile endlich versorgen. Beim Verschluß eines der zuführenden Gefäße kann eine ausreichende Blutversorgung deshalb durch die 3 anderen gewährleistet bleiben. Erst zusätzliche Faktoren wie ein plötzlicher, rascher Blutdruckabfall oder Ausfall eines Endversorgungsgefäßes hinter dem Circulus Willisii oder Ausfall einer weiteren der 4 zuführenden großen Schlagadern führen dann in der Regel zu einem plötzlichen Zusammenbruch der Durchblutung in einem umschriebenen Hirnareal, ein Ereignis, das unter dem Krankheitsbegriff des *Schlaganfalls* oder der *Apoplexie* bekannt ist.

Neurologische Untersuchungsmethoden

Unter Berücksichtigung der Tatsache, daß dieses Buch sich nicht speziell an Ärzte und Medizinstudenten wendet, sollen hier nur kurz die wichtigsten Untersuchungsmethoden beschrieben werden, um Verständnis für das zu wecken, was der Arzt mit seinen Untersuchungsmethoden anstrebt.

Die *neurologische Untersuchung* beginnt mit der Erhebung der Krankengeschichte (Anamnese) und mit der *körperlichen Befunderhe-*

bung durch den Arzt, die unter Umständen durch apparative Untersuchungsverfahren ergänzt werden. Die neurologische Untersuchung soll ein möglichst genaues Bild über die vom Zentralnervensystem beeinflußten Funktionen des Organismus geben und natürlich auch ihre möglichen Störungen aufdecken, soweit dies ohne Eingriff möglich ist. Die vom Arzt in einer bestimmten Reihenfolge vorgenommenen Funktionsprüfungen zielen dabei auf die drei großen nervösen Leistungsbereiche der motorischen *Bewegungssteuerung* (Koordination), der sensiblen und sensorischen *Wahrnehmungsleistungen* und der *vegetativen Funktionen* ab.

Die Prüfung der Bewegungsleistungen, der motorischen Funktionen, beginnt mit der Prüfung bestimmter Reflexe, bei denen es sich um unbewußt ablaufende, nicht dem Willen unterworfene Leistungen handelt, die sowohl Motorik als auch Sensibilität umfassen.

Die Muskeleigen- und -fremdreflexe werden auf Vorhandensein oder Nichtvorhandensein, Steigerung oder Abschwächung hin untersucht. Die wichtigsten sind die folgenden:

- *Trizepssehnenreflex* (TSR): bei Beklopfen der Sehnen des M. triceps am Ellenbogengelenk kommt es zu einer reflexhaften Streckbewegung des Unterarmes.
- *Radiusperiostreflex* (RPR): bei Beklopfen der Speiche (Beklopfen des daumenwärts gelegenen Unterarmknochens) kommt es zu einer reflexhaften Beugung im Ellenbogengelenk.
- *Bizepssehnenreflex* (BSR): die Beugung im Ellenbogengelenk kann auch durch Beklopfen der Bizepssehne an der Innenseite des Ellenbogengelenkes ausgelöst werden.
- *Bauchmuskelreflexe* (*Bauchdeckenreflexe*, BDR): bei Beklopfen der Bauchmuskeln am Rippenbogen oder der Symphyse kommt es zu reflexartiger Kontraktion der Bauchmuskulatur.
- *Patellarsehnenreflex* (PSR): beim Beklopfen der Patellarsehne unterhalb der Kniescheibe stellt sich eine reflexhafte Streckung des Unterschenkels im Kniegelenk ein.
- *Achillessehnenreflex* (ASR): bei Beklopfen der Achillessehne oberhalb des Fersenbeines wird eine reflexhafte Anhebung des Fußes durch die Kontraktion der Wadenmuskulatur ausgelöst.

Pyramidenbahnzeichen: Hierzu zählen eine Reihe von Reflexen, die anzeigen, daß die Pyramidenbahn ausgefallen ist. Es handelt sich also nicht um normal auslösbare, sondern krankhafte Reflexe. Die Pyramidenbahn ist eine Nervenleitungsverbindung von den Pyramidenzellen in der Großhirnrinde zu den motorischen Rückenmarkzellen. Aufgabe dieser Pyramidenbahn ist es, die über das Rückenmark gesteuerten Reflexe in ihrer Aktivität zu hemmen, um damit eine bessere Bewegungskoordination zu ermöglichen sowie die willkürlichen Bewegungen zu steuern. Bei Ausfall der Pyramidenbahn sind also zunächst einmal die oben erwähnten *Muskeleigen- und -fremdreflexe in ihrer Aktivität gesteigert*, und es treten *pathologische* Reflexe auf, die beim normalen, gesunden Menschen nicht auszulösen sind. Der bekannteste ist das *Babinski-Zeichen*: Bei Bestreichen der Fußsohle mit einem spitzen Gegenstand kommt es zu einer anhaltenden, kopfwärts gerichteten Bewegung der Großzehe des betreffenden Fußes bei gleichzeitiger Abspreizung der übrigen Zehen. An dieser Stelle seien noch eine Reihe anderer pathologischer Reflexe erwähnt, die beim gesunden Erwachsenen nicht auslösbar sind und vor allem dann provoziert werden können, wenn größere Abschnitte des Großhirns beeinträchtigt oder ausgeschaltet sind, wie das z. B. bei den dementiellen Erkrankungen der Fall ist. Diese Reflexe finden sich auch beim gesunden Säugling, wo sie lebensnotwendige Funktionen, wie Sichfestklammern und Saugen reflektorisch garantieren. Mit der fortschreitenden Hirnreifung verschwinden diese Reflexe später. Auch bei Tieren, wo sie ebenfalls Bestandteil normaler Lebensfunktionen sind, lassen sich ähnliche Reflexe beobachten, so z. B. bei Primaten (Affen). Im einzelnen handelt es sich um folgende Reflexe:

– Der *Greifreflex* oder das *Zwangsgreifen*: Bei oft sonst reaktionslosen Kranken ist zu beobachten, daß sie mit festem Griff jeden Gegenstand umfassen, der die Handinnenfläche berührt oder bestreicht. Auf Aufforderung wird der Gegenstand nicht wieder freigegeben. Oft ist dieser Reflex auch mit *Nachgreifen* verbunden. Im Nachgreifen versucht die Hand den entschwindenden Gegenstand wieder zu fassen.

– Der *Palmarreflex*: Bei Bestreichen der Handinnenfläche werden die Finger gebeugt.

– *Gegenhalten*: Jeder vom Untersucher vorgenommenen Lageveränderung eines Körperteils des Kranken wird ein kräftiger muskulärer Widerstand entgegengesetzt.

– Der *Saug- oder Lutschreflex*: Berührt der Untersucher die Lippen des Patienten mit einem Gegenstand, so wölbt sich der Mund um diesen Gegenstand, hält ihn fest, und es kann zu rhythmischen Saugbewegungen kommen.

– *Schnauzreflex*: Kurzes Beklopfen des Mundes führt zu dessen Vorstülpen und einer Kontraktion des zirkulären Mundmuskels.

– *Palmomentalreflex*: Streicht man kräftig, aber nicht schmerzhaft mit einer Nadel oder einem Fingernagel über den Daumenballen vom Hand- bis zum Daumengrundgelenk, so erfolgt eine Kontraktion der gegenseitigen Kinnmuskulatur.

Schließlich gehört zur neurologischen Untersuchung die *Prüfung der aktiven Beweglichkeit der mimischen Muskulatur*, der *Muskulatur der Gliedmaßen* und des *Körperstammes*. Das Augenmerk des Untersuchers richtet sich dabei auf die Fähigkeit, alle wesentlichen Muskelgruppen aktiv und zielgesteuert innervieren, d. h. einsetzen zu können. Er prüft die Kraft, mit der die Bewegungen ausgeführt werden können, um unter Umständen Lähmungen, auch solche verborgener Art, zu erkennen.

Die Prüfung der Wahrnehmungsleistungen schließt eine grobe Prüfung der Sehfähigkeit, des Hörvermögens, des Riech- und Schmeckvermögens und des Tastsinnes („die 5 Sinne" = Sensorik) mit ein.

Weiterhin wird in den verschiedensten Körperabschnitten geprüft, ob die Wahrnehmung von Schmerz-, Berührungs- und Temperaturreizen überall und seitengleich geleistet werden kann. Außerdem wird bei geschlossenen Augen der Lage- und Bewegungssinn untersucht, indem die Gliedmaßen des Patienten passiv in bestimmte Stellungen gebracht werden und der Patient angeben muß, welche Stellung seine Gliedmaßen einnehmen. Alle die zuletztgenannten Funktionen fassen wir unter dem Begriff der Sensibilität zusammen, wobei wir *Oberflächen-* und *Tiefensensibilität* unterscheiden.

Von großer Bedeutung ist auch die Prüfung der *Koordinationsfähigkeit*, d. h. die Prüfung der Abstimmung der für einen komplizierten Bewegungsablauf notwendigerweise einzusetzenden Muskelgruppen und auch der Sicherheit, mit der das Bewegungsziel erreicht wird. Der Untersucher läßt also den Patienten bestimmte Bewegungen ausführen, z. B. die Augen schließen, Mund spitzen, Kopf drehen, sich Aufrichten, Gehen usw. Die Zielsicherheit der muskulären Koordination wird mit dem Finger-Nase-Versuch und dem Knie-Haken-Versuch geprüft. Dabei wird der Patient aufgefordert, bei geschlossenen Augen und bei offenen Augen mit der Zeigefingerspitze die Nasenspitze in einer bogenförmigen Bewegung aufzufinden und zu berühren oder mit dem Hacken des einen Beines das Knie des anderen in ähnlicher Weise aufzusuchen. Störungen der Bewegungskoordination machen sich bei diesen Prüfungen im Verfehlen des Zielorgans und in groben Wackelbewegungen kenntlich. Die *Gleichgewichtskontrolle* wird dadurch geprüft, daß man den Patienten mit vorgestreckten Armen bei offenen und geschlossenen Augen stehenläßt, ihn auf einer Linie im Zimmer balancieren läßt oder ihn, wenn er dazu noch in der Lage ist, auffordert, sich mit geschlossenen Augen und unter fortwährenden Gehbewegungen auf der Stelle einmal um seine eigene Achse zu drehen.

Zusätzliche Untersuchungsmethoden

Die bisher beschriebene neurologisch-körperliche Befunderhebung ist zwar unerläßliche Grundvoraussetzung jeder neurologischen Diagnostik, genügt oft allein aber nicht, um eine Krankheit hinreichend sicher erkennen zu können. Deshalb bedient sich der Neurologe weiterer Hilfsmethoden, von denen wir einige im folgenden kurz beschreiben wollen.

Elektroenzephalogramm (EEG)

Diese Untersuchung entspricht im Prinzip dem Elektrokardiogramm, d. h., es werden mit Hilfe von auf die Kopfhaut gelegten Ableiteelektroden die vom Hirn jedes Menschen produzierten bioelektrischen Spannungsschwankungen abgeleitet und aufgezeichnet. Diese Untersuchungsmethode stellt keinen Eingriff dar, ermöglicht aber die Erkennung von herdförmigen Störungen und Allgemeinveränderungen der Grundaktivität im Elektroenzephalogramm (EEG) oder z. B. auch von Krampfpotentialen, wie sie bei der Epilepsie auftreten. Mit Hilfe automatischer computerunterstützter mathematischer Verfahren können auch die Frequenzverteilungsmuster der Hirnpotentialschwankungen unter der jeweiligen Ableiteelektrode analysiert und dargestellt werden. Benutzt man zahlreiche Ableiteelektroden, so ergibt sich hieraus ein landkartenähnliches Frequenzverteilungsmuster über verschiedenen, von den Ableiteelektroden erfaßten Hirnregionen. Ordnet man dem prozentualen Anteil der jeweiligen EEG-Frequenz Bänder unterschiedlicher Farben zu, so können bei Serienableitungen vom selben Patienten oder im Vergleich zur Frequenzverteilung bei Gesunden funktionelle Veränderungen in dem vom Computer erstellten Farbbild direkt sichtbar werden (EEG-Brain-mapping). Mit dieser neuen Technik der EEG-Auswertung ist bereits der Übergang zu den bildgebenden Verfahren der Hirndiagnostik gegeben.

Bildgebende Verfahren der Hirndiagnostik

1972 wurde die *Transmissionscomputertomographie (CT)* eingeführt. Die Einführung dieser neuen Methodik stellt sicher einen der größten Fortschritte der medizinischen Diagnostik in den letzten Jahrzehnten dar. Das Verfahren macht sich die Tatsache zunutze, daß Röntgenstrahlen, wenn sie Gewebe durchdringen, zum Teil absorbiert werden. Die Absorptionsquote hängt von der Dichte des durchstrahlten Gewebes ab. Sie wird an der der Röntgenstrahlenquelle gegenüberliegenden Seite, also an der Austrittsstelle der nicht absorbierten Röntgenstrahlen, in Form der Strahlenintensität der nicht absorbierten Röntgenstrahlen gemessen. Benutzt man wiederum zahlreiche Meßpunkte, so ist es möglich, mit Hilfe eines computerunterstützten Verfahrens ein anatomisch korrektes Bild der Absorptionsverteilung herzustellen. Mit Hilfe eines speziellen Röntgenverfahrens kann das durchstrahlte Gewebe auch in einzelne Schichten zerlegt werden und damit ein detaillierteres Bild der Gewebestruktur im jeweiligen Schnitt erzeugt werden. Als kraniales Computertomogramm (CCT) ergibt dieses Verfahren ein recht genaues Bild der Hirnstrukturen bzw. deren krankhafter Veränderungen durch Hirntumoren, Hirnblutungen, Erweiterung der flüssigkeits-(liquor)gefüllten Kammern und das Hirn außen umgeben-

den Hohlräume. Eine Vergrößerung dieser Hohlräume zeigt eine Hirnschrumpfung (Hirnatrophie) an.

Die *Magnetresonanztomographie* macht sich ein ganz anderes
physikalisches Phänomen zunutze, nämlich die sich in einer Drehbewegung vollziehende Ausrichtung paramagnetischer Atomkerne, wie z. B.
des Wasserstoffs in einem umgebenden Magnetfeld. Diese Drehbewegung bzw. die Rückkehr der Atomkerne in die Ruhelage nach Abschal-
ten des Magnetfeldes kann gemessen werden. Die durch die Drehbewegung der Atomkerne entstehenden Resonanzsignale müssen dem
Ort ihrer Entstehung zugeordnet werden, damit ein Bild der Gewebsstrukturen entsteht. Dies geschieht wie bei der Röntgencomputertomographie im Schichtverfahren. Es werden also jeweils bestimmte Ge-
websschichten getrennt untersucht. Die durch unterschiedliche Gewebsstrukturen bedingten verschieden starken Resonanzsignale werden im bildgebenden Verfahren in unterschiedliche Grauwerte
umgewandelt und ergeben somit ein Bild der Gewebsstrukturen. Hierzu ist wie bei der Röntgencomputertomographie ein computergestütz-
ten Rechenverfahren erforderlich. Statische Magnetfelder beeinflussen
die Funktion biologischer Systeme kaum selbst nicht bei hohen Feld-
stärken, deshalb sind die Risiken einer Magnetresonanztomographie
(MRT) gering. Allerdings sind Träger von Herzschrittmachern von der
Untersuchung auszuschließen, da es zu Störungen des Herzschrittma-
chers kommen kann. Ebenso ist darauf zu achten, daß die untersuchten
Patienten keine Metallteile (Prothesen, Uhren, Ketten, Schnallen usw.)
bei sich tragen oder in ihrem Körper haben. Die MRT liefert noch genauere Bilder der Hirnstrukturen als die Röntgencomputertomographie und ist deshalb bei manchen Fragestellungen derselben deutlich
überlegen.

Die bisher besprochenen Verfahren sind geeignet, Hirnstrukturen
zur Darstellung zu bringen, erlauben jedoch keine Bestimmung der
Hirnfunktionen. Hierfür stehen sogenannte „funktionsdiagnostische
Methoden" zur Verfügung.

Als erstes wäre die *Doppler-Sonographie* zu nennen. Mit dieser
Methode kann rasch und zuverlässig die Blutdurchströmung in den
hirnversorgenden Arterien beurteilt werden. Diese Untersuchung beruht auf dem Prinzip der Reflexion gleichmäßig ausgestrahlter Schall-
wellen im Frequenzbereich von 4–8 μHz durch die sich im Blutstrom
bewegenden roten und weißen Blutkörperchen. Es kann die Blutströ-
mungsgeschwindigkeit und -richtung gemessen werden. Insbesondere
können Einengungen der arteriellen Blutgefäße dargestellt werden.

Eine weitere Entwicklung dieser Technik stellt das *Duplex-Scan-
ning* dar. Mit Hilfe dieses Verfahrens können sogar Gefäßabschnitte
bildlich sichtbar gemacht werden.

Mit Hilfe der *Single-Proton-Emissions-Computertomographie
(SPECT)* kann ebenfalls die regionale Hirndurchblutung bestimmt

werden. Hierbei werden Gammastrahlen aussendende radioaktive Isotope entweder durch Einatmung oder intravenöse Injektion verwendet. Durch ein die radioaktive Strahlung messendes Multidetektorsystem kann im Schichtverfahren wie bei der CCT und MRT die regionale Hirndurchblutung in farbiger Bildgebung sichtbar gemacht werden. Es können Areale mit mangelhafter, erhöhter oder normaler Durchblutung identifiziert werden. Bei der Auswahl bestimmter Isotope kann über die reine Durchblutung hinaus der regionale Energiestoffwechsel des Hirngewebes bestimmt werden.

In noch differenzierterer Weise ist die Untersuchung verschiedener Aspekte des Hirnstoffwechsels durch die *Positronenemissionstomographie (PET)* möglich. Diese Methode macht sich die Tatsache zunutze, daß beim Zerfall Positronen ausstrahlender radioaktiver Isotope Elektronen frei werden, bei deren Aufeinanderprall Gammastrahlen entstehen, deren Intensität wiederum mit einem Multidetektorsystem gemessen werden kann. Wie schon bei der CCT und MRT erwähnt, entstehen auch hier mit Hilfe computergestützter Rechenanalyse der gemessenen Strahlenwerte und im Schichtverfahren Bilder, die eine quantitative Einschätzung des regionalen Hirnstoffwechsels ermöglichen. Durch die Auswahl bestimmter Isotope können unterschiedliche Stoffwechselvorgänge gemessen werden, so z. B. der Zuckerstoffwechsel (Glucoseverbrauch) des Hirns, der regionale Sauerstoffverbrauch und schließlich sogar die Aktivität der Eiweißsynthese oder spezifischer Transmittersysteme (chemische Erregungsübertragung von einer Hirnzelle auf die andere durch sogenannte Hirnbotenstoffe). Mit der PET-Technik liegt somit ein Verfahren vor, das es gestattet, bei normalen Versuchspersonen oder Patienten differenzierte Einblicke in den Hirnstoffwechsel auch unter spezifischen Belastungssituationen, wie z. B. geistiger Tätigkeit (Anwendung testpsychologischer Verfahren während der Untersuchung), zu gewinnen. Allerdings ist diese Untersuchungstechnik bisher nur an wenigen Orten in Deutschland praktisch realisiert. Die Untersuchung ist sehr kostenaufwendig und vor allem dadurch begrenzt, daß die verwendeten radioaktiven Isotope nur eine sehr kurze Halbwertszeit haben, deshalb direkt vor der Untersuchung in einem Zyklotron hergestellt werden müssen und somit ein Zyklotron in erreichbarer Nähe (kurze Transportzeiten!) des PET-Gerätes vorhanden sein muß. Das PET-Verfahren steht deshalb bislang nicht für Routineuntersuchungen, sondern nahezu ausschließlich für wissenschaftliche Fragestellungen zur Verfügung.

Die beschriebenen Verfahren haben ältere Techniken wie die Echoenzephalographie oder die Pneumenzephalographie zur Darstellung der liquorgefüllten Hirnräume vollständig abgelöst. Diese Verfahren brauchen deshalb hier nicht mehr beschrieben zu werden.

Liquoruntersuchung

Hirn und Rückenmark sind vollkommen von einem Flüssigkeitspolster, dem Liquor, umgeben. Dieser Liquorraum wird nach außen durch Hirn- bzw. Rückenmarkshäute abgeschlossen. Er kann im Bereich der Nackenwirbelsäule (Subokzipitalpunktion) der der Lendenwirbel (Lumbalpunktion) mit einer Kanüle durch die Zwischenräume zwischen zwei benachbarten Wirbeln hindurch punktiert werden. Im so gewonnenen Liquor können ähnliche Untersuchungen wie im Blut vorgenommen werden. Man bestimmt in der Regel die Zellzahlen, die Zelltypen, den Eiweißgehalt und den Zuckergehalt des Liquors. Hauptsächlich Tumoren und infektiös-entzündliche Erkrankungen des Hirns oder Rückenmarks führen zu mehr oder weniger spezifischen Veränderungen der Liquorzusammensetzung und haben deshalb diagnostisches Gewicht. Während die Subokzipitalpunktion nur von sehr geübten Untersuchern wegen der Gefahr der Verletzung von Hirnstammstrukturen durch die Kanüle durchgeführt werden darf, sind mit der Lumbalpunktion praktisch keine Risiken für den Patienten verknüpft, weil das Rückenmark oberhalb der Lendenwirbelsäule endet und im Bereich der Lendenwirbelsäule nur noch Nervenstränge durch den Rückenmarkskanal ziehen, die durch die Punktion zwar irritiert, aber nicht verletzt werden können. Da die liquorgefüllten Räume völlig abgeschlossen sind und der Liquor von spezifischen Zellen nur sehr langsam gebildet wird, kann durch die zur Untersuchung notwendigerweise entnommene Liquormenge (in der Regel nicht mehr als 5 ml) ein Druckabfall in den liquorgefüllten Räumen entstehen, der zu vorübergehenden, in der Regel nur Stunden, allenfalls 1–2 Tage anhaltenden Kopfschmerzen führen kann. Diese Kopfschmerzen verschwinden, wenn die entnommene Liquormenge vom Organismus nachproduziert worden ist.

Die Liquorpunktion stellt einen Eingriff dar und darf deshalb nur mit Einwilligung der Patienten durchgeführt werden. Im Falle von nicht einsichtsfähigen Patienten kann die Untersuchung nur durchgeführt werden, wenn eine Pflegschaft oder nach dem 1992 in Kraft getretenen Betreuungsgesetz eine Betreuung für den Aufgabenkreis „Zustimmung zur Heil- und Pflegebehandlung" besteht. Bei bewußtlosen Patienten darf der Arzt Untersuchungen, die mit einem Eingriff verbunden sind, nur dann durchführen, wenn ein akuter medizinischer Notstand besteht, der mit einer unmittelbaren Gefahr für den Patienten verbunden ist, und die Untersuchung für die Entscheidung über die einzuschlagende Therapie unabdingbar ist. In diesem Fall trägt der Arzt das Risiko der Entscheidung. Es ist zu betonen, daß die von Patienten und manchmal auch vom Pflegepersonal verbreiteten Gerüchte über Gefahren der Liquorpunktionen nicht der Realität entsprechen und zumeist dem Bedürfnis nach Ausschmückung und Dramatisierung einer erfahrenen Untersuchung entsprechen. Solche untersuchungsfeindlichen Einstellungen können andere Patienten sehr negativ beeinflussen, so daß sie einer wichtigen Untersuchung, die sie selbst noch gar nicht erlebt haben, nicht zustimmen wollen und damit dringend notwendige diagnostische Eingriffe, deren Ergebnis die Behandlung ganz wesentlich bestimmen können, an der Weigerung der Patienten scheitern.

Schlaganfall

Der Schlaganfall oder apoplektische Insult oder – im Klinikjargon – kurz der „Apoplex" genannt, ist die plötzliche Störung der Durchblutung und damit des Stoffwechsels des Gehirns, zumeist in einem umschriebenen, von einem bestimmten Gefäß versorgten Abschnitt. Wir unterscheiden 3 verschiedene Formen des Schlaganfalls.

Ischämischer Insult

Ursachen: Im Fall des ischämische Insults kommt es in einem bestimmten Gefäßabschnitt zu einer plötzlichen *vorübergehenden oder bleibenden Durchblutungsstörung*, die in der Regel dadurch gekennzeichnet ist, daß vor dem versorgungsgestörten Gefäßabschnitt eine arteriosklerotische Wandverdickung mit entsprechender Behinderung der Blutströmung besteht. Wie bereits oben erwähnt, kann diese Wandverdickung schon lange bestehen, ohne daß es überhaupt zu klinischen Erscheinungen kommt, oder es sind nur flüchtige, vorübergehende, gering ausgeprägte Krankheitserscheinungen in Form von sogenannten „Schlägelchen" (TIA = transitorisch ischämische Attacke) in größeren Zeitabständen aufgetreten. Denn in der Regel muß zur Gefäßverdickung ein weiterer Faktor hinzukommen, der einen akuten Schlaganfall auslöst. Meistens handelt es sich hierbei um einen *plötzlichen Abfall des Blutdruckes*, so daß der verringerte Blutdruck nicht mehr ausreicht, um genügend Blut durch den verengten Abschnitt im Gefäßrohr hindurchzupressen. Solche plötzlichen Blutdruckabfälle können durch hinzutretende, den Kreislauf belastende Erkrankungen, beispielsweise durch einen grippalen Infekt, hervorgerufen werden, sie können aber auch Folge ganz normaler, physiologischer Blutdruckschwankungen sein. So sinkt z. B. im Laufe der zweiten Nachthälfte, zwischen 2.00 und 4.00 Uhr etwa, der Blutdruck bei allen Menschen ab; auch im Laufe des frühen Nachmittags sind leichte Blutdruckabfälle bei den meisten Menschen zu beobachten. Bestehen nun erhebliche Gefäßinnenwandverdickungen, so kann der nächtliche Blutdruckabfall plötzlich ausreichen, um zu einer Durchblutungsstörung hinter der Stenosestelle Anlaß zu geben. Deshalb treten ischämische Insulte häufiger in den frühen Morgenstunden auf, oft werden sie erst nach dem Erwachen aus dem Schlaf bemerkt. Weitere Ursachen für plötzliche Blutdruckabfälle können Ohnmachten sein, zu reichliche Mahlzeiten, plötzlich auftretende Durchfälle, Herzinfarkt, Herzrhythmusstörungen, Unfälle mit starkem Blutverlust, Narkose und Operationen, aber auch zu plötzliche, durch Medikamente hervorgerufene Blutdrucksenkungen bei bestehendem Bluthochdruck.

Symptomatik: Bei vielen Patienten geht dem ischämischen Insult ein sogenanntes *Prodromalstadium*, ein Vorstadium, voraus. Es bestehen Kopfschmerzen, Schwindelgefühl, Ohrensausen sowie im psychischen Bereich leichte Vergeßlichkeit, Affektlabilität, also Erscheinungen, die wir später noch unter dem Begriff des psychoorganischen Syndroms kennenlernen werden. Außerdem kommt es häufig zu sogenannten intermittierenden zerebralen Ischämien, die wir bereits unter dem Begriff des „Schlägelchens" erwähnt haben. Bei diesen treten meist ohne Bewußtseinsverlust flüchtige Lähmungen, Sprachstörungen, flüchtige Verwirrtheitszustände oder mehrere Stunden anhaltende globale Gedächtnisausfälle auf. Alle diese Erscheinungen bilden sich in der Regel spontan zurück, bis es dann zum klinisch ausgeprägten Schlaganfall, zum ischämischen zerebralen Insult kommt. Die Beachtung dieser Vorphase ist für den Patienten von besonderer Bedeutung, weil hier dem Arzt die Möglichkeit gegeben wird, durch prophylaktische Maßnahmen den drohenden Schlaganfall zu verhüten. Es sei in diesem Zusammenhang und an dieser Stelle noch einmal darauf hingewiesen, daß der zerebrale Insult oft die *Folge von Herzerkrankungen* ist. Je nach Untersucher wird angegeben, daß 20 bis 50% aller ischämischen Insulte als Folge einer Herzinsuffizienz, eines Herzinfarktes oder eines dekompensierten Bluthochdruckes entstehen. 5% aller Herzinfarktpatienten weisen neurologische Herdstörungen auf. Deshalb kann die rechtzeitige Behandlung dieser vorausgehenden Erkrankungen einen Schlaganfall verhüten helfen.

Der Schlaganfall in Form eines ischämischen zerebralen Insults selbst tritt plötzlich innerhalb von Sekunden auf, ein Drittel der Patienten *verliert dabei das Bewußtsein*. Die häufigste Symptomatik ist die *Halbseitenlähmung*, die sich initial als totale motorische Hemiplegie mit schlaffem Muskeltonus äußern kann, wobei die physiologischen Muskeleigen- und -fremdreflexe fehlen oder vermindert sind (Patellarsehnenreflex, Achillessehnenreflex). Später, wenn die schlaffe Lähmung in eine spastische übergeht, was ausnahmslos der Fall ist, werden diese normalen Reflexe immer lebhafter, bis sie schließlich deutlich gesteigert sind. Von Anfang an sind in der Regel die Reflexe, die auf einen Ausfall der Pyramidenbahn, also jener Nervenverbindung, die von den motorischen Gehirnzellen zum Rückenmark geht, zurückzuführen sind, positiv (Babinske-Reflex!). Da die motorischen Bahnen wie die

Abb. **35** Typische Haltung des Hemiplegikers
mit Zirkumduktion des spastisch gelähmten
Beines und adduziertem sowie angewinkeltem
gelähmten Arm (aus Mumenthaler, M.: Neurologie, 4. Aufl. Thieme, Stuttgart 1973)

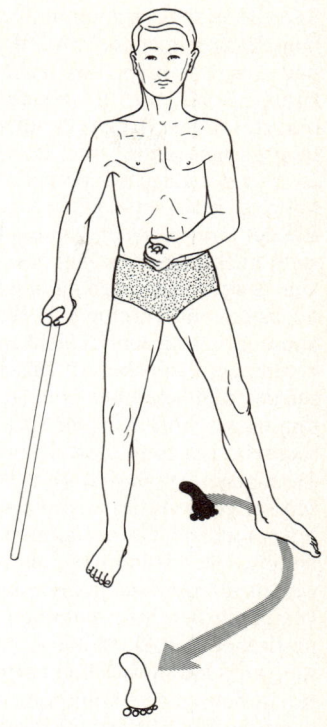

Nervenleitungsbahnen, die die Körperperipherie mit dem Hirn verbin-
den, zur Gegenseite kreuzen, entspricht die gelähmt Körperseite nicht
der gelähmten Hirnhälfte, sondern die Hirnläsion sitzt bei einer rechtsseitigen Halbseitenlähmung in der linken Hirnhälfte und umgekehrt bei
einer linkseitigen Körperlähmung in der rechten Hirnhälfte. Neben der
auffälligen Lähmung der Extremitäten einer Körperseite mit der typischen „Wernicke-Mann"-Haltung (Abb. **35**) besteht oft auch eine halbseitige Gesichtslähmung mit Herabhängen des entsprechenden Mund-
winkels und halbseitiger Schließunfähigkeit des Mundes. Bei 10% der
Patienten tritt außerdem eine Kopf- und Blickwendung auf, die
während der Anfangsphase vom zerebralen Herd abgewendet ist, später in eine dem Herd zugewandte Blicklähmung übergeht. Wird die *do-
minante*, d. h. „beherrschende" Hirnhälfte – das ist bei Rechtshändern
die linke und bei Linkshändern entsprechend die rechte Hirnhälfte –
von dem Insult befallen, so kommen zu der Halbseitenlähmung noch in
der Regel *Sprachstörungen* hinzu. Diese Sprachstörungen nennen wir
Aphasien, und wir unterscheiden *motorische, sensorische* und *amnestische Aphasien*. Die *motorische Aphasie* führt dazu, daß der Patient zwar

Sprache verstehen kann und auch über die notwendige innere Vorstellung des zu sprechenden Wortschatzes verfügt, aber die Sprachmuskeln und den Stimmapparat nicht in entsprechender Weise innervieren kann, so daß es zu unverständlichen Lautäußerungen oder zum Gebrauch falscher Worte kommt, die nicht das ausdrücken, was der Patient gern sagen möchte. Bei der *sensorischen Aphasie* ist der Patient zwar in der Lage zu sprechen, aber er kann Gesprochenes ganz oder teilweise nicht verstehen, so daß er auf Aufforderungen falsch reagiert. Bei der *amnestischen Aphasie* kann der Patient selbst sprechen, er versteht auch alles, was ihm gesagt wird, aber es fallen ihm plötzlich die zum Sprechen notwendigen Begriffe und Worte nicht ein. Er kann sie höchstens umschreiben. Hält man ihm einen Kugelschreiber vor, so kann er diesen Begriff nicht finden, obwohl er sich krampfhaft darum bemüht, er kann aber oft umschreibend sagen, daß dies ein Gegenstand sei, der zum Schreiben benutzt werde. Dies ist nur eine sehr grobe Einteilung der Störungen der Sprache, die ja eine hochkomplizierte geistig-seelische Leistung darstellt und in Wirklichkeit viel komplizierter zusammengesetzt und störbar ist. Eine häufige Begleiterscheinung der sensorischen Aphasie ist die sogenannte *Jargonaphasie*. Diese Patienten sprechen viel, manchmal unentwegt, zeigen dabei eine euphorisch heitere Grundstimmung, aber sie sprechen ein regelrechtes Kauderwelsch in zusammenhanglosen Sätzen, ja sinnlosen Sätzen, die keine verständlichen Informationen mehr vermitteln. Bei Patienten mit amnestischer Aphasie fällt in der spontanen Sprache oder in der Unterhaltung auf, daß sie sich eigenartig ungenau, unpräzise ausdrücken, so als fürchteten sie eine konkrete Antwort. Erst die genauere Prüfung deckt dann die Begriffsfindungsstörung auf. Es erscheint einleuchtend, daß Sprachstörungen den Patienten aufs schwerste behindern und beeinträchtigen, da sie die Verständigung mit der Umwelt erschweren oder gar unmöglich machen. So werden diese Patienten, sobald sie die Schwere ihrer Störungen wahrnehmen, oft sehr depressiv. Die Pflege solcher Patienten kann sehr mühsam sein und erfordert Takt, Einfühlungsvermögen und viel Geduld. Übrigens können Aphasien nicht nur durch Schlaganfälle, sondern auch durch andere lokale Hirnerkrankungen wie z. B. Hirntumoren oder -metastasen verursacht werden. Auch im Rahmen von Demenzen treten nicht selten Sprachstörungen auf. Außerdem können die verschiedenen Formen der Aphasien auch kombiniert (gemischte Aphasie) in Erscheinung treten.

Neben den genannten Symptomen gibt es noch andere neurologische Ausfallserscheinungen, die aber wesentlich seltener sind. So tritt z. B. das *Wallenberg-Syndrom* bei Durchblutungsbehinderungen im Bereich der A. basilaris auf. Es äußert sich durch *plötzlichen Drehschwindel*, der so heftig ist, daß der Patient zu Boden stürzt. Es finden sich Erbrechen und Heiserkeit, weiterhin *Nystagmus, Schluckstörungen, Gaumensegellähmungen* und *Lähmungen der hinteren Rachenmuskulatur*.

Es können Koordinations- sowie Sensibilitätsstörungen hinzukommen, schließlich auch beidseitige Hirnnervenausfälle mit schweren Schluck- und Sprachstörungen das Bild prägen, welches unter dem Begriff der *Pseudobulbärparalyse* bekannt ist. Zu neurologischen Ausfallserscheinungen gesellen sich oft noch *psychische Störungen* in Form sogenannter Zwangsaffekte. Hierunter wird ein zwanghaftes, nicht situationsabhängig auftretendes Lachen oder Weinen verstanden.

Hirnembolie

Ursachen: Die Hirnembolie entsteht dadurch, daß aus dem linken Herzen stammende Blutgerinnsel in die Hirnarterien verschleppt werden und dort, je nach ihrer Größe, in den immer enger werdenden Gefäßen schließlich steckenbleiben und sie völlig verstopfen, so daß das hinter dem Thrombus liegende Versorgungsgebiet akut von jeglicher Blutzufuhr abgeschnitten wird. Etwa 10% aller zerebralen apoplektischen Insulte entstehen auf diesem Wege. Die Blutgerinnsel entstehen in der Regel im linken Herzvorhof oder in der linken Herzkammer selbst, nur in extrem seltenen Ausnahmefällen gelangen sie aus der Körperperipherie – bei einer Venenthrombose – über das rechte Herz durch ein offenes Foramen ovale* direkt in das linke Herz und können dann entweder ins Hirn oder in die Lunge verschleppt werden. Das offene Foramen ovale stellt eine Mißbildung dar, die relativ selten auftritt. Im Herzen selbst entstehen nun Thromben am häufigsten bei *angeborenen Herzfehlern*, wie z. B. einer Mitralstenose, wo es zu einer Verengung der Klappe zwischen linkem Herzvorhof und linker Herzkammer kommt. Demzufolge staut sich das Blut im linken Vorhof, und es entstehen hier Blutgerinnsel infolge der Strömungsverlangsamung. Die zweithäufigste Ursache für intrakardiale Thrombenbildung sind *Herzinfarkte*, nach deren Abheilung sich Narbengewebe an dem sonst spiegelglatten Endokard, der Innenhaut des Herzens, bilden können, was zu wandständiger Thrombenbildung Anlaß gibt. Schließlich können Thromben bei *Herzarrhythmien* oder aber in der Folge von Herzinnenhautentzündungen, beispielsweise der Endocarditis lenta, entstehen.

    Klinische Erscheinungen: Im Vergleich zum ischämischen Insult setzen die klinischen Symptome noch schlagartiger ein, *initiale Bewußtlosigkeit* ist noch häufiger (50% der Fälle), oder es kommt zu einem Schockzustand (akutes Kreislaufversagen) mit Blässe, Schweißausbruch, sehr raschem, schlecht gefülltem Puls, raschem Blutdruckabfall und unregelmäßiger Atmung. Wesentlich häufiger als bei ischämischem Insult treten auch *epileptische Anfälle* als erstes Symptom auf. Die neu-

---

* ovales Loch; Entwicklungsmißbildung, die Trennwand zwischen linkem und rechtem Vorhof schließt sich nicht völlig.

rologischen Herderscheinungen sind denen der ischämischen Insulte sehr ähnlich. Allerdings ergibt sich eine Seitenbevorzugung insofern, als aus wahrscheinlich hämodynamischen Gründen der Embolus häufiger in die rechtsseitigen Hirngefäße als in die linksseitigen verschleppt wird. Dementsprechend finden sich häufig linksseitige Hemiparesen. Bei einer Embolie können allerdings auch Monoparesen, d. h. Lähmungen nur eines Gliedes auftreten, wenn der Embolus sehr klein ist und der Verschluß sehr weit peripher im Gefäß eintritt, so daß ein nur sehr eng umschriebener Versorgungsbezirk des Hirns ausfällt. In der röntgenologischen Gefäßdarstellung findet sich ein kompletter Verschluß des befallenen Gefäßes.

Prognose: Beim Verschluß einer großen Hirnarterie ist die Überlebenschance gering. Die Heilungsaussichten für die neurologischen Ausfallserscheinungen scheinen weniger günstig als bei ischämischen Insulten zu sein.

Hirnblutung (Enzephalorrhagie)

Ursachen: Die Hirnblutungen umfassen etwa 10 bis 20% aller apoplektischen Insulte. Sie treten ähnlich wie die Hirnembolie bei angeborenem Herzfehler schon in jüngeren Jahren mit Schwerpunkt zwischen dem 40. und 50. Lebensjahr auf. Bei 80% der Erkrankten besteht die *Ursache in einem Bluthochdruck.* Die Blutung kommt in der Regel dadurch zustande, daß ein durch den permanenten Bluthochdruck verändertes Gefäß zerreißt, und zwar meist an einer Stelle, wo sich im Laufe der Jahre infolge der entstandenen Gefäßwandschwäche ein sogenanntes *Aneurysma*, eine Aussackung der Gefäßwand, gebildet hat, die dann bei einer plötzlichen körperlichen Anstrengung oder auch seelischen Aufregung, die zu einem akuten Blutdruckanstieg führt, zerreißt. Ist das Aneurysma klein, so kommt es zu Mikroblutungen mit geringen und prognostisch günstigen klinischen Erscheinungen, es kann jedoch bei größeren Aneurysmen auch zu einer sogenannten „Massenblutung" kommen, die große Teile des Hirns zerstört und unter Umständen sogar in die inneren, liquorgefüllten Hirnräume, in die Hirnventrikel, einbricht, ein Ereignis, das stets zum Tod führt.

Klinische Erscheinungen: Wiederum steht am Anfang in etwa der Hälfte der Fälle eine *plötzliche Bewußtlosigkeit*, die sich oft bis zum tiefen Koma entwickelt. Bricht die Blutung in die Ventrikelräume durch, stellen sich oft krampfartige Muskeltonuserhöhungen ein, die zu einer Überstreckung des gesamten Körpers führen („Streckkrämpfe"). Es können auch typische *epileptische Anfälle*, allerdings etwas seltener als bei der Hirnembolie, auftreten.

Wird die Blutung überlebt, so entsteht in etwa 75% der Fälle eine *Halbseitenlähmung*, die anfangs schlaff ist, später spastisch wird. Bei 50% der Patienten ist die sogenannte *Déviation conjugée** der Augen zu beobachten, wobei in der Regel die Herdseite angeblickt wird. Die anfangs schlaffe Halbseitenlähmung ist daran zu erkennen, daß die gelähmten Glieder beim bewußtlosen Patienten konturlos, ohne jeglichen Muskeltonus auf der Unterlage liegen und beim passiven Anheben schlaff auf die Unterlage zurückfallen. Die gelähmten Gliedmaßen sind auch schlechter durchblutet als die nicht gelähmten, sie sehen daher blaß aus und fühlen sich kalt an. Bei Schmerzreizen ist die Reaktion auf der gelähmten Seite deutlich herabgemindert. Bald stellen sich dann Zeichen eines Ausfalls der Pyramidenbahn (z. B. Babinski-Zeichen) als erster Hinweis auf eine zentrale Lähmung ein, denen dann die Entwicklung der spastischen Lähmung folgt.

Prognose: Die Sterblichkeit ist bei der Hirnblutung groß, besonders wenn es sich um eine Massenblutung handelt. Von diesen Patienten sterben etwa 80%.

Da, wie schon erwähnt, die häufigste Ursache der Bluthochdruck ist, nimmt es nicht wunder, daß etwa 20% aller Hochdruckkranken an einer zerebralen Blutung sterben. Bei diesen Patienten sind in der Vorgeschichte dann oft zerebrale Symptome zu eruieren, die auf eine schon seit längerem bestehende sogenannte *„hypertensive Enzephalopathie"* hinweisen. Hierzu gehören häufige Kopfschmerzen, Phasen von Verwirrtheit und Bewußtseinstrübung sowie Veränderungen im Sinne eines hirnorganischen Psychosyndroms. Ferner können sich Phasen akuter Krisen mit Erbrechen, vorübergehender Erblindung und flüchtigen neurologischen Ausfallserscheinungen hinzugesellen (Prodromalstadium). Im ganzen also ein Bild, das dem Prodromalstadium der ischämischen Insulte sehr ähnlich ist, aber sich von diesen durch den erhöhten Blutdruck unterscheidet. Diese Unterscheidung ist wichtig, denn die Behandlung in diesem Prodromalstadium muß prinzipiell unterschiedlich sein.

Behandlung der apoplektischen Insulte

Es sind drei Behandlungsphasen voneinander zu unterscheiden, bei denen unterschiedliche therapeutische Akzentsetzungen bestehen, die jedoch nicht scharf voneinander abzugrenzen sind, sondern in optimaler Weise überlappend geplant und gestaltet werden müssen. Zunächst bedarf der Zustand des akuten Schlaganfalls *intensivmedizinischer Behandlung.* Sobald das akute Gefährdungsstadium überwunden ist, soll mit *Rehabilitationsmaßnahmen* begonnen werden und schließlich ist auch mit der vorbeugenden Behandlung weiterer Schlaganfälle so früh wie möglich zu beginnen.

◄* fixierte Blickwendung beider Augen

Akute Behandlung

Jeder Patient mit einem akuten Schlaganfall soll so rasch wie möglich in eine möglichst nahe gelegene Klinik eingewiesen werden. Die Erfolge der akuten Behandlungsphase sind um so günstiger, je weniger Stunden zwischen eingetretenem Schlaganfall und klinischer Behandlung verstreichen. Optimale Bedingungen sind gegeben, wenn das Krankenhaus über alle spezifischen neurologisch-internistischen diagnostischen und therapeutischen Möglichkeiten verfügt. Dies betrifft vor allem das kraniale Computertomogramm und die Gefäßdiagnostik. Verlegung von einer Klinik mit geringeren Möglichkeiten in ein Schwerpunktkrankenhaus ist während der akuten Erkrankungsphase nur dann zu rechtfertigen, wenn dies keine Gefährdung des Patienten bedeutet. Die Diagnostik muß sich vor allem darum bemühen, zwischen ischämischem, embolischem Insult und Schlaganfall mit Hirnblutung zu unterscheiden.

Für alle drei Formen des apoplektischen Insults gelten im Falle der Bewußtlosigkeit *die Regeln intensivmedizinischer Betreuung*. Hierzu gehören Freihalten der Atemwege mit Absaugen von Schleim, unter Umständen Sauerstoffzufuhr, es kann sogar Intubation oder Tracheotomie mit Einlegen eines Atemtubus erforderlich werden. Von besonderer Bedeutung ist die Überwachung von Herz-Kreislauf-Funktion und die Behandlung bestehender Störungen. Weiterhin muß regelmäßig eine intensive *Pneumonieprophylaxe* betrieben werden. Hält die Bewußtlosigkeit länger an, müssen mit Hilfe von Infusionen Ernährung, *Flüssigkeitsausgleich* und Ausgleich des Elektrolythaushaltes sichergestellt werden. Hinzu kommen *Dekubitusprophylaxe* und Kontrolle der *Blasen- und Darmentleerung*. Wenn Patienten im Erwachen aus ihrer Bewußtlosigkeit in ein *unruhig-verwirrtes Durchgangssyndrom* geraten, ist unter Umständen eine *leicht sedierende Behandlung* mit Tranquilizern, wie etwa Valium, indiziert. Keinesfalls sollten jedoch barbiturathaltige Medikamente oder andere Schlafmittel gegeben werden, weil sie negative Wirkungen auf Atem und Kreislauf zur Folge haben können.

Bei Patienten mit schweren Hemisphären- oder Hirnstammschädigungen infolge des Schlaganfalls sollte in der Akutphase der Erkrankung jegliche orale Flüssigkeits- und Nahrungszufuhr unterbleiben.

Bei einem *ischämischen Insult* ist es vor allem wichtig, den Blutdruck zu unterstützen. Hierzu gehört sowohl eine eventuell notwendige Behandlung des Herzens mit Digitalis als auch die Auffüllung des peripheren Kreislaufes durch Infusionen. Bei sehr niedrigem Blutdruck kann die Gabe blutdruckanhebender Medikamente erforderlich werden. Liegt dem Schlaganfall ein Bluthochdruck zugrunde und liegen die Blutdruckwerte auch nach dem akuten Ereignis noch sehr hoch, muß derselbe *vorsichtig* gesenkt werden. Vorsicht ist deshalb geboten, weil eine zu abrupt einsetzende und zu starke Blutdrucksenkung die zusätzliche Gefahr eines weiteren ischämischen Infarktes heraufbeschwören kann.

Ebenso wichtig ist die Behandlung von Herzrhythmusstörungen (Tachykardie, Arrhythmien). Sowohl beim ischämischen als auch beim embolischen Infarkt kann der Versuch gemacht werden, mit Hilfe von Streptokinase- oder Urokinaseinfusionen gefäßwandständige Embolusauflagerungen, die die Strombahn einengen, oder verschleppte Embolien, die die Strombahn ganz blockieren, im Gefäß selbst aufzulösen. Jedoch sind die bislang vorliegenden Ergebnisse klinischer Prüfungen dieser Behandlungsformen nicht eindeutig, so daß die Entscheidung der individuellen Erfahrung des Arztes überlassen ist. Mit dieser Behandlung ist immerhin die Gefahr zusätzlicher Einblutung in das Hirngewebe verbunden, vor allen Dingen dann, wenn die Gefäße stark arteriosklerotisch vorgeschädigt sind. Die thrombusauflösende Behandlung ist in jedem Fall dann kontraindiziert, wenn von vornherein klar ist, daß es sich um eine Hirnblutung, also um einen enzephalorrhagischen Insult handelt, oder über diese Frage diagnostische Unsicherheiten bestehen. Dieses Risiko ist gegeben, weil durch die thrombenauflösende Behandlung die gefäßabdichtende Wirkung der Thromben verhindert wird.

Bei mit Hirnblutungen verknüpften enzephalorrhagischen Insulten ist dann eine vorsichtige Senkung des Blutdrucks angezeigt, wenn, was häufig der Fall ist, ein vorbestehender Bluthochdruck bekannt ist und auch im akuten Krankheitsstadium deutlich erhöhte Blutdruckwerte vorliegen.

Die chirurgische Ausräumung von Blutungen in das Hirngewebe und das Gefäß partiell oder total verschließende Thromben ist aufgrund der heute gegebenen gefäßchirurgischen Möglichkeiten durchaus in Erwägung zu ziehen, aber erst nach Überwindung des akuten Krankheitsstadiums. Die Frage einer solchen operativen Intervention muß in gemeinsamer Beratung mit den Neurochirurgen entschieden werden. Dabei ist zu bedenken, daß nur in dieser Operationstechnik erfahrene neurochirurgische Zentren eine hinreichend niedrige operationsbedingte Mortalität garantieren. Günstige Ergebnisse haben sich vor allem bei jenen Patienten gezeigt, bei denen in der Vorgeschichte häufiger vorübergehende flüchtige „Schlägelchen" oder ein leichterer Schlaganfall aufgetreten waren und die arteriosklerotische Gefäßverengung im Bereich der inneren Halsschlagader (A. carotis interna) lokalisiert war.

Rehabilitationsmaßnahmen

Sobald die akuten Folgen des Krankheitsgeschehens, d. h. also Bewußtlosigkeit, Herz- und Kreislaufstörungen, abgeklungen sind, muß bereits mit Rehabilitationsmaßnahmen begonnen werden. Möglichst bald sollte die Behandlung nach Bobath erfolgen. Das Konzept von Bobath be-

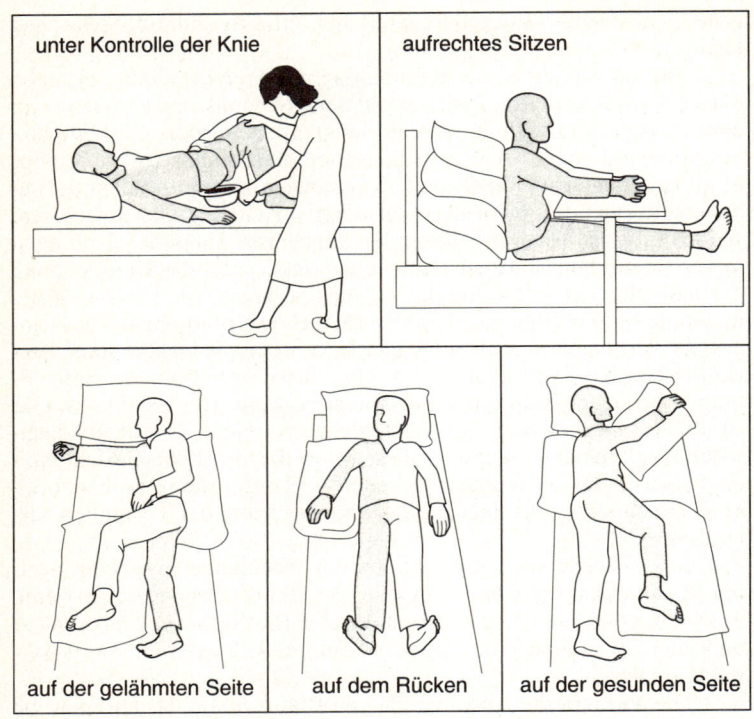

unter Kontrolle der Knie

aufrechtes Sitzen

auf der gelähmten Seite

auf dem Rücken

auf der gesunden Seite

Abb. **36**   Lagerung von Hemiplegiepatienten

inhaltet Verfahren, mit welchen die Spastizität der gelähmten Körperseite zurückgedrängt werden kann (Bobath 1993). Dies beginnt schon mit der Lagerung des Kranken im Bett, bei der darauf zu achten ist, daß die gelähmte Schulter nach ventral (nach vorn) gebracht wird; mit einer Keilmatratze oder durch Unterstützung mit einem Kissen ist dafür zu sorgen, daß das Bein nicht außenrotiert im Bett liegt. Auch für das Sitzen, das Aufstehen, das Stehen und schließlich das Gehen gibt es Regeln, die den Patienten schließlich zu einer wenn auch eingeschränkten Kontrolle über die gelähmte Seite verhelfen. Das Bobath-Konzept kann in jeder Krankheitsphase angewendet werden, erfordert aber Lernbereitschaft und eine gute Zusammenarbeit von allen, die am Krankenbett tätig sind (Abb. **36**).

Das Ziel aller Rehabilitationsmaßnahmen ist, den Patienten weitgehend unabhängig zu machen, so daß er ohne Unterstützung durch fremde Hilfspersonen gehen, sich nach Möglichkeit allein an- und auskleiden und waschen kann und ihm dadurch die Möglichkeit einer weitgehenden sozialen Wiedereingliederung gegeben wird. Gemeinsame Gruppenübungen haben sich als sehr vorteilhaft erwiesen. Eines der ersten Ziele der Rehabilitationsmaßnahmen muß sein, den Patienten wieder aus dem Bett zu bringen, und zwar so rasch wie möglich. Dabei sollte von Anfang an darauf geachtet werden, daß der Patient nicht im Nachthemd umherlaufen muß, sondern richtig angezogen wird, auch wenn das vermehrte Mühe des Pflegepersonals bedeutet. Die Mobilisierung beginnt mit Aufrichten und Sitzübungen im Bett. Wenn das Sitzen gelingt, ist besonderes Gewicht auf Gleichgewichtsübungen zu legen. Schließlich gehören zu den Rehabilitationsübungen Rat und Hilfe für den meist einseitig stark behinderten Patienten, die Verrichtungen des alltäglichen Lebens (Ankleiden, Auskleiden, Essen, Schreiben, unter Umständen sogar mit der linken Hand, Benutzen des WC und Sichwaschen) zu bewältigen.

Nicht stark genug kann betont werden, wie wichtig es für die Patienten ist, die an einer *Aphasie* infolge des Schlaganfalls leiden, daß sie rechtzeitig Sprechunterricht (logopädische Behandlung) erhalten. Hier liegt leider noch vieles im argen, weil die meisten Kliniken nicht über geschulte und ausgebildete Sprachheillehrer verfügen. Gerade aber die sprachliche Behinderung, die Behinderung der Kommunikation mit den Mitmenschen, wird zur schwersten seelischen Last für die Patienten. Die Industrie hat heute bereits elektronische Geräte entwickelt, mit deren Hilfe selbst körperlich Schwerstbehinderte wieder ein Minimum an Aktivität und Umweltkommunikation leisten können. Solche Geräte erlauben es beispielsweise, durch bestimmte Tastenkombination Fernsehen, Radio, Tonband, Heizung, Raumlicht usw. an- und auszuschalten sowie eine Schreibmaschine zu bedienen. Leider stehen der breiten Verwendung solcher vielfältigen Steuergeräte die hohen Anschaffungskosten entgegen. Sicher steht hier die Technik auch noch in den Anfangsstadien der Entwicklung. Um sie voranzutreiben, wäre eine enge Zusammenarbeit von Technikern, Ärzten, Pflegepersonal und Krankengymnasten sinnvoll.

Um die soziale Wiedereingliederung zu fördern, ist es vor allem wichtig, mit den Beziehungspersonen des Patienten Kontakt aufzunehmen. Die *Familienangehörigen müssen aufgeklärt, beraten, oft auch beruhigt werden.* Sie müssen lernen, den Patienten nicht in unmündiger Abhängigkeit wie ein kleines Kind zu behandeln, denn wenn an den Patienten gar keine Anforderungen gestellt werden, entwickelt er auch keine Aktivität.

Die Rehabilitationsmaßnahmen haben weiter orthopädische Stützgeräte, Spezialschuhe usw. zu umfassen und sind schließlich durch Beschäftigungstherapie, die bei jüngeren Patienten stets den Übergang in ein Arbeitstraining mit ins Auge fassen sollte, zu ergänzen. Bei allen Aktivierungsbemühungen ist natürlich stets Rücksicht auf das verbliebene Leistungsvermögen des Patienten zu nehmen. Jeder Rehabilitationsplan muß schrittweise die Anforderungen steigern und darf die Grenzen der dem Patienten verbliebenen Möglichkeiten keinesfalls überschreiten. Nur so kann vermieden werden, daß der Patient aus ständigem Versagen heraus jede Hoffnung verliert, immer tiefer in depressive Resignation versinkt und somit letztlich überhaupt nicht mehr aktivierbar wird. Bei den schwerstgeschädigten Patienten mit ungünstiger Prognose ist dies die unvermeidbare, Patienten wie Pflegepersonal gleicherweise belastende Entwicklung. Hier gehört viel innere Kraft der Pflegenden dazu, um den Patienten noch ein Mindestmaß an menschenwürdiger Existenz zu sichern.

Man sollte sich jedoch stets vor Augen halten, daß in der akuten Phase eines Schlaganfalls die Prognose kaum gestellt werden kann. Die *Rückbildungstendenzen der neurologischen Anfälle sind individuell sehr unterschiedlich* und hängen auch sehr stark von der Vitalität des Patienten, ebenso aber auch vom Engagement des Pflegepersonals ab. Faktoren, die die Prognose sehr ungünstig beeinflussen, sind die Entwicklung stärkerer psychischer Ausfallserscheinungen im Sinne eines hirnorganischen Psychosyndroms, sehr hohes Alter, komplette Aphasie, therapieresistenter Bluthochdruck, persistierende Störungen der Blasen- und Darmregulation sowie nicht beeinflußbare Gleichgewichtsstörungen.

Die Patienten mit akuten Schlaganfällen werden heutzutage überwiegend in die Kliniken für Innere Medizin eingeliefert, die oft nicht über genügend erfahrenes und ausgebildetes Hilfspersonal für die Rehabilitation verfügen und deren aus Gründen der Bettennot verständliches primäres Bemühen es ist, die Patienten so rasch wie möglich in ein Pflegeheim zu verlegen, wo nun in der Regel gar keine Voraussetzungen mehr für rehabilitative Maßnahmen gegeben sind. Das ist um so bedauerlicher, als gerade in den letzten Jahren an einigen Orten entstandene Krankenhäuser für chronisch Kranke zeigen konnten, daß bei genügend verfügbaren Mitteln, Erfahrung und Engagement viel erreicht werden kann.

Patient und Familie haben oft ein sehr tragisches Schicksal vor sich, insbesondere Frauen leiden schwer darunter, wenn sie sehen, daß sie Haushalt, Ehemann, vielleicht auch die Enkelkinder nicht mehr versorgen können, sondern selbst zu einer Last der Familie geworden sind. Bedenkt man diese menschlichen Konsequenzen der doch so häufigen Erkrankung, so scheint eigentlich kein Einsatz zu hoch, um das Schicksal der vielen an einem Schlaganfall erkrankten Patienten zu lindern.

Prävention: Die vorbeugende Behandlung umfaßt vor allem die Behandlung von Risikofaktoren, die mit der Gefahr des Auftretens oder Wiederauftretens von Schlaganfällen verbunden sind. Zielgruppe der vorbeugenden Behandlung sind vor allem die Patienten, bei denen bereits Vorboten eines drohenden Schlaganfalls, also die schon erwähnten „Schlägelchen", mit flüchtiger neurologischer Symptomatik bestanden haben, im weiteren Sinne aber auch diejenigen Patienten, die an Erkrankungen leiden, die ihrerseits mit einem erhöhten Schlaganfallrisiko behaftet sind. Hierzu gehören in erster Linie Herzerkrankungen, der Bluthochdruck, der Diabetes mellitus. Die wirksame Behandlung dieser Leiden ist bereits Schlaganfallprävention. Schließlich muß die präventive Behandlung aber auch nach einem bereits erlittenen Schlaganfall einsetzen, um das Auftreten weiterer Rezidive zu verhindern. Neben der schon erwähnten Behandlung internistischer Risikoerkrankungen ist hier die Frage zu entscheiden, ob langfristig eine Behandlung mit Substanzen, die die Blutgerinnungsfähigkeit herabsetzen (z. B. Aspirin), angezeigt ist. Systematische Untersuchungen haben gezeigt, daß mit einer solchen langfristigen Behandlung durchaus die Rezidivrate gesenkt werden kann. Allerdings ist die Entscheidung wiederum in jedem einzelnen Fall individuell zu treffen, weil natürlich durch eine medikamentöse Verringerung der Blutgerinnungsfähigkeit wiederum das Risiko der Blutung aus wandgeschädigten Gefäßen, also das Auftreten eines enzephalorrhagischen Insultes, resultieren kann.

Erkrankungen des extrapyramidalmotorischen Systems

Unter dem Begriff extrapyramidalmotorisches System (EPS) wird neuroanatomisch eine Gruppe von Nervenzellgebieten im Stammhirnbereich zusammengefaßt, die der Regulierung automatischer und unbewußt ablaufender Bewegungen dienen, die Grundspannung der Muskulatur regeln und außerdem das affektive Ausdrucksverhalten des Menschen steuern, wie es sich, verbunden mit bestimmten Stimmungen bzw. Stimmungsreaktionen in Gestik und Mimik, zeigt. Diesen vielfältigen Aufgaben entsprechend hat es zahlreiche, über Nervenleitungsbahnen organisierte Verbindungen zu anderen Hirnregionen. Die wichtigsten Kerngebiete des EPS sind.

1. die schwarze Substanz (Substantia nigra),
2. der Streifenkörper (Corpus striatum),
3. der Linsenkern (Nucleus lentiformis),
4. der geschweifte Kern (Nucleus caudatus),
5. der blasse Kern (Globus pallidus).

Bei angeborenen oder erworbenen Schädigungen dieser Kerngebiete oder ihrer Nervenbahnen können eine Reihe sehr verschiedener extrapyramidalmotorischer Erkrankungsbilder auftreten, die jedoch hier nicht alle besprochen werden, da sie zum Teil Erkrankungen der ersten Lebenshälfte sind.

Parkinson-Syndrom

Das Parkinson-Syndrom gehört zur Gruppe der Erkrankungen des extrapyramidalmotorischen Systems. Es ist das bekannteste und häufigste Krankheitsbild aus diesem Formenkreis.

Ursachen: 1817 beschrieb James Parkinson eine Krankheit, die unter der deutschen Bezeichnung *familiäre Schüttellähmung* (Paralysis agitans) bekannt ist. Bei dieser Form spielen Erbfaktoren mit einer allerdings nicht sehr großen Penetranz eine Rolle. Nur 30% der Nachkommen erkranken. Später fand man, daß sehr ähnliche Krankheitsbilder auch bei ganz anderen Ursachen sich entwickeln können, so z. B. nach *Enzephalitiden*, nach *Kohlenoxid*-(Leuchtgas-) und *Manganvergiftungen*, nach *Hirnverletzungen* (bei Boxern!) und auch infolge von *Hirngeschwülsten*. Schließlich scheint sich eine Form des Parkinson-Syndroms vorwiegend bei älteren Menschen zu entwickeln, die Zeichen für eine *Hirngefäßsklerose* erkennen lassen. Nach Einführung des Psychopharmaka in die psychiatrische Behandlung traten Parkinson-Syndrome bei psychiatrischen Patienten dann auf, wenn sie langfristig mit *neuroleptischen Psychopharmaka* behandelt wurden.

Auch in diesen Fällen scheint eine familiäre Disposition sowie das Lebensalter für die Manifestation des Parkinson-Syndroms als Nebenwirkung der medikamentösen Therapie mitentscheidend zu sein. Das durch Psychopharmaka hervorgerufene parkinsonähnliche Syndrom bildet sich nach Absetzen des Medikamentes in der Regel zurück, während die durch andere Ursachen ausgelösten Krankheitsformen in individuell unterschiedlichem Tempo fortschreiten.

Pathologisch-anatomisch findet man eine Degeneration und zahlenmäßige Verringerung der Nervenzellen in der sog. schwarzen Substanz (Substantia nigra), einer Nervenzellenhäufung im Stammhirnbereich, die durch starken Farbstoffgehalt ihre Färbung und damit auch ihren Namen erhalten hat. Die biochemische Forschung hat nachgewiesen, daß die Nervenzellen in diesem Bereich außerdem an Dopamin verarmt sind. Dieser Stoff dient der Erregungsübertragung von einer Nervenzelle zur anderen. Seine Vorstufe (L-Dopa) kann synthetisch hergestellt und den Patienten als Medikament (z. B. Madopar) zugeführt werden, wodurch die Behandlung der Parkinson-Erkrankung einen entscheidenden Fortschritt erfahren hat. Allerdings ist diese Behandlung leider auch durch die Möglichkeit unerwünschter Nebenwirkungen kompliziert. Sie verlangt deshalb genaue pharmakologische Kenntnisse und ausreichende ärztliche Erfahrung.

Klinische Erscheinungen: Das körperlich-neurologische Erscheinungsbild des Parkinson-Kranken wird durch drei Phänomene wesentlich geprägt: die *Akinese*, den *Rigor* und den *Ruhetremor*.

Die *Akinese* stellt sich als eine auf den ersten Blick erkennbare Bewegungsstarre dar, die dadurch zustande kommt, daß die unwillkürlichen Bewegungsabläufe stark reduziert, verlangsamt sind oder fast völ-

Abb. **37**   Typische Haltung eines Parkinson-Kranken
(aus Mumenthaler, M.: Neurologie, 4. Aufl. Thieme,
Stuttgart 1973)

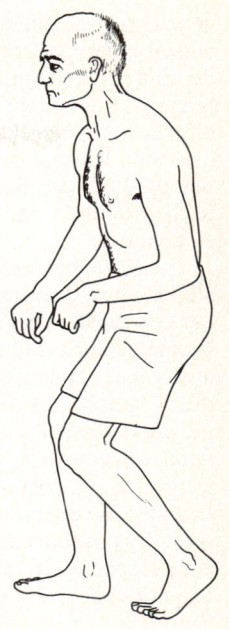

lig fehlen. Hierzu fehlen vor allem alle Ausdrucksbewegungen, Mimik, Mitschwingen der Arme beim Gehen oder Ausgleichsbewegungen bei plötzlichem Richtungs- und Bewegungswechsel. Die Beeinträchtigung automatischer Bewegungen kommt ferner zum Ausdruck im seltenen Lidschlag, in der Mikrographie, der kleinen Schrift der Parkinson-Kranken und der sehr leisen, monotonen, wenig modulierten Sprache. Insgesamt handelt es sich um eine Störung des initialen Bewegungsantriebs im Bereich der gesamten Motorik. Parkinson-Patienten fallen durch die vornübergebeugte Haltung bei leicht gebeugten Knien und angewinkelten Armen und ihren kleinschrittigen, schlurfenden Gang auf (Abb. **37**). Ruft man sie an, so können sie den Kopf nur zugleich mit den Schultern, mit dem ganzen Rumpf wenden. Aber nicht nur die automatische Motorik ist beeinträchtigt, sondern auch intendierte Willkürbewegungen verlaufen langsam, und es hat den Anschein, als würde jede Bewegung so sparsam wie nur möglich ausgeführt. Dabei fehlt es dem Parkinson-Kranken nicht an Kraft, es handelt sich also um keine Lähmung. Charakteristisch ist auch das Phänomen der *Pro- oder Retropulsion*: versetzt man dem stehenden Patienten einen sanften Stoß auf die Brust, so daß er hintenüberkippt, dann gelingt es ihm nicht, wie dem Gesunden, durch einen großen Schritt rückwärts sich aufzufangen und sein Gleichgewicht wiederherzustellen. Er fällt steif hintenüber und versucht, mit kleinen Schritten dem davonstürzenden Schwerpunkt gewissermaßen nachzulaufen, was natürlich nicht zum Erfolg führt, und der Patient läuft daher wirklich Gefahr zu stürzen, wenn er nicht aufgefangen wird. Auch das plötzliche Abbremsen aus dem Gehen heraus, plötzliches Umdrehen auf Aufforderung oder rasches Losgehen aus dem Stand heraus gelingt nicht. Bei dem letztgenannten Versuch scheinen die Füße am Boden zu kleben, der Patient beugt sich noch weiter nach vorn und versucht auf diese Weise, mit kleinen Schritten in Gang zu kommen.

Der *Rigor* bezeichnet einen erhöhten Muskeltonus, der aber von anderer Art ist als bei der spastischen Lähmung. Bei passiver Bewegung der Gliedmaßen des Erkrankten fühlt der Untersucher einen fast wächsernen Widerstand. Oft geben die Muskeln bei der passiven Bewegung auch nicht gleichmäßig, sondern ruckartig nach, so daß man den Eindruck hat, als bestünde das bewegte Gelenk aus einem groben Zahnradwerk. Deshalb ist dieses Phänomen auch als das sog. *Zahnradphänomen* bezeichnet worden. Man kann es besonders gut nachweisen, wenn man bei der passiven Beugung im Ellenbogengelenk mit dem Daumen die Bizepssehne des Patienten betastet. Zum Nachweis des Rigors, des erhöhten Spannungszustandes der Muskulatur also, wird auch der „Kopffalltest" durchgeführt: Man hebt auf der flachen Hand den Kopf des liegenden Patienten von der Unterlage ein gutes Stück an und zieht dann rasch die eigene Hand weg. Bei einem gesunden, gut entspannten Patienten fällt der Kopf locker auf die Unterlage, der Parkinson-Kranke verharrt in der gegebenen Stellung, oder der Kopf sinkt langsam wie in einer Zeitlupenaufnahme auf die Unterlage zurück, wobei das Zahnradphänomen direkt sichtbar werden kann.

Zum charakteristisch voll ausgeprägten Parkinson-Syndrom gehört auch der *Ruhetremor*, der sich durch eine gleichmäßige Frequenz von 4–7 Schlägen pro Sekunde auszeichnet. Der Tremor kommt durch rasch wechselnde Innervationen der Antagonistenmuskulatur zustande. Er ist am ausgeprägtesten an den Gliedmaßen, insbesondere den Armen nachzuweisen, kann sich aber auch auf den Kopf erstrecken als sogenannter „Ja- oder Nein-Tremor". Daumen und Finger der Hände führen, synchron mit dem Tremor, häufig eine Bewegung aus, die dem Pillendrehen der Apotheker oder dem Münzzählen der Kassenbeamten sehr stark ähnelt. Bei der gezielten Willkürbewegung läßt der Tremor ebenso nach wie im Schlaf. Der Tremor nimmt bei Gemütsbelastungen – Aufregung, Angst – deutlich zu. Das gilt im übrigen auch für die Bewegungsstörungen bei anderen, nachfolgend erwähnten Erkrankungen des extrapyramidalen Systems.

Neben diesen motorischen Symptomen fallen Parkinson-Kranke durch vermehrten *Speichelfluß, Salbengesicht*, welches durch verstärkte Talgsekretion zustande kommt, und gelegentlich durch *Schwitzanfälle* auf. Die *Temperaturregulation* ist vor allen Dingen beim postenzephalitischen Parkinson-Syndrom oft so stark gestört, daß es an heißen Sommertagen zum Tod infolge Hyperthermie kommen kann. Allerdings ist das ein relativ seltenes Ereignis.

Parkinson-Kranke weisen oft auch *psychische Krankheitserscheinungen* auf, die sich vor allem in depressiver Stimmung, gesteigerter Empfindlichkeit und dem Eindruck einer Verlangsamung der psychischen Leistungen äußern. Viele Parkinson-Kranke leiden sehr unter ihren Störungen. Bei postenzephalitischen und auch bei arteriosklerotischen Parkinson-Syndromen können starke Persönlichkeitsveränderungen im Verlauf der Erkrankung hinzutreten: die Patienten werden immer aspontaner und interesseloser, dabei aber zugleich reizbar verstimmt. Es handelt sich um psychische Symptome, die wir später noch als „hirnlokales" Psychosyndrom kennenlernen werden.

Therapie: Die Behandlung des Parkinson-Syndroms basiert, unabhängig von der ursächlichen Störung, auf 3 Prinzipien: der *medikamentösen Behandlung*, der *Krankengymnastik* und dem *stereotaktischen Eingriff*. Die medikamentöse Behandlung stützte sich bis vor wenigen Jahren auf Belladonnawurzelextrakte, also *atropinähnlich wirkende Substanzen*, von denen inzwischen auch eine Reihe synthetisch hergestellt worden ist (Parasympathikolytika). Die medikamentöse Palette wurde vor allem durch die Einführung des *L-Dopa*, einer für den biogenen Aminstoffwechsel des Hirns wesentlichen Substanz, und das Amantadin (Symmetrel) bereichert. Besonders die beiden zuletzt genannten Medikamente vermögen die Akinese gut zu beeinflussen. Die Dosierung der Medikamente ist schwierig und muß sehr individuell und vom Erfahrenen gehandhabt werden, weil Nebenwirkungen unvermeidbar sind. Allerdings erschöpft sich die Behandlung mit L-Dopa nach jahrelanger Anwendung. Heilbar ist die Parkinsonsche Erkrankung trotz der möglichen Substitutionsbehandlung nicht. Die gebräuchlichsten sonstigen Medikamente sind Akineton, Cogentin, Tremarit. Die medikamentöse Behandlung ist stets eine Dauerbehandlung, die bis zum Tode durchgeführt werden muß. Besteht gleichzeitig beim Patienten zufällig ein grüner Star (Glaukom), so ist eine medikamentöse Therapie mit den letztgenannten Medikamenten kontraindiziert, weil diese Substanzen den Augeninnendruck erhöhen.

Besonders bei schweren Erkrankungsformen ist eine intensive fachgeleitete, krankengymnastische Übungsbehandlung für den Patienten von Bedeutung. Hierbei kommt es vor allem darauf an, die Muskulatur zu lockern, die Bewegungen zu beschleunigen und Mit- und Ausgleichsbewegungen zu üben.

Die moderne Neurochirurgie hat mit der Entwicklung *stereotaktischer Operationsverfahren* die Voraussetzung dafür geschaffen, auch in tieferen Hirnabschnitten liegende umschriebene, nur wenige Millimeter große Areale durch Elektrokoagulation ausschalten zu können, wenn sie psychische oder neurologische Störungen verursachen. Dabei werden nach genauer Röntgenuntersuchung des Schädels und lokaler Betäubung mit Hilfe von Zielgeräten, die am Schädel fixiert werden, durch kleine Bohrlöcher Elektroden in das Hirn des sich bei vollem Bewußtsein befindlichen Patienten eingeführt. Eine Narkose ist deshalb nicht notwendig, weil das Gehirn selbst schmerzfrei ist. Diese Technik hat man sich auch für Parkinson-Patienten zunutze gemacht. Die Operation wird stets einseitig ausgeführt. Ist bei beidseitig gleich ausgeprägten Parkinson-Erscheinungen eine beidseitige Elektrokoagulation erforderlich, so muß zwischen beiden Eingriffen wenigstens ein halbes Jahr Intervall eingeschaltet werden. Durch die elektrochirurgische Intervention läßt sich der Rigor am besten beeinflussen, doch auch der medikamentös schlecht beherrschbare Tremor spricht auf die Operation an. Die günstigen Ergebnisse sind bei halbseitigen Parkinson-Syndromen, bei jüngeren Patienten und langsamer Progredienz des Erkrankungsprozesses zu erzielen. Vor allem dann, wenn das Parkinson-Syndrom durch Medikamente nicht zu beeinflussen ist, sollte rechtzeitig an eine Operation gedacht werden. Gegenindikationen stellen vorausgegangene Apoplexien, Bluthochdruck sowie ein fortgeschrittener psychischer Abbau, oft kompliziert durch nächtliche Unruhezustände, dar, wie sie leider gerade für die älteren Patienten typisch sind, deren Parkinson-Erkrankung Ausdruck einer Hirngefäßsklerose ist.

Der Tremor

Vom Tremor beim Parkinson-Syndrom ist der senile Tremor abzugrenzen. In der Frequenz entspricht er dem Parkinson-Tremor. Es handelt sich ebenfalls um einen Ruhetremor, der auch auf den Unterkiefer übergreifen kann, doch fehlen alle anderen für das Parkinson-Syndrom charakteristischen Erscheinungen. Eine effiziente Behandlung ist nicht bekannt.

Es gibt auch noch einen sogenannten „essentiellen" Tremor, dessen Ursache nicht bekannt ist. Er ist in der Frequenz etwas rascher als der Parkinson-Tremor (5–9 Sek.) und tritt ebenfalls in Ruhe auf. Er manifestiert sich aber bereits im ersten Lebensjahrzehnt.

Andere extrapyramidalmotorische Syndrome

Die neben dem Parkinson-Syndrom nächsthäufige Störung aus dem extrapyramidalmotorischen Formenkreis ist die *Chorea*. Sie stellt aber eine Erkrankung der ersten Lebenshälfte dar, ist deshalb an dieser Stelle nicht weiter zu besprechen, es wird auf Lehrbücher der Neurologie verwiesen. Zu erwähnen ist allerdings, daß sich im Verlauf der Chorea immer auch ein dementielles Bild entwickelt. Dies geschieht in den Spätstadien der Krankheit. Deshalb finden sich Patienten mit choreatischer

Abb. **38** Typische Handhaltung bei Athetose mit über-
streckten Gelenken (Thalamushand) (aus Mumenthaler, M.: Neurologie, 4. Aufl., Thieme, Stuttgart 1973)

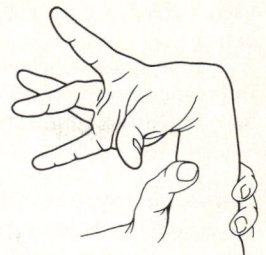

Demenz auch in alterspsychiatrischen Einrichtungen. Dagegen gibt es
noch einige seltener auftretende Formen extrapyramidalmotorischer
Erkrankungen, die auch im höheren Lebensalter auftreten können,
aber keine altersspezifischen Erkrankungen darstellen. Aus diesem
Grund werden sie im folgenden nur kurz zusammenfassend beschrieben.

Athetosen

Ursachen: Schädigung des Streifenkörpers (Corpus striatum), des blas-
sen Kerns (Globus pallidus), seltener auch im Zwischenhirnbereich und
im Bereich des roten Kerns (Nucleus ruber).

Klinische Erscheinungen: Die Athetose ist durch langsam ablaufende, klinisch nicht unterdrückbare, den Bewegungen eines Regen-
wurms ähnliche tonisch-krampfhafte Bewegungsabläufe gekennzeichnet, die sich vorwiegend in den distalen Gliedmaßenabschnitten, also
im Bereich der Hände, Finger, Füße und Zehen abspielen (Abb. **38**).
Die betroffenen Gelenke werden im Rahmen dieser Bewegungsabläufe übermäßig gebeugt oder gestreckt, wodurch bizarr verkrampfte
Stellungen entstehen. Dabei kann es sogar zu Subluxationen in Finger-
gelenken kommen. Im Gesichtsbereich können die Bewegungsstörungen zu auffälligem Grimassieren führen. Als Folge dieser athetotischen
Bewegungsstörungen findet sich eine Beeinträchtigung automatischer
Bewegungsabläufe wie z. B. des Gehens ebenso wie eine Beeinträchtigung von Willkürbewegungen. Der neurologische Befund hängt von
der Ursache ab. Während die doppelseitige Athetose in der Regel die
Folge frühkindlicher bzw. perinataler Schädigungen ist und daher
überwiegend in der Kindheit auftritt, kommen Hemiathetosen, also
halbseitige Bewegungsstörungen, des öfteren nach apoplektischen
Insulten vor, wobei zwischen zerebralem Insult und Auftreten der
Hemiathetose ein freies Intervall von mehreren Wochen bis Monaten
liegen kann, während bei den doppelseitigen Athetosen der sonstige
neurologische Befund in der Regel unauffällig ist. Es versteht sich von
selbst, daß bei Hemiathetosen, insbesondere wenn sie Folgen apoplek-

tischer Insulte sind, Halbseitenlähmungen gleichzeitig bestehen können.

Eine spezielle Therapie der athetotischen Störungen gibt es nicht. Bei manchen Patienten können die abnormen Bewegungen durch Gaben von Neuroleptika gedämpft werden.

Hemiballismus und Ballismus

Ursachen: Der Hemiballismus ist durch Krankheitsprozesse im Bereich des Luys-Körpers (Nucleus subthalamicus) bedingt. Es können sich sekundär auch Veränderungen in anderen extrapyramidalen Kerngebieten finden.

Klinisches Bild: Hemiballismus und Ballismus sind durch blitzartig auftretende, schleudernde, grob ausfahrende Bewegungen charakterisiert, die zumeist mehrere Gliedmaßenabschnitte gleichzeitig betreffen. Die Bewegungsabläufe haben den Charakter koordinierter, also zielgerichteter Bewegungen, schießen jedoch weit über das Ziel hinaus. Extremitäten können dabei mit Wucht gegen Hindernisse geschleudert werden oder auch den gesamten Körper ruckartig herumreißen. Die stürmischen Bewegungsabläufe führen nicht selten zu Verletzungen. Wie alle extrapyramidalmotorischen Bewegungsstörungen sistieren die Hyperkinesen im Schlaf und verstärken sich unter psychischem Streß. Während die beidseitige Form wiederum eine Erkrankung der ersten Lebenshälfte aufgrund von angeborenen degenerativen Schädigungen ist, folgt der Hemiballismus ebenso wie die Hemiathetose des öfteren zerebralen Insulten. Auch für den Hemiballismus ist keine spezifische Therapie bekannt.

Funikuläre Spinalerkrankungen

(funikuläre Myelose)

Ursachen: Der funikulären Myelose liegen degenerative Veränderungen – Markscheidenverlust der Nervenfasern mit folgendem Untergang der Nervenfasern – zugrunde, die an den Hintersträngen des Rückenmarks (Groll- und Burdach-Strang) beginnen, später aber auch auf andere Faserstrangsysteme (Pyramidenstränge, Kleinhirnseitenstränge) übergreifen. Die Ursache dieser Veränderungen ist ein Mangel an Vitamin B_{12} (= extrinsic factor), der auf einer mangelnden Resorption des mit der Nahrung zugeführten Vitamin B_{12} beruht. Vitamin B_{12} kann nur resorbiert werden, wenn es sich mit einem Sekretionsprodukt der Schleimhautdrüsen des Magens (= intrinsic factor) verbindet. Vitamin B_{12} kommt vor allem in roher Leber und rohem Fleisch vor.

Vitamin B_{12} ist für zahlreiche Stoffwechselvorgänge im Organismus notwendig, u. a. auch für die Bildung der roten Blutkörperchen.

Zu einer ungenügenden Produktion des „intrinsic factor" können verschiedene Krankheitszustände führen: z. B. Magenschleimhautatrophie, Magenkarzinom, Dünndarmerkrankungen, Magen- und Darmresektionen. Vitamin-B_{12}-Mangel infolge eines abnormen B_{12}-Verbrauches im Darm kommt bei Bandwurmbefall zustande. Selbstverständlich kann eine ganz extrem einseitig vegetarische Kost ebenso zu Vitamin-B_{12}-Mangel infolge zu geringer Zufuhr führen.

Klinische Erscheinungen: Die funikuläre Myelose ist eine Erkrankung der mittleren und ebenso häufig auch der höheren Lebensjahre. Bei 156 Kranken der Erlanger Klinik betrug das Durchschnittsalter 57,6 Jahre. Die Krankheit tritt innerhalb weniger Wochen und Monate in Erscheinung und ist langsam progredient. Der Vitamin-B_{12}-Mangel kann sowohl zu allgemein-körperlichen Erscheinungen als auch zu neurologischen Ausfällen und psychischen Störungen führen. *Allgemein körperliche Symptome sind*: Magenbeschwerden, Müdigkeit, Zungenbrennen, Entzündung der Zungenschleimhaut, Leber- und Milzvergrößerung. Im Blutbild kann man eine sog. „Megaloblastenanämie" mit vergrößerten, überstark mit rotem Blutfarbstoff beladenen Blutkörperchen, Mangel an weißen Blutkörperchen, herabgesetzter Zahl der Blutblättchen, gelblicher Serumfärbung, der zufolge auch die Haut ein strohgelbes Kolorit annimmt, finden. Dieses allgemeinmedizinische Krankheitsbild ist unter dem Namen der *perniziösen Anämie* bekannt. Zum voll ausgeprägten Bild gehört schließlich noch die *histaminrefraktäre Achylie*, d. h., auch nach Gabe von Reizsubstanzen produziert die Magenschleimhaut keine freie Salzsäure.

Die neurologische Symptomatik beginnt zumeist mit Störungen der Hautsensibilität, Parästhesien (Mißempfindungen) beginnen meist in den Zehen- und Fingerspitzen, breiten sich dann rumpfwärts aus und können in schweren Fällen auch die gesamte Rumpfhaut mit einbeziehen. Sie haben oft stark schmerzhaften Charakter. Diese Sensibilitätsstörungen werden manchmal als Folge von Durchblutungsstörungen fehlgedeutet. Hinzu treten in der Regel Störungen der Tiefensensibilität, am Anfang ebenfalls zunächst als Parästhesien (Bandempfinden, Engegefühl in den Beinen, gürtelartige Mißempfindungen im Rumpfbereich oder in der Herzgegend). Später treten infolge des Ausfallens der Tiefensensibilität Erscheinungen hinzu, die unter dem Begriff „spinale Ataxie" zusammengefaßt werden. Gang und Zielbewegungen werden unsicher, bei der neurologischen Untersuchung finden sich Koordinationsstörungen im Finger-Nase- und Knie-Hacken-Versuch. Weitere neurologische Symptome treten im Bereich der Motorik hinzu. Die Patienten klagen übe Muskelschwäche, der Muskeltonus ist schlaff, die Muskeleigenreflexe, vor allem im Bereich der unteren Extremitäten sind schwach ausgeprägt oder fehlen. Charakteristischerweise finden sich dabei meistens gleichzeitig Pyramidenbahnzeichen, so daß die Kombination von fehlendem Achillessehnenreflex und positivem Babinski-Zeichen recht kennzeichnend für die funikuläre Myelose ist. Schließlich können auch Blasenstörungen mit Harnverhaltung auftreten.

Psychopathologisch können eine Fülle von Syndromen das Bild komplizieren: neben mißmutig-depressiven Verstimmungen, Leistungsunlust bei gleichzeitigen vegetativen Symptomen (neurasthenisches Syndrom) können depressive und paranoide Psychosen, Erscheinungen des hirnorganischen Psychosyndroms bis hin zur Demenzentwicklung beobachtet werden.

Es ist besonders wichtig, darauf hinzuweisen, daß die Symptome der perniziösen Anämie und die neurologischen Störungen nicht in paralleler Entwicklung auftreten müssen. Sehr oft eilen die neurologischen Krankheitserscheinungen den allgemein-körperlichen voraus, so daß die Diagnose allein aus diesen gestellt werden muß. Bei der schon erwähnten Erlanger Untersuchung wurden Zeichen einer perniziösen Anämie nur bei 33% der Patienten, die wegen neurologischer Störungen aufgenommen wurden, gefunden.

Labordiagnostisch stützt man sich im wesentlichen auf den *Schilling-Test.* Bei dieser Untersuchung wird mit radioaktiver Methodik die Resorption von oral verabreichtem radioaktiv markiertem Vitamin B_{12} anhand der Urinausscheidung innerhalb von 24 Stunden bestimmt. Liegt die Ausscheidung unter 10% der verabreichten Menge, so ist eine Vitamin-B_{12}-Resorptionsstörung anzunehmen.

Therapie: Die Behandlung besteht in langfristigen Gaben von Vitamin B_{12}, das anfangs in täglichen, später in 1- bis 2wöchentlichen Abständen injiziert wird. Die Behandlung muß intramuskulär erfolgen, weil die B_{12}-Aufnahme durch den Darm bei diesen Patienten ja gerade gestört ist. Bei frühem Behandlungsbeginn ist die therapeutische Prognose gut, während die Rückbildungsfähigkeit stark ausgeprägter neurologischer Symptome sehr gering ist.

Erkrankungen der peripheren Nerven

Begriffsbestimmung: Der periphere Nerv beginnt mit der Vereinigung der vorderen und hinteren Nervenwurzel, die in segmentaler Gliederung aus dem Rückenmark austreten, und reicht bis zu den von ihm innervierten Endorganen. Demzufolge werden Erkrankungen der Nervenwurzeln von den Erkrankungen des peripheren Nervs selbst unterschieden. Hier soll nur die Rede von den Erkrankungen des peripheren Nervs die Rede sein. Zur Beschreibung der verschiedenen Krankheitsbilder werden nun unterschiedliche Begriffe benutzt, die leider nicht immer scharf voneinander abgegrenzt werden und daher auch zur Verwirrung führen können. Es sind die Begriffe *Neuralgie, Neuritis, Neuropathie*. Die gegenseitige Abgrenzung sollte in der Weise vorgenommen werden, daß der Begriff „Neuralgie" nur für schmerzhafte Reizzustände peripherer Nerven, „Neuritis" für entzündliche Erkrankungen der peripheren Nerven und „Neuropathie" für alle übrigen Störungen des peripheren Nervs als Sammelbegriff verwendet wird. In diesem Sinne begriffene Neuralgien betreffen meist einen einzelnen Nerv. Beispiel: Trigeminusneuralgie (s. unten). Neuritiden und Neuropathien hingegen erstrecken sich meist auf mehrere Nerven gleichzeitig, wobei die Ausbreitung oft symmetrisch erfolgt, weshalb dann auch die Begriffe Polyneuritis und Polyneuropathie benutzt werden (Tab. 25).

Ursachen: Polyneuritiden und Polyneuropathien sind in der Regel Folgen anderer zugrundeliegender Krankheitsprozesse. Deswegen ist eine sorgfältige diagnostische Abklärung notwendig, um die Grundkrankheit therapieren zu können, zumal die symptomatische Behandlung von Polyneuritiden und Polyneuropathien nur begrenzte Heileffekte aufweist. Als Ursachen kommen eine Fülle von Erkrankungen in Frage, die in Tab. 25 zusammengestellt sind. Polyneuritiden bzw. Polyneuropathien, deren Ursache man nicht aufdecken kann, werden „idiopathische" Formen genannt.

Klinische Erscheinungen: Während Neuralgien, wie bereits erwähnt, sich ausschließlich durch Schmerzzustände im Bereich des Versorgungsgebietes eines Nervs, nicht aber durch objektive Ausfallserscheinungen kundtun, weisen Polyneuritiden und Polyneuropathien in der Regel eine charakteristische Symptomatik auf, die im folgenden allgemein kurz zusammengefaßt wird. Entsprechend den 3 Funktionen, die durch den peripheren Nerv vermittelt werden, nämlich *vegetative Innervation, sensible Innervation, motorische Innervation*, kann es zu Reiz- und/oder Ausfallserscheinungen in jedem dieser Funktionsbereiche kommen. Vegetative Störungen machen sich in gestörter Schweißsekretion, gestörter Hautdurchblutung und Ernährungsstörungen der Haut bemerkbar. Die sensiblen Störungen beginnen meist mit einer „Reizphase", die durch parästhetische Sensationen (Mißempfindung) charakterisiert ist, die vom Patienten als „Taubheitsgefühl, Kribbeln, pelziges Gefühl" in der Haut beschrieben werden. Es folgen als sensible Ausfallserscheinungen meistens Schwächungen oder völliger Ausfall der Empfindungen für Berührung, Schmerz und Temperaturleitung. Auch Ausfälle des Tiefen- und Lageempfindens werden beobachtet. Die Sensibilitätsstörungen beginnen meistens in den peripheren Extremitätenabschnitten, an Fuß und Händen also, und haben stumpf- bzw.

Tabelle **25**   Polyneuropathien. Diagnostische Zuordnung – einschließlich der Verdachtsfälle – bei 1580 stationär beobachteten Kranken vom Jahre 1950 bis 1978 (aus Scheid, W.: Lehrbuch der Neurologie. Thieme, Stuttgart 1980)

	Fallzahl	%
Polyneuritiden		
idiopathische Polyneuritis (einschließlich chronischer Formen und Fisher-Syndrom)	185	11,70
postinfektiöse Polyneuritis (Infektion nicht zuzuordnen)	74	4,68
Polyneuritis bei definierten Erregerkrankheiten	6	0,37
durch Zecken übertragene Meningopolyneuritis	88	5,57
postvakzinale Polyneuritis	5	0,31
serogenetische Pollyneuritis	6	0,37
neuralgische Amyotrophie	89	5,63
Diphtherie-Polyneuropathie	9	0,56
Toxische Polyneuropathien		
mehrere Noxen	30	1,89
Thallium	61	3,86
Blei	3	0,18
Schwefelkohlenstoff	2	0,12
Triarylphosphat	2	0,12
Thalidomid	50	3,16
Phenytoin	14	0,88
Barbiturate und Analgetika	7	0,44
INH	5	0,31
Zytostatika	4	0,25
Salvarsan	3	0,18
Nitrofurantoin	3	0,18
sonstige (Arsen, Trichloräthylen)	2	0,12
Alkohol-Polyneuropathie	199	12,60
Metabolische Polyneuropathien		
Polyneuropathien bei Malabsorption, Maldigestion und Avitaminosen	13	0,82
urämische Polyneuropathien	4	0,25
Polyneuropathien bei Lebererkrankungen	4	0,25
Endokrine Polyneuropathien		
Porphyrie-Polyneuropathie	22	1,39
neurale Musskelatrophien	95	6,01
hereditäre sensible Polyneuropaathien	1	0,06
Louis-Bar-Syndrom	2	0,12
Amyloid-Polyneuropathie	2	0,12
Polyneuropathien bei malignen Tumoren		
paraneoplastische Polyneuropathien	13	0,82
Polyneuropathien bei Morbus Hodgkin	2	0,12
Polyneuropathien bei Plasmozytom	4	0,25
sonstige Formen		
Polyneuropathien bei Bluterkrankungen		
Polyneuropathien bei Leukosen	3	0,18
sonstige Formen	1	0,06

Tabelle **25**   (Fortsetzung)

Polyneuropathien bei Sarkoidose	3	0,18
Vaskuläre Polyneuropathien		
Polyneuropathie bei Periarteriitis nodosa	72	4,55
Polyneuropathie bei Lupus erythematodes	3	0,18
sonstige Formen	13	0,82
Sog. Koma-Polyneuropathien	6	0,37
Polyneuropathien bei multifaktorieller Genese	105	6,64
Polyneuropathien ungeklärter Herkunft	168	10,63
Polyneuropathien ungeklärter Herkunft mit zentralen Symptomen	45	2,84
Polyneuropathien ungeklärter Herkunft mit Myopathie-Syndrom	5	0,31
	1580	100%

handschuhförmige Begrenzung. Im späteren Verlauf können sich diese Sensibilitätsausfälle rumpfwärts ausbreiten. Die motorischen Symptome sind praktisch klinisch nur als Ausfallserscheinungen zu registrieren, und zwar in Form schlaffer Lähmungen der von den jeweiligen Nerven innervierten Muskeln mit gleichzeitiger Abschwächung bzw. gleichzeitigem Erlöschen der zugehörigen Muskeleigenreflexe. Auch die Lähmungen beginnen meist an den rumpffernen Muskeln. Elektrodiagnostisch sieht man charakteristische Veränderungen vor allem im Elektromyogramm, z. B. eine Abnahme der motorischen und sensiblen Erregungsleitungsgeschwindigkeit. Auch die konventionelle Elektrodiagnostik mittels direkter und indirekter Muskelreizung mit Hilfe von galvanischen (Gleichstrom) oder faradischen (Stromimpulse) Strömen läßt Änderung der Reizschwelle und „Entartungsreaktionen" erkennen.

Nachfolgend sollen nun einige der für die Geriatrie wichtigsten Erkrankungen des peripheren Nervs besprochen werden.

Trigeminusneuralgie

Ursachen: Obwohl bei den meisten Patienten eine Ursache für die Trigeminusneuralgie nicht zu finden ist, muß doch auf einer genauen diagnostischen Abklärung aller Patienten mit dieser Erkrankung bestanden werden, weil sie eben doch Ausdruck eines nachweisbaren zur Reizung des Nervs führenden Krankheitsprozesses sein kann. Die Reizung ist in vielen Fällen direkt mechanisch bedingt. Hierfür kommen in Frage: Tumoren, leukämische Infiltrate, Erkrankungen des Innenrohrs mit Beteiligung des Felsenbeins, Abknickung des Nervs am Felsenbein bei hirnatrophischen Prozessen. Im übrigen können Augenerkrankungen, Entzündungen oder Tumoren der Nase und ihrer Nebenhöhlen, Zahnerkrankungen sowie Diabetes und Alkoholismus eine Trigeminusneuralgie verursachen. Schließlich kann die Ursache in Durchblutungs-störungen oder anderen Erkrankungen des Ganglion Gasseri (Ganglion trigeminale), einer Umschaltstelle für die Fasern des Trigeminus-nervs, bestehen.

Klinische Erscheinungen: Die Schmerzattacken beginnen über-wiegend in der 2. Lebenshälfte, und Frauen sind wesentlich häufiger be-troffen als Männer. Die Schmerzanfälle bevorzugen die rechte Ge-sichtshälfte. Es können entweder alle Nervenäste (Stirnast, Oberkiefer-ast, Unterkieferast) oder nur ein einziger betroffen sein. Die Schmerzen treten anfallsartig in längeren und kürzeren Abständen auf und nehmen im Verlauf der Erkrankung meist an Häufigkeit zu, sie sind tagsüber häufiger als nachts. Die Schmerzen befallen bevorzugt den 2. und den 3. Ast. Die Schmerzanfälle können spontan auftreten, aber auch durch äußere Reize, z. B. Berührung, Luftzug, Kauen, Trinken, Zähneputzen, Waschen, Rasieren, ausgelöst werden. Die meist als brennend charak-terisierten Schmerzen werden von den betroffenen Patienten als so hef-tig und quälend erlebt, daß sie sich schließlich völlig zurückziehen, alle schmerzauslösenden Aktivitäten, also sogar das Sprechen und die Nah-rungsaufnahme soweit einschränken, daß sie völlig kachektisch werden können. Bei schweren Formen der Trigeminusneuralgie besteht Suizid-gefahr. Objektive Ausfallserscheinungen sind meist nicht nachzuwei-sen.

Therapie: Zunächst sollte stets der Versuch einer konservativen Therapie unternommen werden, die bevorzugt in der Gabe von be-stimmten Psychopharmaka besteht. Besonders bewährt hat sich hier das Tegretal. Bei schwersten Schmerzzuständen werden oft in Kombi-nation stark sedativ wirkende Neuroleptika in hoher Dosierung gege-ben. Opiate sollte man wegen der damit verbundenen Suchtgefahr tun-lichst vermeiden. Bei älteren Patienten bewährt sich gelegentlich die Gabe durchblutungsfördernder Medikamente. Ist mit konservativer Behandlung keine Besserung zu erzielen, so müssen Neurochirurgen zu Rate gezogen werden. Die Neurochirurgie hat eine Fülle von Verfahren entwickelt, die von der Alkoholinjektion in den betroffenen Trigemi-nusast bis zur Nervendurchschneidung reichen. Wie oft in der Medizin ist auch hier die Polypragmasie Ausdruck des jeweils nur partiellen Er-folgs der verschiedenen Verfahren.

(Herpes-)Zoster-Neuralgie

Ursachen: Die Zosterneuralgie ist Folge einer Allgemeininfektion, die durch ein neurotropes Virus hervorgerufen wird. Das Virus ist offenbar mit dem Virus der Windpocken verwandt und befällt bevorzugt be-stimmte Abschnitte des zentralen Nervensystems, nämlich die Spinal-ganglien (Spinalganglien sind der Sitz der peripheren sensiblen Nerven-zellen, deren einer Fortsatz zum Rückenmark zieht, während der andere die Verbindung zum peripheren Endorgan herstellt; sie liegen in segmentaler Anordnung beiderseits der Wirbelsäule). Während die Windpocken jedoch eine Kinderkrankheit darstellen, befällt der Herpes zoster das Erwachsenenalter.

Klinische Erscheinungen: Die Erkrankung beginnt manchmal, wie die meisten Infektionskrankheiten, mit allgemeiner Abgeschlagenheit, Kopf- und Gliederschmerzen, Temperaturerhöhung, gelegentlich auch Nackensteifigkeit. Während dieser Phase findet man im Liquor eine Zellzahlvermehrung. Im Versorgungsbereich des betroffenen sensiblen Ganglions treten dumpfe, ziehende Schmerzen und am 3. bis 5. Tag nach Beginn der Erkrankung typische Gruppen von Bläschen im betroffenen Hautsegment auf. Die Erkrankung läuft fast immer einseitig ab und befällt selten mehr als 1 oder 2 Nervenversorgungssegmente (Dermatome). Am häufigsten sind Segmente im Brustbereich befallen, so daß die hier bandförmige Bläschenanordnung auf gerötetem Untergrund der Krankheit auch den Namen „Gürtelrose" eingebracht hat. Es können aber auch die Nervenzellen, die die Gesichtshaut versorgen, betroffen sein (Gesichtsrose). Bei jüngeren Patienten heilt der Zoster folgenlos innerhalb von einigen Wochen ab. Auf der Haut können lediglich kleine weißliche Narben zurückbleiben. Bei *älteren Patienten bleiben aber sehr oft hartnäckige Zosterneuralgien bestehen*, die sich ähnlich wie bei der Trigeminusneuralgie in ziehenden, brennenden Schmerzen äußern. Sie treten aber im Gegensatz zur Trigeminusneuralgie nicht anfallsartig auf, verstärken sich aber auch durch mechanische Reize beim Waschen, Anziehen usw.

Therapie: Die Behandlung der Zosterneuralgie kann nur symptomatisch schmerzlindernd sein. Verwendet werden Anästhetika, vor allem aber auch hier Psychopharmaka der Neuroleptikareihe. Vor der Anwendung von Opiaten ist wegen der Suchtgefahr zu warnen. Die akute Infektion kann neuerdings mit dem Virostatikum Aciclovir (Zovirax) behandelt werden. Bei hochdosierter Gabe kommt es zu einer rascheren Abheilung der Hauterscheinungen, und auch nachfolgende Neuralgien sollen seltener oder weniger schwer sein.

Polyneuropathien / Polyneuritiden

Ein Blick auf Tab. **25** belehrt darüber, daß die meisten der dort angeführten Ursachen für Polyneuritiden bzw. Polyneuropathien nicht mit dem Alter verknüpft sind. Als typische altersabhängige Polyneuropathien können eigentlich nur 3 Formen gelten, nämlich die *diabetische* Polyneuropathie, die *Polyneuropathie bei der Periarteriitis nodosa* und die *arteriosklerotische Polyneuropathie*, von der es fraglich ist, ob es sie überhaupt gibt.

Die *diabetische Polyneuropathie* kann zwar schon im Gefolge des jugendlichen Diabetes auftreten, wird meist jedoch erst jenseits des

50. Lebensjahres gefunden. Am häufigsten ist die Altersgruppe der 60-bis 70jährigen betroffen. In diesem Fall ist der Diabetes selbst meist 5–10 Jahre bekannt. Immerhin kommt es nicht gar zu selten auch vor, daß die Patienten wegen der neurologischen Erscheinungen den Arzt aufsuchen und der Diabetes erst im Gefolge der Untersuchung festgestellt wird. Während man früher der Ansicht war, daß die diabetische Polyneuropathie eine Folge sklerotischer Wandveränderung der Gefäße sei, die den peripheren Nerv selbst versorgen, muß man heute feststellen, daß wir nichts Sicheres über die Beziehungen zwischen Dauer und Schwere der Stoffwechselstörung und Auftreten neurologischer Komplikationen wissen. Manche Untersucher vertreten die Ansicht, daß neurologische Komplikationen bei einem schlecht oder unbehandelten Diabetiker besonders häufig seien.

Die *Symptomatik* entspricht der weiter oben angegebenen allgemeinen Darstellung klinischer Erscheinungen der Polyneuropathie/Polyneuritiden. Die Krankheit beginnt meist mit *sensiblen Reizerscheinungen*, die als Brennen der Fußsohlenhaut, Schmerzen in der Leistengegend, der Innenseite der Oberschenkel oder auch als schmerzhafte Muskelkrämpfe geschildert werden. Meist nehmen die Schmerzen im Liegen und während der Nacht zu. Objektiv findet sich eine Aufhebung des Vibrationsempfindens (Prüfung mit der Stimmgabel), auch kann die Lage- und Bewegungsempfindung gestört sein und das Bild einer Ataxie mit Gangunsicherheit entstehen. Schließlich finden sich strumpf- und handschuhförmige Ausfälle der Berührungsempfindung sowie der Schmerz- und Temperaturleitung. Ferner können Lähmungen der rumpfnahen oder rumpffernen Extremitätenmuskulatur auftreten.

Therapie: In erster Linie bedarf es einer guten Behandlung der diabetischen Stoffwechselstörung. Vitamingaben sind als zwecklos anzusehen. Symptomatisch können Reizstrombehandlungen zur Verhütung von Muskelatrophien und krankengymnastische Übungen angewendet werden, allerdings nicht, wenn der betroffene Patient über schmerzhafte Muskelkrämpfe klagt.

Anhang: Die *Periarteriitis nodosa* ist eine Erkrankung der zweiten Lebenshälfte, bei der es zu entzündlichen Veränderungen der arteriellen Gefäßwand kommt. Männer werden häufiger als Frauen befallen. Trifft die Gefäßwandveränderung die kleinen, die peripheren Nerven versorgenden Gefäße, so kommt es zur Durchblutungsstörungen der Nerven mit anschließender Polyneuropathie. Diese verläuft mit heftigen Nerven- und Muskelschmerzen, die früh zu motorischen Lähmungen führt, während die sensiblen Ausfälle geringer sind. Die Diagnose ist sehr schwierig zu stellen. Für die Erkrankung, die natürlich auch zahlreiche andere Organe befallen kann, gibt es keine spezifische Therapie. In den Anfangsstadien sind Erfolge durch Corticosteroidgaben zu erzielen.

Es ist umstritten, ob die bei Patienten, die Zeichen einer allgemeinen zerebralen Gefäßsklerose aufweisen, gefundenen Minderungen der motorischen Kraft, unter Umständen verbunden mit Abschwächung der Muskeleigenreflexe, Koordinationsstörungen und Abschwächung der Tiefensensibilität, Folgen *einer arteriosklerotischen Polyneuropathie* sind, die man sich dann wohl in ähnlicher Weise wie bei der Periarteriitis nodosa durch Befall der kleinen arteriellen Gefäße erklären müßte, die den peripheren Nerv selbst versorgen; nur handelt es sich in diesem Zusammenhang nicht um entzündliche Gefäßveränderungen, sondern um sklerotisch-degenerative Umbauvorgänge.

Myopathien im Alter

Muskelschwäche, Lähmungen, Muskelatrophien müssen nicht immer neurogenen Ursprungs sein, d. h., die Ursache für die Funktionsstörung der Muskulatur liegt nicht immer im Bereich des Nervs, sondern kann auch im Muskel selbst lokalisiert sein. Wir unterscheiden hier angeborene, d. h. endogene, von symptomatischen, d. h. exogenen, und degenerative *(Muskeldystrophien)* von entzündlichen *(Polymyositiden)* Erkrankungen. Während die angeboren-degenerativen Formen sich meist in der ersten Lebenshälfte, oft sogar schon in der Kindheit manifestieren, gibt es auch Krankheitsbilder, die erst im höheren Lebensalter auftreten. Sie sind meist die Folge anderer Grundkrankheiten, und es überwiegen die entzündlichen Formen, also die Polymyositiden. Besonders häufig treten beidseitige symmetrische Schwächeerscheinungen der rumpfnahen Muskulatur auf, z. B. der Oberschenkelmuskulatur bei Karzinomkranken. Manifestiert sich ein polymyositisches Syndrom erstmals nach dem 50. Lebensjahr, so ist bei Männern in etwa 60% und bei Frauen in etwa 25% bestimmt damit zu rechnen, daß dem Krankheitsbild ein bösartiger Tumor zugrunde liegt.

Während die degenerativen Muskelerkrankungen durch muskuläre Schwäche und bei einfacher grober Inspektion bereits durch sichtbare Muskelatrophie gekennzeichnet sind, können die entzündlich bedingten Krankheitsformen, also die Polymyositiden, nebenher auch Hautveränderungen – Rötung bzw. livide Verfärbung, Schwellung – aufweisen, und es können Schmerzen mit allgemeinem Krankheitsgefühl und Fieber hinzutreten.

Für die degenerativen Formen gibt es keine spezifische Therapie. Die Behandlung der entzündlichen Formen besteht in Corticoidgaben.

Abschließend sei noch kurz eine Form muskulärer Erkrankung beschrieben, die *Myasthenie*. Während die Myasthenie Frauen meist im jüngeren Lebensalter befällt, bevorzugt die Erkrankung im späteren Lebensalter das männliche Geschlecht. Die myasthenische Muskelschwäche wird durch eine Störung der Erregungsübertragung vom Nerv auf den Muskel verursacht, und demzufolge ist die Erkrankung durch eine zunehmende Ermüdung bestimmter Muskelgruppen bei Belastung und mit rascher Erholung in der Ruhe charakterisiert. Besonders deutlich und oft gerade am Anfang der Erkrankung macht sich die Muskelschwäche an der äußeren Augenmuskulatur, insbesondere beim Lidheben, bemerkbar, so daß die Augenlider halb geschlossen sind (Ptose) und der Patient den Kopf leicht in den Nacken legen muß, um eine vor ihm befindliche Person anzusehen. Gerade die im höheren Lebensalter sich erstmals manifestierende Form bevorzugt die Kau- und Schluckmuskulatur. Diese Form ist wegen ihrer Folgen – Schluckpneumonie, infolge ungenügender muskelabhängiger Abdichtung der Speiseröhre gegen die Luftröhre durch den Kehlkopfdeckel – besonders gefährlich. Nach heutiger Auffassung gehört die Myasthenie in die Gruppe der Autoimmunerkrankungen. Aus diesem Grund besteht die Therapie in über Jahre hinweg konsequent durchgeführter immunsuppressiver medikamentöser Behandlung. An erster Stelle steht hier die Behandlung mit Corticosteroiden (z. B. Prednison). Sie wird besonders für ältere Patienten empfohlen. Die Gabe von Substanzen, die die fermentchemische Erregungsübertragung erleichtern, indem der Acetylcholingehalt an der Erregungsüberleitungsstelle von Nerv zum Muskel (Muskelendplotter) erhöht wird (Mestinon), bringt nur vorübergehende Erfolge. Die operative Entfernung der Thymusdrüse hat sich ebenfalls als langfristig günstig für den Verlauf der Krankheit erwiesen.

Myatrophische Lateralsklerose

Ursachen: Die myatrophische Lateralsklerose beruht auf degenerativ-atrophischen Veränderungen der motorischen Vorderhornzellen im Rückenmark, der motorischen Pyramidenzellen in der Gehirnrinde sowie der motorischen Hirnnervenkerne. Der degenerative Prozeß befällt die genannten Systeme zu unterschiedlichen Zeitpunkten und in unterschiedlicher Intensität, so daß der Verlauf des Krankheitsbildes sich verschieden gestalten kann. Den degenerativen Veränderungen liegen offenbar unterschiedliche Ursachen zugrunde; ein Teil der Krankheitsfälle folgt familiär-dominanter Vererbung, der größte Teil tritt jedoch sporadisch, manchmal im Zusammenhang mit anderen Grundkrankheiten wie Karzinom, Quecksilbervergiftungen, Elektroschäden des ZNS auf.

Klinische Erscheinungen: Obwohl die Krankheit im Verhältnis zur Gesamtbevölkerung selten ist, stellt sie doch die häufigste Form degenerativer Nervenleiden dar. Sie befällt bevorzugt das 4.–6. Lebensjahrzehnt.

Charakteristisch für das Krankheitsbild ist die Kombination von schlaffen Lähmungen infolge des Untergangs der motorischen Nervenzellen im Vorderhorn des Rückenmarks und gleichzeitig bestehenden spastischen Zeichen als Folge des Befalls der Pyramidenbahn. Wie schon erwähnt, kann jedoch der Beginn der Krankheit unterschiedlich sein. Es können sowohl die spastischen Zeichen am Anfang stehen wie auch die schlaffen Lähmungen. Ist letzteres der Fall, so sind zuerst feine Faszikulationen bzw. Fibrillationen einzelner Bündel unter der Haut gelegener Muskeln zu beobachten. Im weiteren Verlauf stellen sich dann Atrophien unterschiedlicher Muskelabschnitte ein, die sich zunehmend verstärken und oft an den kleinen Handmuskeln zuerst beginnen und hier zu einer „Skelettierung" der Hand führen. In der Regel treten dann spastische Zeichen an den unteren Extremitäten hinzu, die sich später über die Armmuskeln und auf die Kau- und Schluckmuskulatur ausdehnen können. Das Krankheitsbild kann aber auch mit Störungen in diesem Muskelbereich beginnen (initiale *Bulbärparalyse*), ein prognostisch besonders ungünstiges Zeichen. Werden Kau- und Schluckmuskulatur betroffen, so kommt es zu hochgradigen Störungen bei der Nahrungsaufnahme mit der Gefahr der Schluckpneumonie infolge der in die Bronchien gelangenden Nahrungsreste und zu verwaschener, undeutlicher Sprache (Dysarthrie). Schließlich entwickelt sich eine massive Kachexie*. Auch die Atmung wird zunehmend erschwert.

Prognose: Die Lebenserwartung ist gering und der Verlauf unaufhaltsam progredient. 80% der Patienten überleben nicht das 3. Jahr nach Ausbruch der Erkrankung. Von jenen, deren Erkrankung mit initial-bulbärer Symptomatik beginnt, erleben 60% nicht das Ende des 1. Jahres nach Ausbruch der Erkrankung. Nur etwa 6% der Patienten sind nach 10 Jahren noch am Leben.

Therapie: Eine kausale Therapie gibt es nicht, auch die symptomatische Behandlung ist nahezu erfolglos. Im Anfangsstadium können krankengymnastische Übungen durchgeführt und durch Gabe von Anabolika (= stoffwechsel-, insbesondere eiweißstoffwechselstimulierende Hormone) unterstützt werden. Stehen die spastischen Lähmungserscheinungen im Vordergrund des Bildes, so kann die Spastik durch Gaben myotonolytischer Substanzen wie z. B. Valium oder Muskel-Trancopal gelindert werden, oft wird durch eine solche Medikation allerdings auch die muskuläre Schwäche verstärkt. Die bulbäre Sym-

---

* Kachexie: durch mangelhafte Ernährung oder Stoffwechselstörungen bedingte Abmagerung.

ptomatik geht gewöhnlich mit einer sehr lästigen Steigerung der Speichelsekretion einher, die zu einem permanenten Speichelfluß führen kann. Hier helfen atropinähnliche Medikamente. Freihalten der Atemwege, Atemgymnastik und in den Spätstadien das Legen einer Magensonde zur Ernährung sind ausnahmslos erforderlich. Intensive pflegerische Betreuung und psychotherapeutische Führung sind unerläßlich, da die Patienten das Fortschreiten der Krankheit und Nahen des Todes bei klarem Bewußtsein erleben. Die Betreuung dieser Kranken stellt höchste Ansprüche an Können und Belastungsfähigkeit von Ärzten und Pflegekräften.

Schwindelzustände

Begriffsdefinition und Ursachen: Der Schwindel stellt kein eigenes Krankheitsbild sondern ein Syndrom* dar, das im Gefolge zahlreicher, unterschiedlicher Erkrankungen auftreten kann. Die Patienten sprechen von Schwindelzuständen oder Schwindelanfällen, wenn die gewohnten sicheren räumlichen Umweltbeziehungen „schwinden". Dabei kann das, was konkret subjektiv im Schwindel erlebt wird, sehr unterschiedlicher Art sein. Es kann vom regelrechten Drehschwindel mit einer scheinbaren Drehbewegung der Gegenstände im Raum in einer Richtung über Gleichgewichtsstörungen mit scheinbaren Bewegungen des Untergrundes, auf dem man geht, bis hin zum Schwarzwerden vor Augen, wie im Rahmen einer Ohnmacht, reichen. Diesen verschiedenen Formen subjektiven Schwindelempfindens liegen Störungen der Gleichgewichtsregulationen, die verschiedene Systeme befallen können, zugrunde. Deshalb ist eine genaue anamnestische Befragung der Patienten Voraussetzung einer sicheren Diagnose.

Die Regulation des Gleichgewichtes im Raum und die entsprechenden dazu notwendigen feinen Koordinationsabstimmungen in der Muskulatur werden von verschiedenen Zentren gesteuert. Hierzu gehören die beiden Gleichgewichtsorgane im linken und rechten Mittelohr – sie werden die Labyrinthe genannt –, die beiden Kerngebiete des linken und rechten Gleichgewichtsnervs (N. vestibulocochlearis, 8. Hirnnerv [N. octavus]); das Kleinhirn, das vor allem für die Muskelkoordination und die optokinetische Regulation verantwortlich ist, schließlich die Hirnrinde selbst. Aus dieser Aufzählung verschiedener Regulationszentren ergibt sich bereits, daß es eine Fülle von Ursachen

---

* Syndrom: regelhafte Verknüpfung bestimmter Krankheitszeichen (Symptome).

für die Auslösung von Schwindelerscheinungen geben muß. Wenn wir nur die wichtigsten aufzählen wollen, so kommen Mittelohrerkrankungen (Otitis media), Hirntumoren, Hirntraumen, entzündliche Erkrankungen (Enzephalitis, Meningitis, Hirnabszeß, Tuberkulose, Lues) und schließlich die im Alter häufigen Durchblutungsstörungen in Frage. Auch Augenerkrankungen können zu Schwindelzuständen führen, beispielsweise das Glaukom (grüner Star) oder Sehstörungen, z. B. in Form von Doppelbildern und Augenmuskellähmungen. Wir kennen folgende klinische Formen:

Labyrinthärer Schwindel

Diese Form ist durch meist plötzlich auftretende, kurzdauernde Drehschwindelanfälle charakterisiert. Die Patienten geben an, daß die Umwelt sich in einer Richtung um sie drehe; im Schwindelanfall fallen die Patienten häufig in einer bestimmten Richtung zu Boden. Außerdem besteht in der Regel ein *Nystagmus*. Hierunter verstehen wir synchrone rhythmische Bewegungen beider Augen, die sich aus zwei Bewegungskomponenten, nämlich einer langsamen und einer raschen zusammensetzen. Beim normalen, gesunden Menschen sind diese Bewegungen zu beobachten, wenn man ihn auf einem Drehstuhl in rasche Drehungen versetzt und dann plötzlich anhält, oder wenn jemand aus dem fahrenden Zug heraussieht. Die Richtung des Nystagmus wird nach der Richtung der raschen Bewegungskomponente bestimmt. Sind Durchblutungsstörungen im Bereich des Innenohres ursächlich für die Schwindelerscheinungen verantwortlich, so gesellen sich in der Regel Einschränkungen der Hörfähigkeit, verbunden mit unangenehmen Pfeif-, Klingel- oder Fauchgeräuschen hinzu.

Schwindelzustände bei Schädigungen der Kerne des 8. Hirnnervs

Bei dieser Schwindelform liegt meistens kein eindeutiger Drehschwindel vor, sondern es besteht ein Schwankschwindel mit allgemeiner Unsicherheit und Gleichgewichsstörungen. Oftmals berichten die Patienten, daß sie das Gefühl hätten, als schwanke der Boden unter ihren Füßen. Bei dieser Form ist der Nystagmus nicht obligatorisch. Die Schwindelzustände können abhängig von der Körperlage ausgelöst werden.

Schwindel bei Kleinhirnstörungen

Bei dieser Form gibt es praktisch Drehschwindelanfälle nicht, hingegen ist der „Kleinhirnschwindel" durch Störungen der motorischen Koordination in Zusammenhang mit der Aufrechterhaltung des Gleichgewichts im Raum charakterisiert.

Schwindelzustände bei Störungen in der Großhirnrinde

In diesem Zusammenhang auftretende Schwindelzustände sind in der Regel anfallsartig und durch begleitende Bewußtseinstrübungen, Konzentrations- und Sehstörungen gekennzeichnet.

Es wurde bereits erwähnt, daß bei Alterspatienten Durchblutungsstörungen des Hirns die häufigste Ursache für Schwindelsymptomatik sind und demzufolge Schwindelerscheinungen im höheren Lebensalter im Rahmen neuropsychiatrischer Erkrankungen ein sehr häufiges Symptom sind. Dabei ist festzuhalten, daß jede dieser hier charakterisierten Schwindelformen das Bild bestimmen kann, da ja durch die Durchblutungsstörung unterschiedliche Areale des Hirns betroffen sein können, nämlich je nach dem durch sklerotische Wandveränderungen betroffenen Gefäßabschnitt. Die durchblutungsabhängig ausgelösten Schwindelanfälle lassen sich sehr oft durch bestimmte Kopfbewegungen – Drehen des Kopfes, Beugen des Kopfes in den Nacken – auslösen, da diese Bewegungen zu Veränderungen des Blutstromes entweder im Bereich der großen zuführenden Halsgefäße (Karotisgefäße) oder im Bereich der neben der Wirbelsäule liegenden Halsschlagadern (Vertebralgefäße) führen.

Therapie bei Schwindelanfällen

Die Behandlung der Schwindelerscheinungen muß natürlich die zugrundeliegende Krankheitsursache berücksichtigen. Ist der Blutdruck zu niedrig, muß er angehoben werden, ist er zu hoch, muß er vorsichtig gesenkt werden. Liegen Störungen der Herzleistung mit nachfolgender zerebraler Durchblutungsstörung dem Bilde zugrunde, so muß eine konsequente, internistischen Regeln folgende Herzbehandlung durchgeführt werden. Daneben werden mit unterschiedlichem Erfolg Medikamente angewendet, die eine dämpfende Wirkung auf die Zentren der zentralen Gleichgewichtsregulation ausüben.

Schädel-Hirn-Traumen im Alter

Obwohl wir in Mitteleuropa seit Jahrzehnten unter friedlichen Verhältnissen leben, spielen Schädel-Hirn-Traumen und ihre Folgen eine zunehmende Rolle. Hauptursache sind Verkehrsunfälle, von denen gerade Kinder und ältere Menschen häufig betroffen werden. Die klinische Erfahrung lehrt, daß sich Symptome und Folgen von Schädel-Hirn-Traumen in Abhängigkeit vom Lebensalter sehr unterschiedlich entwickeln. Das Hirn des Kindes, des Erwachsenen und des alten Menschen reagieren verschieden auf äußere Gewalteinwirkungen. Gründe dafür sind:

1. Veränderungen der Elastizität des knöchernen Schädelskeletts,
2. Veränderungen der biochemischen und biophysikalischen Eigenschaften der Hirnsubstanz selbst,
3. Veränderungen der Hirngefäße,
4. Änderungen der vegetativen Reaktionsbereitschaft.

Klinische Einteilung der Hirntraumafolgen: Wenn es zu einer äußeren Gewalteinwirkung auf das knöcherne Schädelskelett kommt, kann dieses selbst dabei intakt bleiben oder aber frakturieren; wir sprechen dann vom *Schädelbruch.* Weiterhin unterscheiden wir *offene* und *gedeckte Schädelverletzungen.* Bei der gedeckten Schädelverletzung kommt es zu keiner Eröffnung des Schädelinneren, während dies bei der offenen Schädelverletzung der Fall ist, so daß Schädelinnenraum und Außenwelt miteinander in Verbindung stehen. Das bringt natürlich die große Gefahr des Eindringens von Infektionskeimen in die Schädelhöhle mit sich. Ein Schädelbruch selbst bedeutet noch keineswegs eine offene Schädelverletzung, denn die äußere Haut kann beim Schädelbruch unverletzt bleiben. Die Tatsache, daß ein Schädelbruch vorliegt, oder ob die Verletzung offen oder gedeckt ist, bestimmt nicht unbedingt das akute klinische Syndrom, aber sie ist von Bedeutung für die späteren Folgen eines erlittenen Schädeltraumas.

Die akuten klinischen Erscheinungen im Anschluß an eine äußere Gewalteinwirkung auf den Schädel werden nun unabhängig von der vorgenannten Einteilung wie folgt unterschieden:

Schädelprellung

Sie stellt die leichteste Folge eines Schädel-Hirn-Traumas dar und wird fast immer durch die Einwirkung stumpfer Gewalt (Stoß, Schlag) hervorgerufen. Im direkten Anschluß verspürt der Patient einen plötzlich lokalisierten oder diffus empfundenen Kopfschmerz, der Minuten bis Stunden anhalten kann. Entscheidend aber ist, daß es zu keiner Störung des Bewußtseins kommt. Schwindel, Nystagmus, Übelkeit können auftreten, sind aber eher selten.

Commotio cerebri

Die Diagnose einer Gehirnerschütterung setzt immer eine direkt im Anschluß an das Schädeltrauma aufgetretene *Bewußtseinsstörung* mehr oder minder langer Dauer voraus. Meist handelt es sich um eine kurze Bewußtlosigkeit. Die Bewußtseinsstörung hat logischerweise eine kurze Erinnerungslücke zur Folge, die den Augenblick der Gewalteinwirkung selbst und eine gewisse Zeit danach umfaßt (anterograde Amnesie). Oft erstreckt sie sich jedoch auch auf die Zeit kurz vor Einwirkung des Traumas, wir sprechen dann von einer sogenannten *retrograden Amnesie*. Bei Erwachsenen und Kindern steht die Dauer der Bewußtlosigkeit in direktem Zusammenhang mit der Intensität des erlittenen Schädeltraumas. Diese Regel gilt jedoch für Alterspatienten nicht. Nach der Bewußtlosigkeit entwickelt sich im allgemeinen das typische Kommotionssyndrom mit Schwindel, Übelkeit, Erbrechen, Nystagmus, Kreislaufstörungen im Sinne orthostatischer Dysregulation und Kopfschmerzen. Welche pathologisch-strukturellen Veränderungen dem Kommotionssyndrom zugrunde liegen, ist bis heute noch nicht sicher geklärt. Die Prognose ist gut, die klinischen Erscheinungen bilden sich innerhalb von wenigen Tagen, bis höchstens 2–3 Wochen zurück. Überdauern die Beschwerden diesen Zeitraum, so ist entweder damit zu rechnen, daß es sich nicht nur um ein Kommotionssyndrom gehandelt hat, sondern das Schädeltrauma ein schon – z. B. infolge von Durchblutungsstörungen – vorgeschädigtes Hirn getroffen hat, oder aber es führen lebenssituative Gründe, z. B. Renten- und Entschädigungsansprüche, zu einer sekundären psychogenen Fixierung der Beschwerden.

Contusio cerebri

Die Diagnose einer Hirnquetschung mit substantieller Hirnschädigung ist zu stellen, wenn die Bewußtlosigkeit länger als 6 Stunden dauert, neurologische Herdsymptome auftreten, der Liquor Blut enthält, sich ein Herdbefund im EEG findet oder eine posttraumatische Psychose auftritt. Im allerersten Stadium läßt sich in der Regel eine Contusio cerebri nicht von einer Kommotio trennen, weil eben eine Hirnkontusion in der Regel auch mit einem Kommotionssyndrom verknüpft ist. Ganz seltene Fälle von Hirnkontusionen, besonders solche bei Geschoßverletzungen, können sich allerdings ohne Bewußtseinsverlust entwickeln. Dann liegt in der Regel aber eine offene Schädelverletzung vor. Die 6-Stunden-Grenze ist eine klinisch-empirisch festgelegte und damit nur wahrscheinliche Abgrenzung gegenüber einer Kommotio. Die Hirnsubstanzschädigung kann sowohl am Ort der direkten Gewalteinwirkung entstehen als auch am Gegenpol des Hirns. Diese Tatsache erklärte man früher damit, daß das Hirn im Schädelinneren beweglich in der Liquorflüssigkeit schwimmt, so daß die einwirkende Energie das Hirn selbst in Bewegung setzt: es kann dann infolge der übertragenen Bewegung an der dem Stoß gegenüberliegenden Seite auf das Schädelinnere aufprallen und so hier zusätzlich geschädigt werden. In Wirklichkeit sind die Veränderungen, wie experimentell analysiert werden konnte, noch komplizierter, und Druckeinwirkung auf der einen und Unterdruckentwicklung („Vakuumtheorie") auf der anderen Seite spielen wohl eine entscheidende Rolle. An dieser Stelle sei aber darauf nicht weiter eingegangen.

Die Prognose der herdförmigen neurologischen Ausfallserscheinungen hängt von ihrer Ausdehnung ab.

Folgeerscheinungen von Schädel-Hirn-Traumen

Intrakranielle Blutungen

Durch die Gewalteinwirkungen, insbesondere bei Hirnkontusionen, können feine Gefäße im Hirngewebe selbst oder aber Gefäße, die in den Hirnhäuten liegen oder von dort zum Hirn ziehen, zerreißen. Das austretende Blut kann sich in den Zwischenraum unter- oder oberhalb der Dura mater (= harte Hirnhaut) ergießen. Wir sprechen dann von *Epi-* oder *Subduralhämatomen.* Dem Epiduralhämatom liegen in der Regel Zerreißungen der Meningealarterien zugrunde, während das subdurale Hämatom durch Zerreißungen von venösen Gefäßen entsteht. Deshalb äußern sich die Erscheinungen der epiduralen Blutung meist rascher, während beim subduralen Hämatom das freie Intervall länger ist, jedoch ist diese Unterscheidung klinisch nicht immer sicher möglich. Nach Stunden oder wenigen Tagen, im Fall des Epiduralhämatoms, oder gar Wochen, im Fall des Subduralhämatoms, treten dann erneut Symptome mit Kopfschmerzen und Benommenheit auf, die sich schließlich bis zur Bewußtlosigkeit verstärken können. Herdförmige neurologische Ausfälle können das Bild ergänzen. Die Diagnose einer solchen Komplikation eines erlittenen Schädel-Hirn-Traumas erfordert sofortige klinische Einweisung, da neurochirurgische Intervention nötig ist, um das Hämatom auszuräumen und die Blutungsquelle zu unterbinden.

Posttraumatische Epilepsie

Mit einer Latenz von Wochen bis zu Jahren können sich im Anschluß an ein schweres Schädel-Hirn-Trauma epileptische Anfälle einstellen, auf deren Symptomatik im nächsten Kapitel näher eingegangen wird.

Posttraumatische Wesensänderung

Im direkten Anschluß an die akute Symptomatik oder aber nach einer Latenzzeit können sich psychische Ausfallserscheinungen bemerkbar machen, die entweder allmählich fortschreiten oder zum Stillstand kommen können. Es handelt sich sowohl um ein Nachlassen der geistigintellektuellen Aktivität, eine zunehmende Entdifferenzierung und Veränderungen in der Persönlichkeitsstruktur, als auch Trieb- und Antriebsstörungen, Störungen des Sozialverhaltens. Die klinischen Erscheinungen entsprechen dem, was wir später noch als *hirnlokales* oder *hirndiffuses Psychosyndrom* kennenlernen werden, und können sich bis zum Bild einer *posttraumatischen Demenz* steigern.

Besonderheiten des Verlaufs traumatischer Schädel-Hirn-Läsionen im höheren Lebensalter

Nachdem wir die generelle Einteilung der Traumafolgen kennengelernt haben, sollen nun die eigentlich spezifisch-altersabhängigen Besonderheiten besprochen werden. Die Besonderheiten der Reaktionsweise des Hirns älterer Menschen auf äußere Gewalteinwirkung sind als Folgen der alterstypischen biochemischen und morphologischen Veränderung des Hirns und seiner zuführenden Gefäße, wie wir sie eingangs zum Kapitel der Altersneurologie beschrieben haben, anzusehen.

Oben wurde bereits erwähnt, daß die Dauer der Bewußtlosigkeit im Gegensatz zu früheren Lebensphasen nicht parallel mit der Schwere des einwirkenden Schädeltraumas zunimmt, d. h. mit anderen Worten: *Bei älteren Patienten kann auch ein schweres Schädel-Hirn-Trauma nur flüchtige, gering ausgeprägte Bewußtseinsstörungen zur Folge haben* und damit später posttraumatische Folgezustände beschriebener Art verursachen, obwohl ursprünglich wegen der geringfügigen Bewußtseinsstörung fälschlich eine günstige Prognose gestellt wurde; denn es ist zu bedenken, daß wir in vielen Fällen die Intensität der Gewalteinwirkung nicht mehr rekonstruieren können, sondern aus den akuten klinischen Erscheinungen Rückschlüsse ziehen. Diese Rückschlüsse können aber bei Alterspatienten zu einer fälschlicherweise günstigeren Prognosestellung führen. Das wieder kann zur Folge haben, daß die initial notwendige Schonung des Patienten und komplikationsverhütende, therapeutische Maßnahmen unterbleiben. Insgesamt gesehen scheint das Kommotionssyndrom bei Alterspatienten wesentlich seltener zu werden als bei jüngeren, demgegenüber scheinen Schädelbrüche, Kontusionen und intrakranielle Blutungen in den Vordergrund zu treten. Deshalb müssen Alterspatienten besonders intensiv klinisch-röntgenologisch untersucht und beobachtet werden.

Selbst nach ganz offensichtlich gering ausgeprägten akuten klinischen Erscheinungen im direkten Anschluß an das Schädel-Hirn-Trauma können sich Spätfolgen im Sinne eines posttraumatischen hirnorganischen Psychosyndroms oder einer posttraumatischen Demenz mit Vitalitätsknick einstellen. Oft wird das Trauma in der Vorgeschichte vom Patienten gar nicht berichtet und somit gar nicht erkannt, sondern das klinische Bild vermittelt den Eindruck einer plötzlich einsetzenden vorzeitigen Alterung. Daraus darf man natürlich andererseits nicht den Schluß ziehen, daß alle vorzeitigen Alterungsprozesse Folgen eines nicht erkannten Hirntraumas sind.

Die Ursachen für diesen alterstypischen Wandel liegen im folgenden:

1. Verdünnung des Schädelskeletts und Abnahme der Knochenelastizität bedingen eine verstärkte Frakturgefahr. Da außerdem die Liquorräume mit dem Lebensalter an Volumen zunehmen, ist anzunehmen, daß das Hirn stärkeren Bewegungen im Schädelinneren als Folge der äußeren Gewalteinwirkung ausgesetzt ist. Deshalb sind Hirnkontusionen häufiger.

2. Hinzu kommen der Elastizitätsverlust und mögliche sklerotische Wandveränderungen der intrakraniellen Gefäße, die deshalb gegenüber Zerrungs- und Scherkräften verletzlicher sind, wodurch die erhöhte Quote an Blutungskomplikationen erklärt werden kann.

3. Die bei jüngeren Patienten im Vordergrund stehenden vegetativen Symptome wie Schwindel, Übelkeit, Erbrechen, Kreislaufstörungen werden im höheren Lebensalter ebenfalls seltener. Man erklärt sich dies mit einer zunehmenden Regulationsstarre der vegetativen Funktionen, die aber andererseits die Gefahr des plötzlichen vegetativen Funktionszusammenbruchs nach einem Schädel-Hirn-Trauma mit plötzlichem Tod zur Folge haben kann, ohne daß ein morphologisches Substrat für den letalen Ausgang des Geschehens gefunden wird.

Therapie: Die Behandlung der akuten klinischen Folgen eines Schädel-Hirn-Traumas bestehen in möglichst kurz bemessener Bettruhe und Schonung. Sie werden ergänzt durch entwässernde Maßnahmen während der ersten Tage, um die Entstehung eines sekundären Hirnödems (= Hirnschwellung) zu verhindern. Schließlich können vorübergehend auch Schmerz- und Kreislaufmittel die Behandlung, wenn es notwendig ist, ergänzen. Offene Schädelverletzungen verlangen selbstverständlich chirurgische bzw. neurochirurgische Versorgung, das gleiche gilt für komplizierende Blutungen, das wurde bereits oben erwähnt. Die posttraumatische Epilepsie muß wie jede andere Anfallserkrankung medikamentös behandelt werden. Für die posttraumatische Wesensänderung gibt es keine spezifische Therapie.

Anfälle im höheren Lebensalter

Unter dem Oberbegriff „Anfälle" begreift man in der Medizin generell alle plötzlich, also anfallsartig auftretenden Zustände mit Bewußtseinsverlust. Sie können in jedem Lebensalter auftreten und ihre Ursachen

sind sehr vielfältiger Natur. Wir wollen im folgenden nur die für Alterspatienten wichtigen Formen beschreiben.

Zerebrale Krampfanfälle (Epilepsie)

Die Epilepsie oder das zerebrale Anfallsleiden tritt am häufigsten
während der ersten Lebenshälfte auf. Trotzdem gibt es auch Erstmanifestationen dieses Leidens im späten Alter. Wir unterscheiden den
großen Krampanfall von einer Reihe sogenannter „kleinerer" Anfallstypen. Während der große Krampfanfall kein Lebensalter bevorzugt,
gibt es unter den kleinen Anfallstypen altersgebundene Formen, die
entweder nur in der Kindheit zu beobachten sind oder die sich ausschließlich während der Kindheit oder der Jugendzeit erstmals manifestieren und dann allerdings bis in spätere Lebensabschnitte bestehen
können. Sie werden hier nicht besprochen*. Charakteristisch für epileptische Anfälle ist, daß sie sich unbehandelt in regelmäßigen Abständen wiederholen.

Ursachen und Entstehungsmechanismen. Generalisierte Krampfanfälle können bei jedem gesunden Menschen unter bestimmten Bedingungen, z. B. durch Elektroschock, Cardiazol- oder Insulingaben,
provoziert werden. Weil bestimmte Erfahrungen lehrten, daß spontan
auftretende Krampfanfälle die Symptomatik von bestimmten Geisteskrankheiten bessern könnten, hat man sich diese Eigenschaft des Hirns,
auf äußere Noxen mit einem großen Krampfanfall zu reagieren, in der
Psychiatrie therapeutisch zu Nutzen gemacht, bevor man andere Möglichkeiten der Therapie zur Verfügung hatte (Schock- oder Elektrokrampfbehandlung).

Prinzipiell vermag jede das Hirn treffende Schädigung Ursache für
das einmalige Auftreten eines generalisierten Krampfanfalls oder für
die Entwicklung eines zerebralen Anfallsleidens zu sein. Hirntraumen
hatten wir als eine der möglichen Ursachen bereits erwähnt. Weitere
häufige Ursachen sind *Hirntumoren, Hirninfektionen*, chronischer *Alkoholismus, Barbituratmißbrauch, Stoffwechselerkrankungen, Intoxikationen.* Darüber hinaus gibt es Krankheitsformen, für die sich keine
Ursache finden läßt, allenfalls ergibt die Familienanamnese ein familiär
gehäuftes Vorkommen von Anfallserkrankungen. Diese Formen nennen wir *genuine Epilepsie*, für die wahrscheinlich Erbanlagen bestim-
mend sind. Alle die aufgeführten Schädigungen können die individuell
unterschiedliche Krampfschwelle senken. Die Senkung der Krampfschwelle läßt sich im EEG daran erkennen, daß entweder spontan oder
durch bestimmte Provokationsmethoden typische Anfallsmuster

---

* Es handelt sich um die „Petit-mal"-Trias: Blitz-Nick-Salaam-Krämpfe, Ab-
  sencen und Impulsivanfälle.

(Krampfschwellenkomplexe) erscheinen. Die Krampfschwellensenkung führt zu einer gesteigerten, abnorm synchronisierten Tätigkeit bestimmter Nervenzellverbände, deren rhythmische Entladung im großen Krampfanfall tonisch-klonischen Muskelkontraktionen entsprechen.

Die häufigste Ursache für zerebrale Krampfanfälle im *höheren Lebensalter* sind Hirntumoren, hirnatrophische Prozesse (Demenzen) oder Durchblutungsstörungen. Im Abschnitt über den Schlaganfall hatten wir bereits erwähnt, daß insbesondere Hirnembolien oft erstmals auftretende epileptische Anfälle zur Folge haben können.

Anfallsformen: *Der Ablauf des großen generalisierten Krampfanfalls* läßt sich in verschiedene Stadien einteilen. Schon mehrere Tage vor dem Ausbruch eines Anfalls können sich depressiv-dysphorisch-gereizte Verstimmungen einstellen. Wenige Minuten vor Ausbruch des Anfalls verspüren die Patienten oft Sensationen, die als *„Aura"* bezeichnet werden. Hierbei kann es sich um vom Magen aufsteigende Angstempfindungen, Geruchs- oder Geschmackshalluzinationen handeln. Der Aura folgt der eigentliche Anfall, der durch einen *Initialschrei* infolge tonischer Kontraktionen der Atemmuskulatur bei fast geschlossenen Stimmbändern eingeleitet wird. Darauf stürzt der Patient heftig zu Boden, wobei häufig Verletzungen entstehen. In diesem Stadium atmet der Patient nicht, die Pupillen sind lichtreaktionsstarr, der Körper des Patienten streckt sich infolge der auf die gesamte Muskulatur übergreifenden tonischen Muskelstarre, und infolge des Atemstillstandes verfärbt sich das Gesicht blauviolett.

Wenige Sekunden später löst sich die tonische Muskelstarre in eine Folge rhythmischer klonischer Muskelzuckungen, die symmetrisch oder einseitig betont 1–2 Minuten lang ablaufen und dann allmählich abebben. Nach Sistieren der motorischen Entäußerungen bleibt der Patient meist bewußtlos, und der Anfall geht in einen Terminalschlaf über, der mehrere Stunden dauern kann. Während des Anfalls kann es infolge rhythmischer Kontraktionen der Kaumuskulatur zu Verletzungen der Zunge und Schaumbildung vor dem Munde kommen, außerdem nässen und koten manche Patienten im Anfall ein.

Beim Erwachen aus dem Terminalschlaf durchlaufen einige Patienten einen sogenannten *postparoxysmalen Dämmerzustand*, währenddessen sie Situation und Umwelt verkennen und desorientiert sind.

Herdförmige (fokale) Anfälle: Beschränkt sich die gesteigerte Krampfaktivität von Nervenzellen nur auf ein bestimmtes Hirnrindenareal, so entstehen herdförmige Anfallsbilder, die allerdings in einen generalisierten Krampfanfall ausmünden können. Die bekannteste Form herdförmiger Anfälle ist die sogenannte *Jackson-Epilepsie*, bei der lokalisiert beginnende, entweder sensible oder motorische Reizerscheinungen sich allmählich auf benachbarte Körperregionen, aber streng einseitig begrenzt, ausweiten und schließlich eine gesamte Körperhälfte umfassen können. Der Ablauf der Erscheinungen folgt dabei der Repräsentation der einzelnen Körperabschnitte in der Hirnrinde. Meist beginnen die motorischen oder sensiblen Reizerscheinungen an der Hand, breiten sich dann über die Schulter, das Gesicht, schließlich auf Rumpf und untere Extremität aus. Die motorischen Erscheinungen bestehen in tonisch-klonischen Zuckungen, die sensiblen Mißempfindungen werden nur vom Patienten bemerkt und haben den Charakter von Parästhesien. Das Bewußtsein ist bei den Jackson-Anfällen stets voll erhalten. Nach Sistieren des herdförmigen Anfalls kann es eine postparoxysmale vorübergehende Lähmung geben.

Psychomotorische Anfälle (Dämmerattacken): Dieser Anfallstypus ist häufig und wichtig vor allem deshalb, weil er oft mit psychogenen Anfällen verwechselt wird. Auch die psychomotorischen Anfälle haben einen bestimmten komplexen Ablauf. Sie beginnen in der Regel ebenfalls wie der große Krampfanfall mit einer Aura. Darauf folgt eine Bewußtseinstrübung, und es können stereotype *motorische Automatismen,* meist im Bereich der Kau- und Schluckmuskulatur, in Form von Kau- und Schluckbewegungen, Schmatzen, Lecken der Lippen, grunzenden oder brummenden Lautäußerungen beobachtet werden, die zugleich von vegetativen Erscheinungen wie Pupillenerweiterung, Blässe oder Rötung des Gesichtes, Speichelfluß begleitet sein können. Es sind auch komplizierte Handlungsabläufe wie Nesteln an der Kleidung, automatisches An- oder Ausziehen zu beobachten. Während der motorischen Erscheinungen und kurze Zeit danach befindet sich der Patient in einem Zustand der Bewußtseinstrübung mit Orientierungsstörungen, der unter Umständen auch von halluzinatorischen Erlebnissen begleitet sein kann.

Psychische Störungen im Rahmen der Epilepsie

Wir unterscheiden *reversible* von *irreversiblen* psychischen Störungen, die im Laufe eines zerebralen Anfallsleidens auftreten können. Hierbei handelt es sich nicht um Anfälle mit psychischen Entäußerungen – wie z. B. Absence oder psychomotorischer Anfall – sondern um psychische Veränderungen im Intervall, also unabhängig vom Anfallsgeschehen.

Die reversiblen psychischen Störungen lassen sich als akute symptomatische Psychosen, z. B. vom akuten exogenen Reaktionstyp, verstehen. Hierzu zählen die *episodischen Verstimmungen*, die als Durchgangssyndrome aufzufassen sind, sowie die *epileptischen Dämmerzustände* als Form des akuten exogenen Reaktionstyps im Sinne Bonhoeffers. Die Verstimmungen treten grundlos und plötzlich auf, und die Kranken sind mißmutig, gereizt, depressiv, dabei oft ängstlich-mißtrauisch. Während dieses Zustandes ist das Denken schwerfälliger und eingeengt auf Inhalte, die der Grundstimmung entsprechen. Vegetative Beschwerden – Benommenheit, Schwindel, Schwitzen, Herzklopfen – können hinzukommen.

Der Dämmerzustand läßt sich am ehesten kennzeichnen als eine traumhaft „umdämmerte" Bewußtseinsveränderung bei gleichzeitig bestehender psychomotorischer Unruhe. Aus dem traumhaft verfälschten Erleben und der Bewußtseinseintrübung und -einengung kann es zu wahnhafter Fehldeutung der Umwelt kommen, der plötzliche explosive Fehlreaktionen in Form von aggressiven Handlungen gegenüber einer vermeintlich feindlich eingestellten Umwelt folgen können. Obwohl unkomplizierte, einfache Denkabläufe ungestört ablaufen, ist der Kranke zu kritisch-abwägender Beurteilung, d. h. zu einem differenzierten Denken, nicht fähig. Seine Reaktionen geschehen affektivdranghaft, und er ist nicht in der Lage, rechtmäßiges oder unrechtmäßiges Tun zu unterscheiden.

Liegt ein echter Dämmerzustand vor, ist der Kranke strafrechtlich für Fehlhandlungen in der Regel nicht zur Verantwortung zu ziehen.

Die irreversiblen psychischen Veränderungen im Gefolge der Epilepsie entsprechen dem chronischen diffusen oder hirnlokalen Psychosyndrom oder einer Kombination beider Bilder und führen bei ausgeprägter Progredienz zur *epileptischen Wesensänderung* oder zur *epileptischen Demenz*. Vorwiegen des hirndiffusen Psychosyndroms prägt das Bild der Demenz; entspricht das klinische Bild mehr dem hirnlokalen Psychosyndrom, entwickelt sich die sogenannte „epileptische" Wesensänderung. Sie ist jedoch keinesfalls typisch für die Epilepsie, sondern kann ebenso wie die Demenz auch im Verlauf anderer Erkrankungen entstehen. Als für die Epilepsie typisch und deshalb Kernsyndrom der „epileptischen" Wesensänderung wird das „Haftsyndrom" angesehen. Alle psychischen Vorgänge, insbesondere Denkabläufe, geschehen träge, zähflüssig. Die Kranken „haften" an einmal gefaßten Gedanken oder in festgefahrenen Verhaltensschablonen. Die Persönlichkeit erscheint auf wenige Charakterzüge eingeengt, oft im Sinne zugespitzter Egozentrizität. Zu bedenken ist, daß dies keine „Unart" der Patienten ist, die sie „ablegen" oder selbst bekämpfen können, sondern eben Folge der Krankheit und der Ausbildung eines hirnlokalen Psychosyndroms. Diese scheinbar für die Epilepsie typische Färbung der Wesensänderung hängt offenbar mit der Tatsache zusammen, daß es im Verlauf einer Jahrzehnte ablaufenden Epilepsie besonders oft zu einer sekundären Schädigung der Schläfenlappen des Hirns kommt. Dieser Typ der „Temporallappenepilepsie" weist häufig die Kombination von im Schlaf auftretenden großen Krampfanfällen und psychomotorischen Anfällen („Dämmerattacken") auf. Jedenfalls hat sich gezeigt, daß ähnliche Formen der Wesensänderung auch bei Schädigungen der Schläfenlappen im Gefolge anderer Erkrankungen als der Epilepsie zu beobachten sind.

Therapie: Die Behandlung des Anfallsleidens muß natürlich auf die Beseitigung der Ursache abzielen, soweit das möglich ist. Die im höheren Lebensalter auftretenden Anfallsformen sind stets symptomatische Anfallsleiden, nie genuin-angeborene. Unabhängig davon, ob das Grundleiden behandlungsfähig ist oder nicht, muß in jedem Fall eine konsequente antikonvulsive medikamentöse Behandlung durchgeführt werden. Hierfür stehen eine Reihe von Substanzen zur Verfügung, welche die Krampfschwelle erhöhen (Barbiturate, Hydantoine, Benzodiazepine, Tegretal). Die antikonvulsive Therapie muß bis zum Lebensende oder aber bis zum Sistieren der Anfälle fortgeführt werden. Sie bedarf der Ergänzung durch eine Lebensweise, die alle anfallsprovozierenden Mechanismen nach Möglichkeit ausschließt. Dazu rechnen in erster Linie strikte Alkoholabstinenz, Regelmäßigkeit der Lebensführung und die Sicherung ausreichenden Nachtschlafes.

Nichtepileptische Anfälle

Neben den besprochenen epileptischen Störungen gibt es nun noch eine Fülle nicht primär zerebralbedingter Anfallsformen, die wiederum Ausdruck verschiedener Krankheitsprozesse sein können. Die für die Geriatrie wichtigsten seien im folgenden aufgeführt.

Synkopale Anfälle

Synkopale Anfälle entsprechen dem, was der Laie unter einer Ohnmacht versteht. Bei psychovegetativ labilen Menschen – vornehmlich im jüngeren Lebensalter – können sie allein aus psychischen Streßsituationen heraus entstehen. Subjektiv erleben die Patienten in der Synkope oder kurz davor Schwarzwerden vor den Augen, Schwindelgefühl und evtl. leichte Übelkeit. Sie stürzen zu Boden, in der Regel ohne sich zu verletzen, und sind für kurze Zeit bewußtlos. Bei älteren Menschen sind psychogene Synkopen sehr selten. Synkopen entstehen beim alten Menschen meist auf dem Boden einer körperlichen Krankheit. So können synkopale Anfälle bei Durchblutungsstörungen des Herzmuskels oder Herzrhythmusstörungen und daraus folgender Verminderung der zerebralen Durchblutung auftreten. Die bekannteste Form ist der Adams-Stokes-Anfall. Er tritt auf, wenn es zu einer *Blockade der Erregungsüberleitung* vom Reizbildungszentrum im Herzvorhof zum Herzventrikel kommt. Dauert die dann folgende Mangeldurchblutung des Hirns länger an, kann der Adams-Stokes-Anfall in einen großen zerebralen Krampfanfall übergehen. Auch bei plötzlich auftretenden *paroxysmalen Tachykardien* (Herzjagen) werden synkopale Anfälle beobachtet.

Ältere Menschen mit chronischer Raucherbronchitis erleiden oft Synkopen im Zusammenhang mit Hustenanfällen, sogenannte *Hustensynkopen.* Der Grund zu deren Entstehung liegt in der plötzlichen

Drucksteigerung im Brustkorb, die zu einem Abfall der Herzfrequenz, zum Blutdruckabfall und zur Verminderung des venösen Rückflusses zum rechten Herzen führt.

Schließlich können Synkopen auch als direkte Folge der *zerebralen Gefäßsklerose* auftreten, wenn es bei bestimmten Bewegungen des Kopfes oder auch der Arme zu mechanischer Abklemmung einer oder mehrerer der zuführenden Halsarterien kommt. Man spricht dann von „drop-ataxy", bei denen die Patienten blitzartig zu Boden stürzen, ohne in jedem Falle das Bewußtsein zu verlieren. Oft sind allerdings solche Synkopen mit den schon erwähnten Symptomen intermittierender passagerer Ischämien (Schwindelanfälle, Doppelbilder, flüchtige Paresen, Sprachstörungen usw.) verknüpft. Plötzliche Ohnmachtsanfälle können auch bei Patienten nach einer Magenresektion (Dumpingsyndrom) beobachtet werden. Sie treten in der Regel im Anschluß an eine Mahlzeit auf und werden dadurch verursacht, daß die Nahrung sturzartig aus dem Magenrest in den Dünndarm entleert wird. Infolge dieser Sturzentleerung wird eine plötzliche Durchblutungssteigerung der Darmgefäße hervorgerufen, die eine passagere zerebrale Mangeldurchblutung auslöst.

Synkopale Anfälle im Rahmen von Stoffwechselstörungen

Hier ist an erster Stelle der *hypoglykämische Schock* (Blutzuckerabfall) zu nennen, der im Gegensatz zum diabetischen Koma (allmählicher Blutzuckeranstieg) plötzlich auftritt und durch starke Schweißneigung gekennzeichnet ist. Ihm liegt entweder eine Überfunktion des Inselorgans mit plötzlich überschießender Insulinausschüttung zugrunde oder ein schlecht eingestellter Diabetes.

Synkopale Anfälle können auch im Verlauf *chronischer Nieren-* und *Lebererkrankungen* auftreten, wenn sich ein entsprechendes Koma entwickelt.

Schließlich können starke *Kaliumverluste*, wie sie in der Folge von chronischem Mißbrauch von Abführmitteln oder bei zu massiver Zufuhr von wasseraustreibenden Medikamenten entstehen können, zu Synkopen führen.

Psychogene Anfälle

Psychogen ausgelöste Anfälle sind häufiger im jüngeren als im höheren Lebensalter zu finden. Charakteristischerweise treten sie meist direkt in einer affektiv belastenden Konfliktsituation auf und haben einen sehr starken affektiv-emotionalen Ausdruckscharakter. Sie können bei gleichzeitiger starker Hyperventilation dem Bilde einer Tetanie ähneln, die Form von Weinkrämpfen haben oder darin bestehen, daß die Patienten zu Boden stürzen und grob um sich schlagende Extremitätenbewegungen ausführen. Dabei kann das Bewußtsein eingeengt sein, jedoch finden sich keine neurologischen Ausfallserscheinungen (wie beim großen Krampfanfall), insbesondere reagieren die Pupillen stets auf Lichtreiz. Will man diese Pupillenreaktion prüfen, so erlebt man es oft, daß die Patienten die Augenlider zukneifen.

Schlafanfälle

Zwangsweise anfallsartiges Einschlafen, dem sich der Patient nicht widersetzen kann, tritt im Rahmen der *Narkolepsie* auf, die jedoch im höheren Lebensalter kaum vorkommt, kann aber auch bei sehr stark übergewichtigen Patienten mit Behinderung der pulmonalen Atmung unter dem Bilde des sog. *Pickwick-Syndroms* beobachtet werden. Hier bewirkt offenbar die eingeschränkte Atmung (Zwerchfellhochstand!) eine zerebrale Hypoxie mit schlafähnlichem Bewußtseinsverlust.

Alterspsychiatrie

Diagnostik psychischer Erkrankungen

Ehe wir uns der Beschreibung psychischer Erkrankungen im höheren Lebensalter zuwenden, wollen wir in zwei Abschnitten Diagnostik und Klassifikation psychischer Krankheitsbilder in der Psychiatrie allgemein behandeln. Das erscheint notwendig, um Verständnis dafür zu wecken, was psychisches Kranksein überhaupt bedeutet und wie es erkannt werden kann.

Grundvoraussetzung dafür, psychisches Kranksein überhaupt erkennen zu können, ist das ärztliche Zwiegespräch mit dem Patienten: die *Exploration*. Im Prinzip liegen diesem ärztlichen Gespräch die gleichen Methoden zugrunde, die jeder anwendet, wenn er sich ein Bild von einem ihm bis dahin unbekannten Menschen machen will. In solchem Fall beobachten wir das Verhalten des Menschen für sich und im Umgang mit anderen, und wir versuchen etwas darüber zu erfahren, was er denkt, wie er seine Lebenssituation beurteilt, welche Zukunftsvorstellungen er hat. Der einzig wesentliche Unterschied besteht vielleicht darin, daß wir im gesellschaftlichen Miteinander selten zur Erkundung des Persönlichkeitsbildes eines anderen gezielt explorieren, sondern uns von Begegnung zu Begegnung ein Bild mosaikförmig zusammensetzen.

Beurteilen wir einen anderen Menschen, so benutzen wir uns selbst mehr oder weniger bewußt als Vergleichsmaßstab und schauen darauf, inwiefern seine Denkinhalte, seine Vorstellungen, sein Verhalten sich von unserem unterscheidet. Je weniger Lebenserfahrung wir besitzen, je enger unser Denkhorizont ist, um so mehr sind wir davon überzeugt, daß unser eigenes Weltbild, unser eigenes Verhalten das normale ist, und das desjenigen, der von unseren Vorstellungen abweicht, als unnormal eingestuft werden muß. Erst im Laufe des Lebens lernen wir, oder sollten es zumindest, daß der Normbereich ein weites Feld menschlicher Selbstverwirklichungen ist. Dabei bestimmt sich, wie einer wird, aus seiner Herkunft, aus seinem Lebensschicksal und aus seinen Anlagen. Je ferner ein anderer unserer Lebensgemeinschaft, unserem Kulturkreis steht, um so eher billigen wir ihm abweichende Meinungen zu und umgekehrt, je abweichender die Meinungen eines Menschen in unserer Nähe sind, um so mehr tendieren wir dazu, ihn aus unserer Gemeinschaft auszuschließen.

Die psychiatrische Exploration unterscheidet sich nun aber in einem weiteren Punkt von freier Erfahrungssammlung: Der psychiatrisch geschulte Arzt versucht so gut es geht, ein *systematisches Bild* des Patienten zu erreichen, d. h. alle geistig-seelischen Funktionsbereiche zu explorieren, vom Verhalten des Patienten ein möglichst umfassendes Bild zu erhalten, und er benutzt hierzu so viel Information wie er bekommen kann. Das bedeutet, daß, soweit dies nur irgend geht, nie der Patient die ausschließliche Informationsquelle darstellen soll, sondern Familienangehörige, Berufskollegen, Nachbarn usw. ergänzend zu befragen sind. Erst aus der Kombination von *eigener Beobachtung des Arztes*, eigenen *Angaben des Patienten* und *fremdanamnestischen Angaben* seiner Bezugspersonen läßt sich oft eine einigermaßen sichere psychiatrische Diagnose stellen. Dabei läßt es sich natürlich nicht vermeiden, daß über ein- und denselben Patienten konträre Aussagen zustande kommen. Ist es dem Untersucher nicht möglich, aus eigener Beobachtung zu entscheiden, welche Aussage der Wirklichkeit am nächsten kommt, so muß er sich in diesem Punkt offenhalten, zumal Menschen sich ja durchaus in verschiedenen Situationen und verschiedenen Personen gegenüber und zu verschiedenen Zeiten ganz unterschiedlich oder gar gegensätzlich verhalten können.

Eine weitere wichtige Unterscheidung der psychiatrischen Exploration vom normalen Gespräch ist das Fahnden nach psychopathologischen Symptomen, d. h. nach Erlebens- und Verhaltensweisen, die als sicher abnorm oder krankhaft anzusehen sind. Es sind dies Erscheinungen, die unter normalen Bedingungen beim seelisch-geistig Gesunden nicht zu beobachten sind, wie z. B. Bewußtseins- und Orientierungsstörungen, Gedächtnisausfälle oder Halluzinationen und Wahnvorstellungen.

In welche seelischen Erscheinungsbereiche läßt sich nun die psychische Befundbeschreibung systematisch gliedern?

Äußeres Erscheinungsbild

Der Titel sagt, daß hier das Augenmerk auf das Äußere des Patienten gerichtet ist. Zu berücksichtigen sind hier vor allen Dingen Zustand der Kleidung und Körperpflege. Sind sie ordentlich, sauber, gepflegt oder unordentlich und vernachlässigt? Selbstverständlich ist es nicht zulässig, aus dem äußeren Erscheinungsbild allein auf die Ursachen der Vernachlässigung und Unsauberkeit zu schließen, das braucht aber wohl nicht weiter ausgeführt zu werden, das ist ohne weiteres einzusehen. Zu beachten ist ferner, ob die Kleidung dem Üblichen entspricht oder aus dem Rahmen fällt, das kann gelegentlich bei wahnhaften Psychosen der Fall sein, aber auch bei abnormen Persönlichkeiten, deren Auffälligkeit sich bis in die Kleidung dokumentiert.

Psychomotorik

Indem wir versuchen, von den äußeren zu den inneren Schichten der Persönlichkeit zu gelangen, achten wir nun auf Mimik und Gestik des zu Untersuchenden. Sind sie frei und ungezwungen, passen sich Gestik und Mimik der jeweiligen Gesprächssituation an? In Gestik und Mimik drückt sich die Befindlichkeit des Menschen aus. Sie laufen anders ab, wenn jemand ängstlich erregt, zornig erregt oder tieftraurig verstimmt ist. Demzufolge werden wir, wenn wir erfahren haben, was der Patient über seine Beschwerden, sein Erleben erzählt, auch zu beurteilen haben, ob der auf diese Weise erschlossene seelische Zustand nach dem Verhalten, mit Gestik und Mimik in Übereinstimmung zu bringen ist, ob der Ausdruck also dem inneren Zustand, dem subjektiven Erleben des Untersuchten entsprechen.

Mitmenschliches Verhalten

Hier kommt es darauf an zu erfahren, wie geht der Patient mit seinem Mitmenschen um und wie können Mitmenschen mit dem Patienten umgehen. Soziale Kontaktstörungen spielen sowohl als auslösender Faktor wie auch als Folge psychischer Erkrankungen eine Rolle, wobei die Unterscheidung beider Möglichkeiten des Zusammenhanges oft sehr schwierig ist, und man deshalb mit einer Interpretation vorsichtig sein sollte. Sind Kommunikationsstörungen im menschlichen Miteinander zu beobachten, so muß man sich bemühen herauszufinden, ob sie dem Patienten bewußt oder unbewußt sind, und welche Erklärung der Patient selbst bzw. die Umwelt für die Kontaktstörungen bereithalten.

Bewußtseinszustand

Die Beurteilung des Grades der Bewußtheit, mit dem seelisches Geschehen abläuft, gehört zu den diagnostisch wichtigsten Kriterien, gleichwohl stellt die Definition der Bewußtseinsfunktionen eine der kompliziertesten und schwierigsten Aufgaben der Psychologie und Psychopathologie dar. Die Bewußtseinslage ist der direkten Messung nicht zugänglich. Wir schließen auf den Bewußtseinszustand eines Menschen aus verschiedenen Teilfunktionen, die wir prüfen können und die weiter unten kurz charakterisiert werden. Zuvor müssen aber noch einige Unterscheidungen getroffen werden. Wir trennen *bewußtes* seelisches Leben von *unbewußtem*. Um von bewußten seelischen Abläufen zu sprechen, müssen wir verlangen:

1. das bewußte Wahrnehmen von Teilbereichen der eigenen innerseelischen Vorgänge;
2. das Bewußtsein davon, daß es Dinge in uns (z. B. Gedanken und Vorstellungen) und Dinge außerhalb von uns in der uns umgebenden

Wirklichkeit gibt und daß wir uns unserer selbst als einer einheitlichen Persönlichkeit von Geburt bis zum Tode bewußt sein können (Ich-Kontinuität, Ich-Bewußtsein).

Unbewußtes seelisches Leben heißt dann:

1. alles an seelischen Abläufen, was uns im wachen Leben nie gegenwärtig wird, was wir nicht eigentlich erleben können, was aber andererseits unsere Gefühlsreaktionen unbewußt beeinflussen kann,
2. das, was wir auch nicht als gegenständlich Erlebtes benennen können, und
3. was sich unserem Wissen über uns selbst entzieht.

Unseres Unbewußtes können wir allerdings gewahr werden im Traum, in Rauschzuständen oder wenn uns an eigenen Äußerungen hinterher ein Zusammenhang plötzlich klar wird, den wir vorher oder im Augenblick des Äußerns nicht gekannt haben.

Wir wollen uns nun der Beschreibung einzelner seelischer Leistungen zuwenden, die als Indikatoren (Anzeiger) von Bewußtseinshelle bzw. Bewußtseinstrübungen angesehen werden, obwohl, wie wir noch sehen werden, wenigstens einige dieser Funktionen auch unabhängig von Bewußtseinsstörungen beeinträchtigt sein können.

Wachheit: Wir durchlaufen in der Regel innerhalb von 24 Stunden alle Stufen klarster Wachheit über verschiedene Intensitäten der Ermüdung bis hin zum Schlafzustand. Den Schlafzustand erleben wir nicht bewußt, und es wurde bereits erwähnt, daß die an den Schlaf geknüpfte Traumaktivität uns das Unbewußte unseres seelischen Lebens zugänglich machen kann, wenn auch nur in Form von symbolischen Bildern, die der Deutung bedürfen, um verständlich zu werden. Unter krankhaften Bedingungen können nun Schlafzustände zu unphysiologischen Zeiten auftreten, wie z. B. bei der *Narkolepsie* oder dem *Pickwick-Syndrom*, die beide schon erwähnt worden sind. Außerdem gibt es krankhaft bedingte schlafähnliche Zustände, die sich vom echten Schlaf schon dadurch unterscheiden, daß die von diesen „pathologischen Schlafzuständen" Befallenen nicht erweckbar sind. In der *klinischen Einteilung* der Wachheit unterscheiden wir fünf verschiedene Stufen:

– *Die Benommenheit.* Hierbei ist die Aufmerksamkeit (s. unten) des Patienten herabgesetzt, er ist in seinen psychischen Leistungen und Reaktionen verlangsamt und wirkt schläfrig.
– *Die Somnolenz.* In diesem Stadium schlafen die Patienten leicht spontan ein, sind aber ohne Mühe wieder zu wecken, wirken dann apathisch, antriebsarm und desinteressiert.
– *Der Sopor.* Er entspricht dem tiefsten Schlafzustand. Die Patienten sind nur noch mit großer Mühe zu wecken, aber die normalen physiologischen Reflexe sind auszulösen.

– *Im Präkoma* lassen sich die Patienten nicht mehr erwecken. Einzelne physiologische Reflexe beginnen bereits zu erlöschen, auf starke Reize sind aber noch Abwehrreaktionen zu beobachten, wenngleich das Bewußtsein dabei nicht wiederkehrt.

– *Das tiefe Koma.* Jetzt sind die meisten physiologischen Reflexe erloschen, pathologische Reflexe können auftreten, selbst die Pupillen reagieren nicht mehr auf Lichtreize, auch grobe Schmerzreize rufen keine Abwehrreaktion mehr hervor. Kann der zugrundeliegende Krankheitsprozeß nicht beeinflußt werden, so stirbt der Patient in der Regel im Koma.

Neben den angegebenen psychischen und neurologischen Unterscheidungsmöglichkeiten der einzelnen Stadien des Bewußtseinsverlustes können sie am EEG-Befund unterschieden werden. Ebenso zuverlässig lassen sich die normalen Wachheits- und Schlafstadien am EEG-Muster erkennen.

Aufmerksamkeit und Konzentrationsfähigkeit: Unter *Aufmerksamkeit* verstehen wir die Möglichkeit, sich den Menschen und Objekten unserer Umwelt oder dem eigenen Seelenleben bewußt zuwenden zu können und die aus der Umwelt auf uns einströmenden Sinnesreize bewußt wahrzunehmen. Weiterhin heißt Aufmerksamkeit, das, was wir denken, sehen, fühlen, hören, klar und deutlich unterscheiden und benennen zu können. Die *Konzentrationsfähigkeit* bezeichnet, ohne daß sie streng von der Aufmerksamkeit abgegrenzt werden kann, mehr die zeitliche Durchhaltefähigkeit, mit der die Aufmerksamkeit auf bestimmte Gegenstände oder Themen konzentriert werden kann. Beide seelischen Leistungen sind im Gefolge von Bewußtseinsstörungen beeinträchtigt oder gar aufgehoben. Jedoch sind Bewußtseinsstörungen nicht die einzigen Ursachen hierfür, sondern Aufmerksamkeit und Konzentrationsfähigkeit können auch im Rahmen psychotisch-wahnhafter Veränderungen beeinträchtigt werden. So zum Beispiel, wenn Patienten durch ihre Wahngedanken oder durch Sinnestäuschungen „abgelenkt" sind. *Der Grad der Ablenkbarkeit* von einer gegebenen Aufgabe stellt ein wesentliches Kriterium für die Leistung von Aufmerksamkeit und Konzentrationsfähigkeit dar. Aufmerksamkeits- und Konzentrationsstörungen finden sich jedoch auch im Zustand der Ermüdung, bei psychoreaktiven seelischen Störungen (z.B. Neurosen) und bei hirnorganisch begründeten Erkrankungen (z.B. Delir, hirnorganisches Psychosyndrom).

Auffassungsfähigkeit: Mit diesem Begriff ist die Fähigkeit gemeint, Vorstellungs- und Wahrnehmungsmaterial bewußt und sinnvoll zu verarbeiten. Dies dokumentiert sich vor allem auch darin, das zu verstehen, was einem gesagt wird. Ob die Auffassungsfähigkeit voll vorhanden, gestört ist oder gar fehlt, läßt sich schon aus dem Gespräch und den Antworten auf gestellte Fragen entnehmen, wird aber auch deutlich, wenn man den Patienten zu etwas auffordert und dann beobachtet, inwiefern er der Aufforderung sinnvoll nachkommt. Die Auffassungsfähigkeit hängt von vielen Faktoren ab: vom Bewußtseinszustand, vom Intelligenzgrad, von erhaltener Sprachfähigkeit, von erhaltener Gedächtnisfunktion, vor allem aber von der Intaktheit der Sinnesfunktionen, insbesondere der Hör- und Sehfähigkeit. Dessen muß man sich gerade bei alten Menschen zuerst versichern, ehe man den Schluß ziehen darf, ein Patient habe Auffassungsstörungen. Daraus wird bereits klar, daß eine gestörte Auffassungsfähigkeit allein kein zuverlässiger Indikator für eine Bewußtseinsstörung ist.

Orientierung: Eng mit der Auffassung in Zusammenhang steht die Fähigkeit, sich zu orientieren. Wir unterscheiden die *zeitliche, räumliche, situative* und *persönliche* Orientierung, das heißt, jeweils zu wissen, wo man ist, in welcher Zeit man ist (Jahr, Tag, Tageszeit), in welcher Situation man sich befindet, und wer man ist. Ein Laie wird sich wundern, daß ein Mensch überhaupt in eine Situation kommt, in der er nicht weiß, wer er selbst ist. In der Tat setzt der Verlust der persönlichen Orientierung eine schwerwiegende und weitgreifende Störung voraus. Gerade aber bei senil-dementen Patienten kann der Prozeß so weit fortschreiten, daß die Patienten weder ihre Angehörigen erkennen noch eigenen Namen, Geburtsdatum, Geburtsort usw. angeben können. Für Orientierungsstörungen gilt das gleiche wie für Auffassungsstörungen, auch sie sind kein zuverlässiger Indikator für eine Bewußtseinsveränderung, da Orientierungsstörungen auch die Folge von Gedächtnisstörungen sein können. Schließlich kann die Orientierung auch infolge akut wahnhafter Psychosen mit wahnhafter Verkennung der Situation und Umgebung gestört werden.

Gedächtnisfunktionen

Am Gedächtnis unterscheiden wir die Fähigkeiten, sich etwas zu merken, *einzuprägen,* es über längere Zeit zu *behalten* und nach Wunsch oder Aufforderung auch wieder aus dem Gedächtnis *hervorholen* zu können.

Weiterhin können wir zeitlich nach der Fähigkeit unterscheiden, unmittelbar gegebene Informationen kurzfristig behalten zu können *(Kurzzeitgedächtnis: Minuten),* Informationsinhalte über etwas längere Zeit bei sich behalten zu können *(Neugedächtnis: mehrere Tage)* und schließlich die Fähigkeit, Informationsinhalte über sehr lange Zeiten bewahren zu können *(Altgedächtnis: Jahre).*

Von vornherein erscheint klar und einleuchtend, daß ein funktionierendes Gedächtnis klares Bewußtsein, ungestörtes Auffassungsvermögen, ungestörte Aufmerksamkeit und Konzentrationsfähigkeit sowie ungestörte Wahrnehmungsleistungen zur Voraussetzung hat. Das Behalten und Wiederauffinden von Gedächtnismaterial unterliegt außerdem affektiv-emotionalen Einflüssen (z. B. Vergessen „unerwünschter", unangenehmer Erlebnisse!). Beeinflussen Krankheitsprozesse die Gedächtnisleistung, so leidet in der Regel zuerst die Merkfähigkeit (Kurzzeitgedächtnis), das unmittelbare Behalten, im Anschluß daran kommt es zu Beeinträchtigungen des Neugedächtnisses, während das Altgedächtnis noch lange erhalten bleiben kann. Schreitet der Krankheitsprozeß voran, so erfassen die Störungen schließlich jedoch auch das Langzeitgedächtnis und können es schließlich völlig zerstören. Zu bemerken ist noch, daß Gedächtnisstörungen unterschiedliche Inhalte betreffen können, so daß wir beispielsweise ein optisches von einem akustischen, ein sprachliches von einem nicht sprachlichen Gedächtnis unterscheiden. Die Gedächtnisfunktion ist sicherlich sehr kompliziert, wir wissen bisher nur sehr grob darüber Bescheid. Ob Gedächtnisstörungen vorliegen, ergibt sich bereits aus der Erhebung der Biographie und der Krankheitsanamnese und läßt sich genauer durch die Exploration eingestreuter Informationen – z. B. Zahlen mit der Aufforderung an den Patienten, sie sich zu merken – mit nachfolgendem Abfragen nach einem Zeitintervall beurteilen. Es gibt auch Testverfahren, mit denen man versucht, die Gedächtnisleistung objektivierbar zu machen (Wechsler-Memory-Test; Crohnheim-Molander-Test).

Denken

Die Fähigkeit, denken zu können, zeichnet den Menschen aus. Trotzdem ist die Fähigkeit sehr schwer zu definieren, und wir müssen an dieser Stelle auf entsprechende Bemühungen verzichten. Denken ist an das Vorhandensein von Sprache gebunden. Ob es unsprachliches Denken gibt, wissen wir nicht sicher. Wenn wir die Fähigkeit zum Denken beurteilen wollen, achten wir auf die *Geschwindigkeit* des Denkablaufes, auf den *Zusammenhang* des Gedachten (Logik) und auf den *Umfang* dessen, was ein Mensch sich zu einem bestimmten Thema denken kann. Wir unterscheiden außerdem, ob jemand nur eng an Begriffe und *konkrete Gegenstände* geknüpft denken kann oder ob er die Fähigkeit hat, von der unmittelbaren Wirklichkeit *abstrahiert* zu denken. Genaues und zuverlässiges Denken wird an der Sicherheit getroffener Urteile über Situationen, Fragen, Probleme, Aufgaben kenntlich. Wir unterscheiden außerdem inhaltliche von formalen Denkstörungen. *Inhaltlich* kann das Denken auf wenige Themen eingeengt sein, z. B. bei hypochondrischen Patienten, oder es kann wahnhaft verändert sein. *Formal* kann es verlangsamt, umständlich, gehemmt, aber auch beschleunigt, ideenflüchtig oder gar zusammenhanglos ablaufen. Es kann stets derselbe thematische Inhalt wiederholt werden (Perseverationen), oder aber es wird am gegebenen Thema vorbeigeredet. Der Denkablauf kann auch plötzlich, ohne daß es der Patient erklären kann, unterbrochen werden. Hierbei kann es sich um Konzentrationsstörungen handeln, aber es gibt auch einen formalen Abbruch des Denkens, der offenbar nicht mit der Konzentrationsfähigkeit zusammenhängt und bei psychotischen Erkrankungen des schizophrenen Typs häufig ist: das *Gedankenabreißen*, die *Gedankensperre*. Es ist gewissermaßen so, als hielte man einen Stock zwischen die Speichen eines sich drehenden Rades.

Wahrnehmung

Wir nehmen die uns umgebende Welt mit unseren verschiedenen Sinnesorganen wahr (Sehen, Hören, Schmecken, Riechen, Tasten). Für den Menschen stellen Sehen und Hören sicher die wichtigsten dar. Wenn wir das wahrnehmen, was nach Übereinkunft der meisten vorhanden ist, so sprechen wir von ungestörter Wahrnehmung. Nimmt jedoch jemand etwas wahr, was ein anderer mit unbeeinträchtigten Sinnesleistungen nicht wahrnehmen kann, so sprechen wir von gestörter Wahrnehmung. Werden dabei vorhandene Objekte zwar wahrgenommen, aber falsch bezeichnet, also verkannt, so nennen wir das *illusionäre Verkennungen*. Wird hingegen etwas wahrgenommen, was überhaupt nicht vorhanden ist, was andere Menschen nicht wahrnehmen können, so sprechen wir von *Halluzinationen*. Halluzinationen sind also Wahrnehmungen – oder besser: Vorstellungen von Sinneswahrnehmungen –, die nur in einem Menschen selbst vorhanden sind und für die alle anderen kein entsprechendes Objekt in der Umwelt feststellen können. Illusionierende Patienten sehen einen Fleck an der Tapete beispielsweise als ein sich bewegendes Insekt an. Halluzinierende hingegen sehen auf einer weißen Wand eine Teufelsfratze, die dort eben nicht vorhanden ist.

Stimmung und Affekt

Der Begriff der *Stimmung* bedarf keiner weiteren Erklärung. Wir wachen morgens in fröhlicher oder deprimierter, in ausgeglichener oder gereizter Stimmung auf. Stimmung ist unsere gefühlhafte Einstellung zu uns selbst, den Mitmenschen und der Umwelt, sie kann stabil oder schwankend sein, verändert sich aber meist nicht kurzfristig. Dementsprechend nennen wir diesen Gefühlszustand auch die Grundgestimmtheit eines Menschen. Demgegenüber bezeichnen wir als *Affekte* kurzdauernde, oft stark ausgeprägte Gefühlsabläufe, die meist als Reaktionen auf eine äußere Situation oder auf eine innere seelische Vorstellung hin entstehen und dementsprechend aus diesen Vorstellungen oder Situationen heraus verstehbar sind. Sie können aber auch der auslösenden Situation nicht entsprechen, wir nennen solche Reaktionen dann *affektiv inadäquat*. Beispiele für Affektreaktionen sind Wut, Angst, Trotz, Verzweiflung, freudige Erregung, Trauer. Wenn wir nicht uns selbst überlassen sind, können wir Affekte unterdrücken. Besteht diese Fähigkeit nicht mehr, so sprechen wir von *Affektinkontinenz*. Wechseln affektive Reaktionen auch ohne äußeren Anlaß häufig miteinander ab, so sprechen wir von *Affektlabilität*. Ist der Mensch durch Reize oder Situationsveränderungen affektiv überhaupt nicht mehr beeinflußbar, so nennen wir das *Affektstarre*. Solche Patienten zeigen keinerlei emotionale Reaktionen. Abschließend wollen wir eine Reihe von Eigenschaftswörtern aufzählen, mit denen wir die Grundstimmung bezeichnen. Die Grundstimmung eines Menschen kann sein: ängstlich, unruhig, gespannt, ratlos, traurig, verzweifelt, gehoben-heiter (euphorisch), mürrisch-gereizt (dysphorisch), klagsam-jammerig, ekstatischverzückt, läppisch. Nicht scharf abgrenzbar von Stimmungen sind Zustände des Sichfühlens im Sinne von gesteigertem oder vermindertem Selbstwertgefühl, Schuldgefühl, Verarmungsgefühl.

Antrieb

Der Antrieb ist, was uns antreibt, handelnd tätig zu werden. Antrieb führt zur Handlung. Demzufolge gibt es ohne Antrieb keine Handlung. Der Antrieb ist der Motor unserer Handlung und bestimmt deren Tempo. Sollen sinnvolle Handlungen entstehen, so muß der Antrieb *zielgerichtet* eingesetzt werden. Wir können viele Antriebe zu gleicher Zeit verspüren und haben, so lange wir gesund sind, die Freiheit, den der Situation angemessenen auszuwählen, zur Handlung werden zu lassen. Mit Antrieb meinen wir also die seelische Energie, die hinter unserem Handeln steht. Davon können wir zuviel oder zuwenig haben, der Antrieb kann vor dem Erreichen des Ziels erlahmen oder über das Ziel hinausschießen.

Neben diesem generellen Antrieb zum Handeln und Tätigwerden unterscheiden wir bestimmte Antriebe, die für die Sicherung unseres Lebens sorgen, diese nennen wir *Triebe*. Die Lehrmeinungen darüber, wieviel unterschiedliche Triebe es gibt, sind uneinheitlich. Unleugbare Triebe sind Hunger, Durst, der Trieb, in regelmäßigen Abständen zu schlafen, der Sexualtrieb, der Selbsterhaltungstrieb. Jeder dieser konkreten Triebe hat eine Handlung zum Ziel, nach deren Ausführung er für eine gewisse Zeit befriedigt ist. Unter normalen Bedingungen können wir die Triebbefriedigung aufschieben bis zu einem geeigneten Moment. Allerdings haben wir diese Freiheit nur innerhalb eines engen Bereiches, der um so enger ist, je unmittelbarer unser Leben von der Trieberfüllung abhängt. Unter krankhaften Bedingungen kann es zu *Triebsteigerungen* ebenso kommen wie zum *Trieberlöschen*, der Trieb kann krankhaften Charakter annehmen und die relative Freiheit des Triebaufschubs verlorengehen.

Mit den bisher aufgeführten und knapp skizzierten seelischen Funktionsbereichen ist ein Mensch nicht voll beschrieben. Beobach-

tung, Prüfung und Beurteilung dieser Funktionen ist aber die minimale
Voraussetzung, um zu einer psychiatrischen Diagnose kommen zu können. Die Beurteilung der Intelligenz ist an dieser Stelle nicht noch einmal gesondert besprochen worden, der Leser sei diesbezüglich auf den
Abschnitt „Ergebnisse psychologischer Alternsforschung" verwiesen.

Einteilung psychischer Erkrankungen im höheren Lebensalter

Nosologische Klassifikation

Bevor wir uns der Einteilung psychischer Alterserkrankungen speziell
zuwenden, ist es notwendig, als Rahmen und Hintergrund eine Einteilung der psychischen Erkrankungen überhaupt – unabhängig vom Alter
– zu geben.

Die Einteilung psychischer Erkrankungen stößt dabei auf prinzipielle Schwierigkeiten:

Viele Krankheitsbilder sind in ihren Entstehungsbedingungen gar
nicht oder nur unzureichend aufgeklärt, z. B. Schizophrenie, manisch-
depressive Erkrankung, ja dies gilt sogar für das alkoholische Delirium
tremens, von dem wir wohl wissen, daß chronischer Alkoholabusus eine Vorbedingung ist, aber wir wissen nicht genau, warum ein Delir zum
gegebenen Zeitpunkt nach jahrelangem Alkoholabusus ausbricht. Daraus deutet sich eine weitere prinzipielle Schwierigkeit an.

Sehr wahrscheinlich sind die meisten psychischen Erkrankungen
nicht auf eine einzige Ursache zurückzuführen, sondern mehrere verur-
sachende Faktoren in einem komplexen Bedingungsgefüge müssen zu-
sammentreffen, um das entsprechende Krankheitsbild auszulösen. Beispiel: Es ist bekannt, daß die progressive Paralyse eine Folge einer lui-
schen Infektion ist. Es ist aber ebenso bekannt, daß nicht jeder mit einer
Lues Infizierte an einer progressiven Paralyse erkrankt, und es konnte
in diesem Zusammenhang gezeigt werden, daß offenbar auch Erbfaktoren mitbestimmend dafür sind, ob die syphilitische Infektion bei einem
Patienten zur progressiven Paralyse führt oder nicht.

Klinisch einander außerordentlich ähnliche Krankheitsbilder können offenbar aufgrund verschiedener Ursachen entstehen. Beispielsweise ist einem Delirium nicht anzusehen, ob es chronischem Alkoholismus, dem Mißbrauch von Schlafmitteln oder einer akuten Infektions-
krankheit entspringt.

Aus den genannten Gründen sind bisher alle Klassifikationsversu-
che in der Psychiatrie unbefriedigend und müssen als vorläufig angese-

hen werden. Deutlich wird diese Situation auch an den international anerkannten psychiatrischen Klassifikationssystemen der WHO (ICD[1] 9, 1980 und der Amerikanischen Psychiatrischen Gesellschaft (DSM[2] IIIR, 1989), die ständiger Überarbeitung unterzogen werden. Eine systematische Einteilung psychischer Erkrankungen gelingt auch nicht nach einem einzigen Prinzip, sondern krankheitsauslösende Ursachen (z. B. Erreger einer Infektion, Gefäßverkalkungen), prädisponierende Faktoren (z. B. angeborene Erbanlagen, Persönlichkeitsstruktur) und Faktoren, die den Krankheitsverlauf bestimmen, wie z. B. soziale Einflüsse, müssen gemeinsam berücksichtigt werden.

Ein solches mehrgliedriges Ordnungsschema hat aber den Nachteil, sehr schwerfällig und schlecht handhabbar zu sein. Wir lehnen uns daher hier an das in der europäischen Psychiatrie gebräuchlichste auf Emil Kraepelin*, Karl Bonhoeffer**, und Kurt Schneider*** zurückgehende Klassifikationsschema an, welches die psychischen Erkrankungen des Menschen im wesentlichen in 3 Gruppen einordnet (Tab. **26**).

1. Abnorme Varianten seelischen Wesens: Sie zeichnen sich dadurch aus, daß sie sich von normalen seelischen Verfassungen nicht prinzipiell und qualitativ, sondern nur quantitativ-graduell unterscheiden. Zwischen den abnormen seelischen Spielarten menschlichen Wesens und normaler seelischer Verfassung gibt es einen Bereich fließender Übergänge. *Psychopathien, Neurosen*, und *abnorme Erlebnisreaktionen* unterscheiden sich vom normalen Verhalten nicht durch das Auftreten neuer seelischer Phänomene, sondern nur durch die zum Teil extreme Steigerung normaler seelischer Eigenschaften. Zu dem Phänomen der Steigerung normaler seelischer Abläufe tritt als 2. Kriterium das Unangemessene des Ausmaßes seelischer Reaktion in Beziehung zur auslösenden Situation hinzu. So kennt z. B. jeder Mensch Angst, die in Abhängigkeit von der Intensität der *realen* Bedrohung, die von bestimmten Situationen ausgeht, mehr oder weniger stark ausgeprägt ist. Im Rahmen von Angstneurosen treten aber panische Angstzustände auf, ohne daß überhaupt eine bedrohende Situation existiert, selbst der Patient weiß keine Ursache für seine Angst anzugeben.

Von dieser ersten Gruppe abnormer Spielarten seelischen Wesens heben sich nun die 2. und 3. Gruppe als die Gruppe der Psychosen insofern ab, als hier neue seelische Eigenschaften das klinische Bild bestimmen, die unter normalen psychologischen Umständen nicht auftreten. Solche qualitativ neuen seelischen Phänomene sind beispielsweise Halluzinationen, Wahnphänomene, Konfabulationen. Die Gruppe der

---

*   (1856 – 1926) Professor für Psychiatrie in München.
**   (1868 – 1948) Professor für Psychiatrie in Berlin.
***   (1887 – 1967) Professor für Psychiatrie in Heidelberg.

Tabelle 26 Dreigliedrige Systematik psychischer Alterserkrankungen in der Allgemeinpsychiatrie

Ursachen	Abnorme Spielarten seelischen Wesens		Körperlich begründbare seelische Erkrankungen (exogene Psychosen)			Endogene Psychosen		
	Krankheitsgruppe	Erscheinungsbild	Ursachen	Krankheitsgruppe	Erscheinungsbild	Ursachen	Krankheitsgruppe	Erscheinungsbild
Angeborene Anlage	*Psychopathien*	depressive Psychopathie, hyperthyme P., selbstunsichere P., fanatische P., querulatorische P., explosible P. u.a.	*Akute Folgen* von z.B. infektiösen Krankheiten, Schädel-Hirn-Verletzungen, Tumoren, Stoffwechselstörungen, Störungen des Hormonhaushaltes u.a.	*akute exogene Reaktionstypen*	Delir, Amentia, Dämmerzustand, Halluzinose (z.B. alkohol. Delir, epileptischer Dämmerzustand)	Erbfaktoren + ??	*manisch depressive Erkrankung*	Manie, endogene Depression, Zyklothymie
Gravierende psychische Konflikte der frühen Kindheit	*Neurosen*	Angstneurosen, Phobien, Zwangsneurosen, Konversionsneurosen (Hysterie) u.a.	*Chronische Einwirkung* o.g. Schädigungen	*chronische exogene Reaktionstypen* (chronische symptomatische Psychosen, Gruppe der Demenzen)	hirndiffuses Psychosyndrom, hirnlokales Psychosyndrom, endokrines Psychosyndrom (z.B. posttraumatische Demenz, epileptische Demenz)	Erbfaktoren + ??	*Schizophrenie*	Hebephrenie, Schizophrenia simplex, paranoid-halluzinatorische Schizophrenie, Katatonie, schizophrene Defektzustände
Aktuelle psychische Konflikte	*abnorme Erlebnisreaktionen*	depressive Reaktion, neurasthenische R., paranoide R., Affektreaktion u.a.						

Ursachen	Reaktionstyp	Krankheitsbilder
Alterstypische situative Belastungen, z. B. Pensionierung, Tod des Partners, Wohnungswechsel	*späte Manifestation von Psychopathien, Neurosen und abnormen Erlebnisreaktionen*	depressive Syndrome, hypochondrische Syndrome, neurasthenische Syndrome
Sklerosierung der Hirnarterien, Bluthochdruck	*akuter exogener Reaktionstyp*	akute Verwirrtheit („Altersdelir")
Durchblutungs- und Stoffwechselstörungen des Hirns	*chronische exogene Reaktionstypen*	Korsakow-Syndrom
Hirnatrophische Prozesse	Präsenile Demenzen	Alzheimersche Erkrankung, Picksche Erkrankung
	senile Demenzen	senile Demenz vom Alzheimer-Typ
Erbfaktoren, alterstypische Belastungssituationen, körperliche Erkrankungen	Involutionspsychosen, senile Psychosen	Involutionsdepression, senile Depression, Altersparanoia, Spätschizophrenie

Psychosen ist in sich noch einmal zweigeteilt, und zwar unter dem Gesichtspunkt, daß für die eine Gruppe körperliche Erkrankungen nachweisbar sind, während die zweite Gruppe hinsichtlich ihrer Ursache
noch weitgehend ungeklärt ist, wenngleich viele Forscher auch für diese Gruppe körperliche Ursachen postulieren, die die Wissenschaft bisher lediglich noch nicht entdeckt hat. Die eine Gruppe heißen wir die
körperlich begründeten seelischen Erkrankungen oder mit anderen
Worten, die *symptomatischen Psychosen*, oder die *exogenen Psychosen*,
die letztgenannte Gruppe hingegen die *endogenen Psychosen*.

    2. Körperlich begründete seelische Erkrankungen: In dieser
Gruppe können wir wiederum verschiedene Formen in Abhängigkeit
vom zeitlichen Ablauf des Krankheitsgeschehens unterscheiden und sie
danach auch einteilen. Läuft der Krankheitsprozeß sehr rasch, akut ab,
so entwickeln sich im klinischen Erscheinungsbild Krankheitsbilder, die
wir als *akute exogene Reaktionstypen* bezeichnen, bei langsam voran-
schreitenden Krankheitsprozessen sprechen wir dagegen von *chronischen Formen symptomatischer* Psychosen. Für die körperlich begründeten Psychosen insgesamt gilt, daß sie *ursachenunspezifisch* sind, d. h.,
daß man aus dem klinischen Erscheinungsbild nicht auf die zugrundeliegende körperliche Erkrankung Rückschlüsse ziehen kann.

    3. Endogene Psychosen: Sie werden in die Gruppe der *manisch-
depressiven* und der *schizophrenen Erkrankungen* untergliedert. Für
beide Krankheiten steht lediglich fest, daß Erbfaktoren an ihrer Entstehung beteiligt sind, aber allein zur Erklärung des Auftretens dieser Erkrankungen nicht ausreichen. Welche sonstigen Faktoren noch hinzukommen müssen, um eine manisch-depressive Erkrankung oder eine
Schizophrenie auszulösen, ist noch weitgehend unklar.

    Im unteren Teil der Tab. **27** sind die spezifisch an das höhere Le-
bensalter geknüpften psychischen Erkrankungen auf dieses dreigliedrige Klassifikationsschema projiziert. Die Gruppe der *Demenzen* läßt
sich eindeutig den körperlich begründbaren seelischen Erkrankungen
zuordnen. Wie später im einzelnen noch auszuführen sein wird, ist das
für die *Involutionspsychosen*, die *senilen Depressionen* und die *paranoid-halluzinatorischen Psychosen* des Seniums nicht so eindeutig möglich, weshalb sie grenzüberschreitend zur Hälfte in das exogene, zur anderen Hälfte aber in das endogene Feld eingetragen worden sind. Die
Gründe hierfür werden in den diesen Erkrankungen speziell gewidme-
ten Abschnitten näher erläutert werden.

    Da die praktische Tätigkeit in der Alterspsychiatrie sich aber nicht
nur mit den Patienten beschäftigt, die an altersspezifischen Erkrankungen leiden, sondern auch jene mit zu versorgen hat, die zwar schon in
früheren Lebensphasen erkrankt, aber zusammen mit ihrer Krankheit
alt geworden sind, ergibt sich für die psychischen Alterserkrankungen
noch ein zweites Einteilungsprinzip folgender Art:

Tabelle **27**   Häufigkeit psychischer Erkrankungen im Alter (über 60-/65-/70jährige)

a) In der Wohnbevölkerung[1,2]

Art der Erkrankung	Anteil der Erkrankten
Psychische Erkrankungen aller Art und Schweregrade	30–60%
Schwere Formen psychischer Erkrankungen aller Art	6–12%
Leichte Formen psychischer Erkrankungen aller Art	15–30%
Dementielle Erkrankungen	2,5–7%
Leichte organische Erkrankungen	10–40%
Punktionelle Psychosen[3]	1–4%
Neurosen und Psychopathien	9–30%

[1] Die Zahlen geben nur ungefähre Schätzwerte. Sie basieren auf Ergebnissen von Untersuchungen in verschiedenen Ländern, die im einzelnen zu recht unterschiedlichen Ergebnissen kamen, und sind hier nach der eigenen Ansicht des Autors zusammengefaßt. Die Altersgrenzziehung erfolgt in den einzelnen Untersuchungen nicht immer gleich. Die Unterschiede zwischen über 60jährigen und über 65jährigen sind jedoch wahrscheinlich nicht sehr groß. Hingegen werden bei über 70jährigen deutlich höhere Häufigkeiten gefunden, insbesondere im Hinblick auf leichte hirnorganische Psychosyndrome.

[2] Die Zahlen innerhalb der Tabellen lassen sich nicht addieren, da sie verschiedenen Quellen entstammen, und dürfen jeweils nur für sich betrachtet werden.

[3] Im wesentlichen depressive und paranoide Psychosen.

b) Patienten der Poliklinik für psychische Alterserkrankungen (Freie Universität Berlin)

Art der Erkrankung	Anteil der Erkrankten
Psychoreaktive Erkrankungen	40%
Depressive Psychosen	23%
Dementielle Erkrankungen	21%
Paranoide Psychosen	15%

c) 250 neuaufgenommene Patienten (über 65jährig) in 5 verschiedenen medizinischen Einrichtungen in Berlin (2 psychiatrische Landeskrankenhäuser, 1 internistische Akutabteilung, 1 internistische Abteilung für Chronischkranke, 1 Gesundheitsamt; je N = 50 Patienten)

Die häufigsten Diagnosen sind:

Senile Demenz	27%	= 39%	Involutionsdepression	6%
Vaskuläre Demenz	12%		Depressive Neurose	2%
paranoide Psychosen	12%		Chronischer Alkoholismus	2%
Defektschizophrenie	2%			

1. Einfluß des Alters auf bereits vorher aufgetretene Erkrankungen,
2. häufig im Alter auftretende, aber nicht alterstypische Erkrankungen,
3. altersspezifische psychische Erkrankungen.

Dieses Einteilungsschema geht auf die drei prinzipiellen Fragen der Geriatrie zurück:

1. Wie beeinflußt das Alter vorstehende Krankheiten?
2. Wie entwickeln sich allgemeine Erkrankungen, wenn sie im höheren Lebensalter auftreten?
3. Welche alterstypischen Erkrankungen gibt es?

Die beiden hier dargestellten Einteilungsprinzipien schließen einander nicht aus und werden demzufolge beide gemeinsam in diesem Buch der Beschreibung alterspsychischer Störungen zugrunde gelegt.

Häufigkeit alterspsychiatrischer Erkrankungen

Wie wir im ersten Teil des Buches bereits dargestellt haben, liegen differenzierte und verläßliche Untersuchungen über die Häufigkeit psychischer Alterserkrankungen in der Bundesrepublik Deutschland kaum vor. Es gibt aber eine Reihe von Stichprobenerhebungen aus anderen Ländern mit vergleichbarer wirtschaftlicher und gesellschaftlicher Struktur, wenn auch mit kulturellen Unterschieden, die wir für Schätzungen als Anhalt heranziehen können. Tab. **27a–c** zeigt eine Übersicht der zu erwartenden Häufigkeiten. Danach müssen wir davon ausgehen, daß minimal 30%, maximal 60% der außerhalb von Institutionen der Altenhilfe lebenden über 65jährigen bedeutsame psychische Störungen verschiedener Intensitäten und Arten aufweisen. Etwa 10 bis 15% leiden an schweren psychischen Krankheiten meist organischer Prägung. Um auf die Erkrankungsziffer der Gesamtbevölkerung zu kommen, muß man die psychisch Erkrankten, die in den Institutionen leben, hinzuzählen, das ist mindestens die Hälfte der 3–5%, die in Institutionen untergebracht sind.

Selbst wenn man von Minimalzahlen ausgeht, wird deutlich, welches Gewicht psychischen Erkrankungen im höheren Lebensalter zukommt.

Einfluß des Alters auf in der Regel bereits vorher aufgetretene psychische Erkrankungen

Abnorme Persönlichkeiten (Psychopathie)

Unter diesem Begriff werden Menschen in der Psychiatrie beschrieben, die sich durch besondere, von der Norm abweichende Charakter- oder Triebstrukturen hervorheben, durch die ihr Verhalten lebenslang geprägt wird. Definitionsgemäß geht man davon aus, daß diese Eigenschaften angeboren und nicht erworben sind. Das bedeutet jedoch nicht unbedingt eine nachweisbare familiäre Belastung mit entsprechenden Persönlichkeitstypen. Die angeborene abnorme Persönlichkeitsstruktur führt zu Konflikten mit der Umwelt, unter denen sowohl die Patienten selbst als auch die betroffenen Mitmenschen leiden. Man kann bestimmte Typen hervorheben. Zu nennen wären die *selbstunsicheren*, die *zwanghaften*, die *depressiven*, die *lebhaft-überaktiven*, die *halt- und willensschwachen*, die *leicht erregbaren*, die *gemütsarmen* und die *querulatorischen* Persönlichkeiten. Es ist hervorzuheben, daß sie sich nicht durch besondere neue, beim Durchschnittsmenschen nicht zu beobachtende Charaktereigenschaften auszeichnen, sondern nur durch die größere Intensität, das Hervorstechen besonderer Charakterzüge. Die Unterscheidung von ganz ähnlich aussehenden neurotischen Entwicklungen ist oft schwierig. Bei weitem nicht jeder Zwangskranke, Depressive usw. ist ein Psychopath. Psychopathische Verhaltensstörungen sind lebenslang nachweisbar. Die Abgrenzung gegenüber Neurosen beruht prinzipiell auf der Tatsache, daß frühkindliche Konfliktsituationen, die zu Entwicklungsstörungen der Persönlichkeit im Sinne von Neurosen (s. unten) führen können, im Falle von Psychopathien nicht nachzuweisen sind. Gegenüber psychotischen Erkrankungen ergibt sich die Abgrenzung einmal aus dem klinischen Gesamtbild sowie aus dem Verlauf.

Die wenigen bisher vorliegenden Untersuchungen haben nun ergeben, daß das Alter von geringem Einfluß auf angeborene Persönlichkeitsstrukturen ist. Bei manchen Patienten führt das Alter zu einer Abschwächung der psychopathischen Symptomatik, bei anderen können bestimmte Reaktionsweisen akzentuiert werden, während schließlich eine dritte Gruppe sich vom Alter unbeeinflußt erweist. Der Alterseinfluß auf psychopathische Strukturen unterscheidet sich somit nicht von demjenigen auf die normale Persönlichkeit. Interessanterweise zeigen sich psychopathische Persönlichkeiten relativ widerstandsfähig gegenüber hirnorganischen Störungen, d. h., das Auftreten hirnorganisch bedingter Ausfallserscheinungen läßt die Charakterstruktur unbeeinflußt. Diese Tatsache interpretiert der Schweizer Psychiater Müller (1967) als einen Hinweis auf das Angeborene und Entwicklungsunabhängige psychopathischer Persönlichkeitsstrukturen.

Angeborene bzw. früh erworbene Schwachsinnsformen (Oligophrenie)

Die angeborenen bzw. durch Erkrankungen während der Schwangerschaft oder Störungen beim Geburtsvorgang hervorgerufenen Schwachsinnsformen haben eine deutlich geringere Lebenserwartung als die Durchschnittsbevölkerung und spielen deshalb in der Alterspsychiatrie nur eine geringe Rolle. Wenn allerdings Schwachsinnige die ersten Jahre einer Hospitalisation überstehen, so gleicht sich möglicherweise ihre Lebenserwartung an die der Durchschnittsbevölkerung an. In den psychiatrischen Landeskrankenhäusern findet sich deshalb ein nicht unbedeutender Prozentsatz älter gewordener Schwachsinniger. Es hat sich nun, wie zu erwarten, gezeigt, daß bei den Schwachsinnigen im Alter ein Abbau psychisch-intellektueller Leistungsfähigkeit häufiger auftritt als in der Durchschnittsbevölkerung. Dabei sind allerdings Einflüsse der lebenslangen Hospitalisierung nicht auszuschließen, und es fällt im Einzelfall auch sehr schwer, die Entwicklung einer Demenz von der Symptomatik des angeborenen Schwachsinns abzugrenzen.

An dieser Stelle ist erwähnenswert, daß die intensive Forschung der letzten 10 Jahre in bezug auf die Alzheimersche Erkrankung immerhin eine engere Beziehung zwischen Mongolismus, einer genetisch angeborenen Schwachsinnsform, und der senilen Demenz vom Alzheimer-Typ ergeben hat. Es hat sich nämlich herausgestellt, daß Menschen mit dieser angeborenen Krankheit, wenn sie alt genug werden, im späteren Leben, jenseits des 50. Lebensjahres, ausnahmslos an einer Demenz dieses Typs mit allen feingeweblichen Kennzeichen dieser Demenz erkranken. Vom Mongolismus ist nun bekannt, daß das Chromosom 21 in allen Zellen in dreifacher Ausprägung, statt nur in zweifacher Ausprägung vorliegt und diese Trisomie mit Störungen eines bestimmten Gens auf diesem Chromosom verbunden ist. Die Bedeutung dieser Forschungsergebnisse für die Suche nach den Ursachen der Alzheimerschen Erkrankung wird im entsprechenden Kapitel kurz erläutert werden.

Neurosen und abnorme seelische Reaktionen

Abnorme seelische Reaktionen treten im Zusammenhang mit einer belastenden Situation auf und unterscheiden sich von einer normalen seelischen Reaktion nur durch die stärkere *Intensität* und das längere *Überdauern*. Als Beispiel möge eine depressive Reaktion nach dem Tod des Ehepartners gelten. *Neurosen* hingegen sind auf *nicht verarbeitete seelische Konflikte in der Kindheit* zurückzuführen, die psychische Verhaltensstörungen zur Folge haben. Diese sind in der Regel während des ganzen Lebens zu beobachten oder aber manifestieren sich mit wechselnder Intensität in Abhängigkeit von lebenssituativen Belastungen. Rufen wir uns in Erinnerung, was wir im Abschnitt über die Ergebnisse psychogerontologischer und sozialgerontologischer Forschung an belastenden Faktoren für den alternden Menschen zusammengetragen haben, so erscheint es naheliegend, eine Häufung abnormer seelischer Reaktionen und neurotischer Dekompensationen im höheren Lebensalter zu erwarten. Dem entsprechen nun auf der einen Seite die Ergebnisse epidemiologischer Untersuchungen, die bis zu 10–12% der über 65jährigen neurotisch gestört fanden.

Andererseits widersprechen ihnen Untersuchungsergebnisse über den mit höherem Lebensalter abnehmenden Anteil der wegen neurotischer Störungen ins Krankenhaus oder in Hospitäler Eingewiesenen. Dieses Phänomen könnte man sich allerdings mit einer verstärkten Toleranz der Kranken gegenüber ihren eigenen neurotischen Symptomen sowie der Umwelt gegenüber neurotischen Verhaltensstörungen bei älteren Menschen erklären, die einfach dem Altwerden zugerechnet werden.

Es ist sehr schwer, in diesem Bereich seelischer Störungen zu genauen, wissenschaftlich zuverlässigen Angaben zu kommen, da die Abgrenzung von krankhaftem gegenüber normalem seelischem Altern, wie schon mehrfach erwähnt, sehr problematisch ist und sich außerdem soziale, individualpsychologische und organische Einflüsse bei der Entstehung psychischer Störungen gerade im höheren Lebensalter so stark miteinander vermengen, daß ihr ursächlicher Anteil oft nicht mehr eindeutig abzugrenzen ist. Hierfür möge ein kasuistisches Beispiel stehen, das wir dem Lehrbuch der Alterspsychiatrie von Müller (1967) entnehmen:

„Ein 84jähriger Mann, der 1951 aus dem Irak nach Israel eingewandert war, dort aber bei seiner Familie keine gute Aufnahme fand, sein Leben als Bettler fristete und schließlich wegen körperlicher Schwäche und Hilflosigkeit in ein Invalidenheim aufgenommen wurde, mußte wegen ausgesprochenen asozialen Betragens, Desorientiertheit und Inkontinenz hospitalisiert werden. Man stellte schwere intellektuelle Abbauerscheinungen mit völliger psychischer Adynamie, Merk-, Konzentrations- und Orientierungsschwäche fest. Zugleich war der Patient depressiv und affektinkontinent; er litt an intensiven Insuffizienzgefühlen und war tief überzeugt, von seiner Umgebung zurückgestoßen zu werden. – Aktive psycho- und ergotherapeutische Maßnahmen waren darauf ausgerichtet, ihm das Gefühl der Sicherheit und Zugehörigkeit zur Gemeinschaft wiederzugeben und ihm zu zeigen, daß er durchaus noch in der Lage war, gewisse einfache tägliche Aufgaben zu bewältigen. – Der Mann wurde rasch psychisch beweglicher, aktiver, begann zu kollaborieren. Aggressivität und Negativismus verschwanden völlig. Die Inkontinenz hörte ebenfalls nach wenigen Tagen auf. Nach einem Monat konnte der betagte Patient in stark gebessertem Zustand ins Invalidenheim entlassen werden, obwohl gewisse intellektuelle Abbausymptome weiterhin vorhanden waren."

Berücksichtigt man das früher Ausgeführte, so könnte man zu der Ansicht neigen, daß höheres Lebensalter zu einer regelmäßigen „Neurotisierung" führe, die geradezu als notwendiger Ausdruck des Älterwerdens anzusehen sei. In diesem Sinne wären vermehrte Neigung zu Konservativismus, vermehrte Rigidität, Ängstlichkeit und Vorsicht des älteren Menschen als *neurotische Abwehrmechanismen* zu deuten.

Sicher ist, daß es unter dem Druck biologisch-körperlicher Funktionseinbußen, zunehmender Erkrankungshäufigkeit, sozialen Rollen-

und Kontaktverlustes zur Dekompensation vorbestehender Neurosen kommen kann. Auch hierfür mag wieder eine kurze Kasuistik, die Müller (1967) in seinem Lehrbuch mitgeteilt hat, als Beispiel zitiert werden:

„Adrien P., ein jetzt 71jähriger pensionierter Schullehrer, der aus bescheidenem, nicht mit Geisteskrankheiten belastetem Milieu stammt, litt in der Jugend an schweren, ambivalenten Angst- und Aggressionsgefühlen gegenüber seinem alkoholischen und reizbaren Vater, an Onanieproblemen und Minderwertigkeitsgefühlen wegen seines kleinen Körperwuchses, der zur Militärdienstuntauglichkeit führte. Er war zuerst Handlanger, wurde aber seines aufgeweckten Wesens wegen von einem älteren Lehrer protegiert und soweit gefördert, daß er ins Lehrerseminar eintreten konnte. Seine Schuld- und Minderwertigkeitsgefühle verschwanden; er verheiratete sich, hatte Kinder und arbeitete in der Folge während 35 Jahren als aktiver, sehr gewissenhafter, geschätzter und zufriedener Dorflehrer. Obwohl mit 60 Jahren pensioniert, war er weiter als Stellvertreter tätig, pflegte daneben mancherlei Interessen und Kontakte, schrieb gelegentlich Artikel für eine Lokalzeitung usw., bis er mit 68 Jahren an eine besonders schwierige Schulklasse geriet, in der er von den größeren Jungen manche Demütigung einstecken mußte. – Seither hat eine schleichende depressive Entwicklung eingesetzt. Der Mann zog sich von jedem Verkehr und jeder Tätigkeit zurück, litt mit schwankender Intensität erneut an schweren Angst- und Minderwertigkeitsgefühlen, erkundigte sich schamrot nach den Folgen der Onanie, äußerte sich häufig aggressiv-ambivalent gegen seinen gestorbenen Vater, beobachtete dauernd angstvoll seinen Körper, befolgte ein kompliziertes Nahrungsritual und kämpfte gleichzeitig gegen ständige Suizidimpulse. Er mußte von seinem 70. Altersjahr an zweimal hospitalisiert werden, ohne daß es bisher gelungen wäre, medikamentös oder psychotherapeutisch seine Symptome mehr als vorübergehend zu bessern."

Müller weist aber mit Recht am Beispiel des alten Fürsten Blücher darauf hin, daß unter dem Druck von neu auftauchenden, unausweichlichen Lebensanforderungen selbst schwerste neurotische Dekompensationen zumindest vorübergehend wieder aufgefangen und bewältigt werden können. Blücher, der nach dem Bericht von Kreuser in seinem späteren Leben unter körperlicher Hinfälligkeit und schwerer depressiv-hypochondrisch-wahnhafter Entwicklung litt, stellte sich im 70. Lebensjahr mit voller Energie an die Spitze der Preußischen Armee gegen Napoleon. Der Ernst der Kriegslage schien ihm die alte Entschlossenheit und Kraft zurückgegeben zu haben. Allerdings verfiel er später, nach Beendigung des Kriegsdienstes, wiederum in den vorherigen Zustand. Dieses Beispiel beleuchtet die Erfahrung, die sicher viel weiter als bisher angenommen wird, verallgemeinert werden kann, daß sogenanntes altersbedingtes Leistungsversagen oft nur die Folge erzwungener oder selbstauferlegter Ruhe und Abseitsstellung ist und gibt der Maxime „Fördern durch Fordern" Berechtigung.

Entsprechend der orthodoxen psychoanalytischen Lehre, daß Neurosen stets im frühen Kindesalter entstehen, haben einige Autoren behauptet, daß echtes Neuauftreten neurotischer Symptomatik im Alter fast nie vorkomme, sondern sich immer eine lebenslange Entwicklung nachweisen lasse. Zudem wurde lange Zeit, zurückgehend auf Freud, auch die Ansicht vertreten, daß analytisch orientierte Psychotherapie von Neurosen jenseits der Lebensmitte wenig aussichtsreich und deshalb nicht mehr sinnvoll sei. Beide Auffassungen entsprechen nicht mehr den Ergebnissen gerontopsychiatrischer Forschung und den Erfahrungen gerontopsychiatrischer Praxis. Unter den zahlreichen Belastungssituationen, die das Älterwerden mit sich bringen kann, treten sowohl Dekompensationen vorbestehender, also in der ersten Lebenshälfte bereits manifester neurotischer Fehlentwicklungen als auch Erstmanifestationen neurotischer Störungen im höheren Lebensalter auf. Chronische körperliche Erkrankungen im Rahmen der Multimorbidität und psychosoziale Beziehungsstörungen stehen sicher an erster Stelle der auslösenden Faktoren. Unter den letztgenannten spielen auch späte Partnerschafts- bzw. Ehekonflikte eine nicht unerhebliche Rolle. Es hat sich außerdem gezeigt, daß Psychotherapie in Form der Einzel-, besonders aber auch der Gruppentherapie hauptsächlich psychoanalytischer und verhaltenstherapeutischer Orientierung auch im Alter bei Neurosen und abnormen seelischen Reaktionen sehr erfolgreich eingesetzt werden kann (Radebold 1981, Pätzold 1985). Dabei sind allerdings der besonderen Situation älterer Patienten angemessene Modifikationen und Anpassungen der psychotherapeutischen Verfahren erforderlich, auf die an dieser Stelle nicht näher eingegangen werden kann, sondern auf die eben zitierten Autoren zu verweisen ist. Für Deutschland ist nach wie vor festzustellen, daß psychotherapeutische Behandlungsmöglichkeiten für ältere Patienten immer noch dünn gesät sind. Allerdings scheint es auch so zu sein, daß ältere Patienten, teils aus Resignation, teils aus Unkenntnis von selbst wenig nach solcher Art Behandlungsmöglichkeit suchen, also nur geringen Druck auf den Markt ausüben oder, wenn ihnen Psychotherapie als geeignete Behandlungsform angeboten wird, dem Widerstand entgegensetzen. Psychotherapie im Alter muß sich einerseits stärker mit aktuellen Konflikt- und Belastungssituationen, insbesondere mit krankheitsbedingten Lebenseinschränkungen auseinandersetzen, als dies bei jüngeren Patienten der Fall ist, andererseits aber auch gerade Hilfestellung bei der Bewältigung der Lebensbilanzierung, der Auseinandersetzung mit der gelebten Vergangenheit leisten. Mehrere Autoren stellen übereinstimmend fest, daß das Alter offenbar einen nivellierenden Einfluß auf die klassischen Neurosetypen wie Phobien, Hysterien, Angst-, Zwangs- und Charakterneurosen habe und das symptomatische Bild mehr in Richtung neurotischer Depressionen mit hypochondrisch-ängstlich-neurasthenischem Gepräge verschiebe. Das sogenannte *neurasthenische Syndrom* wird überhaupt als ein häufiges Bild altersneurotischer Erscheinungen beschrieben, kann aber ebenso auch im Vorfeld exogener und endogener Psychosen auftreten. Daraus folgt, daß es in diagnostischer Hinsicht unspezifisch ist und stets sorgfältiger Abklärung in Hinblick auf die zugrunde liegende(n) Ursache(n) bedarf. In den Bereich der Neurosen fallen auch die *psychosomatischen Erkrankungen*, worunter wir im engen Sinne bestimmte körperliche Erkrankungen verstehen, denen wahrscheinlich unbewältigte seelische Konfliktkonstellationen zugrunde liegen. Zu diesen Krankheitsbildern zählen in erster Linie das *Asthma bronchiale*, das *Magengeschwür*, der *essentielle Hochdruck*, die *Colitis ulcerosa*. Auffälligerweise scheinen diese typischen psychosomatischen Krankheitsbilder im höheren Alter selten zu sein, obwohl doch gerade andererseits körperliche Erkrankungen und körperliche Symptome in Form hypochondrischer Reaktionen gegenüber früheren Lebensphasen deutlich häufiger werden. Welche Ursachen dieser Diskrepanz zugrunde liegen können, ist unbekannt.

Schlafstörungen

Schlafstörungen sind eigentlich ein Symptom und keine eigene Krankheit. Wenn sie hier dennoch speziell besprochen werden, so deshalb, weil über Schlafstörungen im höheren Lebensalter, besonders von Frauen, sehr häufig geklagt wird.

Die sehr intensive Erforschung der Schlafzyklik und Schlafregulation der letzten Jahrzehnte hat sich auch intensiv mit dem Einfluß des Alterns auf den normalen Schlaf beschäftigt. Dabei haben sich verschiedene Charakteristika ergeben: Im Durchschnitt nimmt bei gesunden älteren Menschen die im Nachtschlaf verbrachte Gesamtzeit eher ab als zu. Die im Tiefschlafstadium verbrachte Zeit nimmt ab (Stadium IV) und damit die Häufigkeit flacherer Schlafstadien zu (Stadium III). Die Frage, ob Traumschlafaktivitäten (REM-Schlafstadium) sich im Alter verändern, kann nicht sicher beantwortet werden; es liegen unterschiedliche Untersuchungsergebnisse hierzu vor. Von besonderer Bedeutung aber ist, daß ältere Menschen häufiger und länger anhaltende Aufwachphasen während des Nachtschlafes haben als jüngere. Dies mag subjektiv dazu führen, daß ältere Menschen über einen „zerhackten" flacheren und weniger erholsamen Schlaf klagen oder sogar behaupten, sie hätten die ganze Nacht nicht geschlafen, denn sie hätten etwa „alle Viertelstunde" auf die Uhr gesehen. Daß sie zwischendurch immer wieder kurze Schlafphasen hatten, ist ihnen selber nicht bewußt, wird aber durch Beobachtung oder EEG-Ableitungen, mit denen man die Schlafstadien gut erfassen kann, belegt. Wahrscheinlich haben diese als normal angesehenen alternsabhängigen Veränderungen der Schlafrhythmik keine Konsequenzen für Befinden und Leistungsfähigkeit, ganz sicher ist das jedoch nicht. Es könnte immerhin sein, daß die Tatsache, daß ältere Menschen auch häufig über Müdigkeit am Tage klagen, im Zusammenhang mit dieser veränderten Schlafrhythmik steht. Wenn ältere Menschen über gestörten Nachtschlaf klagen, so kann dies vielfältige Ursachen haben.

Zum einen kann es an den eben beschriebenen, quasi normalen Veränderungen der Schlafrhythmik liegen. In solchen Fällen kann ein aufklärendes Gespräch über den Alterseinfluß auf den Nachtschlaf helfen. Allerdings ist nicht zu übersehen, daß verkürzter Nachtschlaf, selbst wenn er keine funktionellen Störungen zur Folge hat, ältere Menschen mit dem Problem konfrontiert, daß sie über mehr Wachzeit verfügen, aber nicht wissen, womit sie diese Zeit verbringen sollen. Außerdem scheint die Einstellung verbreitet zu sein, daß ein normaler 8stündiger Schlaf ein Grundrecht sei, auf das man einen Anspruch habe. Soziale Aktivitäten sind spätabends oder frühmorgens gerade für isoliert lebende ältere Menschen oft nicht realisierbar. Handarbeiten, Radiohören, Fernsehen werden oft durch Seh- oder Hörstörungen erschwert oder gar unmöglich gemacht oder aber nicht akzeptiert. So gestaltet sich die Beratung, mit welchen Aktivitäten die vermehrte Wachzeit sinnvoll gefüllt werden kann, häufig sehr schwierig.

Schlafstörungen können aber oft auch durch *körperliche Erkrankungen* ausgelöst werden. Hier sind in erster Linie Herz-Kreislauf-Erkrankungen, Erkrankungen der Atmungsorgane, häufiger nächtlicher Harndrang oder Schmerzen zu nennen. Solcher Art ausgelöste Schlafstörungen können natürlich nur über die Behandlung der körperlichen Grunderkrankung behoben werden. Wenn dies nicht möglich ist, kann die Verordnung von Schlafmitteln, nach Möglichkeit zeitlich befristet, notwendig werden.

Auch *psychische Erkrankungen*, z. B. Depressionen und Demenzen, führen nicht selten zu Störungen des Nachtschlafes. Im ersten Fall beseitigt die erfolgreiche Behandlung mit Antidepressiva schließlich auch die Schlafstörungen. Die Verordnung von Schlafmitteln ist hier allenfalls in der Anfangsphase der Behandlung bis zum Eintritt der antidepressiven Wirkung angezeigt und auch nur dann, wenn Klagen über Schlafstörungen im Vordergrund der depressiven Symptomatik stehen. Bei dementiellen Erkrankungen kann die Schlafstörung bis zur Umkehr des normalen Schlaf-wach-Rhythmus mit nächtlichem Umherwandern und Schläfrigkeit am Tage gehen. Hier ist eine Kombination von leichten Schlafmitteln zur Nacht, vor allem aber aktive Strukturierung des Tagesablaufes sinnvoll.

Aus dieser kurzen Übersicht über die Ursachen für Schlafstörungen im Alter ist abzuleiten, daß es kein einfaches Rezept zu ihrer Behandlung gibt, sondern vor jeder Therapie die gründliche Analyse der Ursachen von Schlafstörungen stehen muß; dies ist ärztliche Aufgabe. Die Behandlung von Schlafstörungen muß neben der internistisch-somatischen Basisbehandlung im Falle körperlicher Erkrankungen, der spezifischen psychopharmakotherapeutischen Behandlung psychischer Erkrankungen auch die psychotherapeutische Beratung Schlafgestörter umfassen. Schlafmittel sind nur dann zu rechtfertigen, wenn andere Therapien nicht möglich oder nicht erfolgversprechend sind. Dabei ist zu bedenken, daß langfristige Verordnung häufig zu Dosissteigerungen infolge der Gewöhnung und damit schließlich zur Abhängigkeit führen kann, und außerdem Schlafmittel zusätzlich die Schlafrhythmik verändern. Wenn Schlafmittel einzusetzen sind, ist auch bei älteren Patienten in erster Linie auf die sogenannten Tranquilizer (Benzodiazepine) zurückzugreifen, weil sie das geringste Nebenwirkungsrisiko haben. Barbiturate sind nach überwiegender Lehrmeinung bei älteren Menschen grundsätzlich zu vermeiden. Neben negativen Einflüssen auf Kreislauf und Atmung und unerwünschter Sedierung am Tage sind hier auch „Paradoxeffekte" nicht selten. Statt zu einer Verbesserung des Nachtschlafes kann es zu nächtlichen Unruhezuständen kommen. Kurzzeitwirksame Schlafmittel sind gegenüber langzeitwirksamen zu bevorzugen, weil letztere häufig bis in den Tag hineinreichende Müdigkeit (sogenannte „hang over"-Effekte) und damit geminderte körperliche und geistige Leistungsfähigkeit bewirken. Dies ist besonders bei Patienten, deren Leistungsfähigkeit schon von vornherein subjektiv oder objektiv gemindert erscheint, wie z. B. bei Demenzkranken, zu befürchten.

Abschließend sei nachdrücklich darauf hingewiesen, daß die Einweisung älterer Patienten in das Krankenhaus oder in ein Heim, bedingt durch den plötzlichen Umgebungswechsel, auch sehr häufig Schlafstörungen auslösen kann, die sogar über längere Zeit anhalten oder sich gar chronifizieren können. Auch in dieser Situation sollte die Gabe von Schlafmitteln soweit wie möglich vermieden werden. Die Gabe von Schlafmitteln kann nicht in die Entscheidung des Pflegepersonals gestellt werden. Sie bedarf der ärztlichen Verordnung und Überwachung und ist wegen der Gewöhnungs- und Abhängigkeitsgefahren zeitlich möglichst kurz zu befristen. Die wohl noch immer anzutreffende Praxis, daß Schlafmittel nach Wunsch des Patienten verteilt werden oder Patienten, die schon schlafen, sogar geweckt werden, um ihnen ein Schlafmittel zu geben, weil man weiß, daß sie ja nicht die ganze Nacht durchschlafen, ist nicht zu rechtfertigen.

Medikamentenmißbrauch und Sucht im Alter

Unter Medikamentenmißbrauch ist die mehr oder weniger regelmäßige, nach ärztlichen Gesichtspunkten nicht angezeigte Einnahme von Medikamenten zu verstehen. Dabei kann es sich sowohl um ein „Zuviel" wie auch um ein „Zulange" handeln. In der Fachpresse wird in den letzten Jahren häufig die Tatsache angeprangert, daß die über 65jährigen einen unverhältnismäßig hohen Anteil der vom Arzt verschriebenen Medikamente konsumieren, was zu einer nicht länger vertretbaren

Kostenbelastung der Krankenkassen führe. Hieraus wird oft eilig und unreflektiert der Schluß gezogen, daß ältere Menschen einem Medikamentenmißbrauch frönen. Dem hohen Medikamentenverbrauch Älterer liegt aber zunächst einmal die Tatsache zugrunde, daß ältere Menschen, wenn sie den Arzt aufsuchen, häufig an mehreren Krankheiten zur selben Zeit leiden (Multimorbidität!). Für den Arzt ist eine Mehrfachmedikation aus diesem Grund nicht zu umgehen, wenn es sich um Krankheiten handelt, die gleichrangig und gleichzeitig behandlungsbedürftig sind. Allerdings ist einzuräumen, daß die Ärzte, die in Deutschland noch immer eine ganz unzureichende geriatrische Ausbildung erfahren, oft die Notwendigkeit der verordneten Medikation nicht kritisch genug überdenken. Hinzu kommt die Tatsache, daß ältere Patienten meist gleichzeitig in der Behandlung mehrerer Ärzte stehen und diese sich untereinander über die Koordination der Medikation nicht absprechen. Dies trifft insbesondere auf ambulante Behandlungssituationen zu. So kann es in der Tat geschehen, daß ältere Patienten gleichzeitig 7 oder 8 Medikamente mit unterschiedlichen Dosierungen und Dosierungszeiten einnehmen müssen. Eine Situation, die gerade bei Älteren eine korrekte und zuverlässige Medikamenteneinnahme untergräbt und damit auch eine effektive Behandlung der einzelnen Erkrankungen verhindert. Medikamentöse Polypragmasie ist nur zu vermeiden, wenn die behandelnden Ärzte eines Patienten gemeinsam eine Rangfolge der unbedingt und sofort behandlungsbedürftigen Erkrankungen aufstellen und die Medikamentverschreibung für nicht unbedingt behandlungsbedürftige oder später behandelbare Störungen hinausschieben. Dies ist auch deshalb notwendig, weil die gleichzeitige Verabreichung verschiedener Medikamente zu komplizierten Wechselwirkungen der Medikamente miteinander, sogar mit dem Effekt der Wirkungsabschwächung oder der Wirkungsverstärkung führt und gleichzeitig eine erhöhte Rate unerwünschter Arzneimittelwirkungen auftreten kann. Diese Situation wird durch altersphysiologische Veränderungen der Leistungen einzelner Organsysteme noch zusätzlich kompliziert. Leider ist in Deutschland die Alterspharmakologie im Gegensatz zur Pharmakologie von Kindern und Jugendlichen bisher wenig entwickelt, so daß viele wichtige Fragen noch nicht untersucht worden sind.

Zu den in der Geriatrie am häufigsten verordneten Medikamenten gehören Psychopharmaka, Schlafmittel, Schmerzmittel und Abführmittel. Es ist außerdem bekannt, daß ältere Menschen zu den vom Arzt verordneten Medikamenten sehr oft noch frei verkäufliche, nicht verordnungspflichtige Medikamente einnehmen. Es verwundert deshalb nicht, wenn man in den Hausapotheken der älteren Bevölkerung erhebliche Vorräte an Medikamenten, die zum Teil schon verfallen sind, findet, wobei oft wichtige Medikamente wegen der Nebenwirkungen nicht eingenommen und weniger wichtige, wie z. B. Multivitaminpräparate oder sogenannte Aufbaupräparate, regelmäßig eingenommen werden. Die Kontrolle der Medikation durch den Arzt ist deshalb eine besonders wichtige Aufgabe in der Geriatrie.

Auf die begründete Indikation für die Gabe von Psychopharmaka wird noch einzugehen sein. Schlafstörungen und ihre Behandlung wurden bereits kurz abgehandelt. Sehr häufig klagen ältere Menschen, insbesondere Frauen, über chronische *Obstipation* (Stuhlverstopfung). Hierbei kann es sich sowohl um ein echtes Symptom verschiedenster zugrundeliegender Krankheitsstörungen als auch um hypochondrisch-wahnhafte, der Realität gar nicht entsprechende Befürchtungen handeln, wie sie insbesondere bei Depressionen auftreten. Im ersten Fall sind internistische Diagnostik und Therapie, im zweiten Fall ist eine psychiatrische Behandlung erforderlich. Die Gefahr des Mißbrauchs von Abführmitteln liegt sehr nahe und ist auch häufig gegeben. Durch die chronische Benutzung von Abführmitteln wird die Darmträgheit gefördert und damit das zugrundeliegende Übel verstärkt. Außerdem kann es zu schweren Störungen im Wasser- und Elektrolythaushalt durch vermehrte und wäßrige Stuhlabgänge kommen, die wiederum Ursache plötzlich auftretender Verwirrtheit sein oder schwere Funktionsstörungen anderer Organe, beispielsweise der Leber und Nieren, nach sich ziehen können. Die mißbräuchliche Benutzung von *Schmerzmitteln* ist im Zusammenhang mit Beschwerden, die durch degenerative Veränderungen der Wirbelsäule oder der Gelenke hervorgerufen werden, nicht selten.

Selbstverständlich kommt man nicht in jedem Fall ohne die aufgezählten Medikamente aus. Aber es ist unbedingt eine strikte ärztliche Kontrolle und Überwachung der Behandlung sicherzustellen. Bei allen Kontakten mit älteren Patienten ist eine genaue Medikamentenanamnese aufzunehmen, und bei Hausbesuchen ist auf herumliegende Medikamentenschachteln und die sogenannte „Hausapotheke" zu achten, die sich im Laufe der Jahre angesammelt hat und zumeist aus längst verfallenen, nicht mehr wirksamen oder sogar inzwischen schädlich gewordenen Medikamenten besteht.

Bei älteren Patienten kommt die Gefahr hinzu, daß infolge der schon oft erwähnten Multimorbidität wegen zahlreicher Krankheitsprozesse vom Arzt oder noch häufiger von mehreren behandelnden Ärzten, die miteinander nicht in Verbindung stehen, gleichzeitig zu viele Medikamente verschrieben werden. Die Patienten vergessen die regelmäßige Einnahme, wissen nicht, ob sie eine Dosis schon genommen haben, lassen sie entweder ausfallen oder nehmen sie öfter ein als vorgeschrieben, was die Gefahr der Kumulation des Mittels im Organismus in sich birgt. Auch so kann eine mißbräuchliche Benutzung von Arzneimitteln, wenn auch ungewollt, entstehen.

Trotz dieser komplexen Problemsituation der Arzneimittelbehandlung im höheren Lebensalter läßt sich anhand vorliegender Untersuchungen und ärztlicher Erfahrung ein besonderer echter Medikamentenmißbrauch in Richtung eigenständig vom Patienten gewollter und forcierter Medikamentenverschreibung und -einnahme mit erkennbarer Tendenz zur Medikamentenabhängigkeit nicht bestätigen. Eher imponiert die Tatsache, daß ältere Menschen sehr vorsichtig und ängstlich der Verordnung zahlreicher Medikamente gegenüberstehen und verschriebene Medikationen von sich aus reduzieren.

Unter einer *Sucht* verstehen wir in *Abgrenzung vom Mißbrauch* die Abhängigkeit von einem bestimmten Medikament mit dem Zwang zur ständigen Dosiserhöhung. Die Abhängigkeit zeigt sich in körperlichen und seelischen Entziehungserscheinungen, die unmittelbar nach einer plötzlichen Unterbrechung der gewohnten Medikamentzufuhr auftreten. Nur bestimmte Substanzklassen von Medikamenten vermögen eine Sucht zu erzeugen. *Zur Sucht gehört immer eine der Suchtentwicklung gegenüber empfängliche Persönlichkeit und die regelmäßige Einnahme eines potentiell suchterzeugenden Medikamentes.* An erster Stelle sind hier zu nennen die *Opiate* („Morphium"), Schmerz- und Schlafmittel, insbesondere Barbiturate, sowie nicht zu vergessen der *Alkohol.* Mit jeder Sucht ist die Gefahr sekundärer Organschädigungen verknüpft wie beispielsweise die Leberschädigung, das Auftreten einer Polyneuropathie oder alkoholische Delirien bei langjährigem Alkoholabusus. Ähnliche Schädigungen können aber auch durch andere Substanzen als die genannten Arzneimittel hervorgerufen werden. Es besteht Übereinstimmung, daß Suchtentwicklungen häufiger in der ersten als in der zweiten Lebenshälfte entstehen. Trotzdem darf nicht verkannt werden, daß je nach den einzelnen statistischen Erhebungen bis zu 20% der von psychiatrischen Kliniken aufgenommenen Alterspatienten süchtige, in der überwiegenden Zahl der Fälle alkoholsüchtige Alterspatienten sind. In vielen Fällen besteht die Sucht schon seit Jahrzehnten. Doch gibt es auch nicht wenige, bei denen die Sucht erst im späteren Leben aufgetreten ist. In der Regel liegen der Suchtentwicklung dann schwerwiegende psychische Belastungen wie z. B. Verlust des Partners mit darauf folgender jahrelanger Schlaflosigkeit und depressiver Verstimmung zugrunde. Aufgrund klinischer Erfahrungen und der bisher vorliegenden speziellen Untersuchungsergebnisse ist davon auszugehen, daß Suchtentwicklungen im Alter weniger gravierend und leichter therapeutisch zu beeinflussen sind als in früheren Jahren. Hierbei ist allerdings zu bedenken, daß es sich bei älteren Süchtigen, sofern die Sucht schon seit Jahrzehnten besteht, um die trotz der Sucht Überlebenden, also um eine positive Auslese handelt, die Schwerstsüchtigen sind nämlich in der Regel bereits vorher an ihren sekundären Organschäden verstorben oder wegen der Schwere der Sucht in Anstalten eingewiesen worden. Es mag vielleicht auch eine Rolle spielen, daß bei älteren Süchtigen die Furcht vor Krankheitsfolgen und früh sich einstellendem Tod zunimmt und sie deshalb therapeutischen Maßnahmen gegenüber zugänglicher macht.

Während die echten Opiatsüchte *(Narkomanien)* gegenüber dem Alkoholismus im höheren Lebensalter, bisher jedenfalls, weit in den Hintergrund treten, kommen arzneimittelabhängige Suchtentwicklungen doch häufiger vor. Hier stehen insbesondere Suchtentwicklung bei *bromhaltigen Schlaf- und Beruhigungsmitteln* im Vordergrund. Es wird abzuwarten sein, ob sich die Situation in einigen Jahren ändern wird, wenn die jetzt noch jugendlichen Drogensüchtigen die zweite Lebenshälfte erreicht haben.

Die oft von der Umwelt unbemerkte oder erst spät erkannte Arzneimittelsucht macht sich durch einen *fortschreitenden Persönlichkeitsverfall* in Form eines *hirnorganischen Psychosyndroms bis hin zum dementiellen Bild* kenntlich. Deshalb ist bei allen sich plötzlich entwickelnden derartigen Zuständen im höheren Lebensalter auch an eine zugrundeliegende Arzneimittelsucht zu denken.

Die Behandlung Süchtiger im höheren Lebensalter unterscheidet sich gegenüber der Behandlung von Jüngeren prinzipiell nur dadurch, daß die Entziehung noch vorsichtiger durchgeführt werden muß, um Komplikationen wie plötzlich auftretende *Krampfanfälle, delirante Bilder* und *Kreislaufdekompensationen* zu vermeiden. Die Kompensationsfähigkeit des alternden Hirns ist geringer. Aus dem gleichen Grund muß auch die eine Entziehung begleitende Medikation vorsichtiger durchgeführt werden. Treten die erwähnten Entziehungserscheinungen auf, so kann unter Umständen eine vorsichtige vorübergehende, *ärztlich kontrollierte* Zufuhr des Suchtmittels erforderlich werden. Besonders gefährdet sind Patienten, deren Sucht sich auf mehr als eine Substanz erstreckt. Dies kommt vor bei Patienten, die abends Schlafmittel und morgens stimulierende Drogen (sogenannte „Weckmittel") benutzen oder neben dem Medikamenten- auch Alkoholabusus betreiben.

Selbsttötung und Selbsttötungsversuche

Die Möglichkeit zur Selbsttötung ist ein typisch menschliches Charakteristikum, denn bei allen aus dem Tierreich berichteten Beispielen scheint es sich nicht um das gleiche Phänomen zu handeln (z. B. dem Zug der Lemminge ins Meer). Empirische Untersuchungen haben gezeigt, daß es gerechtfertigt ist, die *Selbsttötung* vom *Selbsttötungsversuch* zu unterscheiden, und zwar deshalb, weil es offenbar Menschen gibt, die bereits ihren ersten Selbsttötungsversuch so wirkungsvoll planen, daß er gelingt und somit der letzte bleibt, während andere mehrfache Suizidversuche unternehmen, indem sie entweder nicht tödliche Methoden wählen, im Falle von Vergiftungen das Gift zu niedrig dosieren oder die Situation so wählen, daß sie doch rechtzeitig von der Umwelt entdeckt werden. Zu warnen ist allerdings davor, dieser Unter-

Abb. **39** Alters- und geschlechtsspezifische Suizidraten 1982/83 (Durchschnitt) für die Bundesrepublik Deutschland (aus Kreitman, N.: Suizid. In Kisker, K. P., H. Lauter, J.-E. Meyer, C. Müller, E. Strömgren.: Psychiatrie der Gegenwart 2. Krisenintervention, Suizid, Konsiliarpsychiatrie. Springer, Berlin 1986)

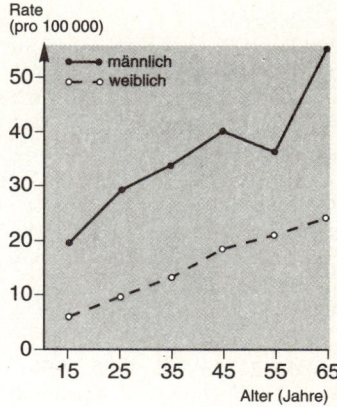

scheidung zu sehr zu vertrauen und mit Patienten, die mehrere Suizidversuche in der Vorgeschichte haben, unbekümmert umzugehen, weil es sich ja doch nur um „demonstrative Selbstmordversuche" handele. Dies ist deshalb nicht gerechtfertigt, weil Statistiken beweisen, daß bei häufigen Suizidversuchen oft doch der letzte tödlich ist. Der Selbsttötungsversuch ist gerade wegen seines „appellativen" Charakters ernst zu nehmen, denn er soll der Umgebung signalisieren, daß ein Mensch sich in einer aussichtslosen Situation befindet, aus der er selbst keinen Ausweg sieht, und er den Eindruck hat, daß seine nächsten Mitmenschen sich bisher nicht genügend um seine Situation gekümmert haben. Dabei ist zu bedenken, daß der Suizidversuch immer Ausdruck eines *Ambivalenzkonfliktes* ist. Der Tod ist wohl gewünscht, aber ein noch vorhandener Wunsch nach Überleben, Rücksichtnahmen auf nahe Angehörige oder die Meinung der Umwelt, Ängste verschiedener Art verhindern die erfolgreiche Planung. Diese generellen Bemerkungen gelten für alle Altersphasen.

Untersuchungen (Abb. **39**) haben nun gezeigt, daß im höheren Lebensalter die Suizidrate steigt. Das gilt insbesondere für Männer, während das Risiko bei Frauen jenseits des 65. Lebensjahres wieder etwas abnimmt. Demgegenüber nimmt die Rate der Suizidversuche mit dem Alter drastisch ab (Abb. **40**). Diese Erfahrung gilt nicht nur für die Bundesrepublik Deutschland. Welche Gründe für das im Alter erhöhte Suizidrisiko maßgebend sind, ist nicht bekannt. Man könnte die gegenüber Jüngeren isolierte Lebensweise anführen, derzufolge der appellative Anteil an der Suizidmotivation geringer ist oder ins Leere geht, d. h. von der Umwelt nicht wahrgenommen wird, so daß die rechtzeitige Entdeckung ausbleibt. Es wäre auch daran zu denken, daß geringere körperliche Widerstandskraft bei Älteren gegenüber Intoxika-

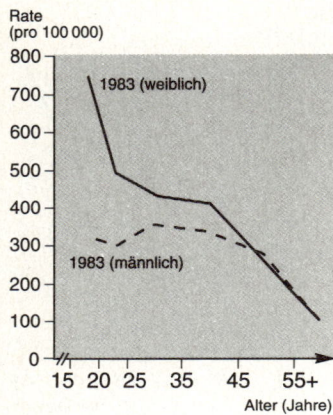

Rate (pro 100 000)

800 –
700 –
600 –
500 –
400 –
300 –
200 –
100 –
0 –

1983 (weiblich)

1983 (männlich)

15 20 25 35 45 55+

Alter (Jahre)

Abb. **40** Parasuizid: altersspezifische Raten (beide Geschlechter), Krankenhausaufnahmen in Edinburgh 1983 (aus Kreitman, N.: Suizid. In Kisker, K. P., H. Lauter, J.-E. Meyer, C. Müller, E. Strömgren: Psychiatrie der Gegenwart 2. Krisenintervention, Suizid, Konsiliarpsychiatrie. Springer, Berlin)

tionen eine Rolle spielt. Demgegenüber ist darauf hinzuweisen, daß ältere Menschen ganz offensichtlich radikalere Methoden des Selbstmordes, die keine Chance offenlassen, bevorzugen. Gleichzeitig verschiebt sich bei älteren Menschen das Verhältnis vom Suizidversuch zu gelungenem Suizid zugunsten von letzterem.

Untersuchungen haben ergeben, daß etwa 90 % von über 65jährigen, die Suizid begangen hatten, psychisch erkrankt waren, und zwar überwiegend an *depressiven Syndromen*. Entsprechend schnellt die Suizidrate bei depressiven Erkrankungen jenseits des 55. Lebensjahres rapide empor, von 159 pro 100 000 auf 551 pro 100 000 der Bevölkerung, also um mehr als das Dreifache; mit anderen Worten: 0,5 % aller älteren Patienten mit depressiven Erkrankungen, die von einem Arzt gesehen werden, verüben Suizid. Obwohl diese Zahl gering erscheint, ist es dennoch wichtig, das Suizidrisiko rechtzeitig zu erkennen, weil sich gezeigt hat, daß überraschenderweise die depressive Erkrankung jener Patienten, die Suizid begehen, keineswegs von besonders schwerer Intensität ist, ja oft den Angehörigen oder dem Arzt nicht einmal besonders auffällt. Hinzu kommt, daß es sich meist um Patienten handelt, die vor ihrem 45. Lebensjahr nie an Depressionen litten und deren Krankheitsdauer weniger als ein Jahr beträgt, so daß gerade diese Patientengruppe in bezug auf ihr depressives Leiden eine gute Heilungschance hat. Positiv gekennzeichnet sind diese Patienten in der Regel durch eine *Neigung zu Hypochondrie und Schlafstörungen*, die bereits längere Zeit bestehen, also oft schon vor der Manifestation der eigentlichen Depression aufgetreten sind. Außerdem weisen Patienten mit Suizidrisiko häufigere und *schwerere körperliche Erkrankungen* auf als Vergleichsgruppen gleich alter Patienten. Weiterhin spielt *kurz vorher erzwungene Isolation* – sei es durch Tod des Lebenspartners, sei es durch Einweisung in eine Klinik – oder, bei schon länger bestehender isolierter Lebensweise, eine *zusätzliche Belastung*, wie der Ausbruch einer körperlichen Erkrankung, eine wesentliche Rolle. Besonders wichtig für die Betreuung depressiver Patienten mit Suizidtendenzen ist der Hinweis, daß der Suizid oft dann erfolgt, wenn ein *Wechsel der behandelnden Instanzen oder Personen* stattfindet, also z. B. nach der *Entlassung* aus einer psychiatrischen Klinik oder kurz nach der Einweisung in eine Institution. Zu beachten ist ferner, daß gehemmt-depressive Patienten oft erst dann ihre Suizidtendenzen realisieren können, wenn sie sich bereits auf dem *Wege der Besserung* befinden und über genügend Antriebskraft verfügen, um die notwendigen Schritte zu unternehmen. Unter der medikamentösen Therapie bessert sich der Antrieb häufig, bevor die Stimmung aufgehellt ist. So kann zu einem Zeitpunkt, an dem es dem Patienten objektiv bereits besser geht, die Suizidgefahr am größten ist.

Obwohl sich gezeigt hat, daß ältere Patienten, die sich suizidiert haben, in der Regel kurz vorher noch einen Arzt aufgesucht hatten, ohne allerdings über ihr brennendsten Problem zu sprechen, so hat dieser zumeist weder die Depression noch die Suizidalität erkannt. Vielfach besteht auch Scheu, mit den Depressiven über die Frage der Suizidgefährdung zu reden. Gelegentlich wird das Argument gebraucht, man dürfe ja den Depressiven auf diesen Ausweg nicht erst noch aufmerksam machen. Das ist sicher falsch: Wer nicht suizidale Tendenzen verspürt, kann auch nicht zu solchen induziert werden. Das Gespräch über die dem Patienten vielleicht nicht einmal selbst bewußten oder von ihm verdrängten Suizidimpulse bringt hingegen immer Erleichterung, wenn es verständnisvoll geführt wird und dem Patienten Hoffnung vermittelt. Dazu gehören Zeit und Einfühlungsvermögen. Sind beide Vorbedingungen nicht vorhanden, so ist es besser, auf ein Gespräch über Suizidalität zu verzichten und den Patienten an einen geeigneten Betreuer zu überweisen. Im Gespräch gilt es, dem Patienten die Schuldgefühle, die ihn in den Suizid drängen, und auch die Schuldgefühle, die er sich wegen seiner Suizidtendenzen macht, zu nehmen und andererseits ihm Auswege aus seiner Situation zu zeigen und ihm immer das Vorübergehende seines Krankseins deutlich zu machen. Hemmende Kräfte, die dem Selbstmord entgegenstehen, sind zu stärken, mögen sie aus religiösen oder familiären Bindungen herrühren. In einer solchen Gesprächssituation dürfen eigene Einstellungen und Wertungen, z. B. zur Frage der religiösen oder familiären Bindung oder zum vermeintlichen Recht auf Selbsttötung, keinesfalls im Vordergrund stehen, sondern entscheidend ist allein, was dem Kranken hilft. Keinesfalls dürfen dem Patienten Vorwürfe wegen der Suizidregungen gemacht werden.

Die Beurteilung, wie stark die Suizidimpulse sind, ist außerordentlich schwer und verantwortungsvoll, sie muß im Grunde dem erfahrenen Facharzt vorbehalten werden. Man darf weder der Beurteilung der Angehörigen noch den Äußerungen und Versprechungen des Patienten selbst vertrauen. Wird die Behandlung ambulant durchgeführt, so muß die Betreuung intensiv und die Abstände der Gespräche müssen kurz gehalten sein. Auch die Angehörigen müssen über das Suizidrisiko aufgeklärt werden. Bestehen keine genügenden Kontrollmöglichkeiten oder ist die Beurteilung der Suizidalität unsicher, so ist die Einweisung in eine psychiatrische Klinik, unter Umständen auf eine geschlossene Abteilung und sogar gegen den Willen des Patienten, unumgänglich. In einem solchen Fall ist eine Vertiefung der Depression als Reaktion auf die Zwangseinweisung in Kauf zu nehmen. Oftmals reagieren die Patienten überraschenderweise auf die Zwangseinweisung sogar mit Erleichterung, wohl deshalb, weil sie sich nun nicht mehr allein verantwortlich für ihre Handlungen fühlen. Bei der Abklärung einer eventuell bestehenden Suizidgefahr sind folgende Erfahrungen zu beachten:

1. Gruppen, die ein besonderes Suizidrisiko aufweisen, sind in abnehmender Reihenfolge Depressive aller Arten, Alkoholiker, Medikamenten- und Drogenabhängige, Alte und Vereinsamte, Personen, die durch eine Suizidankündigung oder durch einen Suizidversuch in der Anamnese gekennzeichnet sind. Schließlich erhöht auch das Vorliegen von Suiziden oder Suizidversuchen bei anderen Familienmitgliedern das Risiko.

2. Das sogenannte „präsuizidale" Syndrom (Ringel 1969) ist durch zunehmende psychische Einengung, Aggressionsstauung und Wendung der Aggression gegen die eigene Person, in deren Folge Suizidphantasien oder Suizidträume auftreten, gekennzeichnet. Die zunehmende Einengung erleben die Suizidgefährdeten als eine lebenssituative Einengung ihrer Entscheidungsmöglichkeiten und der zwischenmenschlichen Beziehungen, die sie auch nur noch einseitig negativ wahrnehmen können und auf die sie mit Hoffnungslosigkeit und Verzweiflung reagieren. Ihr Leben läßt für sie keinerlei positive Werte mehr erkennen.

Im Laufe der Betreuung und Behandlung Suizidgefährdeter ist es wichtig zu entscheiden, ob Suizidtendenzen nach wie vor bestehen oder in Rückbildung begriffen sind. Für die Beurteilung können folgende Kriterien hilfreich sein:

a) Der wirklich gebesserte Patient hat meist Einsicht in den Ursprung seiner Suizidneigung, sofern sie reaktiv auf eine bestimmte auslösende Situation zurückzuführen ist, oder er hat Einsicht in das Krankhafte seines Zustandes, z. B. der endogenen Depression, während der nur scheinbar gebesserte Patient hierüber nicht verfügt und oft floskelhafte Erklärungen abgibt, die er dann in oberflächlicher Weise vorträgt: „Es liegt eben alles an meinem Sohn" oder „Es geht mir nun besser; ich habe mich mit der Situation abgefunden."

b) Der nicht mehr suizidgefährdete Patient blickt wieder realistisch in die Zukunft, macht vernünftige Pläne. Ganz im Gegensatz dazu, wehrt sich der noch immer ernsthaft gefährdete Patient dagegen, überhaupt an die Zukunft zu denken. Er hat keinerlei Vorstellungen darüber, wie es weitergehen soll.

c) Auf noch vorhandene Suizidalität angesprochen, reagiert der scheinbar gebesserte Patient häufig wenig gesprächsbereit, sich verschließend oder gar aggressiv, während der gebesserte Patient in angemessener Weise über das für ihn nun wirklich Vergangene reden kann.

Ein abschließendes Fallbeispiel mag die Schwierigkeit der richtigen Einschätzung des Suizidrisikos belegen:

Eine 70 Jahre alte Patientin erschien gemeinsam mit ihrem Ehemann in der Poliklinik. Sie war durch ihre schon seit mehreren Jahren ambulant wegen endogener Depressionen behandelte Schwester vermittelt worden. Es stellte sich heraus, daß auch die Patientin an Phasen endogener Depressionen litt, die allerdings im Gegensatz zu denen ihrer Schwester bisher sehr selten und mit langen freien Intervallen aufgetreten waren. Zum Zeitpunkt der ersten Begegnung war die Patientin wiederum seit 8 Wochen schwer depressiv, hoffnungslos verzweifelt, jede Tätigkeit fiel ihr schwer, selbst das Verlassen des Bettes am Morgen. Von den Angehörigen wurde sie als eine sehr aktive, körperlich noch außerordentlich leistungsfähige Frau geschildert, die kurz vor Ausbruch der depressiven Phase noch ein Altersklassentennisturnier gewonnen habe. In der ehelichen Gemeinschaft war sie das tragende Element, denn sie mußte ihren schwerkriegsverletzten und an einem Diabetes mellitus erkrankten Ehemann versorgen. Es wurde offenbar, daß die Patientin sehr stark mit dem Gedanken rang, sich das Leben zu nehmen, so daß die Einweisung in eine psychiatrische Fachklinik und auf eine geschlossene Abteilung erforderlich erschien. Beide Ehepartner baten jedoch inständig darum, die Klinikeinweisung zu vermeiden, da der Ehemann ohne seine Frau zu Hause nicht zurechtkommen konnte. Es sei auch schon einmal der Versuch unternommen worden, beide gemeinsam in einer Nervenklinik unterzubringen, jedoch hätten sie das Zusammensein mit den jüngeren Patienten nicht ertragen können und seien nach 10 Tagen wieder entlassen worden. Der Ehemann versicherte, daß seine Frau nie allein aus dem Leben scheiden würde, sondern wenn, dann überhaupt nur ein gemeinsamer Suizid in Frage käme. Er wisse aber, daß seine Frau wieder gesund würde, daß das nur eine vorübergehende Störung sei, und er werde auf seine Frau aufpassen, und der Arzt könne deshalb beruhigt die ambulante Behandlung übernehmen. Nach längerem Gespräch wurde eine antidepressive Behandlung begonnen und eine Wiedervorstellung 3 Tage später vereinbart. Zum festgelegten Termin erschienen beide jedoch nicht. Nachdem telefonische Anrufe erfolglos blieben, wurde etwa eine Stunde später eine Sozialarbeiterin der Klinik beauftragt, in der Wohnung nach der Patientin und ihrem Ehemann zu sehen. Sie fand die Wohnung verschlossen, es öffnete niemand. Sie klingelte bei einer Nachbarin. Es stellte sich heraus, daß bei der Nachbarin am Morgen die Wohnungsschlüssel mit einem als Abschiedsnachricht zu verstehenden Brief durchgesteckt worden war, den die Nachbarin aber nicht entsprechend bewertet hatte. Die sofort alarmierte Feuerwehr fand das Ehepaar in tiefer Bewußtlosigkeit nach Tabletteneinnahme vor. Obwohl sie sofort in eine Reanimationsabteilung gebracht werden konnten, blieben alle Bemühungen erfolglos. Innerhalb von 3 Wochen starben beide Eheleute, ohne je das Bewußtsein wiedererlangt zu haben.

Dieses Beispiel verdeutlicht, wie ernst Suizidtendenzen bei älteren Patienten zu nehmen sind und wie wenig man sich auf Absprachen mit Patienten oder ihren Angehörigen verlassen kann. Im Zweifelsfall darf man weder dem Patienten noch den Angehörigen die Verantwortung überlassen. Man muß den Mut haben, über den Kopf von Patienten und Angehörigen hinweg notfalls die Zwangseinweisung in eine geschlossene Abteilung durchzusetzen, auch auf die Gefahr hin, von den Angehörigen beschimpft zu werden und beim Patienten zunächst eine Verstärkung der Depression auszulösen. Die Entscheidung fällt oft schwer, man muß aber den Weg des geringsten Risikos für den Patienten gehen.

Endogene Psychosen

Schizophrenie

Unter dem Begriff Schizophrenie wird eine Gruppe von Krankheitsbildern zusammengefaßt (Hebephrenie, Schizophrenia simplex, paranoid-halluzinatorische Schizophrenie, katatone Schizophenie), deren vordergründigstes Charakteristikum die Wahnbildung ist. Die Schizophrenie ist eine Erkrankung vorzüglich des 2. und 3. Lebensjahrzehnts. Über die *Ursachen* der Schizophrenie wissen wir bisher nur, daß ein genetischer Faktor sicher eine Rolle spielt, obwohl er allein zur Erklärung des Auftretens der Erkrankung nicht ausreicht.

Im Zentrum der psychopathologischen Veränderung steht eine *schwere Störung des Verhältnisses zur Realität der Umwelt und zur Realität des eigenen Ichs.* Die Patienten erleben einen Teil der sich in ihnen abspielenden seelischen Phänomene als „Ich"- bzw. „persönlichkeitsfremd". Dem entspricht, daß sie sich von außen gesteuert fühlen und sich nicht mehr als Herr ihrer Handlungen bzw. sogar ihres Denkens erleben. Die Gedanken werden ihnen „eingegeben" oder „entzogen". Hinzu kommen wahnhafte Verkennungen der Situationen, die ihnen verfremdet erscheinen. Belanglose zufällige Ereignisse erhalten einen besonderen Bezug zum Kranken selbst.

Beispiel (nach Weitbrecht 1973): Ein Patient geht über einen Viehmarkt, und es wird ein Schwein und ein Schafbock an ihm vorbeigetrieben. Der Patient, der unter sexuellen Wahnerlebnissen leidet, entnimmt dieser harmlosen Situation, daß das ganze Dorf darüber Bescheid wisse, was für ein „Schwein" und „geiler Bock" er sei.

Man bezeichnet ein solches Erleben in der Psychopathologie als Wahnwahrnehmung. Dabei handelt es sich aber nicht eigentlich um eine Wahrnehmungsstörung, sondern um eine Störung des Denkens und der Beurteilung, denn – wie auch aus dem Fallbeispiel ersichtlich – entspricht das Wahrgenommene der Realität.

Zu solchen Wahnwahrnehmungen gesellen sich illusionäre Verkennungen und halluzinante Erlebnisse, also Sinneseindrücke, die der Realität nicht entsprechen. Das für die Umgebung Auffälligste sind Wahnbildungen. Der schizophrene Wahn erstreckt sich in der Regel auf Themen mit großem Weltbezug, z.B. in Form des *Erlösungswahnes* – der Patient fühlt sich als Erlöser der Welt, als 2. Christus oder als Inkarnation desselben –, in Form des *Verfolgungswahnes* – der Patient glaubt sich von religiösen oder politischen Organisationen beobachtet, verfolgt und überwacht. Es erübrigt sich nun fast hinzuzufügen, daß schizophrene Patienten auch schwerste Störungen ihrer mitmenschlichen Beziehungen aufweisen und aufgrund ihrer wahnhaften Erlebnisse in vielen Situationen falsch und unerwartet reagieren.

Die Schizophrenie, die im Prinzip durch zeitlich auf Wochen oder Monate begrenzte „Schübe" charakterisiert ist, kann dennoch einen sehr unterschiedlichen Verlauf nehmen. Das Spektrum reicht vom Auftreten eines einmaligen Schubes ohne Rückfälle bis hin zu lebenslang häufig auftretenden Schüben und zur chronisch-progressiven Krankheit ohne wesentliche Remissionen, die dann in der Regel in einem sogenannten „schizophrenen Defektzustand" endet. Auch die durch häufig sich wiederholende Schübe charakterisierte Verlaufsform kann in diesen Zustand einmünden. Dabei handelt es sich um einen chronischen Endzustand der Erkrankung, der im wesentlichen durch permanentes Versponnensein in Wahn und Wahnerlebnisse, Abbruch jeglichen Kontaktes zur Umwelt (Autismus), fast vollständigen Verlust von zielgerichtetem Interesse und Antrieb, verknüpft oft mit manirierten und stereotypen Verhaltensweisen in Gestik und Mimik, charakterisiert ist. Patienten, deren Krankheitsverlauf in diesen Defektzustand mündet, müssen in der Regel auf Chronisch-Kranken-Abteilungen psychiatrischer Kliniken oder in Heimbereichen betreut und versorgt werden, weil sie ohne ständige Hilfe, allein auf sich gestellt, nicht existenzfähig wären. Oberflächlich und von außen betrachtet können solche Patienten Demenzkranken sehr ähneln. Jedoch wissen wir heute, daß die Schizophrenie an sich nicht zum Abbau der intellektuellen Fähigkeiten, sondern gewissermaßen nur zum Ruhen dieser Fähigkeiten im schizophrenen Defektzustand führt. Auch lassen sich bei solchen chronisch kranken Schizophrenen hirnatrophische Veränderungen im Sinne der Demenz nicht häufiger nachweisen als in der Gesamtbevölkerung. Das scheinbar demenzähnliche Bild wird vielmehr durch den Rückzug aus den sozialen Kontakten, dem massiv gestörten Antriebsverhalten und dem völlig fehlenden Interesse an der Umwelt vorgetäuscht.

Die allgemeine Prognose schizophrener Erkrankungen sieht so aus, daß etwa ein Viertel der Erkrankten eine sehr günstige Prognose mit nur einem oder wenigen Schüben hat, ein weiteres Viertel in größeren Abständen an schizophrenen Schüben erkrankt, ein drittes Viertel häufige Schübe mit dem Risiko, in einen schizophrenen Defektzustand zu geraten, erleidet und das restliche Viertel eher einer chronisch progredienten Schizophrenie mit Defektbildung zuzuordnen ist.

Die Frage, die uns nun hier beschäftigt, ist, wie sich das Alter auf den Ablauf der Schizophrenie auswirkt und ob es schizophrene Neuerkrankungen im höheren Lebensalter gibt. Was den ersten Teil der Frage betrifft, so ist festzustellen, daß der Einfluß sehr unterschiedlicher Art sein kann. Generell läßt sich auch hier ein nivellierender Effekt insofern beschreiben, als die bei Jüngeren so deutlich unterscheidbaren Unterformen der schizophrenen Psychosen, wie z. B. die katatone oder paranoid-halluzinatorische Schizophrenie, nicht mehr deutlich hervortreten und insgesamt gesehen die schizophrene Symptomatik weniger stark ausgeprägt ist. Untersucht man aber die Entwicklung im früheren Leben aufgetretener schizophrener Erkrankungen bis ins Alter hinein, wie das Müller (1967) an Patienten der Lausanner Universitätsklinik getan hat, so findet man folgende Verlaufsdynamik. Von 101 Kranken hatten sich 14 in ihren sozialen Beziehungen im Alter verschlechtert, 55 gebessert und 32 waren unverändert geblieben. Bezüglich der Intensität der Wahndynamik und Halluzinationen fand Müller, daß 27 Kranke verschlechtert waren, 27 eine Besserung der Phänomene aufwiesen und 47 sich gegenüber früher nicht verändert hatten. Die Entwicklung einer senilen Demenz ist bei schizophrenen Kranken in der gleichen Häufigkeit zu beobachten wie in der Durchschnittsbevölkerung. Schizophrene und dementielle Symptome mischen sich dann, wobei sowohl eine Dämpfung der schizophrenen Symptomatik als auch die Akzentuierung bestimmter Symptome möglich ist. Wahnerleben kann abgeschwächt werden, Angst, Unruhe, Erregungszustände, Autismus, andererseits können aktiviert werden.

Zum zweiten Teil der Frage besteht allgemeine Übereinkunft, daß schizophrene Psychosen als Erstmanifestation im Senium außerordentlich selten sind. Nach einer Aufnahmestatistik amerikanischer Kliniken findet man die Diagnose Schizophrenie nur bei 1% der aufgenommenen über 65jährigen, trotzdem ist nicht zu bezweifeln, daß vereinzelt schizophrene Psychosen auch im höheren Lebensalter erstmals auftreten, an deren Identität mit den Schizophrenien früherer Jahre kaum zu zweifeln ist. Bleuler hat aber bereits darauf hingewiesen, daß etwa die Hälfte der Spätschizophrenien sich von den Schizophrenieformen jüngerer Patienten deutlich unterscheiden lassen. Häufig gesellen sich zu den Wahnideen *Gedächtnistäuschungen*, die man bei jüngeren Schizophrenien nicht findet, ferner nimmt die Häufigkeit *ängstlich-depressiver Patienten* mit Neigung zur *katatonen Erstarrung* zu. Schließlich zeigen sich schizophrene Psychosen mit *akut-erregter Verwirrtheit*, die unter Umständen sehr schwer von deliranten Bildern abzugrenzen sind. Bestimmen Gedächtnistäuschungen und akute Verwirrtheit das Bild der schizophrenieähnlichen Psychose mit, so taucht natürlich sofort die Frage auf, ob es sich denn überhaupt um schizophrene Psychosen handelt und nicht vielmehr um symptomatische Psychosen im Rahmen hirnorganisch bedingter Abbauprozesse. Diese Frage muß oft unbeantwortet bleiben und kann allenfalls bei systematischer Verlaufsbeobachtung des Patienten entschieden werden.

Obwohl also schizophrene Erkrankungen im höheren Lebensalter eher seltener sind als in jüngeren Jahren, ist dennoch der Psychiatrie schon immer aufgefallen, daß ältere psychisch Kranke insgesamt unabhängig von der Art der zugrundeliegenden Erkrankung häufiger dazu neigen, Wahn und Halluzinationen zu entwickeln. Dies kann z. B. selbst für depressive Erkrankungen bemerkt werden, was lange Zeit dazu geführt hat, die Involutionsdepressionen von Depressionen in jüngeren Lebensjahren zu unterscheiden. Diese Neigung zu vermehrter paranoid-halluzinatorischer Symptomenbildung im höheren Lebensalter hat jedoch offensichtlich nichts mit dem Risiko einer schizophrenen Erkrankung zu tun.

Unter den spät manifestierenden schizophrenieähnlichen Erkrankungen hat Janzarik das *Kontaktmangelparanoid* besonders hervorgehoben, von dem er meinte, daß es überwiegend bei älteren Frauen auftrete. Janzarik führt dieses schizophrenieähnliche Syndrom denn auch vornehmlich auf die soziale Isolierung älterer Frauen zurück. Von den 30 Frauen, die er untersucht hatte, waren 27 ledig, geschieden oder verwitwet. Psychopathologisch unterscheidet sich diese Erkrankung kaum von den Charakteristiken der Schizophrenie im allgemeinen, der Verlauf ist eher chronisch.

Therapie: Seit der Einführung der Psychopharmaka basiert die Behandlung des akuten schizophrenen Schubes auf hochdosierten Gaben von *neuroleptisch wirksamen Medikamenten*, die in der Lage sind, Wahrnehmungsstörungen (Halluzinationen) und Wahnproduktion zu beseitigen sowie Erregungszustände zu dämpfen. Vor der Ära der Psychopharmaka stellten die verschiedenen Verfahren der *Schockbehandlung* (Elektrokrampftherapie, Insulinschock, Cardiazolschock) die Therapie der Wahl dar. Während die beiden letztgenannten Schocktherapieverfahren heute nicht mehr üblich sind, wird die Elektrokrampftherapie gelegentlich bei hochakuten Psychosen, wie z. B. katatonen Erregungszuständen, oder bei chronifizierten schizophrenen Psychosen, die auf Psychopharmaka nicht genügend ansprechen, noch angewendet.

Sowohl die Psychopharmakotherapie als auch die Schockbehandlung bedürfen unbedingt der Ergänzung durch sozialtherapeutische Maßnahmen im weitesten Sinne, um die sekundären Folgen der Schizophrenie im Sinne sozialer Desintegration zu verhindern bzw. rückgängig zu machen. Das Spektrum der hierbei zu bewältigenden Aufgaben reicht von beschäftigungstherapeutischen Maßnahmen während der akuten Erkrankungsphase über Arbeitstraining bis hin zur beruflichen und familiären Wiedereingliederung.

Manisch-depressive Erkrankung

Die grundlegenden Störungen bei der manisch-depressiven Erkrankung betreffen die *stimmungs-* und *gemüthaften Schichten* der Persönlichkeit. Dementsprechend sind die kennzeichnenden Symptome, die der Krankheit auch den Namen gegeben haben, depressive bzw. manische Verstimmungen. Diese Verstimmungen treten phasenhaft-rezidivierend auf, wobei Phasendauer und freie Phasenintervalle individuell unterschiedlich lang sind. Außerdem gibt es Patienten, die sowohl manische als auch depressive Stimmungsschwankungen erleben, und auch solche, die nur depressive oder nur manische Phasen durchmachen. Während isolierte manische Phasen nur sehr selten vorkommen, sind rein phasenhaft auftretende Depressionen in unserem Kulturkreis sehr häufig, wir sprechen dann von der sogenannten *endogenen Depression.* Im Gegensatz zur Schizophrenie, bei welcher nach den einzelnen Schüben sehr häufig Residuen (Restzustände) zurückbleiben oder sich gar ein schizophrener Defekt entwickelt, verschwinden die Symptome der manischen und depressiven Phasen nach Abklingen der jeweiligen Phase völlig.

Die *depressive Phase* ist neben der tiefen, dem Patienten und der Umgebung nicht erklärlichen *Traurigkeit*, die den Patienten befällt und die sich bis zur Hoffnungslosigkeit und Verzweiflung steigern kann, durch eine schwere *Antriebshemmung* gekennzeichnet. Die Patienten ist oft morgens nicht einmal imstande, genügend Energie zu entwickeln, um das Bett zu verlassen, sich zu waschen und anzukleiden. Viele Patienten empfinden gleichzeitig eine innere *Gefühlsleere* – sie können weder Freud noch Leid mit anderen mitempfinden – und eine *Leere des Denkens*: es fällt ihnen nichts mehr ein. Hinzu kommt in der Mehrzahl der Fälle eine hochgradige *Ambivalenz*, d. h. Unfähigkeit, zwischen mehreren Möglichkeiten des Handelns eine Entscheidung zu fällen. So stehen depressive Frauen morgens stundenlang vor dem Kleiderschrank, weil sie sich nicht entschließen können, welches Kleidungsstück sie anziehen sollen. Entscheidungsunfähigkeit und Antriebslosigkeit können sich bis zur völligen depressiven Erstarrung, dem *depressiven Stupor*, steigern. Auch äußerlich entsprechen Mimik und Gestik dem quasi „versteinerten" Gefühlsleben. Dieser gehemmten Depressionsform ist die sogenannte *agitierte Depression* gegenüberzustellen. Dabei wird das Bild geprägt von innerer *Getriebenheit, Unruhe, Angst und Ratlosigkeit* mit ständigen Anklammerungsversuchen an die Beziehungspersonen der Umgebung. Diese psychomotorische Unruhe und Getriebenheit ist aber vollständig ziellos, zu sinnvollem Handeln sind die Patienten ebensowenig fähig wie die gehemmt depressiven. Die agitierte Form der Depressionen findet sich bei alten Patienten besonders häufig.

In vieler Hinsicht stellt die Manie den Gegenpol der Depression dar. *Manische Patienten* fühlen sich *heiter, optimistisch*, sie könnten die ganze Welt umarmen, fühlen sich jeder Tat und Leistung fähig und überschätzen ihre eigenen Möglichkeiten kritiklos. Ihr *Antrieb ist stark gesteigert*, aber sie fangen tausend Dinge an und bringen doch keines zu Ende; sie spielen sich in den Mittelpunkt ohne Rücksicht auf die Umwelt, Einfälle sprudeln nur so aus ihnen hervor, sie können Tag und Nacht reden. Die *Assoziationsfreudigkeit* kann jedoch so weit gehen, daß der innere Denkzusammenhang aufgelockert wird, das Denken sprunghaft und schließlich zusammenhanglos erscheint. Auch in erotischer und sexueller Hinsicht kann ihr Verhalten stark gesteigert sein. Es ist einleuchtend, daß diese Symptomatik die Familie und weitere soziale Umwelt, vor allem auch den Berufsbereich stark belasten kann und zu vielen Störungen Anlaß gibt. *Finanziell* übernehmen sich die Patienten oft so stark, daß getätigte Geschäfte hinterher mit Hilfe psychiatrischer Gutachten rückgängig gemacht werden müssen, um schweren Schaden für Patienten und Familie zu vermeiden.

Sowohl Depressionen als auch Manien können mit *Wahnbildungen* verknüpft sein. In jedem Fall fügt sich die Wahnthematik dem psychopathologischen Gesamtbild inhaltlich ein. So ist der depressive Wahn hauptsächlich durch 3 Inhalte, die getrennt oder auch miteinander in Zusammenhang stehend auftreten können, gekennzeichnet:

1. der Schuld- und Versündigungswahn,
2. der hypochondrische Wahn,
3. der Verarmungswahn.

Im Falle von *Schuld- und Versündigungswahn* glauben die Patienten sich – objektiv gesehen ohne Grund – schuldig gemacht zu haben und bezichtigen sich der Vernachlässigung familiärer Verpflichtungen oder des Nichteinhaltens religiöser Gebote.

Beim *hypochondrischen Wahn* entwickelt sich die wahnhafte Gewißheit, an einer schweren körperlichen Erkrankung, die mit Sicherheit zum Tode führen wird (z. B. Krebsleiden), zu leiden, obwohl Ärzte keine organischen Störungen nachweisen können. Dies überzeugt die Patienten aber überhaupt nicht. Der hypochondrische Wahn konzentriert sich wiederum bei älteren Patienten häufig um die real bestehende oder nur „eingebildete" Obstipation. Die Patienten beteuern, daß alle Stuhlentleerungen nur ganz ungenügend und unzureichend seien und sie an der inneren Vergiftung sterben müßten.

Im Falle des *Verarmungswahnes* glauben die Patienten sich bar jeder finanziellen Existenzmittel, sie fürchten die Miete, den Krankenhausaufenthalt nicht bezahlen zu können, obwohl sie nachweislich in der Krankenkasse voll versichert sind und/oder sogar eine hohe Rente monatlich auf ihr Konto überwiesen wird.

Im Falle der Manie hat die Wahnbildung fast immer den Charakter des *Größenwahnes* oder der *ekstatisch-religiösen Erwähltheit*.

Neben den geschilderten psychopathologischen Phänomenen der depressiven und manischen Phasen bestehen bei der depressiven Phase in der Regel noch eine Fülle von *körperlich-vegetativen* Symptomen; zu ihnen gehören Schlafstörungen, Gefühl ständiger Müdigkeit und körperlichen Abgeschlagenseins, der Schlaf bringt keine Erholung. Weiterhin sind Appetitlosigkeit und Stuhlverstopfung, Druckgefühl in der Brust oder der Bauchregion, körperliches Unruhegefühl zu nennen. Die letztgenannten, vom Patienten nicht näher erklärbaren Symptome werden auch unter dem Begriff der „vitalen Hemmung" zusammengefaßt. Häufig flukturieren die depressiven Symptome in typischen „Tagesschwankungen": Die „Depression" sei, so berichten die Patienten, morgens am unerträglichsten (sogenanntes „Morgentief") und lockere sich am späten Nachmittag oder gegen Abend auf.

Stehen die vegetativen Symptome gegenüber den seelischen Erscheinungen der Depression im Vordergrund, was gar nicht so selten der Fall ist, und treten andere körperliche Beschwerden wie Kopfschmerzen, Schwindelgefühl u. a. hinzu, sprechen wir von der sogenannten *„larvierten"*, d. h. durch körperliche Symptome *überdeckten Depression*. Deren Erkennung bereitet Schwierigkeiten, ist aber wichtig, weil auch bei diesen Patienten eine medikamentöse Behandlung mit einem geeigneten Antidepressivum die Krankheit rasch beseitigen kann, während die Patienten unerkannt oft von Facharzt zu Facharzt erfolglos wegen einer vermeintlichen körperlichen Erkrankung überwiesen werden.

Auch die Manie weist häufig Schlafstörungen auf, die aber vom Patienten nicht als unangenehm erlebt werden. Körperliche Beschwerden werden hier kaum geschildert, eher auch hier positiv-glückhaft getönte Empfindungen körperlicher Stärke und gesteigerter Durchblutung und Wärme, obwohl bei länger bestehender unbehandelter Manie die Patienten in einen totalen körperlichen Erschöpfungszustand geraten können, der schließlich zu Dekompensationserscheinungen seitens des Herzens und Kreislaufs führt, weil sie sich körperlich völlig überfordern und ausgeben.

Die *Entstehung* der manisch-depressiven Erkrankung ist ebensowenig geklärt wie die der Schizophrenie, auch für die manisch-depressive Erkrankung sind Erbfaktoren von Bedeutung, sie vermögen allein jedoch das Entstehen dieser Krankheit nicht ausreichend zu erklären. Es bestehen außerdem Hinweise darauf, daß bestimmte Störungen im Stoffwechsel des Hirns vorliegen (Verminderung der Botenstoffe/Transmitter Noradrenalin und Serotonin).

Die manisch-depressive Erkrankung ist ebenfalls eine Erkrankung der ersten Lebenshälfte, wenngleich spätere Manifestationen nicht so selten sind wie bei der Schizophrenie. Die Erkrankungshäufigkeit in der Durchschnittsbevölkerung liegt, ähnlich wie bei der Schizophrenie, zwischen 0,5 und 1 %, von depressiven Phasen werden Frauen häufiger betroffen als Männer, während Geschlechtsunterschiede bei der Manifestation der manischen Phasen nicht sichtbar sind.

Fragen wir nun, in welcher Weise das Alter eine bereits vorher manifestierte manisch-depressive Erkrankung beeinflußt, so ist festzustellen, daß das Alter sowohl einen Einfluß auf den Gesamtverlauf der Erkrankung, d. h. die Phasenhäufigkeit, hat als auch die Akzentsetzung in der Symptomatik verschiebt.

Phasenhäufigkeit, Phasendauer und damit *Intervallänge* können offenbar unterschiedlich *vom Alter beeinflußt* werden. Einerseits ist bei vielen Patienten eine Verlängerung der Phasendauer bei gleichzeitiger Verkürzung des freien Intervalls zu beobachten, auch die Phasenhäufigkeit kann zunehmen, andererseits ist bei anderen Patienten mit zunehmendem Alter eine Abnahme der Phasenlänge festzustellen. Übereinstimmung besteht darüber, daß das Alter in der Regel einen *symptomabschwächenden Effekt* auf manische und depressive Phasen ausübt.

Was die *Akzentverschiebung* innerhalb der Symptomhäufigkeit betrifft, so wurde bereits darauf hingewiesen, daß mit zunehmendem Alter agitiert-depressive Phasen häufiger werden, hypochondrischwahnhafte Symptome in den Vordergrund treten und auch wahnhaftes Erleben der finanziellen Existenzbedrohung wesentlich öfter zu beobachten ist als bei Depressionen in jüngeren Jahren. Überhaupt nimmt generell – und das trifft auf alle wahnbildenden Krankheiten zu – mit zunehmendem Alter die Tendenz zur Wahnproduktion zu. Zu ergänzen ist, daß auch Angstsymptomatik im Rahmen depressiver Phasen mit dem Alter immer häufiger wird, wobei Angst meist in diffuser Form auftritt und sich auf keinen bestimmten Inhalt bezieht.

Über die *Altersbeeinflussung manischer Phasen* sind unsere Kenntnisse weniger sicher. Schon die Frage, ob sich mit zunehmendem Alter das Häufigkeitsverhältnis von manischen zu depressiven Phasen verschiebt, können wir nicht beantworten. Im Gegensatz zu den depressiven Phasen liegen bisher auch keine stichhaltigen Untersuchungen über die Länge manischer Phasen vor, wenngleich empirisch die Auffassung vertreten wird, daß manische Phasen eher eine Tendenz zu verlängertem Verlauf – wiederum bei Abflachung der Symptomatik – haben. Ferner wird beschrieben, daß Manien im Alter häufiger mit Wahnbildungen verbunden sind, deren Inhalt vermehrt querulatorischfanatische Züge erkennen läßt. Dabei macht sich auch die alterstypische Tendenz zu vermehrtem Mißtrauen insofern geltend, als trotz manischer Grundstimmung Verarmungs- und Vergiftungsideen auftauchen können. Schließlich mischt sich die Manie im Alter nicht selten mit *hirnorganischen Symptomen*, so mit Bewußtseinseintrübungen, Sinnestäuschungen und vor allem nachts auftretenden Verwirrtheits- und Unruhezuständen, so daß das gesamte Krankheitsbild in eine delirante Verwirrtheit übergehen kann. Gerade wenn sich hirnorganische Symptome dazugesellen, werden besonders maßlose Größenideen und übertrieben ausgestaltete Wahnerlebnisse bei besonders kritiklos-euphorischer Grundstimmung beobachtet.

Zur Häufigkeit der Erstmanifestation manisch-depressiver Zustände endogener Prägung im höheren Lebensalter ist festzustellen, daß sie ebenfalls selten sind und in der bereits für die Schizophrenien zitierten amerikanischen Statistik über Erstaufnahmen von über 65jährigen auch nur 1% der Aufnahmen ausmachen.

Therapie: Während die manische Phase ähnlich wie die schizophrenen Psychosen mit *neuroleptischen* Medikamenten behandelt wird, werden depressive Phasen mit *antidepressiven* Medikamenten beseitigt bzw. zumindest verkürzt. Die Antidepressiva wirken einerseits antriebsstimulierend und andererseits stimmungsaufhellend. Daneben wird bei besonderer Indikation, insbesondere bei Patienten, die nicht auf die medikamentöse Behandlung ansprechen, auch im Falle der manisch-depressiven Erkrankungen die Elektrokrampftherapie gelegentlich noch verwendet. Vor allem bevorzugen manche Kliniken die Elektrokrampfbehandlung als initiale therapeutische Maßnahme bei schweren Depressionen, weil hier die Elektrokrampfbehandlung rascher wirksam ist als die antidepressive Medikation, die in der Regel eine Anlaufzeit von 1–2 Wochen braucht, während 2–3 Elektrokrampfbehandlungen schon innerhalb weniger Tage im günstigsten Falle die Depression zum Verschwinden bringen können. Vor allem ist die Elektrokrampfbehandlung angezeigt bei Depressionen mit massiver Suizidgefährdung und dem *depressiven Stupor*, einem Krankheitsbild, das durch völlige depressive Erstarrung, Kommunikationssperre und Verweigerung von Flüssigkeits- und Nahrungsaufnahme gekennzeichnet ist und damit die Patienten lebensbedrohlich gefährdet.

Nicht alterstypische, aber häufig im Alter auftretende Erkrankungen

An dieser Stelle hatten wir in der früheren Auflage mit der Besprechung der Involutionspsychosen begonnen. Hierzu hat sich die allgemeine Auffassung in der Psychiatrie gewandelt. Sie werden nicht mehr als eigenständige Krankheitsgruppe angesehen, sondern den endogenen Psychosen vom manisch-depressiven Typ oder den Psychosen des Seniums zugeordnet. Es bleiben an dieser Stelle die abnormen Erlebnisreaktionen und die nicht alterstypischen hirnorganischen Erkrankungsformen zu beschreiben.

Abnorme seelische Erlebnisreaktionen

Wir haben bereits weiter oben definiert, daß zwischen normalen seelischen Reaktionen und abnormen seelischen Reaktionen auf belastende
Situationen kein prinzipieller qualitativer Unterschied besteht, sondern
diese sich von jenen lediglich in quantitativer Hinsicht unterscheiden,
also in der Intensität. Wir heißen eine seelische Reaktion dann abnorm,
wenn:

1. die auslösende Situation und Intensität der Reaktion in keinem übereinstimmenden Verhältnis stehen;
2. die auslösende Situation und Reaktion zwar einander entsprechen,
   aber die seelische Reaktion das Ereignis länger überdauert, als es unseren Normvorstellungen entspricht;
3. wenn der Betroffene selbst unter seiner seelischen Reaktion leidet,
   sie selbst als nicht angepaßt und in seinen Alltagsaktivitäten beeinträchtigt erlebt.

Im Zusammenhang mit den ersten beiden Kriterien wird natürlich der
Begriff des seelisch Normalen problematisch. Wir müssen feststellen,
daß wir seelische Normen nicht in Maßzahlen angeben können, und
sind daher gezwungen, uns auf mehr oder weniger systematische und
subjektive Erfahrungen zu beschränken. So gesehen hat eben als seelisch normal zu gelten, daß selbst der Tod eines nahen Angehörigen
nach einer gewissen Zeit der Trauer, deren Länge wir nicht exakt angeben können, überwunden wird. Wir können aber sagen, daß die Zeit der
intensivsten Trauer nach wenigen Wochen soweit bewältigt wird, daß
der Betroffene wieder den alltäglichen Anforderungen nachkommen
kann und daß es ihm vielleicht im Laufe eines Jahres gelingen wird, ein
neues seelisches Gleichgewicht in der veränderten Lebenssituation zu
finden.

Verlust und Bedrohung stellen während aller Lebensphasen die
häufigsten Gründe für abnorme seelische Reaktionen dar. Verlust und
Bedrohung können sich auf mitmenschliche Beziehungen ebenso beziehen wie auf individuelle oder soziale Werte: Besitz, den man hat oder
erstrebt, Rollen, die man in der Gesellschaft spielt. Älterwerden ist nun
aber, wie wir im Kapitel über soziologische Alternsforschung bereits
festgestellt haben, Verlust- und Bedrohungssituationen in besonderer
Weise ausgesetzt. Deshalb sind abnorme seelische Reaktionen im
höheren Lebensalter häufig zu beobachten. Weitere Häufigkeitsgipfel
haben abnorme seelische Reaktionen auch während anderer biologisch
und sozial bestimmter Krisenzeiten, z. B. der Pubertät und der Zeit des
sogenannten Klimakteriums.

Das Klimakterium wird vor allem bei der Frau als deutlich sichtbare Schwelle
zum Altern angesehen. Es ist eine Frage der Übereinkunft, ob die Besprechung
klimakterischer Probleme in den Rahmen der Altersmedizin fällt oder nicht. Wir

wollen an dieser Stelle nicht genauer auf die Probleme des Klimakteriums eingehen, zumal sich bisher eindeutige Beweise für biologisch-somatische Grundlagen klimakterischer Beschwerden nicht haben finden lassen. Selbst für die klimakterischen Beschwerden der Frau gilt, daß sie sehr weitgehend von psychischen Reaktionen auf geringfügige körperliche Beschwerden der hormonellen Umstellungsphase und den damit gegebenen Verlust, Kinder zu gebären, geprägt werden. Es ist dabei zu berücksichtigen, daß entsprechende negative Erwartungshaltungen ja gesellschaftlich vorgegeben werden. Neuerdings wird auch von einem männlichen Klimakterium gesprochen, obwohl beim Manne keine hormonellen Veränderungen während dieser Zeit nachzuweisen sind, es also gar keinen Fixpunkt für die zeitliche Bestimmung des männlichen Klimakteriums gibt. Trotzdem ist nicht zu bezweifeln, daß es zwischen dem 4. und 5. Lebensjahrzehnt auch bei Männern sehr häufig zu psychosomatischen Krisen kommt, doch spricht diese Erfahrung um so mehr dafür, daß die größere Bedeutung sozialpsychologischen Konstellationen zukommt.

Wenn wir uns nun fragen, wie denn abnorm seelische Reaktionen im Alter beschaffen sind, so stoßen wir auf drei uns schon bekannte Begriffe:

1. das neurasthenische Syndrom,
2. das hypochondrische Syndrom,
3. das angsthaft-depressive Syndrom.

Wir müssen uns ferner darüber im klaren sein, daß neurotische Persönlichkeitsentwicklungen und abnorme Erlebnisreaktionen nicht aufgrund der Symptomatik voneinander unterschieden werden können. Die einzige zuverlässige Unterscheidungsmöglichkeit ergibt sich aus der genauen Aufnahme einer biographischen und aktuellen Anamnese. *Neurotische Störungen* sind während des ganzen Lebens nachweisbar, während *abnorme seelische Reaktionen* auf ein aktuelles Ereignis zu beziehen sind und in der Regel einmalig bleiben. Eine zweite Schwierigkeit der diagnostischen Abgrenzung ergibt sich für den Arzt aber gegenüber körperlichen Grunderkrankungen, vor allem dann, wenn es sich um das neurasthenische und hypochondrische Syndrom handelt, und zwar einerseits, weil bei beiden Syndromen subjektiv empfundene körperliche Beschwerden im Vordergrund stehen, und andererseits, weil beide Formen psychischer Krankheitserscheinungen auch *im Vorfeld, d. h. also im Beginn ernsthafter organischer Grunderkrankungen, auftreten können*, so z. B. bei gefäßsklerotisch- oder Herz-Kreislauf-bedingten zerebralen Durchblutungsstörungen, bei Hirntumoren, aber auch bei allgemeinen Infektionskrankheiten. Für den Arzt ist deshalb in jedem Fall eine ganz genaue und zuverlässige somatische Diagnostik zum Ausschluß solcher körperlichen Grunderkrankungen oberste Verpflichtung.

Das neurasthenische Syndrom weist eine breite Palette körperlich-funktioneller Einzelsymptome auf. Praktisch jedes Körperorgan kann von Mißempfindungen befallen sein bzw. zu solchen Anlaß geben. Die

Klagen reichen von gesteigerter Geräusch- und Lichtempfindlichkeit, gesteigerter Reizbarkeit, schneller körperlicher und seelischer Erschöpfbarkeit, mangelnder Konzentrationsfähigkeit, Affektlabilität, Herzsensationen, Kopfschmerzen bis hin zu Schlafstörungen und Verdauungsbeschwerden. Verlust von Libido und Potenz beim Manne gesellen sich in der Regel dazu. Die Stimmung ist meist depressiv-gereizt. Dem neurasthenischen Syndrom weitgehend synonym sind folgende Begriffe: vegetative Dystonie, nervöser Erschöpfungszustand.

Das hypochondrische Syndrom unterscheidet sich vom neurasthenischen vor allem darin, daß sich die geäußerten Klagen fast ausschließlich auf körperliche Symptome beziehen und seelische Störungen in der Regel nicht genannt werden. Ferner beschränken sich die Klagen zu einem gegebenen Zeitpunkt meist auf *ein bestimmtes Organ*, wenngleich das Organ im Verlauf längerer Zeitabschnitte wechseln kann. Natürlich sind Kombinationen des hypochondrischen und neurasthenischen Syndroms möglich, so daß eine strikte Unterscheidung nicht immer getroffen werden kann. Fließend kann auch der Übergang zum *hypochondrischen Wahn* sein, bei dem dann über lange Zeit hinweg die ängstlichen Befürchtungen mit wahnhafter Gewißheit sich auf ein einzelnes isoliertes Organ beschränken. Beispiele: Die wahnhafte Gewißheit, an einer Syphilis erkrankt zu sein, obwohl das aufgrund der objektiven Untersuchungsbefunde ausgeschlossen werden kann, oder die wahnhafte Befürchtung, an Krebs zu leiden.

Das angsthaft-depressive Syndrom braucht nicht näher beschrieben zu werden, es entspricht weitgehend dem Bild, das wir oben als agitiert-depressiven Typ der endogenen Depression kennengelernt haben. Die sichere Unterscheidung einer angsthaft-depressiven Reaktion von einer agitierten Form endogener Depression ist nur aus der Verlaufsanamnese mit dem Nachweis familiärer Belastung und/oder typischer Wiederholung depressiver Phasen und der Tatsache möglich, daß der endogenen Depression eine auslösende Situation in der Regel fehlt. Gerade dieses Kriterium ist aber bei psychischen Erkrankungen im Alter aufgrund der Häufung lebenssituativer Belastungen nicht sehr tragfähig.

Therapie: Die Therapie abnormer seelischer Reaktionen sollte, wenn man von logisch-kausalen Vorstellungen ausgeht, natürlich in erster Linie psychotherapeutisch sein. Versteht man diesen Begriff im allgemeinen Sinne, so hat sie als Basis *jeder* psychiatrischen Behandlung zu gelten. Engt man den Begriff auf schulisch begründete Formen der Psychotherapie ein, so ergibt sich oft die Schwierigkeit, Psychotherapeuten zu finden, die auch bereit sind, alte Patienten zu behandeln, und auch die Patienten selbst für die Möglichkeit der Psychotherapie zu motivieren. Deshalb aber auch, um am Anfang der Behandlung während der akuten Phase dem Patienten eine rasche Entlastung zu verschaffen, sind psychotherapeutisch-psychagogische Maßnahmen in der Regel durch Medikamentgaben zu unterstützen. In erster Linie sind hier die Tranquilizer, leichte Beruhigungsmittel, zeitlich begrenzter Einsatz von Schlafmitteln und Antidepressiva in geringen Dosen zu nennen.

Ebenso große Bedeutung kommt aber sozialtherapeutischen Maßnahmen zu, die sich darauf erstrecken müssen, die sozialen Folgen der auslösenden Situation abzufangen, zu mildern bzw. zu kompensieren. Sei es, daß es sich um den Tod des Ehemannes, Partnerschaftsprobleme, problembeladene Beziehungen zu den Kunden, den Verlust einer beruflichen Position, die nicht erwünschte Berentung oder den aus finanziellen oder sonstigen Gründen zwar als notwendig erkannten, aber doch gefürchteten Umzug aus der altgewohnten Wohnung in einen neuen Wohnbereich handelt.

Hirnorganische Erkrankungsformen

Es sind hier Krankheitsbilder zu beschreiben, die in *jedem Lebensalter auftreten* können, deren Grundlage aber stets eine somatische, d. h. körperliche Erkrankung ist. Dabei kann es sich sowohl um primär das Hirn befallende Krankheiten wie z. B. Hirnentzündungen, Hirntumoren als auch um sekundär das Hirn in Mitleidenschaft ziehende Erkrankungen wie beispielsweise Leberinsuffizienz, Niereninsuffizienz, Herzinsuffizienz handeln. Im ersten Fall spielt sich der Krankheitsprozeß selbst im Hirn oder seiner nächsten Umgebung ab, im zweiten Fall hingegen befällt die Krankheit ein anderes Organ, dessen Minderleistung oder Ausfall dann nachteilige Folgen für das Hirn hat, z. B. indem die Zufuhr notwendiger Stoffwechselsubstanzen vermindert ist (Minderung der Hirndurchblutung, der Sauerstoff- und Glucosezufuhr) oder sich infolge gestörter Stoffwechselleistungen anderer Organe giftige Substanzen im Blut anhäufen, die nicht abgebaut oder ausgeschieden werden können und die nun ihrerseits die Hirnfunktion schädigen. Weil bei diesen organisch bedingten Psychosen die Vorgänge, die seelische Störungen hervorrufen, nicht selbst primär seelische Prozesse sind, wie im Fall von Neurosen oder endogenen Psychosen, sondern Folge von Störungen der materiellen Grundprozesse, sprechen wir auch von *exogenen* oder *symptomatischen Psychosen*. Weil nun weiterhin, wie schon mehrfach betont, körperliche Krankheitsprozesse im Alter so viel häufiger auftreten als in jüngeren Jahren, treten eben symptomatische Psychosen häufig auch bei älteren Patienten auf. Sie sind also nicht alterstypisch, aber im Alter häufig.

Ehe wir mit der Besprechung konkreter Krankheitsbilder beginnen, müssen wir noch eine Grundregel nennen und eine Unterscheidung treffen:

1. Die als Folge eines somatischen Krankheitsprozesses entstehenden psychischen Krankheitsbilder sind *noxenunspezifisch*, d. h., bei

Einwirkungen verschiedenster äußerer Ursachen können die gleichen psychischen Krankheitsbilder entstehen. Das Gehirn verfügt offenbar nur über eine beschränkte Zahl von Reaktionsformen auf von außen einwirkende Schädigungen. Wir können einem hirnorganischen Psychosyndrom nicht von vornherein ansehen, ob es Folge einer dekompensierten Herzinsuffizienz, einer dekompensierten Leberzirrhose oder eines Hirntumors ist. Wir können auch einem Delir nicht ansehen, ob es die Folge einer Hirndurchblutungsstörung oder eines Alkoholabusus ist. Die Unterscheidung kann nur aufgrund einer genauen Anamnese und weiterer Untersuchungsergebnisse, z. B. von Laboruntersuchungen, getroffen werden.

2. Symptomatische Psychosen lassen sich aber wohl unterscheiden, je nachdem, ob eine von außen auf den Organismus wirkende Schädigung rasch, d. h. *akut*, oder langsam, d. h. *chronisch*, einwirkt. Wir können also *akute symptomatische Psychosen* von *chronischen symptomatischen Psychosen* abgrenzen, und zwar allein an Hand der zu beobachtenden psychopathologischen Erscheinungen. Für die Gruppe der akuten symptomatischen Psychosen hat der deutsche Psychiater K. Bonhoeffer* den Ausdruck „akute exogene Reaktionstypen" geprägt, für den der chronisch-symptomatischen Psychosen der Schweizer Psychiater E. Bleuler** den des „chronischen hirnorganischen Psychosyndroms". Wir wollen uns nun zunächst der Besprechung der akuten exogenen Reaktionstypen bzw. ihrer wichtigsten Formen zuwenden.

Akute symptomatische Psychosen

Bewußtseinsstörungen sind lange Zeit als „Achsensymptom" akuter körperlich begründbarer Psychosen beschrieben worden. Wir wissen heute aber, daß Bewußtseinsstörungen durchaus nicht immer mit akuten symptomatischen Psychosen verbunden sind. Das Fehlen von Bewußtseinsstörungen schließt also eine akute körperlich begründbare Psychose nicht aus. Wenn allerdings bei einem Patienten Bewußtseinsstörungen akut auftreten, so ist dies ein fast sicherer Hinweis auf eine akute symptomatische Psychose, es sei denn, es handelt sich um anfallsartige Erscheinungen aus dem Epilepsiekreis. Die Bewußtseinsstörungen bei akuten symptomatischen Psychosen betreffen meist alle Teilindikatoren. Wir finden also Wachheitsstörungen meist in Form leichter Benommenheit, Aufmerksamkeits- und Konzentrationsstörungen, Auffassungsstörungen und vor allem Orientierungsstörungen. Es sollen nun die wichtigsten Formen akuter exogener Reaktionstypen beschrieben werden.

---

* (1868 – 1948) Professor in Königsberg, Heidelberg, Breslau und Berlin.
** (1857 – 1939) Professor in Zürich.

Delir (akute Verwirrtheit)

Delirante Patienten sind charakterisiert durch angsthafte und aggressiv gefärbte Unruhe, zeitliche, örtliche und situative Desorientiertheit, Verkennen von Personen, illusionäre Verkennungen wahrgenommener Objekte oder Halluzinationen. Die Wahrnehmungsstörungen betreffen meist den visuellen Bereich, die Patienten verkennen Flecken an der Tapete als bewegte Tierchen, sehen im Raum nicht vorhandene Personen, sprechen mit ihnen. Bei älteren Patienten zeigt sich die Bewegungsunruhe häufig in fortwährendem Nesteln an der Kleidung oder am Bettzeug, das zu Klumpen und Würsten zusammengedreht wird. Im Bett liegende Patienten ziehen sich oft ständig das Nachthemd aus, deshalb spricht man in solchen Fällen auch von einem „Beschäftigungsdelir".

Bei genauer Betrachtung sind außerdem Bewußtseinseintrübungen im Sinne traumhaften Erlebens und leichter Benommenheit unverkennbar. Die Aufmerksamkeit ist kaum auf Fragen zu lenken, Fragen werden nicht richtig verstanden und dementsprechend oft falsch oder gar nicht beantwortet. Die Symptome sind nicht immer gleich stark ausgeprägt, sondern die deliranten Erscheinungen können in ihrer Intensität kurzfristig sehr stark schwanken. Bei Deliren, die Folge von chronischen Intoxikationen wie z. B. eines Alkoholabusus sind, kommen vegetative Erscheinungen in Form starken Schwitzens und mit deutlichem mittel- und grobschlägigem Händezittern (Delirium tremens!) hinzu.

Dämmerzustand

Der Dämmerzustand unterscheidet sich vom amentiellen Syndrom durch eine Bewußtseinstrübung, vom deliranten Syndrom hingegen dadurch, daß die Bewußtseinsveränderung umgrenzt ist und die Umweltverkennung einen systematischen Zug hat und außerdem die reale Situation noch teilweise wahrgenommen wird, weshalb besser von einer *Bewußtseinseinengung* zu sprechen ist. Dadurch machen die Patienten einen besonnenen Eindruck und fallen zumindest anfangs nicht so stark der Umgebung auf, wie delirante oder amentielle Patienten. Ihr Verhalten ist, sofern man nicht näher in sie dringt, relativ geordnet. Sie sind z. B. imstande, sich sicher und richtig im Verkehr zu bewegen, ja sie können sogar im Dämmerzustand lange Reisen unternehmen. Die Patienten werden aber in ihrem Seelenleben beherrscht von Gefühlen der Angst, der Aggressivität und von wahnhaften Vorstellungen, die dem schizophrenen Wahn sehr ähnlich sein können. Sie fühlen sich verfolgt oder haben beispielsweise größenwahnhafte Ideen. Patienten im Dämmerzustand können sich oder anderen sehr gefährlich werden, weil sie aus ihren wahnhaften Verkennungen heraus zu Fehlhandlungen neigen und diese, da die Patienten ja geordnet und besonnen wirken, für die

Umwelt völlig unvermittelt und unerwartet auftreten und wirkungsvoll durchgeführt werden. Die Patienten können sich selbst verstümmeln oder andere im Zustand angsthaft-aggressiver Erregtheit töten. Doch sind das ganz seltene Fälle, und Dämmerzustände spielen in der Alterspsychiatrie nur eine ganz geringfügige Rolle. Sie treten am häufigsten im Ablauf epileptischer Erkrankungen und bei pathologischen Rauschzuständen auf.

Durchgangssyndrome

Die Durchgangssyndrome stellen akute symptomatische Psychosen dar, denen gerade das klassische „Achsensymptom", nämlich die Bewußtseinsstörung fehlt. Ihre Symptomatik kann sehr bunt und flüchtig sein. Sie sind deshalb schwer zu diagnostizieren. Verstimmungen, Halluzinationen, Wahnbildungen, Gedächtnisstörungen können das Bild bestimmen. Wir unterscheiden daher *affektive, paranoid-halluzinatorische* und *amnestische Durchgangssyndrome.*

Entscheidend für die Diagnose ist die Verlaufsbeobachtung: Durchgangssyndrome sind voll reversibel, sie dauern Stunden oder Tage, selten länger und können die beginnende Entwicklung oder das Abklingen akuter Hirnschädigungen markieren.

Ursachen: Die häufigsten Ursachen der Durchgangssyndrome oder akuter Verwirrtheitszustände vom deliranten Typ im höheren Lebensalter sind folgende: Herzinsuffizienz, akute Infektionen (insbesondere des Atmungsapparates), operative Eingriffe, zu geringe Flüssigkeitszufuhr (Dehydratation) mit Störungen im Elektrolythaushalt, Anämie, Ernährungsstörungen, akute Infektion des Magen-Darm-Traktes, Hirntraumen, Myokardinfarkte, aber auch seelische Erschütterungen, wie z. B. plötzlicher Tod von Angehörigen, Wechsel der gewohnten Umgebung, vor allem bei Krankenhaus- oder Heimeinweisungen. Werden solche Verwirrtheitszustände seelisch, also psychogen ausgelöst, so ist eine organisch-zerebrale Grundschädigung vorauszusetzen, da bei jüngeren und bei völlig gesunden alten Menschen auch noch so starke seelische Erschütterungen keine deliranten Syndrome auszulösen vermögen.

Verlauf: Was den Verlauf der akuten symptomatischen Psychosen betrifft, so sind sie dem theoretischen Prinzip nach reversibel, d. h. voll rückbildungsfähig, sofern die zugrundeliegende Krankheit sich zurückbildet oder erfolgreich behandelt werden kann. Dementsprechend kann der Verlauf drei Typen folgen:

1. Das Krankheitsbild kann völlig verschwinden,
2. die Patienten können in der symptomatischen Psychose bzw. am zugrundeliegenden Krankheitsprozeß sterben, und
3. schließlich kann die symptomatische Psychose in eine chronische Form übergehen.

Die Mortalität von Alterspatienten mit akuten Verwirrtheitszuständen ist hoch. Untersuchungen haben ergeben, daß innerhalb von 2 Jahren 50% der Patienten verstorben sind. Die Überlebenden haben allerdings eine gute Prognose und können in der Regel wieder nach Hause entlassen werden. Trotzdem entwickelt sich bei ihnen wiederum in etwa der Hälfte der Fälle eine deutliche senile Demenz nach Abklingen der akuten symptomatischen Psychose.

Besonders häufig treten *akute* Verwirrtheitszustände beschriebener Charakterisierung bei Alterspatienten *des Nachts* auf, während die Patienten tagsüber weitgehend oder völlig unauffällig sind. Hierfür können möglicherweise zwei Faktoren maßgebend sein. Zum einen ist daran zu denken, daß es nachts infolge physiologischen Absinkens des Blutdrucks zu einer zusätzlichen Mangeldurchblutung des Hirns kommen kann, zum anderen haben experimentelle Untersuchungen ergeben, daß derartige Verwirrtheitszustände auch am Tage ausgelöst werden können, wenn entsprechend gefährdete Patienten in einen verdunkelten Raum gebracht werden. Daraus hat man den Schluß gezogen, daß offenbar der durch die Verdunkelung bedingte Wegfall vertrauter räumlicher Orientierungspunkte die delirante Verwirrtheit auslöst. Dafür spricht auch, daß nach Erhellung des Raumes die Verwirrtheit wieder verschwindet.

Therapie: Es ist selbstverständlich, daß die Therapie sich vor allem gegen die ursächliche Grundkrankheit richten muß. In diesem Zusammenhang ist in erster Linie an die Behandlung von Herz und Kreislauf, die Beseitigung von Infektionskrankheiten und die Bilanzierung des Wasser-Elektrolyt-Haushaltes zu denken. Insbesondere dem letzteren kommt eine nicht zu unterschätzende Bedeutung zu. Klinische Erfahrung und systematische Untersuchungen haben gezeigt, daß zahlreiche Patienten allein dadurch von akuten symptomatischen Psychosen befreit werden können, daß ihnen parenteral* Flüssigkeit zugeführt wird. Möglicherweise ist die Regulation des Wasser- und Elektrolythaushaltes bei älteren Menschen in ähnlicher Weise wie im Säuglingsalter Belastungen weniger gewachsen. Hinzu kommt, daß viele alte Menschen ihre spontane Flüssigkeitszufuhr weitgehend einschränken, sie müssen oft gezwungen werden, genügend zu trinken. Es reichen dann bereits mehrere heiße Sommertage aus, um das labile Gleichgewicht des Wasserhaushaltes zu stören und akute symptomatische Psychosen auszulösen. Banale Infektionen mit leichten Temperatursteigerungen können den gleichen Effekt haben, ebenso der Mißbrauch von Abführmitteln mit häufigen, flüssigen Stuhlentleerungen. Es ist in solchen Fällen darauf zu achten, daß pro Tag 2000 bis 2500 cm^3 Flüssigkeit insgesamt zugeführt werden müssen. Die Flüssigkeitszufuhr und -ausscheidung ist zu messen. Trinken die Patienten nicht genug, muß für parenterale* Flüs-

---

* parenteral = „am Darm vorbei" = z. B. durch intravenöse Infusion.

sigkeitszufuhr gesorgt werden, entweder in Form subkutaner oder intravenöser Infusionen. Ebenso wichtig ist es, auf einen gut regulierten Schlaf-wach-Rhythmus zu achten. Aktivierung und Beschäftigung am Tage sorgen für eine ausreichende Ermüdung, die Voraussetzung für einen ruhigen Nachtschlaf ist. Genügt das allein nicht, so müssen schlaffördernde Medikamente gegeben werden.

Da die akuten Verwirrtheitszustände häufig mit sehr starker Unruhe, Angst und Getriebenheit verknüpft sind, ist oft zusätzlich eine psychopharmakologische Behandlung erforderlich, bevor die Therapie der zugrundeliegenden körperlichen Störung zum Erfolg führt. Hier hat sich seit Einführung des Distraneurins ein sehr positiver Wandel der therapeutischen Situation ergeben. Mit diesem Medikament steht eine Substanz zur Verfügung, die rasch wirksam ist und gut dosiert werden kann. Sie wird oral in Dosen bis zu maximal 8 g pro die gegeben, kann aber auch in Form einer Dauertropfinfusion bei akut erregten Deliren angewendet werden. Seit Einführung des Distraneurins ist die Sterblichkeitsziffer bei toxischen Deliren, insbesondere dem alkoholischen Delir, stark gesunken. Trotzdem birgt auch dieses Medikament Gefahr bei seiner Anwendung in sich, dies vor allem dann, wenn es intravenös in Form von Dauertropfinfusion gegeben wird. Die Gefahren sind: *plötzlicher Blutdruckabfall* und *Lähmung des Atemzentrums*, so daß die Patienten daraufhin besonders gut überwacht werden müssen. Während der Infusionsdauer ist eine „Sitzwache" mit ständiger Überwachung von Pulsfrequenz, Blutdruck und Atmung erforderlich. Da das Medikament aber sehr rasch vom Organismus ausgeschieden wird, ist es sehr gut steuerbar.

Eine weitere Gefahr besteht bei chronisch Süchtigen, die sehr gern auf Distraneurin umsteigen, so daß bei ihnen das Distraneurin nur vorübergehend zur Delirbehandlung benutzt werden darf.

In der Geriatrie wird Distraneurin darüber hinausgehend als gutes und zuverlässig wirkendes Schlafmittel und auch tagsüber anwendbares Beruhigungsmittel gebraucht. Es hat sich hier vor allem bei Unruhezuständen im Rahmen der senilen Demenz bewährt. Unter dieser Indikation sind Suchtentwicklungen bisher nicht beobachtet worden. Unabhängig davon ist jedoch zu bedenken, daß senile Patienten bei gleichzeitig bestehender organischer Hirnschädigung gegenüber sedativen Medikamenten sehr empfindlich reagieren können, so daß die Dosierung stets vorsichtig einschleichend und individuell gehandhabt werden muß. Bei oraler Anwendung kann es auch zur Verstärkung der bronchialen Sekretion kommen. Bei Patienten mit chronisch-obstruktiven Lungenerkrankungen, z. B. Bronchialasthma, kann die Gabe von Distraneurin deshalb kontraindiziert sein.

Chronische Formen symptomatischer Psychosen

Chronischen symptomatischen Psychosen begegnen wir in zweierlei Form:

1. als diffuses hirnorganisches Psychosyndrom,
2. als hirnlokales Psychosyndrom.

Diffuses hirnorganisches Psychosyndrom

Es entsteht, wenn eine direkt oder indirekt das Hirn in Mitleidenschaft ziehende Erkrankung sich langsam entwickelt und alle Teile des Hirns davon mehr oder weniger gleichmäßig betroffen sind. In den meisten Fällen liegt dem diffusen hirnorganischen Psychosyndrom eine sowohl pathologisch-anatomisch als auch im kranialen Computertomogramm nachweisbare Hirnatrophie* mit entsprechender symmetrischer Vergrößerung der Hirninnenräume und unter Umständen auch Verschmälerung der Hirnwindungen zugrunde (innerer und äußerer Hydrozephalus).

Ursachen: Als Ursachen kommen die vielfältigsten Prozesse in Frage: Angeborene degenerative Prozesse (Beispiel: Chorea Huntington) chronische Entzündung des Hirns (Enzephalitiden; Beispiel: progressive Paralyse), Folge akuter schwerer Intoxikationen (Beispiel: Kohlenmonoxidvergiftung), Epilepsie, Hirntraumen, chronische Intoxikationen (Beispiel: Alkoholismus, Barbiturat- und Bromabusus), Hirndurchblutungsstörungen (vaskuläre Demenz). Aus dieser Aufzählung ergibt sich bereits, daß auch das diffuse hirnorganische Psychosyndrom wieder eine unspezifische Reaktionsform des Hirns auf chronische Schädigungen ist. Obwohl Intensität, Dauer der Entwicklung und Akzentuierung der Symptomatik bei einzelnen Patienten unterschiedlich sein können, rechtfertigt doch das Gemeinsame und Typische, das die meisten Patienten charakteristischerweise auszeichnet, die Zusammenfassung der klinischen Erscheinungen unter dem Begriff des diffusen hirnorganischen Psychosyndroms.

Klinische Erscheinungen: Entsprechend der Tatsache, daß beim diffusen hirnorganischen Psychosyndrom alle Teile des Hirns mehr oder weniger gleichmäßig betroffen sind, gewinnen die psychischen Störungen auch Ausdruck im Gesamtbild der Persönlichkeit. Bei einem voll ausgeprägten diffusen hirnorganischen Psychosyndrom stehen im Mittelpunkt der Erscheinungen Störungen des *Gedächtnisses*, der *Affektivität* und des *Denkens*, insbesondere der *Kritik-* und *Urteilsfähigkeit*.

Am Anfang der Erscheinungen fallen *Konzentrationsverlust* und vorschnelle *Ermüdbarkeit* schon bei geringfügigen geistigen Belastungen auf, die zugleich mit *Störungen der Merkfähigkeit*, also des unmit-

---

* Atrophie = Substanzschwund.

telbaren Einprägens und Behaltens von neuen Informationen, kombiniert sind. Die Merkfähigkeitsstörungen müssen durchaus nicht immer gleich stark ausgeprägt sein, sie können von Tag zu Tag schwanken, ihre Intensität kann aber auch vom Interesse abhängen, das der Kranke der jeweiligen Information entgegenbringt. Je schwerer jedoch die Gedächtnisstörung wird, um so gleichbleibender ist ihre Ausprägung. Schreitet der Prozeß fort, so gesellen sich zu den Merkfähigkeitsstörungen *Ausfälle des Neugedächtnisses*. Die Kranken können nicht mehr angeben, wann sie ins Krankenhaus gekommen sind, ob es vor 8 Tagen oder vor 2 bis 3 Wochen war. Am Ende wird auch das *Altgedächtnis* zerstört, und es ist kaum noch eine biographische Anamnese zu erheben, weil selbst bedeutsame Daten, wie der eigene Geburtstag, der Tag der Eheschließung, Zahl, Namen und Geburtstag der Kinder u. ä. nicht mehr gewußt werden. Diesen massiven schweren Gedächtnisausfällen geht oft eine Störung der zeitlichen Einordnungsfähigkeit voraus. In diesem Fall werden die einzelnen Fakten noch gewußt, aber sie können zeitlich nicht mehr in die richtige Reihenfolge gebracht werden. Dann sprechen wir von *Zeitgitterstörungen*. Man kann die Gedächtnisfunktion prüfen, indem man dem Patienten Merkaufgaben entweder in Form von Zahlen oder von kurzen Sprichwörtern bzw. Geschichten stellt und sie nach unterschiedlichen Zeitabschnitten wieder abfragt. Parallel zur Intensität der Gedächtnisstörungen entwickeln sich mehr oder weniger deutliche *Orientierungsstörungen* zur Zeit, zum Ort, zur Situation und schließlich auch zur eigenen Person und über nahestehende Beziehungspersonen. Die Patienten können oft das Datum und Jahr, später nicht einmal mehr Monat und Jahreszeit richtig angeben, sie wissen nicht, wo und in welcher Situation sie sich befinden, und schließlich sind sie über die grundlegendsten persönlichen Daten nicht mehr orientiert, z. B. wo und wann sie geboren sind, welchen Beruf sie ausgeübt haben und ob sie verheiratet waren oder nicht. Sie erkennen ihre Kinder nicht mehr und halten beispielsweise ihre Ehefrau für ihre eigene Mutter, die oft schon lange tot ist.

Eine Sonderform des diffusen hirnorganischen Psychosyndroms ergibt sich, wenn Gedächtnis- und Orientierungsstörungen besonders stark ausgeprägt sind und *Konfabulationen* auftreten. Unter Konfabulationen verstehen wir das Ausfüllen von Gedächtnislücken mit Angaben, die wie spielerisch erfunden anmuten und zu denen die Patienten *induziert*, d. h. angeregt werden können. Der Untersucher hat den Eindruck, als wollte der Kranke seine Gedächtnislücken nicht zugeben und füllte sie deshalb mit Phantasiegeschichten aus. Jedoch täuscht dieser Eindruck, denn dem Patienten sind seine Lücken nicht voll bewußt und dementsprechend sind Konfabulationen nicht bewußt und frei erfunden wie Lügen, sondern Folge einer tiefgreifenden Störung der Ordnung von Gedächtnismaterial. Das Thema solcher „Phantasiegeschichten" kann vom Untersucher in geschickter Weise vorbestimmt werden, was dann eben Induzierbarkeit genannt wird. Gedächtnisstörungen, Desorientiertheit, Konfabulationen und Induzierbarkeit werden in dieser Verknüpfung als *Korsakow-Syndrom* zusammengefaßt.

Der russische Neurologe Korsakow* hat dieses besondere psychopathologische Bild zuerst bei Alkoholikern beobachtet, die gleichzeitig eine Polyneuritis aufwiesen. Später zeigte es sich, daß ähnliche psychische Erscheinungen auch bei anderen Ursachen vorkommen, so daß der Begriff des Korsakow-Syndroms heute noch außerhalb des Alkoholismus angewendet wird.

Die *intellektuelle Leistungsfähigkeit* wird neben den schon beschriebenen Störungen durch *Störungen des Denkablaufes* selbst beeinträchtigt. Hierbei handelt es sich um *formale Störungen*. Das Denken wird *langsam* und *schwerfällig* und ist spontan wenig variabel. Der Denkablauf des Kranken scheint auf wenige Themen *eingeengt*, die ständig wiederholt werden *(Perseverationstendenzen)*. Durch Zwischenfragen kann der Denkablauf gestört werden, so daß der Patient nicht mehr weiß, wovon er gesprochen hat. Andererseits lassen sich die Patienten oft auch nur mit Mühe von einem Thema auf ein anderes bringen. Der Überblick über komplexe Zusammenhänge gelingt immer schwerer, so daß die Patienten schließlich auch einfachere Geschichten nicht mehr recht verstehen und interpretieren können. Wenn man ihnen Aufgaben stellt, können sie das Wesentliche vom Unwesentlichen nicht unterscheiden. Das Interessenfeld wird immer geringer, es bleiben nur noch althergebrachte Gewohnheiten übrig. Das Vermögen, sich und andere kritisch zu betrachten, läßt nach und weicht oft einer permanenten Nörgeligkeit. Schließlich gehen auch die Abstraktionsfähigkeit und Fähigkeit zum logischen Denken verloren.

Das diffuse hirnorganische Psychosyndrom ist weiterhin durch *Affektstörungen* charakterisiert. Die Affektsteuerung leidet in der Weise, daß einerseits plötzlich aufschießende Affekte nicht situationsangemessen gesteuert werden können, sondern jeder Affekt auch nach außen hin deutlich wird und zum anderen der Patient zwischen gegensätzlichen Affektlagen rasch wechseln kann: Während ihm noch die Tränen eines gerade eben abgelaufenen traurigen Affektes über das Gesicht rinnen, kann schon wieder ein Lächeln Ausdruck gewinnen. Oft treten solche Affektsprünge ohne erkennbaren Anlaß wie Zwangsphänomene auf, wir sprechen dann auch von *Zwangsaffekten*. Die Unfähigkeit, Affekte unterdrücken zu können, nennen wir *Affektinkontinenz*, das abnorm starke Schwankungen der Affekte *Affektlabilität*. Oft nehmen die Patienten zumindest zu Beginn der Erkrankung die Veränderungen ihrer Affektsteuerung wahr und schämen sich dieser Veränderung sehr.

Das diffuse hirnorganische Psychosyndrom bildet die *Kernsymptomatik der dementiellen Prozesse*, wobei die Schwere der Störungen in der Regel kontinuierlich zunimmt.

---

* (1854 – 1900) Professor in Moskau.

Das hirnlokale Psychosyndrom

Wie aus dem Begriff ableitbar, tritt das hirnlokale Psychosyndrom dann auf, wenn eine chronisch ablaufende Erkrankung das Hirn an umschriebener Stelle trifft. Auch hier sind die Erscheinungen insofern gleichförmig, als bestimmte Phänomene bei allen hirnlokalen Schädigungen zu beobachten sind, unabhängig davon, ob die Schädigung im Stirnlappen, Scheitellappen oder Schläfenlappen sitzt. Unbeschadet dieser übereinstimmenden Merkmale lassen sich aber natürlich in Abhängigkeit von der Lokalisation bei manchen Patienten zusätzlich Symptome finden, die für den Ausfall der Leistungen der betroffenen Hirnareale typisch sind.

Ursachen: Es ist wieder eine Vielfalt von Ursachen möglich: umschriebene Hirnentzündungen (Hirnabszesse!), Hirntumoren, Hirntraumen (Hirnkontusionen), umschriebene Hirndurchblutungsstörungen, Hirnblutungen.

Klinische Erscheinungen: Das hirnlokale Psychosyndrom ist durch *Antriebsstörungen* und *Triebstörungen* gekennzeichnet. Hinzu treten Stimmungs- und Affektstörungen. In der Regel entwickelt sich im Lauf der Zeit eine zunehmende *Antriebsschwäche* bis schließlich zur völligen stumpfen *Antriebslosigkeit.* Nur bei Schädigungen im Stammhirnbereich ist das Bild durch *Antriebssteigerung* mit euphorischer Geschwätzigkeit, Takt- und Distanzverlust, Verlust der guten Umgangsformen charakterisiert. Manchmal stellt sich eine abnorme „Witzelsucht" ein.

Triebveränderungen unterschiedlicher Art lassen sich im Verlauf des hirnlokalen Psychosyndroms beobachten. Oft treten in den Anfangsstadien der Erkrankung passagere Triebsteigerungen auf, während später eher Erlöschen der Triebfunktionen zu beobachten ist. Die Triebstörungen können die *Nahrungsaufnahme* (Heißhungerperioden, Appetitlosigkeit; gesteigerter Durst), die *Sexualität*, den *Schlaf-wach-Rhythmus* und noch andere Bereiche umfassen (z. B. dranghaftes Weglaufen).

Ähnlich wie bei den Triebstörungen oder sogar im Zusammenhang mit denselben können sich plötzliche *Stimmungsveränderungen* einstellen, oft als depressiv-dysphorische oder als dysphorisch-gereizte, aggressive Verstimmung, die zu Aggressionshandlungen führen kann.

Im Gegensatz zum diffusen hirnorganischen Psychosyndrom kommt es nicht zu Abbauerscheinungen im Bereich der Intelligenzfunktionen, obwohl natürlich eine Veränderung des Grundantriebs dazu führt, daß der Betroffene von seiner Intelligenz weniger Gebrauch macht und so bei flüchtiger Beobachtung der Eindruck eines scheinbaren Intelligenzverlustes entstehen kann.

Viele dem hirnorganischen Psychosyndrom zugrundeliegenden Krankheitsprozesse sind sowohl geeignet, hirndiffuse als auch hirnlokale Schädigungen auszulösen. Als Beispiel seien Hirntraumen genannt. Demzufolge kann das klinische Bild sich aus beiden Syndromen gemischt zusammensetzen, so daß eine Unterscheidung nur schwer oder gar nicht möglich ist. In der Regel gehen dann die Syndrome des hirnlokalen Psychosyndroms in vielfältigen Erscheinungen des diffusen hirnorganischen Psychosyndroms unter.

Therapie der hirnorganischen Psychosyndrome: Früher galt in der Regel ohne Ausnahme, daß hirnorganische Psychosyndrome durch therapeutische Maßnahmen nicht zu beeinflussen sind, daß sie also irreversibel seien. Heute kennen wir Ausnahmen. So lassen sich beispielsweise die klinischen Erscheinungen des hirnorganischen Psychosyndroms im Rahmen einer progressiven Paralyse günstig beeinflussen, wenn die zugrundeliegende luische Infektion mit Penicillinkuren intensiv behandelt wird. Ebenso kann ein diffuses hirnorganisches Psychosyndrom, dem eine dekompensierte Herzinsuffizienz mit folgender Störung der Hirndurchblutung zugrunde liegt, gebessert werden, wenn eine intensive und kontinuierliche Herzbehandlung begonnen und eingehalten wird. Allerdings gelingt es meistens nicht, die Krankheitserscheinung völlig zum Verschwinden zu bringen. Ist der Grundprozeß nicht beeinflußbar, dann allerdings sind die Erscheinungen der hirnorganischen Psychosyndrome auch heute noch irreversibel. Symptomatische Therapiemaßnahmen stehen uns nur in sehr beschränktem Umfang zur Verfügung. Wir können so z. B. erregt dysphorische Kranke mit dämpfenden Medikamenten (Tranquilizer oder Neuroleptika) behandeln, hingegen depressiv-dysphorische mit antidepressiv-antriebsstimulierenden Substanzen. Dabei ist zu bedenken, daß jede dämpfende Behandlung bestehende Hirnleistungsschwächen und Antriebsstörungen zusätzlich akzentuiert, wohingegen antidepressive Behandlung bei hirnorganisch vorgeschädigten Patienten nicht selten delirante Episoden auslösen oder zu Unruhe und Erregung führen kann. Triebstörungen können durch dämpfende Medikation und Schlafstörungen durch Gaben von Tranquilizern oder Schlafmitteln beeinflußt werden. Wichtig für die Behandlung der Kranken ist es, ihnen *soziale Kontakte*, eine *stimulierende Umgebung* und ihrer Leistungsfähigkeit angepaßte *Anforderungen* soweit wie möglich zu erhalten. Reizarme Anstalts- und Pflegeheimatmosphäre beschleunigt die Entwicklung zur Demenz eindeutig. *Anforderungsfreie Vollversorgung der Patienten fördert die kleinkindhafte Abhängigkeit und läßt jeden eigenen Antrieb insbesondere bei schon primär antriebsgehemmten Patienten ersterben.*

Verläuft das hirnorganische Psychosyndrom fortschreitend, so entwickelt sich das typische Bild einer Demenz. Auf dieses Krankheitsbild gehen wir im nächsten Abschnitt noch ausführlicher ein.

Altersgebundene psychische Erkrankungen

In diesem letzten Abschnitt der systematischen Krankheitslehre wollen wir uns mit Krankheitsbildern beschäftigen, die definitions- und erfahrungsgemäß ausschließlich oder wenigstens überwiegend im höheren Lebensalter auftreten. Die zuletzt gemachte Einschränkung ist deshalb erforderlich, weil gelegentlich Erkrankungen auch vor dem eigentlichen Senium, also vor dem 65. Lebensjahr, zu beobachten sind. Das gilt z. B. für den Dermatozoenwahn, insbesondere aber für die präsenilen Demenzen. Für diese Gruppe dementieller Erkrankungen liegt allerdings die Vermutung nahe, daß es sich hier um einen vorzeitigen Alterungsprozeß des Hirns – also um eine partielle Progerie – handelt, wobei merkwürdigerweise unterschiedliche Abschnitte des Hirns besonders stark betroffen sind. Im folgenden sollen zunächst wieder die primär nicht organisch bedingten Krankheitsbilder besprochen werden.

Nichtorganisch bedingte psychische Erkrankungen im Senium

Depressionen im Senium

Wie wir bereits im vorigen Kapitel dargelegt haben, weisen Involutionsdepressionen und senile Depressionen viel Ähnlichkeit auf. Deshalb werden sie auch nicht als getrennte Krankheitsgruppe beschrieben.

Ursachen: Wir sind derzeit weder generell noch im Einzelfall in der Lage, Ursachen von senilen Depressionen mit Sicherheit zu benennen. Folgende Möglichkeiten werden diskutiert:

1. *Genetische Faktoren:* Ein genetischer Einfluß scheint auch für Depressionen im Senium zu bestehen, dies ergibt sich aus Untersuchungen, die nachgewiesen haben, daß Depressionen in den Familien der Patienten häufiger vorkommen als in Kontrollgruppen.

2. *Organische Faktoren:* Depressionen im Senium – und dies ist eins ihrer besonderen Charakteristiken – treten häufig in direktem Zusammenhang oder im Anschluß an verschiedenste, nicht primär das Hirn betreffende Körperkrankheiten auf. Es bleibt dabei fast immer die Frage unbeantwortet, ob es sich um psychische Reaktionen auf das körperliche Erkranktsein handelt oder um eine Folge gestörter Hirnfunktionen. Ferner gilt für Depressionen im Senium, daß Zeichen des hirnorganischen Psychosyndroms sehr häufig das Bild mitbestimmen bzw. senile Depressionen einen chronisch progredienten Verlauf nehmen und in eine senile Demenz ausmünden, so daß es den Anschein hat, als sei die Depression Vorbote einer senilen Demenz.

3. *Soziale bzw. Umwelteinflüsse:* Depressionen im Senium zeigen sich in zweifacher Weise umweltabhängig. Einerseits sind bei sehr vielen Patienten dem Untersucher verständlich erscheinende auslösende Situationen festzustellen (Tod des Partners, Wechsel der Wohnung = Verlust- und Umzugsdepressionen). Andererseits lassen sich die Symptome der Depression im Gegensatz zu denjenigen früherer Lebensphasen auch viel stärker durch Zuspruch und Zuwendung vorübergehend beeinflussen und aufhellen.

Die Ergebnisse spezieller Forschungen zur Altersdepression zeigen ebenso wie die klinische Erfahrung, daß streßvolle Lebenssituationen im Alter nicht nur häufig sind, sondern daß ihnen depressionsfördernde oder depressionsauslösende Bedeutung eindeutig zukommt und dies sowohl bei endogenen als auch bei reaktiven Depressionsverläufen. Dabei spielt die Verarbeitung von „Verlustproblematik" offensichtlich eine wesentliche Rolle. Verlusterleben kann ausgelöst werden durch Einbußen an körperlicher Leistungsfähigkeit und Gesundheit, durch Verlust nahestehender Personen und daraus resultierendem Gefühl emotionaler Isolierung, wobei der Verlust durch Tod, Wegzug, z. B. der Kinder oder durch emotionalen Rückzug Nahestehender bestimmt werden kann. Verlust sozialer Rollenfunktionen (z. B. Elternrolle, Berufsrolle), Verlust des angestammten Wohn- und sozialen Umfeldes sind weitere Faktoren. Im Zusammenhang mit diesen Verlusterlebnissen ist auch zu bedenken, daß das Altern mit all seinen psychologischen, soziologischen und biologischen Determinanten eher dazu angetan ist, das Selbstwertgefühl eines Menschen zu verringern. Angemessenes Selbstwertgefühl aber ist eine Voraussetzung, um Verlusterlebnisse zu bewältigen. Dazu gehört ferner die Fähigkeit, sich nach dem Verlust vertrauter und geliebter Personen, Aufgaben oder Objekte umorientieren zu können. Dies aber ist im Alter nicht zuletzt im Bewußtsein der immer kürzer werdenden, noch zur Verfügung stehenden Lebensspanne besonders erschwert. Die Folge kann Absinken in Resignation, Hoffnungslosigkeit und Verzweiflung sein. Der Verlust der Gesundheit und die Notwendigkeit, mit einer oder sogar mehreren, unter Umständen gravierenden chronischen Erkrankungen leben zu müssen, scheint offenbar von zentraler Bedeutung in der Entstehung von Altersdepressionen zu sein.

Nach den derzeitigen Kenntnissen scheint es so zu sein, daß die aufgeführten Faktoren sich keinesfalls gegenseitig ausschließen, sondern eher miteinander, in individuell jeweils unterschiedlichem Anteil kombiniert, wirksam werden. Das hat insofern praktische Bedeutung, als optimale therapeutische Ergebnisse nur dann zu erwarten sind, wenn in jedem Einzelfall die Bedeutung der verschiedenen Einzelfaktoren abgeschätzt und der Therapieplan darauf abgestimmt wird.

Ein vierter Faktor scheint das Geschlecht zu sein, weil Frauen häufiger von Depressionen betroffen sind als Männer. Ob es sich hierbei um einen genetisch verankerten Geschlechtseinfluß handelt oder ob soziale Faktoren diesen Geschlechtseinfluß bewirken, ist eine weitere unbeantwortete Frage.

Klinische Erscheinungen: Depressionen im Senium zeichnen sich oft durch *ängstlich gefärbte Verstimmungszustände, Schlaf-* und *Appetitlosigkeit*, Verdauungsstörungen meist in Form von *Obstipation* und vom Patienten als unbestimmt charakterisierte *Mißempfindungen in Kopf und Unterleib* aus (sogenannte larvierte Depression). Es versteht sich, daß dieses Bild vor allem bei außerhalb von Institutionen lebenden unbehandelten oder ambulanten Patienten beobachtet wird, während diejenigen, die in klinische Behandlung kommen, intensivere Störungen aufweisen. In noch viel stärkerem Maße als bei Involutionsdepressionen sind senil Depressive hochgradig *angsthaft-unruhig*. Die depressive Verstimmung hat außerdem vielfach den Charakter des *Querulatorisch-Nörgligen*, mit deutlicher Tyrannisierung der Umgebung. Man hat dieses Verhalten auch als Ausdruck eines aggressiven Zuges von Altersdepressionen gedeutet.

Ferner nehmen *abstruse Wahninhalte* an Häufigkeit gegenüber früheren Lebensphasen sehr stark zu. Das Abstruse und Groteske depressiver Wahnformen im Senium – das gilt übrigens in gleicher Weise auch für die senilen paranoiden Psychosen – kann so erklärt werden, daß die senilen Patienten der Realität viel ferner stehen als jüngere. Sehr oft treten bei senilen Depressionen auch *Halluzinationen* in Erscheinung, die sich dann zumeist auf den eigenen Leib als *leibnahe Mißempfindungen* äußern und von echten Körpermißempfindungen nur schwer oder gar nicht zu unterscheiden sind. Halluzinationen sind im Rahmen von Depressionen früherer Lebensabschnitte sehr selten. Weiterhin typisch ist die Neigung zu einer kleinlich-nörgeligen *Hypochondrie*, die jede körperliche Veränderung in den Vordergrund spielt. Andererseits muß unter Verweis auf die oben bereits erwähnte häufige Verknüpfung seniler Depressionen mit realen Körperkrankheiten davor gewarnt werden, die ständigen Klagen senil Depressiver von vornherein als Hypochondrie abzutun. Eine genaue körperliche Untersuchung ist stets erforderlich, um Organerkrankungen auszuschließen. Die Wahndynamik gruppiert sich mit Vorzug um die Hypochondrie, wobei das Groteske seniler Wahnbildung auch sehr deutlich wird, wenn Patienten z. B. behaupten, sie würden „von Würmern innerlich ganz zerfressen" werden. Daneben spielen auch bei Depressionen im Senium um Existenzbedrohung kreisende Wahnausgestaltungen eine wichtige Rolle. Auch innerhalb der Depression können Vorstellungen, durch Nachbarn verfolgt, beunruhigt, gequält zu werden, zum Wahnhaft verarbeiteten Thema werden; im depressiven Kontext werden sie dann aber unter dem Aspekt der Bestrafung für ein sünd- oder schuldhaft geführtes Leben erlebt. Die biographischen Anlässe, die als Ursachen der schuldhaften Verfehlungen angegeben werden, erscheinen dem Beobachter aktuell und dem Patienten zurückblickend in der Regel unverständlich geringfügig.

Wie schon erwähnt, gesellen sich zu den depressiven Symptomen im Alter oft Zeichen hirnorganischer Leistungsschwäche: Störung der Merk- und Konzentrationsfähigkeit, Denkverlangsamung, Orientierungs-, Kritik- und Urteilsschwäche und gelegentlich auch Zeichen leichter Bewußtseinseintrübungen in Form vermehrter Schläfrigkeit, Dösigkeit, verlangsamten Reagierens.

Therapie: Die Behandlung seniler Depressionen verlangt die Beachtung einiger Besonderheiten. Antidepressiva stellen auch hier die Medikamente der Wahl dar, wobei solche mit gleichzeitig dämpfenden Eigenschaften, wegen der Häufigkeit angsthaft getriebener Symptomatik, bevorzugt werden. Nicht selten ist auch die Zugabe von angstdämpfenden Tranquilizern unumgänglich. Die Dosierung ist besonders vorsichtig zu wählen. Müller (1967) gibt als Faustregel an, daß alte Patienten 1/3 der Dosis, die in der Erwachsenenpsychiatrie üblich ist, benötigen. Besonders sorgfältig ist auf ausgewogene Nahrungszusammensetzung und hinreichende Nahrungs- und Flüssigkeitsaufnahme zu achten. Ebenso wichtig ist die konsequente Digitalisierung, auch wenn nur geringfügige Hinweise auf eine Leistungsinsuffizienz des Herzens bestehen. Rhythmusstörungen sind ebenso beachtenswert, vor allem auch im Hinblick auf mögliche Nebenwirkungen der Antidepressiva. Oft genügt allein die Kompensation derartiger Störungen, um das depressive Syndrom zum Verschwinden zu bringen, und jegliche Psychopharmakatherapie erübrigt sich. Überhaupt ist nach körperlichen Grundstörungen intensiv zu fahnden. Zu nennen wären hier: chronische Bronchitiden bzw. Bronchopneumonie, Nierenfunktionsstörungen und Anämien. Besonders zu erinnern ist an Vitamin-B$_{12}$-Resorptionsstörungen, die bei senilen Patienten oft unerkannt bleiben, andererseits aber nicht selten depressive bzw. paranoid-halluzinatorische Psychosen zur Folge haben. In jedem Verdachtsfall ist der Schilling-Test durchzuführen.

Ebenso bedeutsam wie die medikamentöse Behandlung der Altersdepressionen ist jedoch die psychotherapeutische Betreuung unter Berücksichtigung lebenssituativer und sozialer Belastungen. Einzeltherapie, Partner- und Familientherapie und gruppentherapeutische Verfahren stehen zur Verfügung und sind nach den Möglichkeiten und Bedürfnissen des einzelnen Kranken auszuwählen. In seltenen Fällen wird es sich dabei um analytisch orientierte Psychotherapie handeln, in der Regel werden verhaltenstherapeutisch oder gesprächspsychotherapeutisch orientierte Verfahren eingesetzt. Auch die kognitive Psychotherapie hat sich bei Depressionen im Alter bewährt; sie strebt an, die bei Depressiven stets negativ getönte Wahrnehmung von Lebenssituationen und Umwelt in positive Wahrnehmungsmöglichkeiten umzustrukturieren. In der eigenen Erfahrung haben sich gerade bei Altersdepressionen gruppentherapeutische Verfahren, insbesondere kombiniert mit krankengymnastischer Übungsbehandlung, bewährt. Körperliche Aktivierung hat sich, inzwischen wissenschaftlich untermauert, als ein wertvoller Beitrag zur Therapie depressiver Syndrome erwiesen. Möglicherweise werden hierdurch hirneigene antidepressiv wirksame Substanzen freigesetzt (Endorphine). Die Vermittlung sozialer Hilfen, sozialer Kontaktmöglichkeiten und die Hilfe zur Lösung sozialer Konfliktsituationen gehören ganz wesentlich zum therapeutischen Konzept. Die Bewältigung von Verlusterlebnissen, die Hilfe bei der Umorientierung auf neue, sinnvolle Lebensziele unter Berücksichtigung der zeitlich befristeten Perspektive und die Vermittlung von Erfolgserlebnissen sind grundlegende Ziele jeglicher psychotherapeutischer Bemühungen, unabhängig von der Genese der Depression.

Paranoid-halluzinatorische Psychosen im Senium

Ursachen: 1. *Genetische Faktoren.* Der Einfluß genetischer Faktoren konnte für die wahnbildenden Erkrankungen des späteren Lebens ebenso gesichert werden wie für Depressionen. Einige Autoren kamen zu der Ansicht, daß die Intensität des genetischen Einflusses nicht geringer ist als bei den Schizophrenien der jüngeren Lebensjahre.

2. Ein relativ enger und häufiger Zusammenhang zwischen extrazerebralen körperlichen Erkrankungen und senilen wahnbildenden Psychosen konnte nur für *Taubheit* und *Sehstörungen* gesichert werden. Der Zusammenhang zwischen Taubheit und wahnbildenden Psychosen überraschte nicht, ist doch in der Alltagspsychologie bekannt, daß Hirngestörte sehr zu mißtrauischen Reaktionen gegenüber ihren Mitmenschen neigen. Was die Beziehung zu zerebralen Erkrankungen betrifft, so ist auch die paranoiden Psychosen im Senium festzustellen, daß bis zu 20% der Fälle im verlauf in eine senile Demenz übergehen, so daß auch hier zu diskutieren ist, ob zerebralen Schädigungen eine Bedeutung für die Entstehung paranoider Alterspsychosen zukommt. Regelhaft gilt, daß den paranoiden Psychosen in der Form des „Bestehungswahnes" die Demenz folgt. Hier ist der Wahn Ausgestaltung der initialen Gedächtnisstörungen.

3. Unbestritten ist, daß *bestimmten Persönlichkeitszügen* offenbar Bedeutung bei der Entstehung paranoider Alterspsychosen zukommt. Es ließ sich zeigen, daß unter diesen Patienten sich besonders viele fanden, die Zeit ihres Lebens wenig soziale Kontakte hatten, nicht erfolgreich in ihrer Partnerwahl und in der Entwicklung ihres Sexuallebens waren, hingegen durchaus erfolgreich im Beruf sich durchsetzten und ein erfolgreiches, aber autistisch zurückgezogenes Leben geführt hatten. Bei solchen Patienten entsteht der Eindruck, daß die soziale Isolierung, die sie ein Leben lang ertragen haben, im höheren Lebensalter plötzlich nicht mehr toleriert wird. Man spricht deshalb auch von „Kon-

taktmangelparanoid" im Senium. Aktuell belastende Situationen scheinen hingegen von geringerem Einfluß auf die Entstehung paranoider Psychosen, als im Falle depressiver Psychosen im Senium zu sein. Der Kontaktmangel scheint besonders häufig bei Frauen Ursache der paranoiden Psychose im Alter zu sein. Liebes- und sexuelles Wahnerleben erwecken den Eindruck der Kompensation sozialer Isolierung. Wegfall mitmenschlicher Bindungen ist für Frauen möglicherweise stärker krankheitsauslösend als für Männer.

Klinisches Bild: Die Erscheinungsweise senil-wahnhafter Psychosen wird in der Regel durch einen *Beeinträchtigungswahn* geprägt, der sich auf die nächste Umgebung bezieht. So glauben sich die Patienten durch Nachbarn verfolgt, die sie aus der Wohnung treiben wollen, um sich selbst in ihren Besitz zu setzen. Diese blasen angeblich giftige Gase durch den Kamin oder Briefschlitz, veranstalten Nacht für Nacht unerträglichen Lärm mit Maschinen. Manchmal wird behauptet, die Nachbarn ließen die ganze Nacht laute Druckpressen laufen, mit denen verbotene Schriften verbreitet würden, oder aber die Nachbarn manipulierten Geräte in der Wohnung der Patienten oder manipulierten sogar die Patienten selbst, die sich von Strahlen usw. beeinflußt fühlen. So berichtete eine Patientin, sie würde nachts davon wach, daß plötzlich ihr Fernsehgerät, das sie abends regelrecht ausgeschlachtet habe, angestellt sei, und sie werde aus dem Gerät heraus von Strahlen getroffen. Die Nachbarn hätten die Macht, den Fernsehempfänger an- und abzustellen, wann sie wollten. Damit wolle man sie nun belästigen und quälen. Bei alleinstehenden Frauen erstreckt sich die Wahnbildung oft aufs Sexuelle, sie fühlen sich sexuell mißbraucht oder gequält, wobei *Körperhalluzinationen* im Bereich des Genitalorgans die Patientinnen sehr peinigen können. Manchmal liegt solchen Mißempfindungen ein organischer Anlaß in Form von altersdegenerativen Hautveränderungen oder ekzematischen Veränderungen des Genitales bei einem Altersdiabetes zugrunde. Überhaupt spielen Halluzinationen eine noch stärkere Rolle als bei schizophrenen Psychosen früherer Jahre. Neben *akustischen Halluzinationen*, die entweder als quälende Ohrgeräusche oder auch in Form von Stimmen- und Musikhören erlebt werden, treten *optische, Geschmacks-* und *Riechhalluzinationen* auf, vor allem aber die bereits mehrfach erwähnten Halluzinationen im Körperbereich. Akustische Halluzinationen in Form von Geräuschen sind besonders häufig bei Patienten mit Hörstörungen. Sie beginnen oft als noch kritisch distanziert und durchaus realitätsgerecht geschilderte Pfeiftöne im hörgeschädigten Ohr, können dann aber in zunehmendem Maß wahnhaft ausgedeutet und gestaltlich weiter entwickelt werden. Prämorbide Persönlichkeitszüge scheinen darüber zu entscheiden, was sich aus einem solchen organisch-funktionellen Kern heraus entwickelt. Optische Halluzinationen haben oft den Charakter des Spielerisch-Theaterhaften. So berichten Patientinnen über kleine grüne Männchen, die in der Wohnung aus- und eingingen, obszöne Reden führten und sexuell anzügliche Bewegungen ausführten. Dergleichen wird oft mit einem durchaus ironisch heiteren Ton berichtet. Andere Patienten entwickeln, ausgehend von Körperhalluzinationen, die vorwiegend an der Haut lokalisiert sind, einen sogenannten *Dermatozoenwahn*. Sie meinen, daß auf ihrer Haut kleine Tierchen seien oder in ihrer Haut Würmer und Milben steckten, die einen permanenten Juckreiz verursachten. Zumeist wird auch hier der paranoide Bezug zu den Nachbarn hergestellt. Vermeintliche „Tierchen" – in der Regel ganz harmlose Partikel – werden in Gläsern und Tüten gesammelt und dem Untersucher als „Beweisstücke" ausgeliefert. Schließlich kratzen sich die Patienten so stark, daß sie mit Recht auf Hautveränderungen als weitere Beweise hinweisen können. Derartige optische und taktile Halluzinationen können erfahrungsgemäß als Hinweise auf eine organisch-zerebrale Grundlage der wahnhaften Psychose gewertet werden. Noch deutlicher wird dieser Zusammenhang, wenn Wahn und Halluzinationen durch hirnorganisch bedingte Leistungsstörungen, z.B. infolge dementieller Erkrankungen, in der schon bekannten Art und Weise – Vergeßlichkeit, Konzentrationsstörungen, gestörte Kritik- und Urteilsfähigkeit, Perseverationstendenz, Weitschweifigkeit im Denken usw. – ergänzt werden. Es lassen sich dann unschwer direkte Zusammenhänge zwischen wahnhafter Ausgestaltung und organisch bedingten Funktionsstörungen erkennen. So behaupten solche Kranken, daß permanent des Nachts oder, wenn sie abwesend seien, auch am Tage in ihre Wohnung eingebrochen werde und Geldtasche, Wäschestücke, Bücher und dergleichen aus ihrer Wohnung gestohlen werden. Manchmal werden die Nachbarn, von anderen Patienten aber auch die eigenen Angehörigen des Diebstahls verdächtigt: „Mein Sohn kann meinen Tod gar nicht abwarten, er holt die Dinge schon vorher aus meiner Wohnung." Sucht man gemeinsam mit den Patienten in der Wohnung nach den vermißten Gegenständen, so findet man sie oft an einem anderen als dem gewohnten Ort, so daß dem Untersucher oder Besucher offenkundig ist, daß wahrscheinlich die Patienten selbst die Gegenstände verlegen und wenn sie sie nicht wiederfinden, andere des Diebstahls bezichtigen. Konfrontiert man die Patienten in diesem Fall mit den wiedergefundenen Gegenständen, so korrigieren sie ihren Wahn nicht, sondern behaupten nun, daß man alles bei Nacht und Nebel wieder an Ort und Stelle gebracht habe, um dem Besucher gegenüber keinen Verdacht zu wecken. Dieser sogenannte „Bestehlungswahn" ist praktisch immer als Vorbote der Entwicklung eines dementiellen Prozesses anzusehen.

Im Vergleich zu schizophrenen Psychosen wirken die Wahnbildungen im Alter alltäglicher, karger in der Ausgestaltung, weniger systematisiert. Kaum einmal findet sich der große Weltbezug wie bei schizophrenen Psychosen nach Art des politisch-religiösen Verfolgungs-

wahnes oder des Erlösungswahnes. Trotzdem ist das Bild durch die oft
absonderlichen Halluzinationen, die organische Beimischung und die
starke Wechselhaftigkeit des Erscheinungsbildes bunter.

Man kann drei Formen senil-wahnhafter Psychosen unterscheiden:

1. Die reine *Halluzinose* ohne Wahnbildung, wie sie vorzugsweise
bei Schwerhörigen in Form der Gehörhalluzinose zu finden ist.

2. Situativ verständliche und *situationsabhängige paranoid-halluzinatorische* Formen, wenn in der Tat Probleme in den Beziehungen zu
den Hausbewohnern bestehen, die sich vielleicht abweisend oder abfällig dem älteren Mitmieter gegenüber verhalten. Diese Form ist oft auch
insoweit situationsabhängig, als die psychotischen Erlebnisse distanziert werden, solange die Patienten in einer anderen, ihnen sozial zugewandten Atmosphäre, wie beispielsweise im Krankenhaus, sind. Daraus darf man allerdings nicht den Schluß ziehen, daß die Psychose durch
Änderung der Wohnung in jedem Fall beseitigt werden kann. Das gelingt in der Regel nicht, sondern es stellen sich mit den neuen Nachbarn
die gleichen Probleme wieder ein, was dann eher für die dritte Form
spricht oder aber so zu deuten ist, daß der Krankheitsprozeß sich verselbständigt hat und nun auch unabhängig von der wirklich gegebenen
Situation weiterläuft. Auch soziale Isolierung, das Fehlen mitmenschlich tragender Beziehungen kann, vorzugsweise bei partnerlos lebenden Frauen, zu einer halluzinatorisch-wahnhaften Erkrankung, dem sogenannten „Kontaktmangelparanoid" führen. Nicht selten bildet ein
Liebeswahn die inhaltliche Ausgestaltung.

3. Die mit ausgeprägter Wahnbildung einhergehende, von der
Umwelt unabhängig verlaufende sehr *schizophrenieähnliche* Form.

Wie schon erwähnt, mündet ein nicht unerheblicher Prozentsatz
senil-paranoider Psychosen ebenfalls in eine senile Demenz ein, so daß
auch hier die Frage entsteht, ob zwischen beiden Krankheitsbildern ein
irgendwie gearteter Zusammenhang besteht.

Therapie: Die Behandlung wahnhafter Psychosen im Senium unterliegt den gleichen Prinzipien wie auch die Behandlung der Wahnkrankheiten in früheren Lebensabschnitten. An erster Stelle steht die
Behandlung mit neuroleptisch wirksamen Psychopharmaka. Die Fahndung nach organischen Grundkrankheiten und deren adäquate Behandlung ist ebenso bedeutsam wie bei allen anderen Formen alterspsychiatrischer Störungen. Der Umgang mit Wahnkranken verlangt
aber darüber hinaus auch psychische Führung und Zuwendung, die in
einem späteren Kapitel noch ausführlicher besprochen werden. Hier sei
nur soviel angemerkt, daß Wahnerleben und Halluzinationen, wie
schon oben erwähnt, sehr oft kompensatorische Funktionen für fehlende Umweltkontakte und Umweltbeziehungen haben und deshalb die
Förderung sozialer Aktivitäten zur Milderung der Krankheitserscheinungen beitragen kann. Solchen Bemühungen setzen die Patienten

allerdings mit ihrem tiefen Mißtrauen anderen Menschen gegenüber erhebliche Hindernisse in den Weg.

Erfahren die Patienten im therapeutischen Milieu diese von ihnen nicht bewußt als fehlend erlebte, aber dennoch entbehrte mitmenschliche Kommunikation und Verständnisbereitschaft, so erlebt man oft, daß Wahn und Halluzinationen allmählich immer mehr in den Hintergrund treten. Umgekehrt kann aber jedes Nachlassen der Zuwendung sofort Wahn und Halluzinationen wieder aktivieren. Bei ambulanter Behandlung ist es außerdem nötig, mit Nachbarn und Familienangehörigen zu sprechen und ihnen das Krankhafte der Verhaltensauffälligkeiten zu erklären und verständlich zu machen. Damit ist zu erreichen, daß bei gleichzeitiger und ärztlich überwachter medikamentöser Behandlung die Patienten besser verstanden und akzeptiert werden und so eine Klinik- bzw. Heimeinweisung vermieden werden kann.

Dementielle Erkrankungen

Unter dem Begriff der dementiellen Erkrankung verstehen wir Krankheitsbilder, deren Kernsymptomatik in einer Beeinträchtigung des *vorbestehenden* Intelligenzniveaus und einer Veränderung der individuellen psychischen Persönlichkeitsstruktur besteht. Die Symptome des Intelligenzabbaues (kognitive Störungen) werden, wie bereits erwähnt und beschrieben, im hirnorganischen Psychosyndrom diffusen Typs zusammengefaßt. Dieses stellt somit das Kernsyndrom aller dementiellen Erkrankungen dar, an dessen Symptomen Demenz diagnostiziert wird. Früheste und Leitsymptomatik sind Gedächtnisstörungen, die in der Regel mit Störungen der Merkfähigkeit beginnen, im weiteren Verlauf auch das Neugedächtnis und das Altgedächtnis mitergreifen. Es ist aber zu betonen, daß Gedächtnisstörungen auch bei anderen Erkrankungen (z. B. körperliche Erkrankungen, Bewußtseinsverlust, Depression, chronische Schlafstörungen) auftreten können, so daß sie allein nicht ausreichen, um die Diagnose Demenz zu begründen. Entscheidend ist das Gesamtspektrum der klinischen Symptome und der Verlauf.

Während die Gedächtnis- und Intelligenzverluste testpsychologisch gemessen werden können, sind hingegen die im Rahmen dementieller Erkrankungen beobachtbaren und hirnorganisch bedingten Persönlichkeitsveränderungen nur der Beschreibung zugänglich. Sie bestehen darin, daß sich die für eine bestimmte Person charakteristischen Wesenszüge verändern. Dies kann sich einerseits darin ausdrücken, daß an Demenz Erkrankte in ihrer Reaktion gegenüber anderen ärmer, we-

niger differenziert wirken und einzelne Charakterzüge besonders deutlich hervortreten. So kann Sparsamkeit zu extremem Geiz, Vorsicht
und Zurückhaltung können zu Mißtrauen und Feindseligkeit, Freundlichkeit und Heiterkeit zu unangemessen läppischem Verhalten werden. Bei voranschreitendem Demenzprozeß enden andererseits die
Persönlichkeitsveränderungen in der Regel in einer Nivellierung der
Persönlichkeitsstruktur, ja man könnte von einer „Entpersönlichung"
sprechen. Da die Persönlichkeitsveränderungen vor allem den gefühls-
haft-emotionalen Bereich betreffen und zu einer regelrechten „Ver-
fremdung" führen können, werden sie von nahen Angehörigen oft als
besonders gravierend, unverständlich erlebt und rufen Ratlosigkeit
hervor. Das Krankhafte dieser Veränderungen wird von Laien oft nicht
erkannt und die resultierenden Verhaltensveränderungen als Boshaf-
tigkeit oder Ungezogenheit interpretiert, ein Fehlschluß, der zur Ursache tiefgreifender Störungen der Beziehungen zwischen Betreuern und
Kranken werden kann. Mit dem organischen Persönlichkeitswandel ist
in der Regel auch ein Verlust an Motivierbarkeit und zielgerichtetem
Antrieb verbunden. Auch dies erschwert die therapeutische und rehabilitative Zusammenarbeit mit Demenzkranken erheblich.

Können die der Demenz zugrundeliegenden Krankheitsprozesse
nicht erfolgreich behandelt werden, wie z. B. bei der Alzheimerschen
Erkrankung, so entwickelt sich die Demenz in aller Regel fortschreitend. Daraus resultiert ein massiver Untergang der Hirnnervenzellen
und damit eine Hirnatrophie, die in verschiedenen Hirnarealen unterschiedlich stark ausgeprägt sein kann. Sie stellt sich im Computertomogramm als interne (Erweiterung der liquorgefüllten Hirninnenräume)
oder externe (Verschmälerung der Hirnwindungen, Verbreiterung der
Hirnfurchen) Atrophie dar.

Dementielle Erkrankungen sind eine Gruppe von Krankheiten,
die durch vielfältige Krankheitsvorgänge verursacht sein können. Deshalb erfordert die genaue diagnostische Zuordnung umfangreiche und
aufwendige Untersuchungsmaßnahmen. Auf die im Alter häufigsten
Ursachen wird im folgenden noch einzugehen sein.

Häufigkeit von Demenzerkrankungen im Alter

Demenz kann in jedem Lebensalter auftreten, jedoch ist die Tatsache
unbestritten, daß es jenseits des 65. Lebensjahres zu einem ansteigenden Risiko, an Demenz zu erkranken, kommt. Insgesamt erkranken
etwa 7–10% der über 65jährigen an einem dementiellen Prozeß. Demenzen gehören damit, neben Depressionen, zu den häufigsten psychischen Erkrankungen im höheren Alter. Zu bedenken ist dabei allerdings, daß die Erkrankungshäufigkeit von Fünfjahresaltersgruppe zu
Fünfjahresaltersgruppe nahezu exponentiell ansteigt. Beträgt die Häu-

figkeit in der Altersgruppe der 65- bis 70jährigen ca. 2%, so erreicht sie in der Gruppe der über 85jährigen 30–40%. Dies bedeutet allerdings umgekehrt auch, daß selbst unter den Höchstaltrigen die Mehrzahl nicht an Demenz erkrankt ist.

Damit ist eine alte Frage berührt, nämlich ob es einen Zusammenhang zwischen der normalen Hirnalterung und dem Auftreten von Demenz gibt. Diese Frage ist in der Geschichte der Altersforschung nach dem Motto „Ein jeder erlebt seine Demenz, wenn er nur alt genug wird", häufig bejaht worden. Unterstützung fand diese Auffassung dadurch, daß ähnliche mikroskopische Veränderungen, wie sie für die Alzheimersche Erkrankung charakteristisch sind, auch im Gehirn alter Menschen zu finden sind, die zu Lebzeiten keine demenztypischen Krankheitserscheinungen aufwiesen. Allerdings sind diese mikroskopischen Veränderungen bei nicht an Demenz Erkrankten insgesamt wesentlich geringer ausgeprägt und nur auf ganz bestimmte Hirngebiete beschränkt. Aus diesen und weiteren Gründen, z. B. der eben beschriebenen Häufigkeit von Demenzerkrankungen im Alter, steht die Wissenschaft gegenwärtig auf dem Standpunkt, *daß Demenz im jedem Fall Krankheit und nicht Folge reinen Alterns ist*. Auch die Tatsache, daß viele ältere Menschen über Nachlassen des Gedächtnisses klagen, beweist keinesfalls den Beginn einer dementiellen Erkrankung. Die psychologische Altersforschung konnte zeigen, daß diese gewissermaßen „physiologischen" Gedächtniseinbußen durch Training zu einem großen Teil kompensierbar sind und eher durch einen Wandel des Interesses und den abnehmenden Druck, von seinem Gedächtnis täglich Gebrauch machen zu müssen, erklärt werden können.

Spezielle Demenzerkrankungen

Sekundäre Demenzen

Hierunter verstehen wir dementielle Erkrankungen, bei denen nicht primär das Hirn erkrankt ist, sondern andere Organ- oder Organsystemerkrankungen zu einer chronischen Schädigung des Hirnstoffwechsels mit der Folge der Entwicklung eines Demenzsyndroms führen. Die sekundären Demenzen machen etwa 10% aller dementiellen Erkrankungen im höheren Lebensalter aus. Ihre Erkennung ist deshalb so wichtig, weil für diese Patienten die echte Chance besteht, bei optimaler Behandlung der zugrundeliegenden primären Organ- oder Organsystemerkrankung den Demenzprozeß zum Stillstand oder gar, wenn die Therapie rechtzeitig genug einsetzt, die dementiellen Krankheitserscheinungen wesentlich zu bessern oder sogar ganz zum Verschwinden zu bringen. Im günstigsten Fall kann also die Demenz erhoben werden.

Tabelle **28** Sekundäre (behebbare) Demenzen

Demenzen bei/nach:

1. Gefäßerkrankungen auf der Grundlage von Autoimmunkrankheiten (z. B. systemischer Lupus erythemathodes, Riesenzellarteriitis)

2. Störungen der Blutfließeigenschaften (z. B. Polyzythämie, Hyperlipidämie, multiples Myelom)

3. chronischen Intoxikationen
   a) Industriegifte (z. B. Kohlenmonoxid, Quecksilber, Blei, Perchloräthylen)
   b) Medikamente (z. B. Psychopharmaka, Bluthochdruckmittel, Antiepileptika, Betablocker)
   c) Alkohol

4. Stoffwechselerkrankungen
   a) Sauerstoffmangel bei Lungen- und Herzerkrankungen
   b) Leber- und Nierenerkankungen
   c) Dialyseenzephalopathie

5. Elektrolytstörungen
   a) Hyponatriämie (z. B. diuretische Behandlung)
   b) Hypernatriämie (z. B. Flüssigkeitsverluste)

Die Tab. **28** gibt die häufigsten Ursachen für solche sekundären Demenzen wieder. Die Art und Weise ihrer Entstehung kann hier nicht im einzelnen erörtert werden. Angemerkt sei nur, daß für die medikamentös bedingten Demenzen vor allem langjähriger Mißbrauch von sedierenden Substanzen eine Rolle spielt. Hierzu gehören bromhaltige Präparate, Barbiturate und Benzodiazepine. Solange es noch nicht zu einer nachweisbaren Hirnatrophie gekommen ist, haben auch diese Demenzen als voll reversibel zu gelten. Man könnte sie deshalb auch als funktionelle Demenzen betrachten.

Die Diagnose der sekundären Demenzen beruht auf gründlicher Anamneseerhebung und sorgfältiger internistisch-neurologischer Untersuchung einschließlich entsprechender Laborbefunde.

Erscheinungsbild: Das klinische Erscheinungsbild sekundärer Demenzen weist keine typischen Besonderheiten auf. Maßgebend ist wiederum das Vorliegen des diffusen hirnorganischen Psychosyndroms.

Therapie: Bei dieser Gruppe von Demenzen ist eine Behandlung der zugrundeliegenden Ursachen, also eine kausale Therapie, möglich und deshalb auch unerläßlich. Aus diesem Grund ist genaue Diagnostik, d. h. Fahndung nach den zugrundeliegenden Organ- oder Systemerkrankungen, unabdingbar. Die Behandlung beruht im wesentlichen auf internistischen Prinzipien.

Tabelle **29**   Primär zerebrale, nichtdegenerative Demenzen

Demenzen bei/nach:

1. Hirntumoren

2. Hirnblutungen
   (subdurales Hämatom)

3. Hirngefäßerkrankungen
   (z. B. vaskuläre oder Multiinfarktdemenz, vaskuläre Form der Gehirnlues)

4. Hirntrauma[1]
   („Boxer-Demenz", Hirnkontusion[2])

5. Epilepsie

6. Hirninfektionen (Enzephalitiden)
   (z. B. progressive Paralyse, tuberkulöse Meningoenzephalitis)

7. kommunizierendem Hydrocephalus[3]

8. chronischen Intoxikationen des Hirns
   (z. B. Alkohol, Barbiturate, Industriegifte [Kohlenmonoxid, Blei, Quecksilber],
   Nierendialyse)

---

[1]   mechanische Gewalteinwirkung
[2]   Hirnquetschung
[3]   Störung der Liquorzirkulation

Primär zerebrale, nichtdegenerative Demenzen

Bei den hier zu beschreibenden Demenzen ist in der Tat das Hirn primärer Ort der Erkrankung. In der Regel ist der ursächliche Prozeß diagnostisch identifizierbar. Dies gilt für alle in der Tab. 29 aufgeführten Erkrankungen. Soweit sie behandelbar sind, haben auch diese Demenzen als im Prinzip reversibel und damit wenigstens teilweise behebbar zu gelten.

Klinisches Erscheinungsbild: Auch bei dieser Gruppe gibt es kein spezifisches Muster der dementiellen Symptomatik. Kern derselben sind auch hier die Symptome des hirnorganischen Psychosyndroms und des organischen Persönlichkeitswandels. Allerdings finden sich, insbesondere bei *Hirntumoren, Hirnblutungen* und *Hirngefäßerkrankungen,* zusätzlich zu den Symptomen der Demenz auf herdförmige Hirnschädigungen zu beziehende neurologische Ausfälle wie z. B. Halbseitenlähmungen, Aphasien, Apraxien oder Agnosien. Für den *kommunizierenden Hydrozephalus* gilt als relativ charakteristisch, daß neben der dementiellen Symptomatik schon frühzeitig Harn- und Stuhlinkontinenz sowie eine Koordinationsstörung des Ganges (Ataxie) auftreten.

Multiinfarktdemenz (MID)

Unter den durch Hirngefäßerkrankungen bedingten Demenzen, von denen es verschiedene Typen gibt, nimmt die *Multiinfarktdemenz*

ihrer Häufigkeit wegen eine besondere Stellung im Alter ein. Ca. 20%
aller im Alter auftretenden Demenzen sind dieser Erkrankung zuzuordnen.

Klinisches Erscheinungsbild: Charakteristisch für dieses Krankheitsbild ist wiederum weniger ein typisches Muster der dementiellen
Symptome als vielmehr der Verlauf. Die Multiinfarktdemenz beginnt –
im Gegensatz zur Alzheimerschen Erkrankung – recht häufig mit dem
akuten, relativ plötzlichen Auftreten intellektueller Leistungsstörungen, entsprechend dem hirnorganischen Psychosyndrom, oder ein
plötzlich auftretender akuter Verwirrtheitszustand im Sinne eines De-
lirs mündet direkt in eine dementielle Entwicklung. Ein solcher plötzlicher Beginn findet sich in über der Hälfte der Fälle. Bei vielen Patienten gehen dieser Entwicklung ein regelrechter Schlaganfall oder mehrere kleine „Schlägelchen" voraus. Der weitere Verlauf ist dadurch charakterisiert, daß der dementielle Prozeß sich nicht kontinuierlich
fortschreitend, sondern eher in stufenförmigen Verschlechterungen
entwickelt. Dazwischen können längere Phasen der „Stabilität" liegen,
die über Monate oder sogar Jahre andauern können, in denen die intellektuellen Leistungsverluste nicht zunehmen, sondern sich sogar vorübergehend ein wenig bessern können. Die sich mehrfach wiederholen-
den stufenförmigen Verschlechterungen mit Zunahme der dementiellen Symptomatik führen jedoch insgesamt gesehen ebenfalls zu einem
progressiven Zerfall der intellektuellen Fähigkeiten. Auch kurzfristige,
auf Stunden oder Tage begrenzte Verbesserungen und Verschlechterungen der Hirnleistung, kurz ein „fluktuierender Verlauf", gelten als
typisch. Ein Teil des fluktuierenden Verlaufes läßt sich bei genauer Beobachtung auf psychologische Belastungen oder zusätzlich auftretende
körperliche Erkrankungen zurückführen. Dem ersten Auftreten dementieller Symptome geht oft eine *Vorphase* mit unspezifischen körperlichen und seelischen Symptomen und Beschwerden längere Zeit
(Monate oder Jahre) voraus. Die häufigsten körperlichen Symptome
sind Kopfschmerz, Benommenheit, Ohrensausen, Herzklopfen und
Schwindel. Im psychischen Bereich sind es zunehmende Reizbarkeit,
Ängstlichkeit, Depressivität und emotionale Labilität. In dieser Vorphase bestehen außerdem oft schon behandlungsbedürftige Herzerkrankungen wie Herzinsuffizienz, Herzrhythmusstörungen oder ein
Bluthochdruck. Die Symptome und Beschwerden des Vorstadiums
bleiben bei vielen Patienten bis in die Demenzentwicklung hinein bestehen.

Als für die Multiinfarktdemenz relativ typisch gilt, daß gegenüber
anderen Demenzen, insbesondere der Alzheimerschen Erkrankung,
Aufmerksamkeit, Einsicht und Urteilsfähigkeit besser erhalten bleiben. Auch die primäre Persönlichkeitsstruktur bleibt häufig länger
erkennbar, d. h., der organisch bedingte Persönlichkeitswandel prägt
sich weniger deutlich als bei der Alzheimer-Demenz aus. Ändert sich

das Persönlichkeitsbild, so erfährt es unter dem Einfluß der Multiinfarktdemenz eher eine Abwandlung in Richtung erschwerter seelischer Umstellungsfähigkeit, Starrsinnigkeit und Umständlichkeit, als
daß es zu den für die Alzheimersche Demenz typischen Charakteristiken der Überzeichnung oder Nivellierung von Charaktereigenschaften
kommt.

Pathologisch-anatomischer Befund: Der pathologisch-anatomische Befund bei Multiinfarktdemenz ist neben der vorwiegend intern
betonten Hirnatrophie durch mehrere bis zahlreiche kleine unregel-
mäßig verstreute Hirninfarkte, die zum Teil auch im CCT sichtbar sind,
gekennzeichnet. Hierbei handelt es sich um kleine Erweichungs- bzw.
Blutungsherde oder Vernarbungen derselben. In diesen Bereichen sind
die Hirnnervenzellen natürlich untergegangen. Folgt die Demenz einem erlittenen Schlaganfall, so ist ein entsprechend gelegener größerer
Herd im Hirn nachweisbar.

Therapie: Auch bei dieser Gruppe von dementiellen Erkrankungen muß die Behandlung auf die Beseitigung der Ursachen gerichtet
sein. Das bedeutet, daß bei einigen der in Tab. **29** aufgeführten Erkrankungen sogar neurochirurgische Eingriffe in Erwägung zu ziehen sind.
Das gilt natürlich in besonderem Maß für Hirntumoren, aber auch für
Hirnblutungen, die unter Umständen operativ auszuräumen sind, seltener für Hirngefäßprozesse. Beim sogenannten kommunizierenden Hydrozephalus sind operativ Erfolge durch äußere Ableitung des übermäßig produzierten Liquors in ein außerhalb des Schädels gelegenes
venöses Blutgefäß erzielt worden. Allerdings waren die Erfolge nicht so
durchschlagend, wie aufgrund von Liquorzirkulations- und -druckun-
tersuchungen ursprünglich erwartet, so daß heute die Indikation für ein
solches Vorgehen eher zurückhaltend und vorsichtig gestellt wird. Für
die vaskulär bedingten Demenzen gilt, daß eine vorbeugende Behandlung der mit arteriosklerotischen Gefäßprozessen verbundenen Risikofaktoren erwarten läßt, daß damit das Risiko, an einer vaskulären Demenz zu erkranken, sinkt. Hier ist also auf längere Sicht sogar die Möglichkeit einer vorbeugenden Behandlung zu erwarten.

Primär zerebrale degenerative Demenzen

Bei dieser Gruppe von Erkrankungen handelt es sich um Demenzen,
deren Ursachen und Entstehung bis heute nicht geklärt sind, obwohl
die jüngste Forschung viele neue Erkenntnisse über die Art der feingeweblichen und chemischen Veränderungen im Hirn, insbesondere bei
der Alzheimerschen Erkrankung, erbracht hat. Bekannt ist seit den ersten Beschreibungen der hier zu besprechenden Erkrankungen, daß es
zu einer mehr oder weniger systematischen Degeneration von Hirnnervenzellen in bestimmten Hirngebieten und Hirnschichten kommt, die
schließlich zum Zelltod und damit Zelluntergang führen. Diese im Mi-

kroskop sichtbaren Veränderungen haben zur Bezeichnung primär degenerative Demenzen geführt. Unter dem Begriff „degenerative Veränderungen" versteht man Prozesse, die sich in einer grob sichtbaren oder z. B. im Falle von Zellen nur im Mikroskop erkennbaren Veränderung der Gestalt und Struktur von Geweben und Zellen darstellen. Hierbei können auch normalerweise nicht vorkommende Ablagerungen (z. B. Verkalkungen) im Gewebe oder von feinsten Faserstrukturen, Bläschen oder kugelförmigen Partikeln in den Zellkörpern vorkommen. Mit diesen Veränderungen verbunden ist eine Einschränkung der Funktionsfähigkeit der Gewebe oder der Zellen. Die zugrundeliegenden Prozesse werden entweder als angeborene oder erworbene Verschleißerscheinungen aufgefaßt, womit eigentlich das Eingeständnis verbunden ist, daß die genauen Ursachen dieser Veränderungen nicht bekannt sind. Dies gilt natürlich ganz besonders für die hier besprochene Gruppe von Demenzen. Viele früher als degenerative Erkrankungen bezeichnete Prozesse sind inzwischen hinsichtlich ihrer Ursachen aufgeklärt und werden deshalb nicht mehr als degenerative Leiden angesehen. Dies könnte in Zukunft auch für die hier besprochenen Erkrankungen gelten, wenn spezifische Ursachen entdeckt würden.

Senile Demenz vom Alzheimer-Typ (SDAT)

Auf der Basis der heutigen Erkenntnis ist die SDAT die häufigste dementielle Erkrankung im höheren Lebensalter. Sie macht etwa ca. 50–60% aller Demenzen in dieser Altersgruppe aus. Zusammen mit der Multiinfarktdemenz (ca. 20%) und unter Berücksichtigung der Tatsache, daß ca. 15% an Demenz erkrankter älterer Menschen nach den Ergebnissen der pathologisch-anatomischen Forschung zugleich an diesen beiden Demenzformen erkrankt sind, ergibt sich, daß beide Erkrankungsformen fast 90% aller dementiellen Erkrankungen im Alter ausmachen.

Alois Alzheimer, 1864 in Marktbreit bei Würzburg geboren, Neuropathologe und Psychiater, hat 1907 das Krankheitsbild erstmals bei einer 51jährigen Patientin mit allen wesentlichen klinischen und neuropathologischen Charakteristika beschrieben. Die Erkrankung galt deshalb bis vor ca. 10 Jahren noch als *präsenile Demenz*, deren Erkrankungsgipfel im wesentlichen zwischen dem 40. und 60. Lebensjahr liegt, obwohl Alzheimer selbst schon 1911 darauf hingewiesen hat, daß klinisch und neuropathologisch sehr ähnliche Krankheitsverläufe auch im Senium zu beobachten sind. Erst in den letzten 10 Jahren hat sich international die Auffassung durchgesetzt, diese Erkrankung wegen der weitgehend übereinstimmenden neuropathologischen und neurochemischen Befunde als einheitliches Krankheitsbild aufzufassen und als senile Demenz vom Alzheimer-Typ bzw. *Alzheimersche Erkrankung* zu bezeichnen. Trotzdem bleibt die Tatsache bestehen, daß es zwei Erkrankungsgipfel, nämlich einen im Präsenium und einen im Senium, gibt. Die präsenile und die senile Form der Alzheimerschen Erkrankung unterscheiden sich auch ganz wesentlich in der Überlebenszeit. Sie beträgt für die präsenile Form nach Diagnosestellung durchschnittlich ca. 5 Jahre, bei der senilen Form hingegen 8–10 Jahre.

Erscheinungsbild: Die Erkrankung beginnt in der Regel schleichend, so daß der eigentliche Beginn der Erkrankung nie genau festzustellen ist. Neben einem frühen und deutlichen Nachlassen der Gedächtnisleistungen und Abbau der gesamten geistigen Leistungsfähigkeit machen sich schon sehr frühzeitig räumliche Orientierungsstörungen bemerkbar. Insgesamt finden wir also alle Symptome des diffusen hirnorganischen Psychosyndroms auch bei dieser Erkrankung wieder. Daneben treten auch schon recht frühzeitig umschriebene Herdsymptome wie Aphasien, Apraxien und Agnosien auf, die jedoch nicht so klar und deutlich ausgeprägt sind wie z.B. bei Schlaganfallspatienten. Insbesondere Wortfindungsstörungen (amnestische *Aphasie*), die Wahl unpassender oder gar falscher Worte in Satzzusammenhängen sowie ein allmählicher Sprachzerfall können hierbei im Vordergrund stehen. Am Ende der dementiellen Entwicklung steht fast immer eine schwere Sprachstörung, so daß die Patienten schließlich kaum noch zu verstehen sind, sich kaum noch mitteilen können. Bei der *Apraxie* handelt es sich um teilweise oder vollständige Unfähigkeit, alltagspraktische, zweckorientierte Handlungen durchzuführen, wie z.B. Ankleiden, Zuknöpfen von Kleidungsstücken, Anzünden eines Streichholzes usw. Mit *Agnosie* wird die Unfähigkeit bezeichnet, wahrgenommene Gegenstände, Gerüche oder Töne auch im Hinblick auf Zweck und Funktion zu erkennen.

Im Rahmen des organischen Persönlichkeitswandels kommt es zu einem recht deutlichen Verlust von Antrieb und Initiative. Im übrigen gilt, daß die Persönlichkeit sich bis in die späten Verlaufsstadien der Krankheit durch besondere Liebenswürdigkeit, verbindliche Umgangsformen und soziale Anpassungsbereitschaft auszeichnet. Ältere Autoren haben deshalb auch von der „liebenswürdigen Form der Verblödung" gesprochen. Dies schließt allerdings Reizbarkeit und aggressive Durchbrüche nicht aus, vor allem dann, wenn die Kranken die Fähigkeit verlieren, Situationen realitätsgerecht zu erkennen und einzuschätzen, dadurch in eine Katastrophenstimmung geraten und panikartig reagieren. Dies kann wenigstens zu einem Teil auch schon in den mittleren Stadien der Krankheit auf massive *Auffassungsstörungen* zurückgeführt werden, die sich auch im Gespräch bemerkbar machen, wenn die Patienten komplizierte Fragen oder Aufforderungen nicht mehr verstehen und deshalb dem Gespräch oder der Aufforderung nicht angemessen folgen können. Häufig kommt es auch zu phasenweise auftretender großer *psychomotorischer Unruhe*, besonders in den Nachtstunden. Offenbar können die Patienten in der Dunkelheit das Gefühl

für die Vertrautheit ihrer Umgebung verlieren und plötzlich den Drang
äußern, „nach Hause" oder „zur Arbeit", die unter Umständen längst
nicht mehr existieren, zu wollen oder zu müssen. In den Endstadien der
Erkrankung entwickelt sich in der Regel ein *apathisches Verhalten*, und
die Patienten verstummen. Schon vorher ist Kommunikation kaum
noch möglich, weil die Sprache unverständlich geworden ist und sich
schließlich auf das Hervorstoßen unartikulierter Laute beschränkt, die
oft ständig wiederholt werden. Schließlich kann sich auch phasenhaft
lautes, langanhaltendes, unartikuliertes *Schreien* einstellen. Stuhl- und
Harninkontinenz bestehen regelhaft. Schließlich entwickeln sich Beu-
gekontrakturen der Extremitäten und des Rumpfes. Die Patienten werden fest bettlägerig, müssen gefüttert werden, bis schließlich Nahrungs-
und Flüssigkeitszufuhr auf natürlichem Wege kaum noch möglich sind.
Allerdings erleben viele ältere Patienten mit SDAT dieses Stadium
nicht mehr, da sie vorher an Komplikationen, häufig z. B. Broncho-
pneumonien, sterben. In der Phase vor der festen Bettgebundenheit ergeben sich erhebliche betreuerische Probleme, die aus einem starken
Bewegungsdrang einerseits und bereits gestörter Seh- und Gehfähigkeit andererseits mit der Gefahr des Stürzens resultieren. Betreuerische
Probleme ergeben sich auch aus der Kombination von gesteigertem Bewegungsdrang und schweren Orientierungsstörungen, die immer wieder die Gefahr des Weglaufens oder Sich-verlaufens mit den Risiken
der Selbstgefährdung in sich bergen.

Pathologisch-anatomische Befunde: Bei voll ausgeprägter Krankheit ist eine deutliche Hirnschrumpfung schon mit bloßem Auge erkennbar. Sie überschreitet das Ausmaß altersbedingter Größenabnah-
me um 10–20% und betrifft mit Schwerpunkt die Schläfen- und Schei-
tellappenregionen. Auffällig ist besonders die Verschmälerung der
Hirnwindungen und Verbreiterung der Hirnfurchen (kortikale oder externe Atrophie), jedoch sind auch die inneren Liquorräume erweitert.
In den besonders betroffenen Hirnregionen findet sich eine massive
Verringerung der Zahl der Hirnnervenzellen als Ausdruck von deren
Untergang. Mikroskopisch lassen sich an den verbliebenen Nervenzellen charakteristische Veränderungen erkennen. Hauptsächlich in den
Hirnnervenzellen treten mit Silber anfärbbare Faserbündel auf, die sich
normalerweise nicht nachweisen lassen. Sie sind schon von Alzheimer
selbst beschrieben worden und sind nach ihm als „*Alzheimersche Fibrillen*" benannt. Als zweite charakteristische Veränderung finden sich daneben in großer Zahl sogenannte „neuritische" oder „*senile*" *Plaques*.
Es sind dies mikroskopisch kleine kugelförmige Gebilde, die im wesentlichen eine Eiweißsubstanz (Amyloid) enthalten. Sie sind häufig
von degenerierten Nervenzellfortsätzen umgeben. Die Zahl der Ner-
venzellfortsätze und ihre Verbindungen untereinander (Synapsen) sind
ebenfalls reduziert. Die senilen Plaques kommen, wie der Name schon
andeutet, nicht nur bei der Alzheimerschen Erkrankung vor, sondern

auch im Laufe der normalen Hirnalterung, allerdings in wesentlich geringerer Zahl und nur auf bestimmte Hirnregionen beschränkt. Dies ist einer der Gründe, warum man an eine Beziehung zwischen normalem Alterungsprozeß des Hirns und Auftreten der Alzheimerschen Erkrankung gedacht hat. Sowohl die Eiweißstruktur der Alzheimerschen Fibrillen als auch des Amyloids in den Plaques ist heute weitgehend aufgeklärt, woraus sich begründete Annahmen über ihre Entstehungsweise ableiten. Trotzdem ist damit die Ursache und Entstehungsweise der Alzheimerschen Demenz noch nicht geklärt (s. unten).

Neben diesen gewebs- und zellstrukturellen Veränderungen hat die Forschung der letzten 10 Jahre noch weitere wichtige neue Erkenntnisse, insbesondere auf biochemischem Gebiet hervorgebracht, so z. B. die Tatsache, daß relativ früh im Verlauf der Erkrankung die Aufnahme und Verwertung von Zucker (Glucose), der die Grundlage für die zerebrale Energiegewinnung bildet, gemindert ist, ferner, daß der Gehalt bestimmter Hirnnervenzellsysteme an den für sie charakteristischen Überträgerstoffen (Transmitter) ebenfalls deutlich verringert ist. Der unbestrittenste und herausragendste Befund in diesem Zusammenhang ist die *Verminderung des Gehalts an Acetylcholin* und der Konzentration von Fermenten, die an der intrazellulären Herstellung dieser Substanz beteiligt sind. Hirnnervenzellsysteme, deren spezifischer Botenstoff das Acetylcholin ist (cholinerge Neuronensysteme), sind vom Zelluntergang besonders betroffen. Aus der experimentellen Forschung ist belegt, daß gerade diese Hirnnervenzellsysteme an der Fixierung von Gedächtnisinhalten beteiligt sind und ihre Schädigung zu Verminderungen oder Ausfällen in der Intelligenzleistung führt.

Annahmen über Ursachen: Es ist schon mehrfach betont worden, daß sichere Kenntnisse über Ursachen und Entstehung der Alzheimerschen Erkrankung nicht existieren. Jedoch gibt es begründete Annahmen (Hypothesen) über einzelne Faktoren, die bei der Entstehung dieser Krankheit eine Rolle spielen könnten. Bewiesen ist keine dieser Hypothesen.

1. *Genetische Hypothese:* Es ist schon lange bekannt, daß die Alzheimersche Erkrankung familiär gehäuft vorkommen kann. Dies trifft besonders auf die präsenile Form der Erkrankung zu. Weitaus in der Mehrzahl der Fälle befällt die senile Demenz vom Alzheimer-Typ (SDAT) jedoch einzelne Menschen, ohne daß eine familiäre Häufung nachzuweisen ist. Der genetische Faktor kann also die Alzheimersche Erkrankung allein nicht erklären. Trotzdem hat gerade die genetische Forschung in den letzten Jahren aufsehenerregende Ergebnisse erbracht. Seit längerem war bekannt, daß bei Kranken mit Down-Syndrom (Mongolismus) jenseits des 40. Lebensjahres nahezu ausnahmslos dieselben zellstrukturellen und biochemischen Veränderungen im Hirn nachzuweisen sind wie bei der Alzheimerschen Erkrankung und auch zusätzlich zu der vorhandenen Minderbegabung ein dementielles

Krankheitsbild entwickeln. Das Down-Syndrom ist ein genetisches Leiden, bei dem das Chromosom 21 in den Zellen der Erkrankten nicht doppelt, wie üblich, sondern dreifach vorhanden ist (Trisomie). Ferner konnte gezeigt werden, daß auf einem bestimmten Abschnitt dieses Chromosom 21 auch das Gen lokalisiert ist, das für die Produktion einer bruchstückhaften Vorstufe des als Amyloid bezeichneten Eiweißmoleküls maßgeblich ist. Welchen Stellenwert diese Befunde für die Entstehung der Alzheimerschen Erkrankung haben, ist derzeit noch offen. Zunächst einmal können chromosomale oder Genveränderungen am ehesten Bedeutung für die familiär gehäuften genetisch determinierten Erkrankungsfälle haben, jedenfalls nicht ohne weiteres die wesentlich häufiger zu beobachtenden Erkrankungen einzelner erklären.

2. *Toxische Hypothese:* Obwohl generell bisher kein Beleg dafür vorliegt, daß die Alzheimersche Erkrankung auf einen langjährigen Einfluß von toxischen, d. h. giftigen Substanzen zurückzuführen wäre, ergeben sich jedoch für das Aluminium einige besondere Anhaltspunkte. Zum einen ist aufgefallen, daß die Aluminiumkonzentration im Hirn von Patienten mit SDAT in einigen Bereichen deutlich erhöht ist und daß in diesen Regionen die Dichte der Alzheimerschen Fibrillenveränderungen ebenfalls besonders hoch ist. Zum anderen konnten im Tierexperiment die typischen Alzheimerschen Neurofibrillenveränderungen durch Aluminium hervorgerufen werden. Zum dritten schließlich hat sich gezeigt, daß die Verabreichung von Aluminiumhydroxid bei Dialysepatienten ein demenzähnliches klinisches Bild (Dialyseenzephalopathie) verursachen kann. Dennoch gibt es zahlreiche schwergewichtige Einwände gegen diese Hypothese, die hier im einzelnen nicht erörtert werden können, sie jedoch eher unwahrscheinlich machen.

3. *Die Infektionshypothese:* Die Situation ist hier ähnlich wie bei der Aluminiumhypothese. Generelle Zusammenhänge zwischen durchgemachten Infektionserkrankungen oder möglichen Infektionsquellen mit der Alzheimerschen Erkrankung konnten bisher nicht nachgewiesen werden. Trotzdem wird die Infektionshypothese noch immer diskutiert. Dies hat folgende Gründe: Bei Nerzen und Schafen sind Infektionskrankheiten bekannt, die zum Teil ähnliche Veränderungen im Hirn auslösen, wie sie bei der Alzheimerschen Erkrankung zu finden sind. Bei den Schafen handelt es sich um die Scrapie-Krankheit, von der vor 2 Jahren durch die Presse bekannt geworden ist, daß sie in Großbritannien auch auf Kühe übertragen worden ist. Außerdem haben sich auch zwei bei Menschen auftretende Erkrankungen mit dementiellen Erscheinungen, nämlich die Kuru-Krankheit und die Jakob-Creutzfeldtsche Erkrankung als sogenannte *Slow-virus-Infektionen* erwiesen. Bislang hat sich aber kein bakterieller oder virusähnlicher Infektionserreger bei Patienten mit Alzheimerscher Erkrankung finden lassen. Auch vereinzelte Berichte, daß durch neurochirurgische Opera-

tionen die Alzheimersche Erkrankung übertragen worden sei, sind bisher nicht als Bestätigung anzusehen.

4. *Weitere Hypothesen:* Auch die Vermutung, daß ein Zusammenhang zwischen dem Auftreten der Alzheimerschen Erkrankung und gehäuften traumatischen Hirnschädigungen bestehen könne, hat sich nicht bestätigt. Sie gründete sich neben Einzelfallbeobachtungen vor allem auf die Tatsache, daß auch bei Boxern psychische Veränderungen beobachtet werden können, die als Demenz zu charakterisieren sind. Ebensowenig haben sich beweisbare Beziehungen zu psychosozialen Belastungssituationen oder Risikofaktoren ergeben. Obwohl festzustellen ist, daß die Intensität dementieller Störungen und möglicherweise auch der Verlauf durchaus, wenn auch eher vorübergehend, von Umweltfaktoren günstig oder ungünstig beeinflußt werden kann. Offenbar haben Umweltfaktoren jedoch keinen durchgreifenden Einfluß auf den Verlauf gerade der Alzheimerschen Erkrankung. Zudem sind solche umweltabhängigen Fluktuationen im Verlauf dementieller Erkrankungen immer nach Ausbruch der Demenz gemacht worden, und diese Beeinflußbarkeit gilt nicht nur für die Alzheimersche Erkrankung, sondern für Demenzen generell.

Therapie: Aus alledem wird klar, daß es eine ursächliche, spezifische Therapie der Alzheimerschen Erkrankung bislang nicht geben kann und damit das Schicksal der an SDAT erkrankten Patienten derzeit nicht grundlegend zu beeinflussen ist. Es muß klar gesagt werden, daß die Alzheimersche Erkrankung eine Krankheit ist, die in jedem Fall zum Tode führt, die zu erwartende Lebensspanne deutlich verkürzt und in der Regel zuvor den fast vollständigen Abbau aller Intelligenzleistungen und der Persönlichkeit bewirkt hat. Gerade bei dieser Erkrankung tritt der soziale Tod vor dem biologischen ein. Die ärztliche Behandlung kann sich derzeit nur auf eine möglichst optimale Therapie zusätzlicher Erkrankungen beschränken, die direkt oder indirekt die Hirnleistungen weiter beeinträchtigen können, und muß vor allem für eine angemessene Unterbringung und Betreuung der Erkrankten sorgen und darf die Unterstützung der betreuenden und pflegenden Personen nicht vergessen. Konkretere Hinweise werden in einem abschließenden Abschnitt zur Behandlung und Betreuung Demenzkranker generell gegeben werden.

Picksche Krankheit

1892 beschrieb Arnold Pick ein Demenzsyndrom bei älteren Menschen, das auf einer hochgradigen umschriebenen Schrumpfung hauptsächlich des Stirn- und Schläfenlappens des Gehirns beruht. Spätere Autoren fanden, daß dieses Demenzsyndrom auch bei wesentlich jüngeren Patienten im 4. und 5. Lebensjahrzehnt zu beobachten ist, also auch in einer präsenilen Verlaufsform auftreten kann.

Die Picksche Krankheit ist viel seltener als die Alzheimersche Erkrankung. Ihr Anteil an Demenzprozessen des mittleren und höheren Lebensalters beträgt nur ca. 2,5%.

Klinisches Erscheinungsbild: Symptomatik und Verlauf der Pickschen Erkrankung weisen einige Besonderheiten auf. In einem frühen Stadium imponieren vor allen Dingen die hirnorganisch bedingten Veränderungen des Persönlichkeitsbildes, das gekennzeichnet ist durch dranghafte psychomotorische Unruhe und Ratlosigkeit bei gleichzeitigem Verlust von spontaner Initiative. Im Gefühlsbereich wirken die Patienten abgestumpft und gemütsarm. Dabei imponiert meistens eine mürrische gereizte Grundstimmung mit gelegentlichen aggressiven Durchbrüchen. Gefühlsschwankungen wirken jedoch eher oberflächlich und flauen schnell wieder ab. Gefühlsschwankungen und Triebimpulse können nicht mehr kontrolliert werden. Dies kann sich z.B. auch im Sexualverhalten ausdrücken. Im sozialen Bereich wird dies durch unangemessenes Verhalten deutlich, das ethisch-moralische und sozial erwünschte Kontrolle vermissen läßt. Anerzogene soziale Spielregeln gelten nicht mehr. Antriebsverarmung, Interesselosigkeit bei starker Ablenkbarkeit sind dominierende Züge. In einem mittleren Stadium der Krankheitsentwicklung stellen sich dann deutlicher die Zeichen eines geistigen Abbaus mit den Symptomen des diffusen hirnorganischen Psychosyndroms ein, wobei gleichzeitig antriebslos-apathisches Verhalten vorherrscht. In diesem Stadium werden auch bereits die für die Picksche Erkrankung typischen Sprachstörungen deutlich. Sie beginnen meist mit Wortfindungsstörungen (amnestische Aphasie), Störungen der Sprachmotorik und Sprachverarmung. Sprachliche Äußerungen werden immer einförmiger, bis sie sich schließlich auf einige wenige stereotyp wiederholte Redensarten reduzieren. Im Endstadium entwickelt sich eine schwere Demenz mit fast völliger Sprachverödung, wobei anfangs noch das Nachsprechen von Worten (Echolalie) und das ständige Wiederholen von Worten oder Satzteilen als einzige Sprachäußerungen bestehen bleiben können. In diesem Stadium kommt es dann auch zu einem massiven Abbau motorischer Fähigkeiten (Apraxie). Alltagspraktische Handlungsabläufe zerfallen in motorische Bruchstücke, die nicht mehr vom Patienten integriert werden können. Auch hier können sich stereotype schablonenhafte motorische Grundbewegungen, wie Nesteln, Wischen, Zupfen, Reiben, entwickeln.

Ähnlich wie bei der präsenilen Demenz vom Alzheimer-Typ beträgt die mittlere Krankheitsdauer etwa 5 Jahre, bei allerdings großen Schwankungen des Verlaufs von weniger als einem Jahr bis zu 20 Jahren. Weiterhin vergleichbar mit der Alzheimerschen Erkrankung ist die Tatsache, daß die Mehrzahl der Pickschen Erkrankungen isoliert auftritt und etwa nur bei einem Fünftel der Fälle familiäre Häufungen vorkommen, die auch dafür sprechen, daß, ähnlich wie bei der Alzheimerschen Erkrankung, genetische Faktoren bei der Entstehung des Leidens mit eine Rolle spielen können.

Pathologisch-anatomische Befunde: Obwohl die klinischen Erscheinungen vielerlei Ähnlichkeiten mit der Alzheimerschen Erkrankung zeigen, gilt dies nicht für den pathologisch-anatomischen Befund. Wie schon erwähnt, befällt die Hirnatrophie vorwiegend die Stirnhirn- und Schläfenlappen oft in unsymmetrischer Verteilung. Die für die Alzheimersche Erkrankung typischen Plaquebildungen und Fibrillenveränderungen fehlen nahezu vollständig. Massiv ausgeprägt ist jedoch der Untergang von Hirnnervenzellen in den hauptsächlich betroffenen Hirnarealen. In den noch verbliebenen Hirnnervenzellen können sich ebenfalls mit Silber anfärbbare Einschlüsse finden, die aber nicht den Alzheimerschen Fibrillenveränderungen gleichen. Außerdem gelten ballonartig aufgetriebene Nervenzellen als typisch.

Therapie: Eine spezifische Therapie ist für die Picksche Erkrankung nicht bekannt. Hinweise auf Ursachen existieren außer dem möglichen Einfluß von Erbfaktoren nicht.

Chronisch-progressive Chorea Huntington

Dieses erstmals 1872 von G. Huntington beschriebene Krankheitsbild stellt die Kombination von extrapyramidalmotorischen Bewegungsstörungen mit einer progressiven Demenz dar. Obwohl das Haupterkrankungsalter zwischen dem 20. und 50. Lebensjahr liegt, also eigentlich zu den präsenilen Demenzen zu zählen ist, wird es hier erwähnt, weil Patienten mit diesem Krankheitsbild vor allem dann, wenn die Demenz fortgeschritten ist, häufig in gerontopsychiatrischen Abteilungen und Pflegeheimen zu finden sind. Außerdem gibt es auch Erkrankungen mit Beginn jenseits des 60. Lebensjahres, die jedoch in der Regel abgeschwächt und weniger progressiv verlaufen. Das Krankheitsbild wird dominant vererbt, wobei etwa die Hälfte der Familienmitglieder erkranken. Einzelfälle sind selten.

Klinisches Erscheinungsbild: Der Krankheit voraus geht oft ein mehrere Jahre anhaltendes, diagnostisch unspezifisches neurasthenisches Syndrom* mit depressiver Verstimmung, Reizbarkeit, Ermüdbarkeit, Apathie und aggressivem Verhalten. In diesem Stadium kann die Diagnose der Erkrankung natürlich noch nicht gestellt werden. Ergebnisse jüngster genetischer Forschung machen allerdings die Frühdiagnose der Krankheit mittels nachweisbarer Genveränderungen möglich. Die weitere Entwicklung kann sich unterschiedlich gestalten. Das Leiden beginnt häufig mit choreatischen Bewegungsstörungen, denen die Demenz folgt; die Entwicklung kann aber auch umgekehrt verlaufen. Die Reihenfolge des Ablaufs scheint familientypisch zu sein.

---

* Neurasthenie ist eine allgemeine Schwäche oder Erschöpfung des Nervensystems.

Die choreatischen Bewegungsstörungen zeichnen sich durch einen Überschuß an Bewegungsabläufen (Hyperkinesen) aus. Es sind schnell ablaufende Kontraktionen einzelner Muskeln und Muskelgruppen, die sowohl Arme und Beine als auch den Rumpf erfassen können und regellos ablaufen. Das Bewegungsbild wirkt faxenhaft, das Gesicht durch Grimassieren entstellt. Trotzdem sind anfangs feinere koordinierte Bewegungen durchaus noch möglich; später sind sie erschwert. Im späten Verlauf der Erkrankung sind feinere koordinierte Bewegungsabläufe fast unmöglich. Gehen und Stehen werden zunehmend erschwert. Beim Gehen hat es den Anschein, als würde der Kranke immer wieder durch die unwillkürlichen Bewegungsabläufe aus seiner Bahn gerissen. Später sind die Kranken wegen der ungestümen Bewegungsabläufe durch Stürze gefährdet. Die choreatischen Bewegungsstörungen beeinträchtigen auch die Lautgebung und den Sprachablauf. Schnalz- und Grunzlaute, häufiges Räuspern und Schnaufen sind typische zusätzliche Lautstörungen. Anfangs versuchen die Kranken, wenn sie die Bewegungsabläufe nicht unterdrücken können, sie in Zweck- oder Verlegenheitsbewegungen einzubauen. So wird etwa das Hochschleudern des Armes in ein Zurückstreichen des Haares „überführt". Der Muskeltonus ist in der Regel herabgesetzt. Wenn dementielle Symptome nicht schon von Anfang an bestehen, so entwickelt sich eine schwere progressive Demenz, meistens mit dem Fortschreiten der choreatischen Bewegungsstörungen. Auch der organische Persönlichkeitswandel macht sich meist schon früh bemerkbar und wird häufig als psychopathisches Verhalten verkannt. Unangepaßtes Sozialverhalten, Affektlabilität mit häufigen aggressiven Verhaltensweisen bestimmen das Bild. Die anfangs depressive Verstimmung kann sich später in eine flach euphorische umwandeln. Dabei fällt auch eine Tendenz zur Verharmlosung bzw. zum Ignorieren der schweren Bewegungsstörungen auf.

Pathologisch-anatomische Befunde: Im fortgeschrittenen Stadium besteht eine allgemeine Hirnatrophie, vor allem mit Erweiterung der Liquorräume und Atrophie des Stirnhirns. Besonders auffällig und charakteristisch ist jedoch die Schrumpfung der extrapyramidalen Kernsysteme im Stammhirnbereich.

Therapie: Eine spezifische Behandlung ist nicht bekannt. Bei schweren und quälenden Bewegungsstörungen werden hochpotente Neuroleptika gegeben, mit deren Hilfe man gewissermaßen das hyperkinetische in ein hypokinetisches Syndrom der Bewegungsstörungen verwandelt oder, anders ausgedrückt, das neuroleptisch ausgelöste Parkinson-Syndrom dämpft die choreatische Bewegungsunruhe. Bei schon ausgeprägter dementieller Symptomatik muß man allerdings die zusätzliche Beeinträchtigung der kognitiven Leistungen durch die neuroleptische Behandlung, d. h. eine Zunahme der Symptome des hirnorganischen Psychosyndroms, mit bedenken. Die Pflege der Patienten gestaltet sich wegen der Kombination von schweren Bewegungsstörungen und Demenz, besonders in den späten Stadien, aufwendig und schwierig. Trotzdem bedürfen auch gerade diese Patienten intensiver Zuwendung.

Psychiatrische Therapie

Die psychiatrische Behandlung ruht auf 3 Säulen:

– den somatischen Verfahren,
– den psychotherapeutischen Verfahren,
– den sozialtherapeutischen Verfahren.

Während somato- und psychotherapeutische Verfahren sich medizinhistorisch in Konkurrenz, ja durchaus in heftigem Widerspruch zueinander entwickelt haben, hat sich die Sozialtherapie im engen praktischen Zusammenhang mit der Einführung der Psychopharmakotherapie entwickelt, wobei sie gleichzeitig psychotherapeutische Konzepte als theoretische Basis benutzt hat. Erst etwas später hat sich auch hier ein „antipsychiatrisches" sozialpsychiatrisches Konzept als merkwürdige modische Fehlentwicklung präsentiert. Es liegt aber auf der Hand, daß somato- bzw. pharmakotherapeutische Verfahren und psychotherapeutische Ansätze einander nicht ausschließen. So entspricht es modernen therapeutischen Vorstellungen in der Psychiatrie, wenn wir feststellen, daß

1. keiner der drei genannten therapeutischen Ansätze den anderen ausschließen sollte, daß
2. der Therapieplan für jeden Patienten individuell gestaltet werden muß, und daß
3. in diesem individuellen Therapieplan die schwerpunktmäßig zu bevorzugende Therapieform die Akzentuierung derjenigen Faktoren, die das Krankheitsbild bestimmen, widerspiegeln sollte.

Mit anderen Worten: Dort, wo überwiegend psychoreaktive Mechanismen psychische Störungen hervorrufen liegt die Domäne der Psychotherapie. Ist psychische Gestörtheit Folge ungünstiger sozialer Konstellationen oder behindern soziale Einflüsse die Wiederherstellung der seelischen Gesundheit, so haben sozialtherapeutische Maßnahmen das Vorrecht. Handelt es sich aber um exogene psychische Störungen akuter oder chronischer Art oder Psychosen manisch-depressiven bzw. paranoid-halluzinatorischen Gepräges, so kommt wenigstens in der Akutphase somatotherapeutischen, d. h. heute meist psychopharmakotherapeutischen Verfahren der Vorrang zu. In der langfristigen Behandlung bedürfen somatotherapeutische Verfahren auch dieser Krankheiten stets psychotherapeutischer und sozialtherapeutischer Ergänzungen.

Nun sollen die einzelnen Therapieverfahren kurz beschrieben werden.

Somatotherapeutische Verfahren

Krampfbehandlung

Die ersten in der Psychiatrie angewendeten und wissenschaftlich begründeten somatotherapeutischen Verfahren stellten die verschiedenen Verfahren der Krampfbehandlung dar. Sie bestehen darin, daß bei schizophrenen, manischen oder depressiven Patienten generalisierte Krampfanfälle entweder durch Gaben von Insulin (nach Sakel 1934), Cardiazol (nach v. Meduna 1935) oder kurzer Stromimpulse geringer Stärke (Elektrokrampfbehandlung = EKT, nach Cerletti u. Bini 1937) ausgelöst werden. Die Einführung dieser therapeutischen Verfahren basierte einerseits auf einer, wie wir heute wissen, falschen klinischen Erfahrung, nämlich der Annahme, daß manisch-depressive bzw. schizophrene Erkrankungen und Anfallsleiden einander ausschließen und andererseits auf Zufallsbeobachtungen (EKT, Insulin). Man vermutete, daß große Krampfanfälle gewissermaßen eine natürliche prophylaktische Therapie darstellten, die das Auftreten solcher Psychosen verhinderte. Obwohl wir heute wissen, daß diese Annahme falsch ist, daß also manisch-depressive und schizophrenieforme Psychosen im Rahmen der Epilepsie keinesfalls selten vorkommen, bewährten sich diese Verfahren dennoch in der Behandlung dieser Psychosen. Dies ist ein bedeutsames Beispiel dafür, daß in der Medizin auch unter falschen Voraussetzungen segensreiche Behandlungsmöglichkeiten entwickelt worden sind.

Während die Cardiazol-/Insulin-Krampfbehandlung heute nicht mehr angewendet werden, hat die Elektrokrampftherapie noch immer ihren Indikationsbereich, vor allem dort, wo die Psychopharmakotherapie nicht zum Erfolg führt. Die Elektrokrampftherapie wird in der Regel über beiden oder nur einer Hirnhälfte angewendet, und zwar mit je einer Krampfbehandlung an 3 aufeinanderfolgenden Tagen in einer Woche. Diese im Klinikjargon sogenannten „Dreierblöcke" werden je nach Wirkung mehrfach wiederholt. Die Elektrokrampfbehandlung wird heute unter sehr *schonenden Bedingungen*, nämlich in Narkose und kontrollierter Muskelrelaxation durchgeführt, so daß die Patienten von dem ganzen Vorgang lediglich die intravenöse Punktion zur Einleitung der Narkose bewußt wahrnehmen. So werden unliebsame Mißempfindungen und die früher gelegentlich auftretenden Frakturen, vor allem von Wirbelknochen infolge der plötzlichen Muskelspannung während des Elektrokrampfes, vermieden. Voraussetzung für die

Anwendung der Elektrokrampftherapie ist der Nachweis, daß weder Wirbelfrakturen noch eine stärkere Osteoporose bzw. Herzkrankheiten bestehen. Damit wird der Indikationsbereich für geriatrische Patienten natürlich erheblich eingeschränkt. Das hohe Lebensalter an sich stellt jedoch keine Gegenindikation für eine Elektrokrampfbehandlung dar.

Infolge der polemisch und unsachgemäß in der Öffentlichkeit geführten Diskussion gegen die Elektrokrampfbehandlung als körperliche „Zwangs- und Foltermaßnahme" wird sie in deutschen Kliniken kaum noch angewandt, sehr zum Nachteil schwerkranker Patienten. Absolut angezeigt ist sie bei schweren mit akuter Suizidalität verbundenen Depressionen (z. B. depressiver Stupor) und bei der katatonen Schizophrenie. Relativ angezeigt ist die Elektrokrampfbehandlung bei gegenüber der Psychopharmakotherapie resistenten Depressionen und Schizophrenien.

Als Nebenwirkung der Elektrokrampfbehandlung können bei einzelnen Patienten in unterschiedlicher Ausprägung eine kurze Gedächtnislücke für die Zeit der Behandlung sowie vorübergehende Konzentrations- und Merkfähigkeitsstörungen beobachtet werden. Ausgedehnte Untersuchungen haben gezeigt, daß auch Alterspatienten unter den oben genannten Bedingungen die Elektrokrampftherapie ebenso gut vertragen wie jüngere und daß sie bei ihnen genauso erfolgreich ist. Es hat sich nicht bestätigt, daß die Nachwirkungen, die man als leichtes reversibles diffuses hirnorganisches Psychosyndrom bezeichnen kann, bei Alterspatienten stärker als bei jüngeren ausgeprägt sind. Aus diesem Grund sollte man, vor allem bei schweren mit Suizidtendenzen verknüpften Depressionen, die Elektrokrampfbehandlung immer mit in Erwägung ziehen. Sie wirkt wesentlich schneller als jede Behandlung mit antidepressiven Pharmaka.

Psychopharmakotherapie

Die Ära der Psychopharmakotherapie (Einteilung s. Tab. **30**) begann 1952 mit Einführung des Megaphens. Auch diese Entdeckung basierte auf klinischer Erfahrung. Es hatte sich nämlich gezeigt, daß antiallergische, d. h. entzündungshemmende Substanzen nebenher einen psychisch dämpfenden Effekt haben. Hiervon ausgehend wurde die Substanzklasse der *Neuroleptika* entwickelt. Etwa gleichzeitig war bei der Behandlung der Tuberkulose mit Iproniacid (INH) aufgefallen, daß diese Substanz einen antriebsstimulierenden, antidepressiven Effekt hatte. Damit war die Klasse der *antidepressiv wirksamen Substanzen* entdeckt. 1951, kurz vor der Entdeckung der Neuroleptika, wurde der erste *Tranquilizer* in die Pharmakotherapie eingeführt: das Meprobamat. Diese Substanz wurde ursprünglich als Muskelrelaxans zur Dämpfung von erhöhter Muskelspannung verwendet, ehe ihre tranquilisie-

Tabelle **30**   Einteilung der Psychopharmaka (nach Pöldinger)

I. Psychopharmaka im weiteren Sinne
  1. Hypnotika
  2. Sedativa
  3. Antiepileptika
  4. Psychostimulantia

II. Psychopharma im engeren Sinne

1. Neuroleptika	hypnotikafreie Beruhigungsmittel mit „antipsychotisch-anti-schizophrener" Wirkung
2. Tranquilizer	hypnotikafreie Beruhigungsmittel ohne „antipsychotische" Wirkung
3. Antidepressiva	Psychopharmaka mit „antidepressiver" Wirkung
Thymoleptika	vorwiegend stimmungsaufhellende Antidepressiva
Thymerethika	vorwiegend stimmungslösende Antidepressiva
4. Lithiumsalze	Prophylaxe manisch/depressiver Phasen

III. Psychopharmaka mit „psychotomimetischer" Wirkung

Psycholytika	Pharmaka zur Erzeugung experimenteller Psychosen, welche auch zur Unterstützung psychotherapeutischer Behandlungen Verwendung finden

rende Wirkung entdeckt wurde. Unter dieser begreifen wir eine allgemein seelisch entspannende und beruhigende und vor allem zugleich angstlösende und aggressionshemmende Wirkung bei Mensch und Tier. Schließlich wurden 1968 Lithiumsalze zur prophylaktischen Behandlung manisch-depressiver Psychosen eingeführt.

Neuroleptika
Die Neuroleptika umfassen 3 Substanzklassen:

1. die trizyklischen Verbindungen (Phenothiazin-, Thioxanthen- und Dibenzepinderivate),
2. die Butyrophenone,
3. die Benzamidderivate.

Wirkungen: Die Hauptwirkungen der Neuroleptika betreffen den psychischen, den motorischen und den vegetativen Bereich. Die in diesen drei Bereichen hervorgerufenen Wirkungen ähneln sehr stark der von Reichardt lange vor Beginn der Psychopharmakaära beschriebenen sogenannten „Stammhirntrias", einer Symptomgruppierung, die bei Erkrankung der Hirnstammareale beobachtet werden kann.

Ihre herausragendsten Erscheinungen sind eine deutliche *Antriebsdämpfung* und Senkung des gesamten seelisch-dynamischen Niveaus, eine *motorische Hemmung* im Sinne des Parkinson-Syndroms sowie *vegetative Erscheinungen*: Blutdruckabfall, Temperaturregulationsstörungen. Obwohl wir hinsichtlich der Wirkungsweise der Psychopharmaka generell und der Neuroleptika im besonderen nur über partielle, sehr vorläufige Erkenntnisse verfügen, sprechen doch alle vorliegenden

Ergebnisse dafür, daß die Angriffspunkte in der Tat im Stammhirnbereich liegen und daß sowohl Neuroleptika als auch Antidepressiva hier in den Stoffwechsel von biogenen Aminen, die als Erregungsüberträgerstoffe von einer Nervenzelle zur anderen fungieren, eingreifen. Der Hauptwirkungsort der Neuroleptika scheinen die Dopaminrezeptoren in den Hirnnervenzellen zu sein.

Psychische Wirkungen: „Die psychischen Wirkungen der Neuroleptika könnten als pharmakogenes Stammhirnsyndrom" bezeichnet werden. Bei *Gesunden* treten unter der Einwirkung von Neuroleptika *Müdigkeit* bzw. *Dösigkeit* mit deutlicher *Hemmung von Antrieb und Initiativen* ein, ohne daß ein eigentlicher Schlafeffekt auftritt. Gegenüber äußeren Umweltreizen tritt eine *emotionale Indifferenz*, d. h. verminderte Ansprechbarkeit und Reagibilität im Gemütsbereich, auf. Die Stimmung gewinnt eine *Tendenz zum Depressiv-Mißmutigen*. Diese beim Gesunden zu beobachtenden Veränderungen nennt man auch die Eigenwirkungen der Neuroleptika. Bei psychotischen Patienten mit starker psychomotorischer Erregtheit sind die beschriebenen Wirkungen von großem Nutzen. Bei psychotischen Patienten mit Wahnbildung und Halluzinationen treten aber zusätzliche Effekte auf, die am Gesunden nicht nachzuweisen sind, und zwar bewirken die Neuroleptika bei ausreichender Dosierung eine *Dämpfung/Abschwächung bzw. Aufhebung von Halluzinationen und Wahnproduktionen*. Diese nur beim Kranken zu beobachtenden Effekte zeichnen ausschließlich die neuroleptischen Substanzen aus und fehlen sowohl den Antidepressiva als auch den Tranquilizern und den reinen Schlafmitteln.

Motorische Effekte: Im motorischen Bereich bewirken die Neuroleptika vor allem das sogenannte neuroleptische „Parkinsonoid", d. h. ein der Parkinson-Erkrankung sehr ähnliches Bild: Es tritt eine *allgemeine Bewegungsarmut*, verbunden mit einem *mittelschlägigen Tremor* und *kleinschrittigem Gang* auf. Neben dieser motorischen Hauptwirkung gibt es auch noch eine Reihe weiterer motorischer Effekte, die aber unter den Nebenwirkungen erwähnt werden sollen.

Vegetative Effekte: Regelmäßig zu beobachten sind Blutdruckabfall, Neigung zu orthostatischer Kreislauffehlregulation, Temperatursenkung, gelegentlich auch Temperatursteigerung, Hemmung der Speichelsekretion.

Weitere Wirkungen: Für die klinische Therapie sind weitere Wirkungen von Interesse. Ein Teil der Neuroleptika wirkt *schlafanstoßend* und narkosepotenzierend. Ferner besitzen sie eine *schmerzmindernde Wirkung*, die vor allem bei der Behandlung von Neuralgien und Phantomschmerzen ausgenutzt wird. Neuroleptika potenzieren die Wirkung von schmerzstillenden Substanzen, so daß dieser Effekt allgemein bei chronischen Schmerzzuständen zur Einsparung von Schmerzmitteln dienen kann. Außerdem vermögen Neuroleptika die hyperkinetischen Bewegungsstörungen einiger extrapyramidaler Erkrankungen, wie

Tabelle **31** Einige Neuroleptika, geordnet nach ihre neuroleptischen Potenz nach Haase (nach Gaertner)

Freiname	Handelsname(n)	Neuroleptische Potenz nach Haase (Chlorpromazin = 1)
Promethazin	Atosil	–
Pipamperon	Dipiperon	0,7
Molindon	–	–
Methylperon	–	–
Clozapin	Leponex	–
Promazin	Protactyl	0,5
Sulpirid	Dogmatil	0,5
Aceperon	–	–
Clotiapin	–	–
Penfluridol	Semap	–
Thioridazin	Melleril	0,7
Loxapin	–	–
Chlorpromazin	Megaphen	1
Teflutixol	–	–
Cis(Z)Chlorpromazin	Taractan, Truxal	0,8
Trifluoperazin	Jatroneural	15
Fluphenazin	Dapotum, Lyogen	30
Cis(Z)Fluphenthixol	Fluanxol	50
Fluspirilen	Imap	–
Haloperidol	Haldol	60
Cis(Z)Clophenthixol	Ciatyl	2
Bromperidol	–	–
Cis(Z)Piflutixol	–	50
Pimozid	Orap	50
Perphenazin	Decentan	8
Benperidol	Glianimon	100
Cis(Z)Tiotixen	Orbinamon	15
Clofluperol	–	–
Spiroperidol	–	–

z. B. der Chorea, zu dämpfen. Schließlich haben Neuroleptika entzündungshemmende Eigenschaften, ähnlich denjenigen der Antihistaminika.

Die verschiedenen aufgeführten Wirkungsqualitäten – und das gleiche gilt auch für die Nebenwirkungen, die gleich anschließend behandelt werden – zeichnen die einzelnen Neuroleptika nun in sehr unterschiedlicher Ausprägung aus, so daß *jede Substanz ihr eigenes Wirkungsprofil hat* und diese unterschiedlichen Wirkungsprofile bei der individuellen Anwendung der neuroleptischen Behandlung ausgenutzt werden können. Auch die halluzinationen- und wahndämpfende Hauptwirkung ist bei den einzelnen Neuroleptika in unterschiedlicher Stärke ausgeprägt. Im allgemeinen gilt, je stärker die psychomotorische Hemmung, um so höher ist auch die antipsychotische Potenz. Man kann

Tabelle **32**   Die unterschiedliche Fähigkeit der Neuroleptika, motorische, sedierende und kardiovaskuläre Nebenwirkungen hervorzurufen

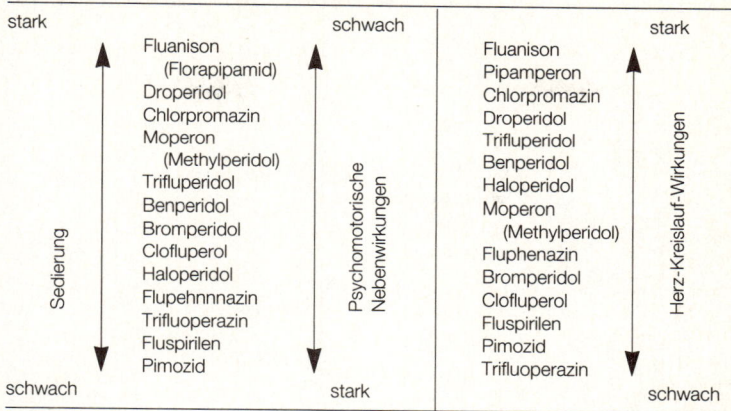

stark	schwach		stark
Sedierung	**Psychomotorische Nebenwirkungen**	**Herz-Kreislauf-Wirkungen**	
Fluanison (Florapipamid)		Fluanison	
Droperidol		Pipamperon	
Chlorpromazin		Chlorpromazin	
Moperon (Methylperidol)		Droperidol	
Trifluperidol		Trifluperidol	
Benperidol		Benperidol	
Bromperidol		Haloperidol	
Clofluperol		Moperon (Methylperidol)	
Haloperidol		Fluphenazin	
Flupehnnnazin		Bromperidol	
Trifluoperazin		Clofluperol	
Fluspirilen		Fluspirilen	
Pimozid		Pimozid	
		Trifluoperazin	
schwach	stark		schwach

dies auch an der Schriftveränderung unter neuroleptischer Behandlung messen, die kleiner und zittriger wie bei Parkinsonkranken wird, und damit eine dosisabhängige neuroleptische Wirkungsschwelle für jede einzelne Substanz bestimmen. An dieser Schwelle kann man die antipsychotische Potenz der einzelnen Substanzen vergleichen. Die Rangierung der Neuroleptika in Tab. **31** folgt diesem Prinzip. Aus historischen Gründen ist in der Tabelle die Potenz von Chlorpromazin = 1 gesetzt; höhere Werte bedeuten eine entsprechend stärkere, kleinere eine schwächere antipsychotische Potenz. Allerdings läßt sich dieses Prinzip nicht auf alle Neuroleptika anwenden. Wie die Tab. **31** erkennen läßt, gibt es Ausnahmen (z. B. Chlozapin), bei denen die antipsychotische Potenz nicht mit psychomotorischer Hemmung verbunden ist.

Tab. **32** gibt die Rangordnung einiger Neuroleptika im Hinblick auf die Ausprägung 3 weiterer Wirkungen wieder, von denen die psychomotorische und die Herz-Kreislauf-Beeinflussung als Nebenwirkungen, die Sedierung sowohl als erwünschte als auch als unerwünschte Nebenwirkung aufzufassen sind. Sie leitet damit bereits zur Besprechung der Nebenwirkungen bzw. unerwünschten Wirkungen über. Auch die Sedierung steht in Beziehung zur antipsychotischen Hauptwirkung der Neuroleptika. Je stärker sie ausgeprägt ist, um so schwächer ist in der Regel der antipsychotische Effekt der jeweiligen Substanz.

Nebenwirkungen: Unter der Behandlung mit Neuroleptika können eine Fülle von Nebenwirkungen beobachtet werden, von denen hier aber nur die wichtigsten erwähnt werden sollen.

Tabelle **33** Begleitwirkungen der Psychopharmaka

a) Vegetative Begleitwirkungen

	Kreislaufregulationsstörungen	Akkomodationsstörungen	Polyurie/ Miktionsstörung	Speichelsekretionshemmung	Obstipation/ Diarrhöen	Veränderungen der Körpertemperatur	Arrhythmien, Tachykardien, EKG-Veränderungen	Steigerung des Augeninnendrucks
Neuroleptika	+	(+)		(+)	+	+		
Antidepressiva	+	+	+	+	+		+	+
Tranquilizer								

b) Extrapyramidalmotorische Begleitwirkungen

	Akute dyskinetische Syndrome	Parkinson-Syndrome	Persistierende Dyskinesien
Neuroleptika	+	+	+
Antidepressiva			
Tranquilizer			

c) Endokrine Begleitwirkungen

	Galaktorrhöe	Gynäkomastie	Libido- und Potenzverlust	Gewichtszunahme
Neuroleptika	+	+	+	+
Antidepressiva			+	+
Tranquilizer			+	

d) Sonstige körperliche Begleitwirkungen

	Agranulozytose	Thrombophlebitiden	Allergische Hautveränderungen	Leberfunktionsstörungen	Muskuläre Hypotonie	Krampfanfälle
Neuroleptika	+	+	+	+		+
Antidepressiva	+	+	+	+		+
Tranquilizer			+		+	+[1]

[1] Tranquilizer dämpfen die Krampferregbarkeit

e) Psychische Begleitwirkungen

	Schlafstörungen	Müdigkeit/Konzentrationsstörungen	Depressivität	Wahnprovokation	Auslösung hypomanischer Zustände	Euphorisierung	Delirprovokation
Neuroleptika	+[2]	+	+				
Antidepressiva		+[3]		+	+[2]		(+)
Tranquilizer		+				+	+

[2] nur antriebssteigernde Antidepressiva
[3] vor allem anxiolytisch-dämpfende Antidepressiva

Unter praktischen Gesichtspunkten erscheint es leicht, Nebenwirkungen von Hauptwirkungen zu trennen, unter theoretischen ist das sehr viel schwieriger zu entscheiden, denn solange wir die Wirkungsweisen im biochemischen Bereich der einzelnen Substanzen nicht kennen, können wir eigentlich auch nicht festlegen, welches die Hauptwirkung einer pharmakologischen Substanz ist. Wir können diese Definition nur im Hinblick auf die erwünschte therapeutische Wirkung treffen und müßten dementsprechend besser von erwünschten und unerwünschten Wirkungen eines Pharmakons sprechen. Weiter müssen wir innerhalb der unerwünschten Begleitwirkungen der Pharmakotherapie solche unterscheiden, die sofort offensichtlich sind, und solche, die erst durch bestimmte Laboruntersuchungen herausgefunden werden können. In der Praxis werden oft die Begriffe *Begleitwirkungen, Nebenwirkungen, Therapiekomplikationen* nebeneinander gebraucht und durcheinandergeworfen, was vielfach zur Verwirrung Anlaß gibt. Wenn man die 3 Begriffe benutzt, und nicht von therapeutisch unerwünschten Wirkungen schlechthin spricht, so empfiehlt sich folgende Abgrenzung:

Begleitwirkungen sind nur durch spezielle Untersuchungen zu erfassen, aber sie verursachen keine subjektiven Beschwerden und werden von dem Patienten in der Regel nicht bemerkt (Beispiel: Eosinophilie im Blutbild).

Nebenwirkungen sind ungefährlich, jedoch entweder vom Arzt ohne spezielle Untersuchungsmethoden oder vom Patienten selbst feststellbar (Beispiel: Mundtrockenheit).

Komplikationen gefährden den Patienten, führen unter Umständen zu bleibenden Schädigungen oder sogar zum Tod des Patienten (Beispiel: Agranulozytose).

Tab. **33a–e** faßt unter dem Gesichtspunkt dieser Gliederung die bedeutsamsten therapeutischen unerwünschten Wirkungen der Neuroleptika im körperlichen und psychischen Bereich zusammen.

Wir unterscheiden stark dämpfende und schlaffördernde Neuroleptika auf der einen Seite. Sie haben in der Regel – wie gerade erwähnt – eine schwächere antipsychotische Wirksamkeit, als die oft am Gegenpol stehenden sehr stark antipsychotisch wirksamen, d. h. *hochpotenten* Neuroleptika, die wiederum kaum dämpfend und schlaffördernd wirksam sind. Weiterhin ist wichtig zu wissen, daß die stark sedierend wirkenden Substanzen in der Regel den Blutdruck sehr stark senken und zu orthostatischen Kreislauffehlregulationen führen, während auf der unteren Seite die hochpotenten Neuroleptika starke extrapyramidalmotorische Nebenwirkungen im Sinne eines Parkinson-Syndroms haben.

Extrapyramidalmotorische Störungen treten unter neuroleptischer Medikation in 4 verschiedenen Formen auf:

Hyper- bzw. dyskinetische Syndrome. Sie treten in der Regel bei jüngeren Patienten zu Beginn der Behandlung auf, vor allem dann, wenn die Dosis sehr rasch gesteigert wird. Es handelt sich um anfallsartige Verkrampfungen und Spannungserhöhungen in der Muskulatur mit vorwiegendem Befall der Gesichts-, Hals-, Zungen- und Schlundmuskulatur sowie gelegentlich auch der oberen Extremitäten. Die Erscheinungen sind an sich harmlos und verschwinden auch spontan wieder, wirken aber auf den Patienten selbst und auf den Laien akut bedrohlich. Sie sind durch Gaben von Akineton, einem Antiparkinsonmittel, schlagartig zu beseitigen. Auch Coffeininjektionen oder eine Tasse starken Kaffees lindern die Beschwerden.

Das sogenannte *pharmakogene Parkinson-Syndrom* stellt sich bei jüngeren und besonders häufig bei älteren Patienten nach einigen Wochen der Behandlung insbesondere unter hochpotenten Neuroleptika ein. Es entspricht weitgehend dem klassischen Parkinson-Bild und spricht auf dieselben Medikamente an, wie die Parkinson-Krankheit selbst. Nach Dosisreduzierung oder Absetzen der neuroleptischen Therapie bilden sich die Erscheinungen fast immer zurück.

Akathisie. Infolge neuroleptischer Therapie zeigt sich oft eine besonders in der Muskulatur der Beine lokalisierte Unruhe, die den Patienten zwingt, ständig hin und her zu laufen. Selbst im Stehen treten die Betroffenen von einem Fuß auf den anderen, sie können nicht sitzen, nicht liegen. Auch diese Nebenwirkung kann unter Umständen durch Antiparkinsonmittel günstig beeinflußt werden.

Extrapyramidale Dauerhyperkinesen. Hierbei handelt es sich um sehr vielfältige und unterschiedliche muskuläre Bewegungsstörungen, die bevorzugt wiederum die Muskulatur des Mundbereichs und der Zunge befallen. Neben ständigen „mümmelnden" Kaubewegungen (man denke stets auch an eine schlecht sitzende Zahnprothese!) zeigen sich Wälzbewegungen der Zunge; aber auch athetotische-torsionsdystonische oder ballistische Bewegungen der Rumpf- und Gliedmaßenmuskulatur sind zu beobachten. Diese Erscheinungen werden auch unter dem Begriff des *terminalen extrapyramidalen Insuffizienzsyndroms* beschrieben. Derartige Symptome wurden bisher vorwiegend an Patienten in psychiatrischen Landeskrankenhäusern festgestellt, die mehrere Jahre und meist mit sehr hohen Dosen hochpotenter Neuroleptika behandelt worden waren. Bei älteren Kranken können diese Störungen bei langfristiger Behandlung auch schon unter niedrigen Dosierungen auftreten. Die Beseitigung der Dauerhyperkinesen gestaltet sich schwierig. Sofortiges Absetzen des hochpotenten Neuroleptikums ist nicht angezeigt, weil es in der Regel zur Verstärkung der Symptomatik führt. Allmähliche Dosisreduktion und danach schrittweises Umsetzen auf niedrigpotentere Mittel ist aussichtsreicher. Auch kann ein Therapieversuch mit Tiapridex, einem atypischen Neuroleptikum, zur Milderung der Störungen beitragen, die manchmal allerdings auch trotz aller Bemühungen bestehen bleiben. Dieses Risiko ist bei einer geplanten langdauernden Behandlung stets mitzubedenken.

Die bedrohlichste Nebenwirkung, die jedoch nicht nur durch Neuroleptika, sondern auch durch Antidepressiva und auch ganz andere Medikamente wie z.B. Schmerzmittel, Antirheumamittel ausgelöst werden kann, stellt die *Agranulozytose* dar. Sie tritt überwiegend bei Frauen jenseits des 40. Lebensjahres während der 4.–10. Behandlungswoche auf, jedoch können auch Männer, andere Altersgruppen und Behandlungsphasen betroffen werden. Es handelt sich um eine medikamentinduzierte Herabsetzung der im Knochenmark gebildeten weißen granulierten Blutkörperchen (Granulozyten). Da diese Blutzellen eine wichtige Funktion bei der Bekämpfung in den Organismus eingedrungener Erreger haben, kann es zu Infektionen kommen, die, falls die Situation nicht rechtzeitig erkannt wird, tödlich ausgehen können. Deshalb sind *regelmäßige Blutbildkontrollen* vor allem im Anfang der Behandlung wöchentlich, später in größeren Abständen während der Behandlung mit Neuroleptika *und* Antidepressiva unerläßlich. Die Gesamtzahl der Leukozyten darf keinesfalls unter $3000/\text{mm}^3$ sinken, und das Augenmerk ist besonders auf den relativen Anteil an Granulozyten (normalerweise ca. 60%) zu richten. Nehmen die Granulozytenzahlen unter der Behandlung ständig ab oder nähern sie sich sogar schon der kritischen Grenze, ist das sofortige Absetzen des jeweiligen Psychopharmakons geboten. Haben sich die Zellwerte regeneriert, kann die Fortsetzung der Behandlung mit einem anderen Neuroleptikum oder Antidepressivum versucht werden, weil das Auftreten einer Agranulozytose in der Mehrzahl der Fälle nur an eine bestimmte Substanz gebunden ist.

Der genauen Beobachtung der Patienten und dem rechtzeitigen Erkennen von Nebenwirkungen oder gar Therapiekomplikationen kommt bei geriatrischen Patienten eine besondere Bedeutung zu, weil bei ihnen die Gefahren vor allem aufgrund sekundärer Schädigungen, besonders hoch sind. Sowohl das rasche Absinken des Blutdrucks mit Kollapserscheinungen als auch extrapyramidal-motorisch bedingte Bewegungseinschränkungen können dazu führen, daß die Patienten stürzen, sich einen Schenkelhalsbruch zuziehen, bettlägerig werden, infolge der behinderten Atmung an einer Pneumonie erkranken und daran sterben. Zu genau denselben Folgen kann aber auch eine zu stark sedative Behandlung den Anlaß geben, weil die Patienten entweder das Bett nicht mehr verlassen können und ständig schlafen oder aber infolge der zentralen Dämpfung Koordinationsstörungen und Gangunsicherheiten aufweisen. Schließlich kann infolge des raschen Blutdrucksabfalls auch eine akute Mangeldurchblutung des Hirns in Form eines *apoplektischen Insults* ausgelöst werden. Ferner können durch die neuroleptische Therapie *Thrombosebildungen* mit der Gefahr der *Lungenembolie* hervorgerufen werden.

Alle die genannten Gefahren bestehen bei jüngeren Patienten in der Regel nicht oder in geringerem Maß, wenn sie mit Psychopharmaka behandelt werden. Aus den genannten Gründen muß das für den jeweiligen Patienten am besten geeignete Medikament aufgrund seines gesamten körperlichen Zustands *individuell ausgewählt werden*. Die Dosierung muß vorsichtig einschleichend gesteigert und so niedrig wie eben möglich gehalten werden.

Indikationsbereich: Neuroleptika sind bei allen akut erregten, mit illusionären Verkennungen, halluzinanten Erlebnissen und/oder Wahnproduktion einhergehenden Krankheitsbildern angezeigt. Bei hochgradig erregten, psychomotorisch unruhigen Patienten empfiehlt sich wenigstens am Anfang der Einsatz stark dämpfend wirksamer Neuroleptika, unter Umständen per Injektion.

In Dosen, die 1/5 bis 1/10 der antipsychotisch wirksamen Dosis betragen, werden Neuroleptika auch als Tranquilizer verwendet. Wegen der zahlreichen unerwünschten Begleitwirkungen der Neuroleptika erscheint das vor allem deshalb nicht berechtigt, weil genügend Tranquilizer im engeren Sinne mit weniger schwerwiegenden Begleitwirkungen zur Verfügung stehen.

Antidepressiva

Einteilung: Antidepressiv wirksame Substanzen lassen sich chemisch in die trizyklischen und tetrazyklischen einerseits und die Monoaminoxydasehemmer andererseits einteilen. Darüber hinaus gibt es neuere antidepressiv wirksame Medikamente, die keiner dieser drei Klassen chemisch zuzuordnen sind. Die trizyklischen Verbindungen, ausgehend vom Imipramin, einem der klassischen Antidepressiva, sind als Antidepressiva der ersten Generation zu bezeichnen. Die Klassifikation der Antidepressiva nach chemischen Merkmalen besitzt jedoch für die klinische Praxis noch keine tragfähige Bedeutung.

Wirkungsmodalitäten: Über die Wirkungsweise der Antidepressiva besitzen wir ebenfalls noch keine endgültigen Kenntnisse. Fest steht lediglich, daß ein Teil, hauptsächlich der tri- und tetrazyklischen Antidepressiva, die Aktivität noradrenerger und serotonerger Transmittersysteme, insbesondere im Hirn aktivieren. Es sind dies Nervenzellsysteme, die für die Erregungsübertragung von einer Zelle auf die andere entweder Noradrenalin oder Serotonin als Botenstoffe verwenden. Die Monoaminoxydasehemmer hemmen hingegen die Aktivität des Ferments Monoaminoxydase (MAO), das für den Abbau der eben genannten Überträgerstoffe verantwortlich ist und damit deren Aktivität eher hemmend beeinflußt. Die Hemmung dieser Fermentaktivität bewirkt dann ihrerseits eine Steigerung der genannten Transmitteraktivitäten.

Wirkungsbild: Die erwünschten therapeutischen Hauptwirkungen der Antidepressiva bestehen darin, daß sie in der Lage sind, krankhafte *traurige Verstimmung aufzuheben* und gleichzeitig *antriebssteigernd* zu wirken. Eigenartigerweise sind diese Effekte bei Versuchen mit gesunden Menschen nicht zu beobachten, sondern bei ihnen wirken Antidepressiva in ähnlicher Weise dämpfend und antriebsmindernd wie Neuroleptika. Neben diesen genannten Hauptwirkungen können Antidepressiva, für die einzelnen Substanzen in unterschiedlichem Maß ausge-

Tabelle **34**   Übersicht über gebräuchliche Antidepressiva

Chemische Kurzbezeichnung	Handelspräparate	Indikation
Trancylcypromin[1] (MAOH)	Jatrosom (in Kombination mit Trifluoperazin)	stark antriebsgehemmte Depression
Moclobemid	Aurorix	
Desipramin	Petofran	
Nortriptylin	Nortrilen	
Protriptylin	Maximed	
Clomipramin	Anafranil	
Imipramin	Tofranil	
Noxiptilin	Agedal	antriebsgehemmte und leichtere Formen ängstlich-agitierter Depressionen
Dibenzepin	Noveril	
Melitracen	Trausabun	
Amitriptylin	Laroxyl Limbatril (in Kombination mit Chlordiazepoxid) Saroten (retard) Tryptizol	ängstlich-agitierte Depression mit Schlaflosigkeit
Doxepin	Aponal	
Maprotilin	Ludiomil	
Mianserin	Tolvin	
Chlorprothixen	Truxal[2]	stark ängstlich-agitierte und wahnhafte Depression
Levomepromazin	Neurocil[2]	
Thioridazin	Melleril[2]	

[1] = Monoaminoxydasehemmer
[2] = diese Substanzen stellen bereits den Übergang zu den Neuroleptika dar

prägt, angstlösend und angstdämpfend, erregungsdämpfend sowie schlafanstoßend wirken. Je nach der Ausprägung dieser vier Wirkungen, die das einzelne Antidepressivum charakterisieren, wird die Auswahl der am besten geeigneten Substanz in Abhängigkeit vom klinischen Bild getroffen. Für die agitierte Depression, die häufig mit starker Angst, Erregung und psychomotorischer Unruhe verbunden ist, eignen sich eher Substanzen vom Typus Amitriptylin (Handelsnamen: Laroxyl oder Saroten), die neben der stimmungsaufhellenden und antriebssteigernden Wirkung auch deutlich angst- und erregungsdämpfend wirken, während für die Behandlung der gehemmten Depression umgekehrt vorwiegend Substanzen vom Imipramin-Typ (Handelsname: Tofranil) in Frage kommen, deren Charakteristikum eine stärker antriebssteigernde Wirkung ist. Hierzu zählen auch die Monoaminoxydasehemmer (Tab. 34). Es ist zu ergänzen, daß manche Antidepressiva in sehr hohen Dosen fast einen neuroleptisch dämpfenden Effekt aufweisen, wie auch umgekehrt einige der schwach potenten Neuroleptika leichte antidepressive Effekte zeitigen. Trotz der prinzipiell unterschiedlichen klinischen Wirkungen gibt es an diesem Punkt Wirksamkeitsüberschneidungen zwischen Neuroleptika und Antidepressiva. Allerdings, das muß betont werden, haben Antidepressiva keinerlei antipsychotische Wirksamkeit wie die Neuroleptika; sie beeinflussen Halluzinationen und Wahnbildungen nicht oder können sogar derartige Symptome provozieren bzw. verstärken, wenn sie schon vor der Therapie bestanden haben. Aus diesem Grund muß bei wahnhaft ausgestalteten Depressionen häufig eine Kombination mit Neuroleptika angewandt werden.

Unerwünschte Wirkungen: In Tabelle **33a–e** sind die häufigsten unerwünschten Wirkungen auch der antidepressiven Therapie zusammengefaßt: Hauptsächlich handelt es sich bei den unerwünschten Wirkungen der Antidepressiva um *vegetative Effekte*, so daß es den Anschein hat, daß diese vegetative Wirksamkeit eine unabdingbare Eigenschaft der bisher bekannten Antidepressiva ist. Für geriatrische Patienten ist wiederum die *Kreislaufwirkung* sowie die von Neuroleptika nicht bekannte Auslösung von *Rhythmusstörungen des Herzens* von größter Bedeutung. Hinzu tritt die relative Häufigkeit, mit der gerade bei älteren Patienten *delirante Episoden* unter antidepressiver Behandlung auftreten können, insbesondere dann, wenn neben den Antidepressiva gleichzeitig weitere, das Zentralnervensystem beeinflussende Medikamente wie z. B. Antiparkinsonmedikamente gegeben werden. Bekannt ist z. B. auch, daß delirante Episoden ausgelöst werden können, wenn bei laufender Antidepressivabehandlung zufällig gleichzeitig das Wurmmittel Tasnon verordnet wird.

Wie sich aus Abb. **41** unschwer erkennen läßt, können wir nach ihren Wirkungsprofilen 3 Typen von Antidepressiva unterscheiden:

1. solche, die neben der antidepressiven gleichzeitig dämpfende und angstlösende Wirkung haben;
2. solche, die vorwiegend stimmungsaufhellend, also antidepressiv im eigentlichen Sinne wirken;
3. solche, die weniger stimmungsaufhellend, dafür aber stärker antriebsstimulierend sind.

Aus der Abbildung geht auch hervor, daß Überschneidungen der Wirkungsprofile zwischen angstlösender und stimmungsaufhellender Wirkung auf der einen Seite und stimmungsaufhellender und antriebssteigernder Wirkung auf der anderen Seite vorkommen. Aus dieser Erkenntnis ergibt sich wiederum die Forderung, daß je nach dem klinischen Erscheinungsbild auch die antidepressiven Medikamente jeweils individuell für den einzelnen Patienten ausgewählt werden müssen.

Tranquilizer

Einteilung: Die Tranquilizer sind nach chemischen Gesichtspunkten in 3 Gruppen einzuteilen. Die weiteste Verbreitung haben die Benzodiazepinderivate gefunden. Ihre wichtigsten Vertreter sind deshalb in der Tab. **35** zusammengefaßt.

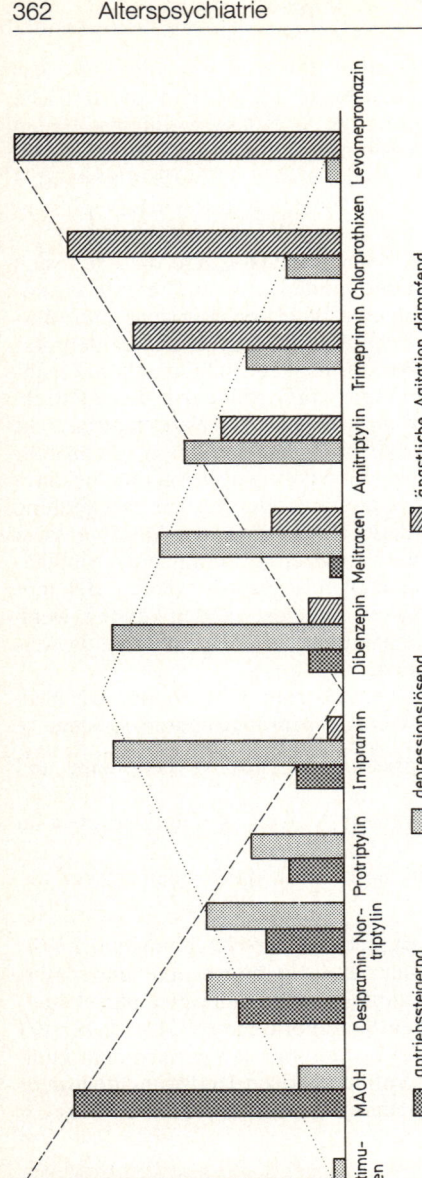

Abb. **41**   Schematische Darstellung der Wirkungsprofile von Antidepressiva (nach Pöldinger)

Tabelle **35** Übersicht über gebräuchliche Tranquilizer (Ataraktika)

Chemische Kurzbezeichnung	Handelspräparate	Indikation
Chlordiazepoxid	Librium	
Prazepam	Demetrin	
Medazepam	Nobrium	Angst, Unruhe, seelische
Oxazepam	Adumbran, Praxiten	Spannungszustände, Hyper-
Lorazepam	Tavor	sexualität, Aggressivität,
Dikaliumchlorazepat	Tranxilium	Schlafstörungen
Diazepam	Valium	
Nitrazepam	Mogadan	Schlafstörungen
Flurazepam	Dalmadorm	

Tabelle **36** Die Wirkungsspektren der Neuroleptika und Tranquilizer (nach Pöldinger)

	Neuroleptika	Tranquilizer
Hemmung der motorischen Aktivität	+++	+
Hemmung bedingter Reflexe	+++	+
Beeinflussung vegetativer Funktionen	++	(+)
Antikonvulsive Wirkung	o	+
Hemmung polysynaptischer spinaler Reflexe	o	+
Zähmungseffekt	+	+++
Antipsychotische Wirkung (klinisch)	+	−

Wirkungsweise: In ihrer Wirkungsweise lassen die Tranquilizer sowohl Beziehungen zu den Hypnotika und Sedativa als auch zu den Neuroleptika erkennen. Trotzdem gibt es deutliche Unterschiede. Gegenüber den Hypnotika und Sedativa unterscheiden sich die Tranquilizer dadurch, daß sie die Bewußtseinshelligkeit nicht herabsetzen und keine narkotische Wirkung entfalten. Die Abgrenzung gegenüber den Neuroleptika ergibt sich hauptsächlich aus dem fehlenden antipsychotischen Effekt (Tab. **35** u. **36**). Die Hauptwirkung der Tranquilizer besteht in der psychisch entspannenden, angstlösenden und aggressionshemmenden Wirkung. Im Tierversuch tritt diese als deutlicher Zähmungseffekt in Erscheinung. Daneben ist den Tranquilizern ein schlafanstoßender Effekt in unterschiedlicher Ausprägung (Abb. **42**) eigen.

Ferner wirken sie krampfschwellenerhöhend, d. h. antikonvulsiv, antiepileptisch. Schließlich hemmen sie die polysynaptischen Rückenmarkreflexe und bewirken dadurch eine Herabsetzung des Muskeltonus. Diesen Effekt macht man sich in der Neurologie bei allen Erkrankungen zunutze, die zu einer spastischen Tonuserhöhung führen, also beispielsweise bei allen spastischen Lähmungen.

Wirkungsweise: Über die Biochemie der Wirkung der Tranquilizer ist bekannt, daß das menschliche Hirn spezifische Benzodiazepinre-

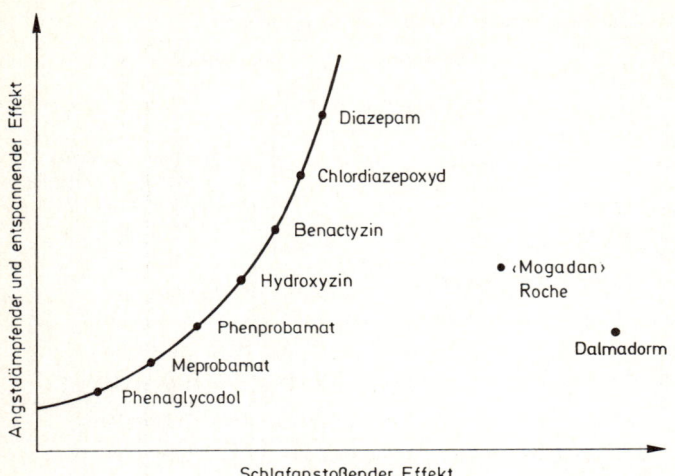

Abb. **42** Verhältnis zwischen angstdämpfendem, entspannendem und schlafanstoßendem
Effekt bei verschiedenen gebräuchlichen Tranquilizern (nach Pöldinger)

zeptoren[1] besitzt, deren physiologische Bedeutung bislang aber unklar
ist. Hingegen wissen wir aus neurophysiologischen Untersuchungen,
daß die Tranquilizer einen hemmenden Einfluß auf bestimmte Areale
des Zwischenhirns (Thalamus und limbisches System) ausüben. Von
diesen Arealen ist bekannt, daß sie an der Steuerung des affektiven
Verhaltens entscheidend beteiligt sind.

Therapeutisch unerwünschte Wirkungen: Gegenüber der Fülle
therapeutisch unerwünschter Wirkungen, die von Neuroleptika und
Antidepressiva bekannt sind und die die Behandlungsmöglichkeit mit
diesen Substanzen unter Umständen einschränken, zeichnen sich die
Tranquilizer durch nur wenige „Nebenwirkungen" aus. Sie haben also
eine „große therapeutische Breite". Für geriatrische Patienten stellt die
muskeltonusmindernde Wirkungsweise gelegentlich eine Gefahr dar,
weil sie infolge Herabsetzung der muskulären Kraft zu Gehunsicherheit
und damit Sturzgefahr führen kann. Auch wird die muskuläre
Schwäche von den Patienten subjektiv als lästig und unangenehm empfunden, vor allem dann, wenn die Muskelkraft ohnehin schon eingeschränkt ist. Anscheinend unabhängig davon können sich bei älteren
Patienten auch ataktische[2] Störungen einstellen.

---

[1] Bindungsstellen an den Nervenzellen für Benzodiazepine.
[2] Ataxie = Gangstörungen infolge gestörter Muskelkoordination.

Abb. **43** Abgabe psychotroper Pharmaka durch Apotheken (außerhalb von Krankenhäusern) im Jahre 1970 in der BRD im Werte von 457 Mill. DM (aus Haase, H.-J.: Therapie mit Psychopharmaka und anderen seelisches Befinden beeinflussenden Medikamenten. Schattauer, Stuttgart 1977)

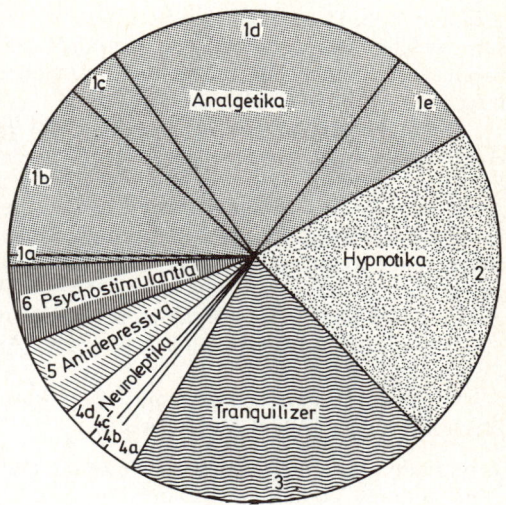

Weiterhin stört vor allem bei ambulanter Behandlung häufig die sedativ-schlafanstoßende Wirkung. Der Müdigkeitseffekt tritt bei alten Menschen besonders stark hervor. In vielen Fällen allerdings ist diese Wirkung auch gerade die erwünschte. Während Neuroleptika und Antidepressiva keine Suchtabhängigkeit hervorrufen, ist dies bei Tranquilizern durchaus der Fall. Möglicherweise hängt das mit der stärkeren sedativen Potenz und der *euphorisierenden* Wirkung der Tranquilizer zusammen. Bei langfristiger Gabe von Tranquilizern ist also stets mit der Gefahr einer Abhängigkeit oder Suchtentwicklung zu rechnen, und es ist deshalb auf vom Patienten geforderte oder vorgenommene Steigerungen der einzelnen und täglichen Dosierung als Zeichen der beginnenden Abhängigkeit zu achten!

Für ältere Patienten bedeutsam ist auch die Tatsache, daß einige Benzodiazepine Gedächtnisstörungen (Amnesien) verursachen können.

Indikationsbereich: Tranquilizer sind bei allen angst- oder aggressionsgeprägten *nicht psychotischen* Erregungszuständen indiziert. Sie haben keinen Einfluß auf Halluzinationen und Wahnproduktionen, können aber andererseits die mit Halluzinationen und Wahnproduktionen oft verknüpften Angsterlebnisse günstig beeinflussen und daher mit Neuroleptika oder Antidepressiva in Kombination angewendet werden. Aufgrund der Tatsache, daß Tranquilizer den Menschen gegen äußere Streßeinflüsse abschirmen, ihn „gleichgültiger" machen, ihm zu einer dickeren Haut gegenüber der Umwelt verhelfen, haben sie eine sehr weite, schon als Mißbrauch zu bezeichnende Verbreitung gefunden. Die Abb. **43** zeigt, daß sie mit etwa 20% einen gleich hohen Umsatz erreichen wie Hypnotika und rezeptfreie Analgetika. Alle übrigen psychisch wirksamen Substanzen treten demgegenüber weit in den Hintergrund.

Gerechtfertigt ist die Verwendung von Tranquilizern bei allen *Angst-* und *Erregungszuständen* im Rahmen von neurotischen Persönlichkeitsstörungen oder abnormen Erlebnisreaktionen, bei starken *Angstzuständen* im Rahmen von Psychosen, bei *Schlafstörungen* und bei organischen Beschwerden ohne krankhaften Organbefund, die entweder rein psychogen bedingt sind oder im Zusammenhang typischer psychosomatischer Krankheitsbilder auftreten. Als Beispiele seien hier genannt: funktionelle Herzbeschwerden stenokardischer Form im Rahmen von „Herzneurosen" oder Störungen bei Asthma bronchiale oder Colitis ulcerosa.

In jedem Fall müssen bei langfristiger Anwendung von Tranquilizern folgende Prinzipien gewahrt werden:

1. Im Falle funktionell-organischer Störung muß im Anfang und auch im weiteren Verlauf eine genaue körperliche Diagnostik und Überwachung einen somatischen Krankheitsprozeß stets erneut wieder ausschließen.
2. Es muß der Versuch unternommen werden, die dem Krankheitsgeschehen zugrundeliegenden psychischen Konflikte durch psychotherapeutische Maßnahmen im weitesten Sinne auszuschalten und damit die Voraussetzung dafür zu schaffen, daß die Behandlung mit Tranquilizern beendet werden kann und nicht zu einer Dauerbehandlung wird.
3. Der Versuch der Patienten, allmählich die tägliche Dosis höherzuschrauben, muß den Verdacht auf die Entwicklung einer Abhängigkeit oder gar Sucht lenken. In diesem Fall muß die Medikation abgebrochen werden.

Diese Richtlinien gelten auch für geriatrische Patienten, wobei zu berücksichtigen ist, daß ältere Menschen gegenüber zentral wirksamen Medikamenten empfindlicher sind, also die Dosis niedriger gewählt werden muß als in früheren Lebensabschnitten, und daß außerdem die Risiken therapeutische unerwünschter Nebenwirkungen, wie sie oben beschrieben wurden, größer sind.

Psychostimulantien

Gelegentlich ist der Versuch gemacht worden, in die geriatrische Pharmakotherapie Stimulantien einzuführen mit dem Ziel, bei depressiven Zuständen und im Rahmen hirnorganischer Abbauprozesse Aktivität und Leistungsfähigkeit medikamentös zu stimulieren. Verwendet werden Substanzen wie Amphetamin, Pervitin oder Ritalin. Derartige Therapieversuche haben sich nicht durchgesetzt, weil sie mit der Gefahr verbunden sind, delirante Erregungszustände auszulösen oder bei langfristiger Anwendung zu einem Zusammenbruch des Patienten zu führen, weil seine körperlich mobilisierbaren Energievorräte über das Mögliche hinaus durch die pharmakogene Stimulierung beansprucht werden. Bei depressiven Syndromen ist auch eigentlich keine Aufhellung der Depression zu erzielen, deshalb sind hier ausschließlich Antidepressiva indiziert. Die Suchtgefährdung ist schließlich ein weiteres Hindernis für die Verwendung dieser Substanzen.

Vergiftung mit Psychopharmaka
Psychopharmaka werden nicht selten als Mittel zur Selbsttötung verwendet. Körperlich gesunde Erwachsene haben jedoch gegenüber Neuroleptika oder Antidepressiva eine große Toleranz, so daß sie in der allgemeinen Psychiatrie weitgehend als ungefährlich und nicht toxisch gelten. Dies gilt vor allem für Neuroleptika, während Antidepressiva wegen ihrer stärkeren vegetativen Wirkungen gefährlicher sind.

Neben der gewollten Intoxikation in selbstmörderischer Absicht spielen sowohl bei Kindern als auch bei Alterspatienten zufällige Vergiftungen eine Rolle. Bei Kindern entstehen sie in der Regel durch spielerisches Einnehmen von Medikamenten und führen zu gefährlichen Intoxikationszuständen. Bei älteren Menschen kann die Verwechslung von Medikamenten oder aber alters- oder krankheitsbedingte Vergeßlichkeit zur Intoxikation führen, weil Einzeldosen häufiger als vorgeschrieben eingenommen werden und damit eine Anhäufung des Medikamentes im Organismus entstehen kann. Daß es unter diesen Bedingungen zu einer Intoxikation bei Alterspatienten im Gegensatz zu jüngeren kommen kann, liegt in der stärkeren Empfindlichkeit des alternden oder gar durch Krankheitsprozesse vorgeschädigten Hirns begründet.

Intoxikationen mit Psychopharmaka werden für alle *Altersgruppen* gefährlich, wenn Psychopharmaka in Kombination mit Schlafmitteln, Alkohol oder Schmerzmitteln eingenommen werden, wobei es zu einer Potenzierung der Wirkungen kommt.

Besteht bei bewußtseinsgetrübten Patienten der Verdacht auf eine Medikamentenintoxikation, so ist auf jeden Fall sofort ein Arzt zu Rate zu ziehen. Bei ambulant betreuten Patienten muß eine sofortige Klinikeinweisung erfolgen. Gerade bei Alterspatienten können die Dinge einen nicht vorhersehbaren Verlauf nehmen, weil, wie schon erwähnt, die Empfindlichkeit zerebraler Zentren größer ist und andererseits die Ausscheidung der Medikamente infolge vorgeschädigter Leber- und Nierenfunktion stark verzögert sein kann.

Sogenannte Geriatrika

Schon von altersher hat der Wunsch des Menschen nach ewiger Jugend oder wenigstens Gesundheit im Alter zur Herstellung vielversprechender Lebenselixiere und Arzneien geführt, von denen behauptet wird, daß sie Altersbeschwerden lindern oder gar „heilen". Ein Blick in die Auslagen von Apotheken, Drogerien und Reformhäusern belehrt, daß es auch heute noch so ist.

Der Begriff „Geriatrika" hat sich erst in den letzten Jahren mehr oder weniger eingebürgert und entbehrt noch einer allgemein anerkannten Definition. So enthielten auch die meisten pharmakologischen Lehrbücher bis vor kurzem kein entsprechendes Kapitel. Unter dem Begriff können sehr viele höchstverschiedene Substanzen und Präparate verstanden werden. In einer den Ärzten zur Verfügung gestellten Medikamentenliste (Rote Liste 1993) werden unter dem Stichwort „Geriatrika" insgesamt 18 verschiedene Präparate aufgeführt. Sieht man die von den Herstellern angegebenen Indikationslisten für die Anwendung solcher Substanzen durch, so findet man folgende Zielsymptome: „vorzeitiges Altern", „Altersbeschwerden", „körperliche und psychische Leistungsminderung", „vorzeitige Ermüdbarkeit", „nachlassendes Konzentrations- und Erinnerungsvermögen", „Abnahme der äußeren und inneren Spannkraft", „Vitalitätsknick", „verzögerte Rekonvaleszenz", „Behandlung und Vorbeugung von Alters- und Abnutzungserscheinungen", „Gedächtnisschwäche", „Depression", „Schlafstörungen", „Steigerung der allgemeinen Widerstandskraft", „Stoffwechselstörung des Gehirns und ihre Begleitsymptome", „Verbesserung der Hirndurchblutung", „mangelhafte Eiweißverdauung", „Antriebsmangel" u. ä. Diese für den Einsatz der Medikamente angegebenen Zielsymptome sind außerordentlich heterogen. Zum Teil handelt es sich um Krankheitssymptome, zum Teil kann es sich durchaus auch um Veränderungen und Störungen handeln, die mit dem normalen Alternsprozeß verknüpft sind. Wegen dieser Unklarheit in der Begriffsbildung und Zielrichtung der angebotenen Substanzen halten wir eine Unterscheidung in „Gerotherapeutika" und „Geroprophylaktika" für bevorzugenswert. Unter Gerotherapeutika könnten alle Medikamente zusammengefaßt werden, die bei der Bekämpfung im Alter typischer Erkrankungen angewendet werden. Darunter fiele dann z. B. Digitalis, wenn man es im Zusammenhang mit der häufig im Alter anzutreffenden Herzinsuffizienz sieht. Geroprophylaktika wären demgegenüber Substanzen, die in der Tat den physiologischen Alterungsprozeß auf biologischer Basis hemmen oder gar aufhalten könnten. Dazu muß ganz klar festgestellt werden, daß es bisher derartige Substanzen, die kritisch-wissenschaftlicher Prüfung standhielten, nicht gibt, wohingegen eine ganze Reihe wirksamer Gerotherapeutika zur Verfügung stehen. Im folgenden soll zu 3 Präparatgruppen kurz Stellung genommen werden: Hormonpräparate, Vitaminpräparate, Nootropika.

Die *Hormon- und Polyvitaminpräparate* gehen von der Voraussetzung aus, daß es altersbedingte Hormon- und Vitaminmangel- bzw. -defizitzustände gäbe. Dies trifft in solcher Generalisierung nicht zu. Störungen der Hormonproduktion und der Vitaminaufnahme bzw. -neubildung gibt es wohl im Rahmen definier- und diagnostizierbarer Krankheiten, die auch im Alter auftreten können, wie z. B. der Anaemia perniciosa (Vitamin-B_{12}-Resorptionsstörung) oder der Hypothyreose, jedoch nicht als reine Folge der Alterung selbst. Ausnahmen hiervon machen lediglich Vitaminmangelzustände bei einseitiger Ernährung, z. B. auch bei schlecht geführten Küchen in Krankenhäusern oder Einrichtungen der geschlossenen Altenhilfe. Eine generelle Hormon- oder Vitaminsubstitution bei „allgemeinen Altersbeschwerden", denen kein diagnostizierbares Krankheitsbild zugrunde liegt, ist also sinnlos, zumindest wissenschaftlich nicht gerechtfertigt.

Ausgehend von Erfahrungen, die man bei der Entwicklung von Substanzen für die Behandlung peripherer arterieller Durchblutungsstörungen (z. B. der sogenannten „Schaufensterkrankheit", Claudicatio intermittens) gewonnen hatte, versuchte man die gleichen Substanzen oder ähnliche Präparate auch bei arteriellen *Durchblutungsstörungen des Hirnkreislaufsystems* (zerebrale Gefäßsklerose) zu verwenden. Es zeigte sich jedoch bald, daß die Wirkungen bei peripheren Durchblutungsstörungen nicht denjenigen bei Hirndurchblutungsstörungen entsprachen. Die Erklärung hierfür ergibt sich daraus, daß die Regulation der Hirndurchblutung eigenständig, d. h. unabhängig von der Situation im peripheren Kreislauf weitgehend sichergestellt ist und derartige Präparate daher in der Regel schon grundsätzlich keine Wirkung, insbesondere keinen durchblutungssteigernden Effekt im Hirnkreislaufsystem haben können.* Die komplizierten physiologischen Zusammenhänge können in diesem Rahmen nicht ausführlich dargestellt werden. Der interessierte Leser muß diesbezüglich auf die Lehrbücher der Physiologie und Pathophysiologie verwiesen werden.

Das Konzept, hirnorganisch bedingte Leistungsstörungen, wie sie unter dem hirnorganischen Psychosyndrom beschrieben worden sind, über die Wirkung gefäßerweiternd wirksamer Medikamente zu verbessern, kann als völlig verlassen gelten, obwohl natürlich zumindest für die Entstehung vaskulärer Demenzen langdauernde Störungen der Hirndurchblutung eine bedeutsame Entstehungsbedingung sind. Das Problem besteht jedoch darin, daß der an der Gefäßwand angreifende gefäßerweiternde Effekt, wenn er überhaupt an den Hirngefäßen nachweisbar ist, eher an den noch gesunden Gefäßabschnitten zutage tritt, an den gefäßwandgeschädigten jedoch nicht. Damit wird die Durchblutung unter Umständen in die noch gesunden Hirngefäßbereiche verla-

---

* Einige der genannten Substanzen haben sogar eher einen durchblutungssenkenden Effekt.

gert und den geschädigten Bereichen Blut entzogen, deren Durchblutung sogar vermindert (sogenannten „Steal-Effekt"). Wenn über die Hirndurchblutung überhaupt eine Verbesserung der Hirnstoffwechselsituation erreicht werden kann, dann eher mit Hilfe neuerer Substanzen, die die Verformbarkeit der roten Blutkörperchen erhöhen, denn dieselben müssen sich gewissermaßen einzeln durch die engen Hirnkapillaren drängen, in denen der Austausch von Stoffwechselprodukten, der Antransport von Glucose und Sauerstoff als Energielieferanten und der Abtransport von Kohlensäure als Verbrennungsprodukt vonstatten gehen. Sind diese Kapillaren durch Gefäßwandschädigungen verengt, so kann die erhöhte Verformbarkeit der roten Blutzellen zu einer verbesserten kapillaren Durchblutung führen. Man nennt das die Förderung der Blutzirkulation. Dieses therapeutische Prinzip kommt aber überhaupt nur für Formen der vaskulären Demenz in Frage, spielt z. B. für die Alzheimersche Erkrankung offenbar gar keine Rolle.

In den vergangenen 10–15 Jahren hat sich deshalb die pharmakologische Forschung sehr bemüht, andere Wirkungsprinzipien, die im Zusammenhang mit den gewonnenen Erkenntnissen über die Entstehung dementieller Erkrankungen zu sehen sind, bei der Entwicklung neuer Medikamente zu berücksichtigen. Dabei hat sich das Interesse besonders auf die Förderung des Energiestoffwechsels in den Hirnnervenzellen (vermehrte Einschleusung von Glucose, Erhöhung des Glucoseumsatzes), den Transmitterstoffwechsel (Stabilisierung und Erhöhung der Aktivität in acetylcholin- und dopaminabhängigen Transmittersystemen) und den Schutz der Hirnnervenzellen gegen schädigende Einflüsse (z. B. Stabilisierung des Calciumstoffwechsels in den Hirnnervenzellen) gerichtet. Substanzen bzw. Medikamente, die solche oder ähnliche Wirkungen besitzen, werden heute *Nootropika* oder *Neurotropika* genannt.

Voraussetzungen, Substanzen in diese neue Wirkklasse einzuordnen, sind also:

1. der tierexperimentelle Nachweis, daß sie einen der eben genannten Wirkungsmechanismen besitzen,
2. daß sie Hirnnervenzellen gegen schädigende Einflüsse, wie z. B. Sauerstoffmangel, zu schützen vermögen,
3. daß sie sowohl im Tierexperiment als auch bei Patienten mit dementiellen Erkrankungen zu einer Verbesserung kognitiver Leistungen, insbesondere von Lern-, Gedächtnisleistungen und Konzentrationsfähigkeit, führen.

Für eine Reihe von Substanzen, wie z. B. Mutterkornpräparate (Hydergin), Piracetam (Nootrop oder Normabrain), Pyritinol (Encephabol) oder Nimodipin (Nimotop), können diese Nachweise als gesichert angesehen werden. Weitere Substanzen sind in der Entwicklung oder Überprüfung.

Nootropika sind die einzigen derzeit verfügbaren Medikamente zur Behandlung der Kernsymptomatik dementieller Erkrankungen. Medikamentöse Alternativen gibt es nicht. Die derzeit einzig in Betracht kommende therapeutische Alternative stellt das systematische Training kognitiver Leistungen dar (Schlagwort: „Gehirnjogging"). Mit Hilfe eines solchen Trainings lassen sich vorübergehende Besserungen auch bei Demenzkranken erzielen. Die besten Ergebnisse erreicht man nach bisher vorliegenden wissenschaftlichen Untersuchungen, wenn man die Gabe von Nootropika mit kognitivem Leistungstraining kombiniert.

Allerdings vermögen weder die Behandlung mit Nootropika noch das kognitive Leistungstraining Demenzprozesse bisher zu heilen, noch deren endgültige Progredienz aufzuhalten. Aber bei so schweren Erkrankungen wie Demenzen es sind, haben auch vorübergehende Besserungen, selbst wenn sie nicht so ausgeprägt sind, wie das wünschenswert wäre, ihren unbestreitbaren Sinn und Wert, vor allem dann, wenn Heilmöglichkeiten grundsätzlich nicht bestehen. Patienten mit schweren chronischen Erkrankungen haben ein Anrecht auch auf symptomatische Linderung.

Gerade gegen die Nootropika wird immer wieder das kritische Argument ins Feld geführt, daß ihre nachgewiesene Wirksamkeit zu gering ausgeprägt sei. Dies wird damit begründet, daß in klinischen Wirksamkeitsprüfungen, die immer gegen „Placebo" durchgeführt werden, die Wirksamkeitsunterschiede zwischen der echten Wirksubstanz und dem Placebo zu gering seien, als daß eine Therapie mit Nootropika zu rechtfertigen wäre. Der Unterschied beträgt im Durchschnitt 15–25% höhere Wirksamkeit in der Gruppe medikamentenbehandelter Patienten im Vergleich zur Gruppe der nur mit Placebo behandelten, wobei etwa 40–50% der Patienten auch auf Placebo positiv reagieren. In Wahrheit addieren sich Placebo und Medikamenteneffekte bei der Behandlung mit echten Wirksubstanzen, so daß insgesamt 55 bis maximal 75% behandelter Patienten von der Behandlung mit Nootropika profitieren. Dies rechtfertigt keinen therapeutischen Nihilismus.

Abschließend sei an dieser Stelle noch ein Wort zum sogenannten „Placebo"-Effekt gesagt: Nahezu jedes Medikament, vor allem aber Psychopharmaka, haben nicht nur biologisch zu erklärende und verstehbare, sondern auch psychologische Wirkungen. Wie beim reinen Placebopräparat erkennbar, kann dieser psychologische Medikamenteneffekt sogar völlig unabhängig von jeder biologischen Basis sein. Wir nennen dies den reinen Placeboeffekt. Es handelt sich dabei gewissermaßen um den magischen „Suggestiveffekt", der jedem Medikament innewohnen kann und sich letztlich bis in die Vorzeit der Medizingeschichte (Riten der Medizinmänner und Schamanen) zurückverfolgen läßt. Dieser Placeboeffekt läßt sich also auch bei der Behandlung mit Nootropika nachweisen und zeigt die sehr starke psychische Beeinflußbarkeit selbst der Symptome bei dementiellen Erkrankungen. Es ist nun sehr wohl ärztlich und ethisch zu vertreten, den Placeboeffekt zumindest dort auszunutzen, wo im naturwissenschaftli-

chen Sinn wirksame Heilmittel fehlen, um wenigstens die subjektiv empfundenen Beschwerden zu lindern und subjektives Wohl- oder Besserbefinden zu erzielen. Der Placeboeffekt ist als Teilbestandteil einer echten Medikamentwir-
kung ebenfalls zu akzeptieren.

Reine Placebobehandlung, die allerdings an das „Nichtwissen" des Patienten gebunden ist, ist zu rechtfertigen, wenn folgende Voraussetzungen erfüllt
sind:

1. Alle Möglichkeiten der Diagnostik und Therapie, die eine naturwissenschaftlich fundierte Heilung oder Besserung der vorliegenden Störungen begründen
   könnten, müssen erschöpft sein.
2. Der Arzt wird es wissen, daß er den Placeboeffekt einsetzt und nutzt, und muß
   die Placebobehandlung ethisch vertreten können.

Von der Möglichkeit der Placebobehandlung wird in Krankenhäusern gelegentlich bei psychisch bedingten körperlichen Beschwerden, denen natürlich keine
organische Ursache zugrunde liegen darf, wie z. B. psychogenen Schmerzzuständen oder Schlafstörungen, Gebrauch gemacht. Unter ambulanten Behandlungs-
bedingungen ist das wohl kaum der Fall, weil das „Placebogeheimnis" gegenüber
dem Patienten nicht gewahrt werden kann.

Wenn reine Placebobehandlungen bei dementiellen Erkrankungen zu einer vorübergehenden Milderung der Symptome und Verbesserung der Befindlichkeit und Kompetenz Demenzkranker führte, wäre sie zu rechtfertigen.
Natürlich dürfen die Kosten für eine Placebobehandlung nicht unangemessen
hoch sein. Die Nootropika sind aber deutlich über den Placeboeffekt hinaus
wirksam und ihre Wirkungsmechanismen belegbar. Damit ist ihr therapeutischer Einsatz gerechtfertigt.

Psychotherapie

Der Begriff der Psychotherapie wird hier in einem umfassenden Sinn
als Oberbegriff zur Bezeichnung aller therapeutischen Verfahren verwendet, die auf dem Weg zwischenmenschlicher Kommunikation die
Veränderung menschlicher Verhaltensweisen und die Behebung psychischer Konflikte zum Ziel haben. Eine psychotherapeutische Einstellung zum Patienten in diesem weiten Sinne ist als Grundlage jeder therapeutischen Begegnung mit psychisch Kranken zu fordern. Von systematischer Psychotherapie kann jedoch nur dann gesprochen werden,
wenn diese innere Einstellung psychisch Kranken gegenüber *bestimmten Regeln und Theorien folgt* und damit mitmenschliche Kommunikation methodisch kontrollierbar zur Behebung psychoreaktiv bedingter
Störungen eingesetzt wird. Aus diesem Grund sollte man, um den Begriff der Psychotherapie nicht allzu sehr auszudehnen, nicht jede ärztliche Einflußnahme auf einen Kranken als Psychotherapie bezeichnen.
Obwohl Psychotherapie im engeren Sinne sich auf primär psychisch
Kranke beschränkt, bedürfen doch auch körperlich Kranke psychotherapeutischer Beratung und Führung, um mit den krankheitsbedingten
inneren und äußeren Schwierigkeiten fertigwerden zu können.

Wir unterscheiden *aufdeckende* psychotherapeutische von *zudeckenden* Verfahren und meinen damit, daß es sowohl möglich ist, seelischen Verhaltensstörungen zugrundeliegende Konflikte aus dem Unbewußten ins Licht des Bewußtseins zu rücken und sie damit einer Lösung zuzuführen, als auch im Gegensatz hierzu Menschen bei der erfolgreichen Verdrängung schwer erträglicher Konflikte ins Unbewußte zu helfen und so die Kompensationsfähigkeit zu fördern.

Zudeckende Verfahren beseitigen also die Krankheitsursache nicht, aber können dazu beitragen, sie in die Latenz zu drängen, sie unwirksam werden zu lassen. Beide therapeutische Möglichkeiten stellen Alternativen dar, und die Wahl muß aufgrund der vom Patienten vorgegebenen Situation und Möglichkeiten getroffen werden.

Im folgenden sollen die wichtigsten therapeutischen Verfahrensweisen im Überblick kurz beschrieben werden.

Psychoanalyse

Die Psychoanalyse wurde von Sigmund Freud* zu Beginn dieses Jahrhunderts begründet. Sie ist Lehre und Therapieverfahren zugleich. Hier soll von ihr nur soweit die Rede sein, wie sie als therapeutische Methode reicht, nicht jedoch von ihrer Bedeutung als Theorie über den Menschen. Die analytische Psychotherapie setzt sich zum Ziel, ins Unbewußte verdrängte bzw. unbewußt erlebte seelische Konflikte in die Helle des Bewußtseins zu rücken, der bewußten seelischen Verarbeitung zuzuführen und sie damit als Ursachen neurotischer Verhaltensstörungen zu beseitigen. Dabei handelt es sich in der Regel darum, im Rahmen der Persönlichkeit (des „Ich") miteinander konfrontierte Triebansprüche (das „Es") und soziale Verhaltensnormen (das „Über-Ich") soweit in Übereinkunft zu bringen, daß Triebbefriedigung möglich wird, ohne mit der sozialen Umwelt in Konflikt zu geraten. Es sei ausdrücklich darauf hingewiesen, daß dieses Modell nicht nur für den Sexualtrieb gilt, sondern für alle menschlichen triebgesteuerten Verhaltensweisen (Bedürfnis nach Liebe, Freundschaft, Bewährung im Lebenskampf, Nahrung, Sättigung, Existenzsicherung u. a.). Der Zugang zum bewußten Seelenleben wird über die Interpretation dessen, was dem Patienten einfällt, in *freier Assoziation* zu seinen Fehlhandlungen und Träumen eröffnet. In der analytischen Behandlung wird der Patient aufgefordert, im weithin monologisierenden Gespräch dem Therapeuten alles zu berichten, was und wie es ihm einfällt; auch alles, was ihm sinnlos, geschmacklos oder gar peinlich erscheint. Es darf keine Zensur vom Patienten selbst ausgeübt werden. Inhaltlich kann es sich um Gedanken, Gefühle, um Ereignisse des vergangenen Tages oder ferner zurückliegender Zeiten handeln.

* 1856 – 1939 a. o. Professor in Wien.

Unter *Fehlleistungen* werden unbeabsichtigtes Versprechen oder ungewolltes fehlerhaftes Verhalten verstanden, das der psychoanalytischen Deutung ebenso zugänglich ist, wie das, was im Traum geschieht. Die *Deutungen* sind nicht den Einfällen oder der Willkür des Therapeuten überlassen, sondern ergeben sich aus empirisch bestätigten Regeln bzw. aus wiederum freien Einfällen, die der Patient selbst zu den Fehlverhaltensweisen oder zu den Träumen hat und äußert. Zu frühes und zu vieles Deuten ist dem Therapieerfolg eher abträglich. Vor allem deshalb, weil von seiten des Patienten dem Aufdecken unbewußten Seeleninhalts ebenso Widerstand entgegengesetzt wird wie der Deutung ihm selbst verschlüsselter Erinnerungen und Ereignisse. Die Heilung im Laufe der psychoanalytischen Therapie *wird nicht durch die rationale Erkenntnis*, durch Deutung verschlüsselter Ereignisse vermittelt, sondern durch das gleichzeitige *Nach- und Wiedererleben* der einstmals konfliktauslösenden Situation. Dieses Wiedererleben während der Therapie geschieht in Form der *Übertragung*, indem nämlich Gefühle, Erwartungen, Einstellungen, die einstmals einer anderen Beziehungsperson und der von ihr geförderten Konfliktsituation gegolten haben, vom Patienten auf den Therapeuten übertragen werden. Der Therapeut „spielt" also die Rolle einer früheren Beziehungsperson des Patienten. Das Erleben und *Bewältigen der Übertragungssituation* bietet die Möglichkeit, frühere Konflikte nicht nur rational, d. h. mit dem Verstande, sondern auch emotional, mit den dazugehörenden und bisher ins Unbewußte verdrängten Gefühlen und Affekten zu erfahren. Erst diese Verknüpfung von Wiedererleben und zum rechten Zeitpunkt eingeführter Deutung bietet die Chance des Therapieerfolges. Doch ist der Übertragungsprozeß, ausgehend vom Patienten, nie einseitig; auch der Therapeut selbst kann eigene unbewußte Erlebnisse und Erfahrungen auf den Patienten projizieren, übertragen. Dies wird die *Gegenübertragung* genannt. Sie bewältigen zu lernen, ist u. a. Ziel der Lehr-, d. h. Ausbildungsanalyse der Therapeuten.

In einer Situation, in der ein wesentlich jüngerer Therapeut alterspsychiatrische Patienten therapiert, kann es geschehen, daß die älteren Patienten in ihm das Kind sehen, während er sich selbst als Kind erlebt und im Patienten die Elternfigur unbewußt wahrnimmt und seine eigenen aus der Kindheit stammenden Probleme und Aversionen auf den Patienten überträgt. Das kann einen therapeutischen Fortschritt völlig blockieren, denn der Therapeut kann nur dann erfolgreich tätig werden, wenn er Übertragung und eigene Gegenübertragung rechtzeitig erkennt und steuern kann. Aus diesem Grund muß jeder psychoanalytische Behandler eine Lehranalyse durchmachen, in der er eben gerade dies lernt.

Mit *Widerstand* und *Übertragungssituationen* hat in erster Linie jede Form aufdeckender Psychotherapie, aber auch letztlich jede therapeutische Begegnung zwischen Arzt und Patient zu rechnen. Selbst dann, wenn es sich um ausschließlich somatisch Kranke handelt, spielen derartige Phänomene eine Rolle. Es wäre wünschenswert, wenn jeder ärztlich-therapeutisch Tätige damit umzugehen verstünde; dem steht jedoch der Aufwand an Ausbildung entgegen. Unabdingbar sind solche Kenntnisse jedoch, wenn Psychotherapie betrieben wird.

Die klassische psychoanalytische Behandlung ist extrem zeitaufwendig. Sie läuft über 1–3, oft sogar noch mehr Jahre und erfordert 2–5 Therapiestunden in der Woche. Daraus folgt, daß jeder Psychotherapeut nur eine sehr begrenzte Zahl von Patienten behandeln kann. Aus diesem Grund sind sogenannte *analytisch-orientierte Kurzverfahren* entwickelt worden, auf die hier aber nicht näher eingegangen werden kann.

Als Beispiel eines *nichtanalytischen Behandlungsverfahrens* kurzer Dauer sei die *klientenzentrierte Gesprächspsychotherapie* nach Rogers u. Tausch genannt.

Bei dieser Form der Psychotherapie ist der Therapeut bemüht, sich soweit wie möglich in den inneren Bezugsrahmen des Patienten, der durch dessen Schilderungen, Äußerungen von Gefühlen und gefühlsmäßigen Bewertungen deutlich wird, hineinzuversetzen. Das ständige Bemühen um verstehende Kommunikation mit dem Patienten sowie das Reflektieren der vom Patienten geäußerten Gefühlsinhalte tragen wesentlich zu dessen emotionaler Entlastung und damit zur Besserung bei.

Dabei wird streng vermieden, dem Patienten Ratschläge oder Deutungen zu geben. Wichtiger ist vielmehr, daß der Patient mit Hilfe des Therapeuten lernt, die für ihn selbst günstigsten Lösungswege seiner Probleme zu erarbeiten.

Führende und stützende Psychotherapie, personale Psychotherapie

Während die analytischen Psychotherapieverfahren mehr oder weniger streng darauf achten, daß der Therapeut möglichst wenig oder gar nicht interveniert, d. h. vor allem dem Patienten keine Entschlüsse abnimmt, ihm auch keine direkten Ratschläge erteilt, erschien anderen gerade dies nötig und erforderlich zu sein. Sie gingen dabei, sicher zu Recht, von der Erfahrung aus, daß nicht alle Patienten einer aufdeckenden Psychotherapie zugänglich und fähig sind und vor allem viele Patienten nicht ohne Beratung und Führung auskommen können. Dementsprechend versucht die führende und stützende Psychotherapie das Selbstvertrauen des Patienten zu stärken, ihm bei schwierigen Entscheidungen behilflich zu sein, ohne allerdings sie ihm ganz abzunehmen oder die Richtung der Entscheidung aufzudrängen. Allerdings sei nicht verschwiegen, daß die psychotherapeutische Führung psychotischer Patienten, vor allem solcher mit depressiven Psychosen, oft vom Therapeuten geradezu verlangt, für den Patienten Entscheidungen zu treffen, um ihn zu entlasten. Doch will das wohl abgewogen sein. Für diese Art psychotherapeutischen Vorgehens sind auch die Begriffe der *Kontakt-psychotherapie* (nach Bräutigam) oder *kommunikativen Psychothera-pie* (nach Schulte) geprägt worden. Es versteht sich von selbst, daß die-se Form der Psychotherapie psychoanalytische Kenntnisse des Psycho-therapeuten voraussetzt und gelegentliches Erweitern und Vertiefen der Gespräche im psychoanalytischen Sinne nicht ausschließt.

In enger Nachbarschaft hierzu steht die *personale Therapie.* Sie versucht im gemeinsamen Miteinander von Patienten und Therapeu-ten, Persönlichkeit und Situation des Patienten in der Welt zu erhellen und zu klären, so daß es dem Patienten gelingt, sich selbst mit allen sei-nen Möglichkeiten und Unmöglichkeiten als Akteur im sozialen Feld zu sehen und zu begreifen und damit die Fähigkeit zu gewinnen, sowohl sein Schicksal anzunehmen als auch entscheidende Änderungen auf-grund der gewandelten Perspektiven treffen zu können.

Verhaltenstherapie

Die Verhaltenstherapie geht von der Voraussetzung aus, daß gestörtes Verhalten in gleicher Weise wie richtiges Verhalten „gelernt" wird, daß deshalb auch gestörtes Verhalten dem Umlernen und Neulernen zu-gänglich ist. Dieser Annahme liegen experimentelle Ergebnisse der Lerntheorie und der Neurophysiologie zugrunde. Die Verhaltensthera-pie versucht z. B. mit Hilfe des „Lernens am Erfolg" oder mit Hilfe des „Lernens durch Belohnung" zu erreichen, daß störende Verhaltenswei-sen aufgegeben werden (Erfolg bedeutet hier eigenes, verbessertes Verhalten, welches durch Belohnung verstärkt wird). Die Belohnung erfolgt entweder in Form von Bezahlung mit Geld bzw. dem Geldwert entsprechenden Gegenständen oder in Form der Gewährung von sich ständig erweiternden Vergünstigungen (z. B. vermehrte Freizügigkeit in der Klinik, Fernsehen, Freizeitaktivitäten, vermehrte Zuwendung durch das therapeutische Personal). Es leuchtet unmittelbar ein, daß damit die Verhaltenstherapie lediglich auf die Beseitigung von Sympto-men abzielt, die dem falschen „Lernprozeß" zugrundeliegenden Ursa-chen hingegen nicht beseitigt.

Im Prinzip stellen Formen kognitiver Psychotherapie eine Varian-te der Verhaltenstherapie dar. Während Verhaltenstherapie im allge-meinen sich am äußeren sichtbaren und erkennbaren Verhalten von Pa-tienten orientiert, zielt die kognitive Psychotherapie auf das „innere Verhalten", also jene Gefühlsprozesse und Denkvollzüge, die dem äußeren Verhalten vorausgehen und zugrunde liegen, ab. Angestrebt wird eine bewußte Wahrnehmung krankhaft bedingter Fehlverhaltens-weisen, das Erkennen und Erfassen der eigenen inneren Voraussetzun-gen (Fehlwahrnehmungen und Fehlschlüsse) dieser Fehlverhaltensweisen und schließlich die „kognitive Umstrukturierung", die zu einer realitätsangemessenen Selbsterkenntnis und Selbstinstruktion und damit auch Selbstkontrolle als Voraussetzungen einer optimaleren Problemlösung in den Ich-Umweltbeziehungen führen soll. Am häufigsten angewandt wird kognitive Psychotherapie bei depressiven Erkrankungen, insbesondere auch bei der endogenen Depression, wobei es hauptsächlich darum geht, das bei depressiv Kranken stets beeinträchtigte Selbstwertgefühl zu berichtigen und den depressiven Circulus vitiosus (Teufelskreis) zu durchbrechen. Dieser besteht darin, daß der Depressive davon überzeugt ist, daß alles, was er tut, zu nichts Gutem führt. Unter dieser Voraussetzung handelt er falsch und halbherzig, und alles, was er unter Umständen sogar positiv erreicht, sieht er negativ, pessimistisch, ja er fälscht es in einen Mißerfolg um. Auf die verschiedenen Methoden kognitiver Psychotherapie kann hier nicht näher eingegangen werden. Der Interessierte sei auf entsprechende Lehr- und Handbücher (z. B. Psychiatrie der Gegenwart, Bd. I, Springer, Berlin 1986) hingewiesen.

Suggestive Psychotherapie

Unter dem Begriff der Suggestivverfahren sind alle jene Psychotherapieformen zusammenzufassen, die darauf abzielen, ohne Aufdeckung der individuellen Entstehungsbedingungen gestörtes Verhalten gezielt zu beeinflussen. Zu diesem Zweck kann man sich, ausgehend von gutem Zureden, der Überredung, unter Ausnützung der mit der ärztlichen Position verbundenen Autorität bis hin zum Erteilen von Befehlen, unter Umständen im Zustand der *Hypnose*, verschiedener Techniken bedienen. Hierzu gehören auch heute noch als Scharlatanerie bezeichnete Verfahren wie Magnetisieren, Beschwören und Besprechen. Derartige Verfahren können außerordentlich wirksam sein. Der Begriff „Scharlatan" besagt nur, daß sie nicht unter wissenschaftlichen Zielsetzungen und unter wissenschaftlicher Kontrolle verwendet werden. Geschieht das in kritischer Weise, sind auch solche Verfahren zugelassen.

Einige Methoden streben beim Patienten einen veränderten Bewußtseinszustand an, um den Suggestiveffekt zu vertiefen oder zu erleichtern. Das sind *die hypnotischen Verfahren*, die wir nach *Fremd- und Selbsthypnose* unterscheiden. Bei der Fremdhypnose wird der Patient mit Hilfe von Monotonieerzeugung in einen schlafähnlichen Bewußtseinszustand gebracht (Fixieren einer Bleistiftspitze oder eines sich bewegenden Pendels). In diesem Zustand können dem Patienten Verhaltensregeln suggeriert oder der Versuch gemacht werden, unbewußtes seelisches Material ans Licht zu holen. In der Selbsthypnose wird der Patient dazu angeleitet, mit Hilfe verschiedener Techniken sich in einen Entspannungszustand zu bringen, der erstens dazu dient, über den Weg der körperlichen Entspannung Angst und Unruhe zu beheben, eine innere Umstellung zu erzielen und sich von der Möglichkeit zu überzeugen, entspannt sein zu können. In späteren Stufen ist es auch möglich, daß sich der Patient im Zustand der seelisch-körperlichen Entspannung selbst Leitsätze seines Verhaltens in Form formelhafter Vorsatzbildungen suggeriert. Die autosuggestiven Verfahren haben sehr viele Beziehungen zu der indischen Yoga-Praxis. Die bekannteste Technik ist das *autogene Training* nach J. H. Schulz. Autosuggestive Verfahren sind besonders angezeigt bei psychovegetativen Störungen, Organneurosen, Schmerzzuständen und Schlafstörungen.

Gruppentherapie, Gruppenpsychotherapie

Im letzten Jahrzehnt haben sich eine Fülle von verschiedenen gruppentherapeutischen bzw. gruppenpsychotherapeutischen Verfahren entwickelt. Unter *gruppentherapeutischen Verfahren* verstehen wir solche, denen primär keine psychotherapeutischen Techniken zugrunde liegen, sondern bei denen psychotherapeutische Effekte über den Umweg von Tätigkeiten erzielt werden sollen. Solche Tätigkeiten sind *Arbeits-* und *Beschäftigungstherapie, Spielen, Musizieren, Mal-, Tanz-, Gymnastik-* und *Sportgruppen.* Auch Gespräche über allgemein interessierende Probleme mit oder ohne Mitwirkung eines Gesprächsleiters, der keinesfalls Arzt sein muß, sind hierzu zu zählen. In enger Beziehung dazu steht auch die sogenannte *therapeutische Gemeinschaft.* Sie entsteht dann, wenn regelmäßig, d. h. mindestens ein- bis zweimal wöchentlich, alle Mitglieder einer Station, und das sind *Patienten,* Schwestern, Pfleger, Ärzte, Beschäftigungstherapeuten usw. zusammenkommen und Fragen des Stationsbetriebes, der Stationsordnung, der Therapie, des Zusammenlebens und der wechselseitigen Beziehungen offen miteinander besprechen. Dabei wird streng darauf geachtet, daß weder Arzt noch Stationsschwester eine beherrschende Rolle spielen.

   Gruppenpsychotherapie ist wiederum in verschiedenen Formen möglich. Zunächst als *analytische Gruppentherapie* unterscheidet sie sich von der psychoanalytischen Einzelbehandlung darin, daß von einem Therapeuten gleichzeitig mehrere Patienten gemeinsam über längere Zeit behandelt werden. Dabei kann natürlich nicht die Technik der Assoziation den gleichen Raum einnehmen wie in der Einzelbehandlung, wohl aber die Interpretation von Träumen, Phantasien und Fehlleistungen angewendet werden. Widerstände, Übertragungs- und Gegenübertragungsprobleme werden miteinander und am gegenseitigen Beispiel erörtert. Neben dem Vorteil der Kapazitätserhöhung des einzelnen Therapeuten können die Patienten aneinander und voneinander lernen, sehen sich nicht als isoliert stehende Einzelne und können lernen, zueinander Kontakt zu finden. Auf der anderen Seite bestehen natürlich gegenüber der Einzeltherapie auch Nachteile. Konflikte können unkontrollierter entstehen und individuelle Probleme weniger intensiv behandelt werden.

Neben der analytischen Gruppentherapie sei noch das *Psychodrama* erwähnt. Es stellt eine Kombination von Theaterspielen und analytischer Technik dar. Mit Hilfe des eigenen Spiels der Patienten oder des Spiels von Gruppen werden typische psychodynamische Konfliktsituationen dargestellt, wiedererlebt und damit der Durcharbeitung und Bewältigung zugänglich gemacht. Zudem bietet sich die Möglichkeit, im Spiel nicht nur die eigene Rolle nacherleben zu können, sondern der Patient kann auch den Auftrag bekommen, die Rolle seines Kontrahenten, seines Widerparts zu spielen und sich so in der Nacherfahrung des Erlebens des anderen eine neue Dimension psychischer Wirklichkeit zugänglich machen.

Zusammenfassung und Folgerungen

Wir haben eine Fülle verschiedener psychotherapeutischer Techniken kennengelernt, obwohl sie nicht alle erwähnt oder erschöpfend behandelt werden konnten. Es ergibt sich nun die Frage, welche der Therapieformen für alterspsychiatrische Patienten am besten geeignet ist. Diese Frage ist nicht generell zu beantworten. Aber es lassen sich doch einige Prinzipien angeben. Die analytische Psychotherapie, insbesondere orthodoxer Ausprägung, wird bei Patienten jenseits des 50. Lebensjahres nur selten angewendet. Dies hat verschiedene Ursachen: einmal den Mangel an Therapeuten, sodann das genügend große Angebot an jüngeren Patienten, bei denen die Wahrscheinlichkeit eines therapeutischen Erfolges größer ist und wohl auch in kürzerer Zeit erzielt werden kann. Drei Jahrzehnte erlebten Lebens erschließen sich der Analyse schneller und leichter als sechs Jahrzehnte oder gar sieben oder acht. Zum anderen zeigt die Erfahrung, daß ältere Patienten häufig auch nicht mehr willens und oft auch nicht in der Lage sind, ins Unbewußte verdrängte und mühsam zugedeckte, verschüttete Erlebnisse bis zur frühen Kindheit hin wieder „auszugraben" und sich mit ihnen erneut zu konfrontieren und auseinanderzusetzen. Ein solcher Versuch bringt oft mehr Unruhe und Belastung als Entlastung mit sich. Die Gefahr des Abbruchs einer begonnenen Psychotherapie nimmt zu. Mit der in der orthodoxen Analyse geforderten Situation, sich in eine quasi kleinkindhafte Abhängigkeit zu begeben, indem der Patient sich auf die Couch legen muß und zu einem für ihn während der Therapiestunde nicht sichtbaren, hinter ihm sitzenden schweigsamen Therapeuten sprechen soll, können sich viele alte Menschen nicht abfinden. Demgegenüber haben sich sowohl individuelle Verfahren der kommunikativen oder führenden und stützenden Psychotherapie auf der einen wie auch gruppentherapeutische und gruppenpsychotherapeutische Verfahren auf der anderen Seiten bei der Behandlung psychoreaktiver-psychoneurotischer Störungen im höheren Lebensalter gut bewährt. Psychotherapie in einer der genannten Formen ist also überall dort angezeigt, wo äußere belastende Situationen vom älteren Menschen nicht mehr allein bewältigt werden können und zu depressiven, hypochondrischen, neurasthenischen Reaktionen geführt haben. Aber auch hartnäckige psychogene Schlafstörungen, psychogene Tics* u. a. zählen zum Indikationsbereich psychotherapeutischer Verfahren.

Es muß allerdings festgestellt werden, daß die Psychotherapie psychischer Erkrankungen des höheren Lebensalters in unserem Lande nur an wenigen Orten praktiziert wird.

Sozialtherapie

Sozialtherapie ist kein Begriff allgemeiner Übereinkunft. Er kann sehr Unterschiedliches umfassen. Der Begriff wird hier in dem Sinne gebraucht, daß er alle Maßnahmen umfaßt, die zu einer Verbesserung der sozialen Situation psychisch Kranker dienen. Hierzu gehören soziale Maßnahmen und soziale Hilfen ebenso wie spezielle therapeutische Techniken, die entweder darauf gerichtet sind, dem psychisch Kranken die oft erschwerte oder behinderte soziale Kontaktaufnahme zu erleichtern oder wiederzugewinnen, oder die sich bestimmter Formen sozialer Kontakttherapie bedienen, um psychisches Leiden auf diesem Weg zu lindern oder zu beseitigen. Bei so weit gefaßtem Begriff ist an diesem Punkt eine Überschneidung zum vorigen Abschnitt gegeben, denn die gruppentherapeutischen Verfahren ließen sich so gesehen auch als sozialtherapeutische Verfahren auffassen, und in der Tat bedürfen gerade, was die Alterspsychiatrie betrifft, Psychotherapie und Sozialtherapie einander in gegenseitiger Ergänzung.

Neben gruppentherapeutischen Verfahren zählen zur Sozialtherapie auch Beschäftigungstherapie, Arbeitstherapie im Sinne von Arbeitstraining – in der Geriatrie vielleicht zu Unrecht wenig angewandt – und andere gezielte und geplante Gruppenaktivitäten.

Soziale Hilfen

Hiermit ist ein weites Feld von Aktivitäten zu beschreiben. Rechtzeitige Gewährung von sozialer Hilfe und Beratung sind als wesentlicher Bestandteil einer wirksamen *Gerohygiene/Geroprophylaxe* anzusehen.

Im einzelnen wären aufzuführen: Beratung in der letzten Phase beruflicher Tätigkeit, soziale und gesundheitliche Betreuung am Ar-

---

* Tic = zumeist psychogen ausgelöste, automatisierte und nur teilweise willentlich beeinflußbare Muskelzuckungen, die oft den Charakter zwanghafter Ausdrucks-, Abwehr- oder Reflexbewegungen haben (Beispiel: Blinzel- oder Zwinker-Tic).

beitsplatz; Beratung während und vor allem in der ersten Zeit nach der Berentung bzw. Pensionierung (flexible Handhabung der Pensionierungsgrenze, Beratung bei der Suche nach Betätigungsmöglichkeiten nach dem Ausscheiden aus dem Berufsleben); Sicherung der materiellen Existenzbasis, Beratung bei der Inanspruchnahme vom Staat angebotener sozialer Hilfeleistungen, insbesondere nach dem Bundessozialhilfegesetz (s. unten). Rechtzeitige Bereitstellung konkreter Hilfen: Essen auf Rädern, Wäschedienst, Hauspflege, häusliche Krankenpflege, Besuchsdienste, Telefondienste; Beratung und Hilfe bei der Suche nach geeigneten Versorgungsinstitutionen (Umsiedlung in Altenwohnungen, Altenwohnheime, Altenheime, Einweisung ins Krankenhaus oder in Pflegeheime); Beratung der Angehörigen.

Zwei hauptsächliche Hemmnisse beschränken oft die Wirksamkeit sozialer Hilfen für ältere Menschen: Mangel an Beratungsmöglichkeiten und Vorurteile der Älteren gegenüber Sozialdiensten, weil sie fürchten, als Almosenempfänger gelten zu müssen. Bei Sozialhilfeleistungen kommt die Furcht hinzu, die Kinder mit finanziell in Anspruch nehmen zu müssen.

Die Beratung älterer Menschen und ihrer Angehörigen über die Möglichkeiten sozialer Hilfen ist eine der wichtigsten Aufgaben der Altenbetreuung. Mehr als ein Drittel der Beratungsfälle an den Westberliner Gesundheitsämtern und ein noch höherer Prozentsatz im Bereich der Sozialämter betraf die Altenbetreuung. Im Mittelpunkt stehen hier die Möglichkeiten, die sich durch Ausnützung des Bundessozialhilfegesetzes von 1961 ergeben, in dem die Altenhilfe als eigener Abschnitt aufgenommen ist. Doch treffen für ältere Menschen nicht nur die Bestimmungen des § 75 über die Altenhilfe im besonderen zu, sondern auch auf sie sind die Bestimmungen der übrigen Paragraphen anwendbar. Das Bundessozialhilfegesetz (BSGH) ist dazu bestimmt, „Hilfe zum Lebensunterhalt" und „Hilfe in besonderen Lebenslagen" zu leisten (§ 1), dort, wo Hilfen aus anderen Quellen nicht vorhanden sind (§ 2). Seit 1976 ist das BSHG Bestandteil des Sozialgesetzbuches.

Hilfe nach dem Bundessozialhilfegesetz (BSHG)

Hier sind die Bestimmungen der §§ 11 und 12 von besonderer Bedeutung, aus denen sich ergibt, daß Hilfe zum Lebensunterhalt erhält, wer nicht über genügende eigene Mittel verfügt. Jedoch kann auch derjenige, der über eigene Mittel verfügt, Hilfe erhalten, wenn er einzelne, für seinen Lebensunterhalt wichtige Tätigkeiten nicht selbst auszuführen vermag. Von besonderer Bedeutung ist die Bestimmung des § 12, Abs. 1, wonach zu den Bedürfnissen des täglichen Lebens auch „in vertretbarem Umfange Beziehungen zur Umwelt und Teilnahme am kulturellen Leben" gehören. Auf der Basis dieser Bestimmungen ergeben sich wesentlich erweiterte Möglichkeiten für Aktivitätstherapie älterer, psychisch beeinträchtigter Mitbürger.

Hilfen zur Weiterführung des eigenen Haushaltes können nach § 70 BSHG gewährt werden. Droht nach ärztlichem Urteil eine Erkrankung oder ein sonstiger Gesundheitsschaden einzutreten, so werden nach § 36 Maßnahmen der vorbeugenden Gesundheitshilfe gewährt. Hierzu zählen Vorsorgeuntersuchungen ebenso wie Erholungsaufenthalte. Nach § 37 wird Krankenhilfe in einem wesentlich ausgedehnteren Maße insofern gewährt, als nun auch Leistungen miteinbegriffen sind, die zur Besserung oder Linderung der Krankheitsfolgen dienen, selbst dann, wenn eine Wiederherstellung des Gesundheitszustandes davon nicht zu erwarten ist.

Ebenfalls von ganz besonderer Bedeutung für die Altenhilfe sind die Bestimmungen der §§ 68–99 des BSHG, in denen die Hilfe zur Pflege geregelt wird. (In Berlin, Rheinland-Pfalz und Bremen gibt es zusätzliche Gesetze, nach denen Pflegegeld einkommensunabhängig gewährt werden kann.)

Im § 75, der die besonderen Maßnahmen der Altenhilfe regelt, sind aufgezählt:

1. Hilfe bei der Beschaffung und zur Erhaltung einer Wohnung, die den Bedürfnissen des alten Menschen entspricht,
2. Hilfe in allen Fragen der Aufnahme in eine Einrichtung, die der Betreuung alter Menschen dient, insbesondere bei der Beschaffung eines geeigneten Heimplatzes,
3. Hilfe in allen Fragen der Inanspruchnahme altersgerechter Dienste,
4. Hilfe zum Besuch von Veranstaltungen oder Einrichtungen, die der Geselligkeit, der Unterhaltung, der Bildung oder den kulturellen Bedürfnissen alter Menschen dienen,
5. Hilfe, die alten Menschen die Verbindung mit nahestehenden Personen ermöglicht,
6. Hilfe zu einer Betätigung, wenn sie vom alten Menschen gewünscht wird.

Für diese Maßnahmen der Altenhilfe gilt, daß sie „ohne Rücksicht auf vorhandenes Einkommen oder Vermögen gewährt werden" können, „soweit im Einzelfalle persönliche Hilfe erforderlich ist". –

Schließlich sei darauf hingewiesen, daß das BSHG (§ 8) neben den Ansprüchen auf „persönliche Hilfe", „Geldleistung oder Sachleistung" auch den Anspruch auf „Beratung in Fragen der Sozialhilfe sowie die Beratung in sonstigen sozialen Angelegenheiten" beinhaltet.

Hilfen nach dem Gesundheitsreformgesetz (Sozialgesetzbuch V)

Seit 1991 erhalten Schwerpflegebedürftige auf Antrag von ihrer Krankenkasse häusliche Pflegehilfe, wenn die versicherungsrechtlichen Voraussetzungen dafür erfüllt sind (§ 54 SGB V). Schwerpflegebedürftig nach § 53 SGB V sind „Versicherte, die nach ärztlicher Feststellung wegen einer Krankheit oder Behinderung so hilflos sind, daß sie für die gewöhnlichen und regelmäßig wiederkehrenden Verrichtungen im Ablauf des täglichen Lebens auf Dauer in sehr hohem Maße der Hilfe bedürfen".

Die häusliche Pflegehilfe umfaßt die notwendige Grundpflege und hauswirtschaftliche Versorgung (§ 55 SGB V). Sie kann nach § 55 SGB V in Form einer Sachleistung (monatlich höchstens 25 Pflegeeinsätze bis zu einer Stunde) in Anspruch genommen werden. Es besteht aber auch die Möglichkeit, anstelle der Pflegeeinsätze eine Geldleistung in Höhe von 440 DM zu beantragen (§ 57 SGB V), „wenn die Schwerpflegebedürftigen die Pflege durch eine Pflegeperson in geeigneter Weise und in ausreichendem Umfang selbst sicherstellen können". Einmal im Jahr kann bei der Krankenkasse ein Antrag auf Urlaubspflege nach § 56 SGB V gestellt werden, wenn die Pflegepersonen Erholungsurlaub nehmen oder anderweitig verhindert sind und schon 12 Monate den Schwerpflegebedürftigen gepflegt haben. Die Krankenkasse übernimmt in diesem Fall die durch die Ersatzpflegeperson entstehenden Kosten, höchstens jedoch 1800 DM im Jahr.

Sozialpädagogik

Während die Vermittlung sozialer Hilfen und von Hilfen in besonderen Lebenslagen schon immer die Basis der Sozialarbeit waren, hat sich das Tätigkeitsfeld von Sozialarbeitern/Sozialpädagogen in den vergangenen Jahren erheblich darüber hinaus ins therapeutische Feld erweitert. Dies geschah sicher nicht zuletzt deswegen, weil Sozialarbeiter in verstärktem Maß in den Gesundheitssektor und insbesondere in den stationären, klinischen Versorgungsbereich mit einbezogen worden sind. Dies geschah auch auf dem Hintergrund zunehmender Wünsche der Patienten nach Beratung und therapeutischen Gesprächen auf individueller Basis.

Die Psychiatrie betrieb diese Erweiterung des Mitarbeiterstabes besonders intensiv. Gerade hier wurden Sozialarbeitern/-pädagogen therapeutische Aufgaben übertragen, die im weiteren Sinne als psychotherapeutische bezeichnet werden können. Von Psychotherapie im eigentlichen Sinne unterscheidet sich sozialpädagogisch orientierte Therapie durch die Bearbeitung stärker situationsbezogener, aktueller, bewußter, allenfalls vorbewußter, nicht jedoch unbewußter Probleme und

Konflikte (Radebold u. Mitarb. 1981). Das Ziel solcher Behandlungs-konzepte ist auf eine optimierende Veränderung belastender Lebenssi-tuationen und Umfeldkonflikte, vor allem psychisch kranker älterer Menschen ausgerichtet. Dies umfaßt häufig auch Erweiterung oder den Wiedergewinn der Teilhabe am gesellschaftlichen Leben (soziale Teil-habe).

Beschäftigungs- und Arbeitstherapie

Beschäftigungs- und Arbeitstherapie sind in der Psychiatrie schon seit langem als wesentliche therapeutische Elemente bekannt. Der deut-scher Psychiater Hugo Simon führte 1929 in der Gütersloher Anstalt die Arbeitstherapie ein, um die Patienten aus ihrer Inaktivität zu befreien, und konnte allein durch diese Maßnahme den Weg für eine Umgestaltung der psychiatrischen Kliniken und Anstalten eröffnen und einen großen Fortschritt in der Behandlung psychisch Kranker erzielen. Beschäftigungs- und Arbeitstherapie sind weder theoretisch noch praktisch völlig voneinander zu trennen. Man kann beide auch unter dem Begriff der „Ergotherapie", also der Werktherapie, zusam-menfassen. Doch zielt die Arbeitstherapie vor allem mit Hilfe des Arbeitstrainings auf die Wiedereingliederung in den Arbeitsprozeß während der Phase der Berufstätigkeit und gehört damit überwiegend in den Bereich der Rehabilitationsbemühung, während die Beschäfti-gungstherapie sowohl bei der Behandlung akuter psychischer Krank-heitserscheinungen als auch in der Rehabilitationsphase ihre Daseins-berechtigung hat. Beschäftigungstherapie umfaßt jede sinnvolle Tätig-keit von Patienten, die *unter sachkundiger Anleitung auf ärztliche Ver-ordnung* hin und unter Aufsicht des Arztes ausgeführt wird. Gerade für den geriatrischen Bereich ist unter Beschäftigungstherapie nicht nur „Bastelei" zu verstehen, wie sich später noch ergeben wird. Die verant-wortungstragende Mitarbeit des Arztes bei der Anwendung von Beschäftigungstherapie ist deshalb – und gerade wiederum auch beson-ders bei geriatrischen Patienten – erforderlich, weil Beschäftigungsthe-rapie und Arbeitstraining keine harmlosen und für jeden Fall geeigne-ten Therapiemaßnahmen darstellen. Es gibt auch hier, sowohl bei psy-chischen als auch bei körperlichen Erkrankungen, Kontraindikationen und Gefahren, die durch die Behandlung entstehen können. Es sei an dieser Stelle nur auf die Möglichkeit körperlicher und seelischer Über-forderung hingewiesen.

Beschäftigungstherapie

Es wurde schon mehrfach betont, daß mit dem Altern die Gefahr des Rückzuges aus der Gesellschaft, der Isolierung, der Inaktivität und des Initiativeverlustes unter bestimmten Umständen verknüpft ist. Dies ist um so stärker der Fall, wenn körperliche oder psychische Erkrankungen den normalen Alterungsvorgang komplizieren und aus diesen oder anderen Gründen die Übersiedlung in Institutionen der Altenhilfe notwendig ist, worauf in vielen Fällen zumindest die teilweise Aufgabe der Selbständigkeit folgt. Die überkommene strikte Rollentrennung von „Patient" und „Pflegepersonal" verstärkt zusätzlich den Hang, die eigene Aktivität aufzugeben und sich ganz und gar versorgen zu lassen. Hier kann die Beschäftigungstherapie einen sinnvollen Rollenwandel hin zum partnerschaftlichen Miteinander bewirken und außerdem konkrete Hilfen zur Anregung eigener Aktivität von Chronisch- und Alterskranken bieten. Inaktivität wirkt sich lähmend auf alle anderen seelischen Funktionen aus. Die Fähigkeit, sich Ziele zu setzen und sie in stetem Bemühen zu erreichen, den Weg dorthin mit Phantasie zu planen und die Freude des Gelingens zu erleben, erstirbt in Langeweile. Sinnvolle und vom Patienten auch akzeptierte Beschäftigungen vermögen die schöpferischen Kräfte wieder zu beleben oder sie sogar unter günstigen Voraussetzungen nach einem Leben der monotonen Arbeit, wie es sich unter den industriellen Bedingungen leider nicht selten entwickelt, aus der Verschüttung zu befreien. Die durch die Beschäftigungstherapie erfahrene Aktivierung greift, wenn sie sich überhaupt einstellt, auch auf andere Tätigkeitsbereiche über. Sie stiftet Kontakte, die wiederum Anregung vermitteln, und die Spannung, ob und wann etwas gelingt, verleiht dem Leben wieder Farbe. Dabei ist bei älteren Menschen in noch stärkerem Maß als bei jüngeren Patienten darauf zu achten, daß jede Tätigkeit freiwillig vom Patienten und frei von jedem Zwang angenommen wird und der Therapeut nur beratende, stimulierende Funktionen hat. Weiterhin darf wenigstens am Anfang die Tätigkeit den bisherigen Lebensinteressen und Gewohnheiten nicht völlig fremd sein. Der alte Mensch muß das Sinnvolle der Beschäftigung erkennen können, er muß ein Ziel sehen. Auf diese besondere Bedeutung der Motivation im höheren Lebensalter war im Abschnitt über Lernpsychologie bereits hingewiesen worden.

Dies erfordert vom Therapeuten natürlich Phantasie, Einfühlungsvermögen und psychologisches Geschick, was nur durch Wissen und Erfahrung erworben werden kann. Generell kann man in der Beschäftigungstheorie verschiedene Zielfunktionen unterscheiden:

1. *Sie dient der Aktivierung und Ablenkung.* Die Patienten sollen in der ihnen zur Verfügung stehenden freien Zeit, in der sie z. B. nicht von den täglichen Zwängen und Ritualen des Krankenhaus- oder Pflegeheimbetriebes gesteuert werden, nach Möglichkeit nicht stumpf herumsitzen und vor sich hinbrüten, sondern zu sinnvollen Tätigkeiten miteinander angeleitet werden. Damit wird gleichzeitig erreicht, daß sie nicht fortwährend mit ihrer oder des Nachbarn Krankheit beschäftigen und von der unabdingbaren Endgültigkeit ihres Schicksals niedergedrückt werden. Patient und Therapeut müssen gemeinsam herausfin-

den, daß trotz der bestehenden Krankheit oder Gebrechlichkeit noch
Kräfte und Fähigkeiten vorhanden sind, die eine *freie* Leistung ermöglichen. Diese ablenkende und gleichzeitig aktivierende Therapie hat bei
psychisch Kranken sowohl ihre Berechtigung während akuter Erkrankungen als auch in der akuten Zuspitzung chronischer Krankheitsprozesse, besonders aber natürlich während des chronischen Stadiums.

2. Die *funktionelle* Beschäftigungstherapie strebt in Ergänzung
zur krankengymnastischen Übung das Training von körperlichen
Fähigkeiten an, die durch Krankheitsprozesse verlorengegangen oder
beeinträchtigt sind. Muskel- und Gelenkfunktionen sollen mit ihrer Hilfe verbessert werden. Sie unterscheidet sich von der Krankengymnastik
dadurch, daß sie die Übungen durch verschiedene Aufgaben abwechs-
lungsreicher und zugleich sinnvoller für den Patienten gestalten kann,
allerdings im Hinblick auf die einzelne Funktion auch weniger intensiv
übt als krankengymnastische Behandlung. Im Mittelpunkt steht vor allem bei schwerbehinderten und geriatrischen Patienten die Anleitung
zu einer möglichst vollkommenen Selbsthilfe. Es gilt, die Patienten bei
den täglichen Verrichtungen wie Waschen, Ankleiden, Essen, Gang zur
Toilette usw. so unabhängig zu machen, wie es nur eben möglich ist. Es
ist vor allem der Gebrauch noch funktionsfähiger Muskeln zu schulen,
um zusätzliche Inaktivitätsatrophien zu vermeiden.

3. *Kommunikative Beschäftigungstherapie* nutzt den Vorteil aus,
den Spiele, Ausflüge, gemeinsam geplante Feste, Musik- und Vorlese-
veranstaltungen bieten, um Isolierung und Hemmungen bei der Kontaktaufnahme zu überwinden und aus der Gemeinsamkeit des Leiden-
müssens und trotzdem Handelnkönnens neues Selbstvertrauen zu gewinnen. Wenn es unter therapeutischer Kontrolle geschieht, kann dem
Kranken auch die Möglichkeit gegeben werden, sich selbst gegenüber
anderen zu behaupten und durchzusetzen und dabei Aggressionen ab-
zureagieren, was verhindert, daß er sie stets gegen sich selbst kehren
muß.

4. *Aktivitäten der täglichen Lebensführung.* Bei jenen Patienten,
bei denen die Rehabilitation soweit gelingt, daß Aussicht besteht, sie
wieder nach Hause oder in eine Institution mit relativer Selbständigkeit
zu entlassen, was stets oberstes Ziel sein sollte, gehört zu den Aufgaben
der Beschäftigungstherapie auch das erneute *Üben notwendiger All-
tagsabläufe* wie Aufräumen, Saubermachen, kleine Besorgungen unternehmen, Kochen. Damit wird die Grenze zur Arbeitstherapie bereits
überschritten.

Der Beschäftigungstherapie steht eine Fülle von Techniken zur
Verfügung, die natürlich nicht an allen Orten realisiert werden können,
weil sie zum Teil aufwendigere Arbeitsgeräte, wie beispielsweise Werk-
bänke, Webstühle oder Übungsküchen, erfordern.

Mit relativ geringem Aufwand aber lassen sich sicherlich folgende
Tätigkeiten ermöglichen: Tonarbeiten (für kleinere Gegenstände ste-

hen kleine Brennöfen zur Verfügung, die wenig Platz wegnehmen), Papierarbeiten, Mosaikarbeiten, Flechtarbeiten, Handarbeiten, Herstellen von Spielzeugen (für die Enkelkinder!), Basteln von Buchumschlägen, Photoalben, Brillenetuis usw. Wichtig für die älteren Patienten ist es jedoch, daß diese Techniken nicht selbst als Ziel gelten, sondern einem vom Patienten akzeptierten Ziel dienen. Dies kann der Gewinn der eigenen Unabhängigkeit ebenso sein wie die Selbstbestätigung, die Freude am Herstellen eines Gegenstandes, am Beschenken eines anderen oder an der Vorbereitung eines Bazars, einer Versteigerung anläßlich eines wiederum von Patienten getragenen Festes. Dieses Ziel muß für jeden Patienten neu gesucht werden, um ihn zu motivieren. Hierin liegt eine wesentliche Schwierigkeit, aber auch zugleich eine lohnende Aufgabe für die Beschäftigungstherapie in der Geriatrie. Der ältere Mensch, der in seinem Beruf nicht mehr gebraucht wird, den die Kinder nicht mehr brauchen, der auch oft keine Freunde oder Bekannten mehr hat, die ihn in Anspruch nehmen, weiß oft nicht, daß auch Freizeitbeschäftigung Freude machen kann. Er, der sein Leben lang unter vielerlei Belastungen und Anspannungen oft sogar schwer gearbeitet hat, sieht alles an Tätigkeit, was nicht auf ein festes Ziel gerichtet ist, allzu leicht für sinnlos an, und dennoch kann es jedem viel Freude machen, in der Freizeit einfache und schöne Dinge herzustellen. Er muß sich nur darüber im klaren sein, daß jede noch so einfache Handarbeit den Menschen doch auch geistig fordert. Ob für sich allein oder im gemeinschaftlichen Tun mit anderen, die Fortsetzung angefangener Arbeit und deren Vollendung vermitteln Befriedigung und Freude. Es gibt ihm die Möglichkeit, sich auch außerhalb der eigentlichen Arbeit mit dem Werkstück zu beschäftigen, Vergleiche mit dem anzustellen, was andere tun, nach Anregung zu suchen, sich mit den Mitpatienten über Erfolg und Mißlingen auszutauschen und so wieder menschliche Kontakte zu finden und Spannung in sein Leben zu bringen.

Wer alte Menschen für schöpferisches Werken begeistern will, muß auch auf Enttäuschung gefaßt sein. Vom Therapeuten wird neben den oben bereits erwähnten Fähigkeiten zur phantasievollen Einfühlung Geduld verlangt und die Bereitschaft, Enttäuschungen selbst verwinden zu können und in der Arbeit nicht zu versuchen, den eigenen Ehrgeiz zu befriedigen. Vielen Alterspatienten fehlt nach langer Inaktivität oft der Mut zum Neuanfang. Andere wieder, im Handwerklichen zu ungeschult und in „musischen" Bereichen völlig unausgebildet, entwickeln aus der Angst zu versagen eine massive Abwehrhaltung. Nicht immer gelingt es, sie zu überwinden. Oft kann ein Appell an die Hilfsbereitschaft zum Mittun führen und eine kleine Gruppe fröhlich Werkender zusammenbringen. Nochmals sei betont, Zwang ist auf jeden Fall zu vermeiden.

Ein Wort sei noch zur notwendigen Zusammenarbeit von Beschäftigungstherapeuten und Pflegepersonal gesagt. Es ist schon wiederholt darauf hingewiesen worden, daß die Zusammenarbeit aller an der Behandlung eines Patienten Beteiligten eine unverletzliche Pflicht gegenüber jedem Patienten darstellt. Die Beschäftigungstherapie kann jedoch ihre guten Zwecke nicht erfüllen, wenn sie nicht vom Pflegepersonal bejaht, sondern gar belächelt wird, weil der Patient sich erst recht als minderwertig empfinden und die ablehnende Haltung des Pflegepersonals gegenüber der Beschäftigungstherapie übernehmen wird. Beschäftigungstherapie ist keine „Spielerei" oder ein „leichter Job", wie man es oft von Pflegerinnen und Pflegern hören kann. Neben der ablenkenden Zielsetzung hat sie, wie schon und im folgenden noch etwas genauer dargestellt, in erster Linie rein therapeutische Aufgaben, die auf konkrete Ziele gerichtet sind und sowohl das Bewegungs- und Muskelstärkungstraining wie die Anleitung zur Selbsthilfe, die Aufgabe von Isolation und die Integration des Kranken in die Gemeinschaft umfassen. *Beschäftigungstherapie sollte eine vom Arzt angeordnete Therapie sein*, wobei der Arzt auch die Verpflichtung hat, die Therapeuten genau über den Zustand des Patienten zu unterrichten und die seiner Meinung nach von der Beschäftigungstherapie zu erreichenden Therapieziele anzugehen. Eine ebenso enge Zusammenarbeit ergibt sich für Beschäftigungstherapeuten und Krankenpflegepersonal mit der Krankengymnastik. Die Fortschritte eines Patienten, auch auf diesen Behandlungsgebieten, werden vom Verhalten des Krankenpflegepersonals gegenüber diesen Behandlungsmethoden in entscheidender Weise beeinflußt. Abfällige oder skeptische Bemerkungen helfen weder dem Patienten, noch dienen sie der Zusammenarbeit. *Hat jemand Bedenken gegenüber der einen oder der anderen Therapieform, so sollte er die Gründe hierfür mit dem betreffenden Therapeuten und dem Arzt selbst besprechen.*

Es seien nun einige kurze Hinweise für die beschäftigungstherapeutische Arbeit bei speziellen Krankheitsbildern gegeben, ohne hiermit den Anspruch erfüllen zu wollen, der an ein spezielles Lehrbuch zu stellen wäre:

1. Depressive: Depressiv Erkrankte sind, wie beschrieben, charakterisiert durch Hoffnungslosigkeit, Antriebshemmung, Initiativeverlust, Entscheidungsschwäche, starke Selbstwertzweifel und Insuffizienzgefühle, ferner Schuldgefühle und Versagensängste. Die Beschäftigungstherapie bietet sich also aufgrund der Symptomatik geradezu an, hier Verlorengegangenes wiederzuerobern. Doch ergeben sich aus der Symptomatik Gefahren, die nicht unterschätzt werden dürfen. Zunächst einmal gilt es, den rechten Zeitpunkt zum Beginn von Aktivitäten abzupassen. In einem Stadium, in dem der Patient fast nicht dazu fähig ist, ohne äußeren Antrieb das Bett zu verlassen, stellt jedes Beschäftigungsangebot eine Überforderung dar und verstärkt nur Schuldgefühle. In dieser Phase sind beruhigender und tröstender Zuspruch, Stärkung der Zuversicht wichtiger und heilsamer. Scheint dann der Zeitpunkt gekommen, den Patienten zur Mitarbeit anzuregen, so muß jeder Schritt sehr klein gewählt und die Anforderungen dürfen nur langsam gesteigert werden. Die zur Verfügung stehenden Antriebskräfte dürfen auch weiterhin nicht überfordert werden. Nichtbeachtung dieser Verhaltensregeln kann zu einem Rückfall führen. Am Anfang genügt es, den Patienten dazu zu bewegen, von selbst aufzustehen, sich allein anzukleiden und den Schritt zu wagen, das Krankenzimmer zu verlassen und sich zu den anderen zu gesellen, zunächst nur als Zuschauer. Ist der Prozeß soweit gediehen, entsteht nun allerdings eine kritische Schwelle, deren Überwindung nicht zulange hinausgezögert werden darf. Der Patient sieht die anderen Patienten aktiv und muß nun selbst möglichst bald realisieren können, daß auch er noch zu Leistungen fähig ist. Wiederum muß der Anfang klein sein, und der Patient bedarf der fortlaufenden Tröstung und Bestätigung, denn Depressive sind sehr selbstkritisch und sehen sehr wohl, daß das, was sie zu leisten vermögen, gegenüber dem, was andere Patienten können oder sie selbst vor ihrer Erkrankung vermochten, noch sehr gering ist. Aber sie sind auch für jede Erfolgsbestätigung dankbar und empfänglich. In dieser Phase sollten Arbeiten vermieden werden, die große Anforderungen an Konzentration, Ausdauer und Genauigkeit stellen. Jede Anforderungssteigerung ist vom Fortschritt des subjektiven Befindens des Patienten und dem objektiven Urteil von Arzt und Beschäftigungstherapeut abhängig zu machen. Enger Kontakt zwischen beiden ist unerläßlich.

2. Wahnkranke: Hier zielt die Beschäftigungstherapie vor allem darauf ab, die Patienten aus ihrer Isolierung herauszulösen, die das Wahnsystem ihnen in der Regel auferlegt, sie auch von ihren wahnhaften Vorstellungen abzulenken und in Kommunikation mit anderen zu bringen. Auch die gestalterische Auseinandersetzung mit Wahninhalten, beispielsweise beim Malen oder plastischen Gestalten, hat erleichternde Wirkung. Abfuhr aggressiver Energie kann bei Arbeiten mit größeren Materialien wie Tonformen, Holz- und Metallarbeiten erzielt werden.

3. Patienten mit dementiellen Prozessen: Hier wird natürlich der Rahmen des Möglichen vor allem von den verbliebenen intellektuellen Funktionen bestimmt. Ferner begrenzen Unruhe, Konzentrations- und Orientierungsstörungen die Leistungsfähigkeit vor allen Dingen hinsichtlich komplexer Aufgaben und solcher, die Konzentration über längere Zeitabschnitte sowie intakte Gedächtnisfunktionen erfordern. Andererseits bietet gerade die Beschäftigungstherapie die Möglichkeit, Orientierungs- und Gedächtnisfunktionen zu trainieren und zu schulen und den Patienten Hilfe zu bieten, mit denen sie ihre Ausfälle ausgleichen können. Bei schwer gestörten Patienten werden über den averbalen Kontakt hinaus nur einfache Hilfeleistungen oder Tätigkeiten möglich sein und starken Wiederholungscharakter haben, wie z.B. Wolle aufwickeln, ganz einfache Flechtarbeiten, Kartoffeldrucke auf Papier oder Stoff. Selbst für höhere Ansprüche sinnlos erscheinende mechanische Tätigkeiten haben auf dieser untersten Ebene noch dann einen Sinn, wenn sie es wenigstens gestatten, psychomotorische Triebenergien abzuführen (Beispiel: Zerzupfen von Watte und Papier, Falt- und Knüpfübungen). Sinnvoller können solche einfachen Tätigkeiten im Rahmen von Kochgruppen in die Vorbereitung gemeinsamer Mahlzeiten eingebaut werden, so z. B. bei der Zubereitung von Salaten, die mit viel Schneidearbeit verbunden sind. Auch einfache Spiele sind noch lange Zeit möglich und sind geeignet, noch vorhandene Gedächtnisleistungen zu üben. Als sehr sinnvoll hat sich auch musikalische Gruppenarbeit mit gemeinsamem Singen, unter Umständen unter Benutzung Orffscher Instrumente erwiesen. Neben der emotionalen Ansprache, die Musik bewirkt, kann auch das Gedächtnis gefördert werden, weil gleichzeitig z. B. über altbekannte Lieder Altgedächtnisinhalte reaktiviert werden können.

4. Der Schlaganfallpatient: Bei der Apoplexie treten neben der Lähmung der motorischen Funktionen oft auch Störungen der Empfindung für Kälte, Wärme, Schmerz und des Tatsinns auf. Daneben bestehen häufig auch Sprachstörungen. Dieser komplexen Situation hat sich die Beschäftigungstherapie anzupassen. Neben dem Training motorischer Funktionen (Kreis- und Festhalteübungen, Tätigkeiten, bei denen der ganze Arm eingesetzt werden kann: großflächiges Malen, Papier- und Stoffbedrucken, Schleif- und Sägearbeiten) gilt es, die täglichen Griffe der Selbsthilfe zu üben: Knöpfen, Waschen, Anziehen, Schreiben, Kochen. Wo die Restitution der gelähmten Hand gering ist, muß auf die andere, gesunde, umgeschult werden. Nicht zu vergessen sind Übungen wie Treppensteigen, Überwinden von Bordschwellen usw. Durch Umgang mit wechselnden Stoffen und Unterscheidungsübungen (warm/kalt) sind auch die Empfindungsleistungen soweit wie möglich zu trainieren. Schließlich sind Sprech- und Leseübungen, anfangs mit leicht zu erkennenden Wort- und Bildkarten, bei aphasischen Patienten wichtigster Bestandteil der Rehabilitation, um den Patienten wieder zur Kommunikation fähig werden zu lassen. Wenn möglich sollte die Behandlung von Sprachstörungen durch eine Fachkraft (Logopäde/Logopädin) erfolgen.

Abschließend sei darauf hingewiesen, daß die Beschäftigungstherapie im engeren Sinne auch dann durchgeführt werden kann, wenn der Patient ans Bett gefesselt ist, und daß außerdem Beschäftigungstherapie nicht nur die Domäne der Beschäftigungstherapeuten ist, sondern alle mit der Pflege des Patienten Befaßten sich an ihr beteiligen können und auch sollten. Absprache untereinander ist – wie schon erwähnt – dabei allerdings als selbstverständlich vorauszusetzen.

Arbeitstherapie

Man könnte sich fragen, ob Arbeitstherapie denn überhaupt einen Platz in der Geriatrie haben sollte, ob es nicht gar widersinnig sei, diejenige Lebensphase, die die meisten von uns als Entlastung von einem Leistungsdruck jahrzehntelang herbeisehnen, wiederum – wenn auch aus therapeutischen Gründen – unter den Zwang zur Arbeit zu stellen. Sicher ist, daß es Patienten gibt, die jeden Gedanken an eine Arbeitsverpflichtung weit von sich weisen, und sie sollte man nicht zur Arbeitstherapie heranziehen. Ebenso sicher ist aber auch, daß an verschiedenen Orten mit Arbeitstherapie, z. B. im Rahmen geschützter Werkstätten, für Alterspatienten sehr gute Erfahrungen gemacht worden sind, und vielen Älteren, die am Sinn ihres Lebens bereits verzweifelt waren, hier die Möglichkeit gegeben wurde, sich wieder als nützliche Mitglieder der Gesellschaft zu fühlen, ihr Schuldgefühl, „Parasiten" der Gesellschaft zu sein, zu reduzieren. Zu beachten ist allerdings auf jeden Fall, daß Arbeitstherapie in der Geriatrie frei von Leistungsdruck sein muß und daß es mehr auf das Wollen als auf das Ergebnis der Arbeit ankommt. Besonders Arbeiten, bei denen es weniger auf Geschwindigkeit als auf Genauigkeit und Exaktheit ankommt, werden von Älteren oft gern übernommen. Wenn dann hinzukommt, daß die Arbeit wirklich einem sinnvollen Ziel dient, also etwa Teil einer industriellen Fertigung ist, kann die erzielte Befriedigung groß sein. Die Arbeitszeit sollte in der Regel 4 Stunden nicht überschreiten und von einer Pause, in der Lockerungsgymnastik durchgeführt wird, unterbrochen werden. Über günstige Erfahrungen wurde vor allem aus der ehemaligen DDR berichtet, wobei allerdings berücksichtigt werden muß, daß die gesellschaftlichen Rahmenbedingungen und Wertnormvorstellungen gänzlich andere waren. Der Ökonomiefaktor spielte dort bei allen Maßnahmen der Altenbetreuung eine größere Rolle, und Arbeit wurde als das Feld der gesellschaftsbezogenen Selbstverwirklichung des Individuums verstanden. Die preußisch-deutsche Tradition von Arbeit und Pflicht war im sozialistischen Teil Deutschlands strenger fortgesetzt worden als im kapitalistischen.

Man sollte sich auf den sinngebenden Einfluß der Arbeit überall dort besinnen, wo ältere Menschen besonders unter der Leere des Lebens im Ruhestand und der gesellschaftlichen Beziehungslosigkeit leiden. Als sinnvoll kann Arbeitstherapie vom Patienten erfahren werden, wenn es sich um eine sogenannte „innere Arbeitstherapie" handelt. Damit ist gemeint, daß Patienten Arbeiten für die Gemeinschaft, in der sie leben, also im Altenheim oder Krankenhaus oder Pflegeheim, übernehmen. Dies geschieht allerdings nur dort legitim, wo die Patienten nicht als billige Arbeitskräfte ausgenutzt werden. Eine adäquate Entlohnung sollte angestrebt werden. Wo dies nicht möglich ist, sind andere Wege der Anerkennung zu suchen. Es darf nie außer acht gelassen werden, daß Arbeit in diesem Zusammenhang nicht als

Selbstzweck, sondern ausschließlich unter therapeutischem Gesichtspunkt gerechtfertigt ist.

Der pflegerische Umgang mit psychisch Kranken

Ebenso wie der Umgang mit alten Patienten die Beachtung besonderer Verhaltensregeln verlangt, so bedarf auch der Umgang mit psychisch gestörten Menschen generell der Beachtung verschiedener Regeln, die allerdings erst durch eigene pflegerische Erfahrung zu lebendigem Wissen werden können. Treffen Alter und psychische Veränderungen zusammen, so entstehen wiederum besondere Bedingungen für den Umgang mit solchen Patienten. Diesen drei Aspekten soll in der folgenden Darstellung Rechnung getragen werden.

Oberste Maxime sei ausnahmslos, der Würde des Älteren Rechnung zu tragen und seine Selbstachtung zu stärken. Es läge nahe, als pflegerische Grundregel ein bekanntes Sprichwort heranzuziehen: „Was Du nicht willst, das man Dir tu, das füg' auch keinem anderen zu." Doch ist hier im Hinblick auf den Umgang mit Älteren eine wesentliche Einschränkung geboten. Sofern der Pflegende wesentlich jünger als der ältere Patient ist, kann es ihm nicht erlaubt sein, die eigenen Maßstäbe zur Grundlage des Umgangs mit den älteren Patienten zu nehmen, denn sie stammen aus einer anderen Zeit, in der andere Grundsätze und Verhaltensstile die menschlichen Beziehungen bestimmten. Außerdem ändern sich auch die eigenen Wünsche und Wertmaßstäbe mit dem Älterwerden. Was ein Jüngerer für sich als Umgangsstil akzeptiert, muß einem Älteren noch längst nicht recht sein. Ist es heute beispielsweise unter den Jüngeren üblich, einander sofort zu duzen, auch wenn man sich kaum kennt, so wäre dies das unangebrachteste Verfahren für den Umgang mit Älteren. Der ältere Patient wünscht zwar ebenso wie der jüngere Zuwendung, aber keine Distanzlosigkeit. Jedenfalls gilt das für die meisten jetzt Älteren. Es mag sein, daß sich das in einigen Jahrzehnten geändert hat. Oft kann man Anreden hören wie: „Na, Oma, wie geht's denn" oder „Guten Morgen Opa, na, nun wollen wir aber einmal aufstehen!" Das ist oft ganz freundlich gemeint, und dennoch liegt hierin eine unbewußte Abwertung des Gegenübers. Sie wird oft so empfunden, wie dem Jargon entspricht, „ein oller Opa zu sein", d. h. vertrottelt, unkritisch, jemand, der nicht mehr so recht merkt, wie ihm geschieht. Auch gegenüber zwar manchmal herzlich gemeinter, doch rauhbeinig-poltrig vorgetragener Freundlichkeit sind ältere Menschen meist sehr empfindlich und fühlen sich durch ein solches Verhalten verletzt.

Ein weiterer sehr wichtiger Grundsatz, der im pflegerischen Umgang mit älteren, gebrechlichen, pflegeabhängigen Patienten nach Möglichkeit nie verletzt werden sollte, lautet: „Der Patient darf nie merken, wie abhängig er vom Pflegepersonal ist."

Dies hat vor allem Bedeutung, wenn der Pflegende sehr viel jünger ist, weil das Abhängigkeitsgefühl dadurch noch verstärkt werden kann und dem Älteren noch unerträglicher wird. Solange die Patienten noch einigermaßen klar bei Bewußtsein sind und ihre Lage erkennen können, wissen sie sehr genau darüber Bescheid, wie sehr sie auf Hilfe angewiesen sind und wie wenig sie nur selbst leisten können. Vor allem die Sensibleren unter ihnen quälen sich oft mit massiven Schuldgefühlen, daß sie wegen jeder kleinen Handreichung nach dem Pflegepersonal klingeln müssen, wobei sie wissen, wie belastend es ist. Flüchtige, aus der Hast des Tages verständliche Bemerkungen wie: „Warum klingeln Sie denn nun schon wieder, ich war doch gerade eben erst im Zimmer", können tief verletzend und für den alten Patienten beschämend sein. Sind sie nicht nur ein gelegentliches Fehlverhalten, sondern bestimmen sie den Umgangston einer Abteilung, so können sie den Patienten zutiefst entmutigen und demütigen mit der Folge, daß er sich resignierend abkapselt, zurückzieht und hoffnungslos jede Aktivität einstellt oder in trotziger Abwehr um so stärker in dem kritisierten Verhalten fortfährt. Auf diese Weise können Übungsbehandlungen, ja ein ganzes Rehabilitationsprogramm, durch unkontrollierte Bemerkungen gefährdet werden. Demgegenüber wirken kleinere Bemerkungen, die erkennen lassen, daß Hilfe und Pflege selbstverständlich erbrachte Leistungen sind, die gern getan werden, außerordentlich stimulierend. Natürlich gibt es Alterspatienten, die das Pflegepersonal und ihre Mitpatienten sowie dann meist auch die Familienangehörigen ständig tyrannisieren. Dahinter steckt entweder eine schon vor der Erkrankung zum tyrannisierenden Herrschen neigende Persönlichkeit mit starker Anspruchshaltung, oder aber der Patient versucht, mit dieser Haltung die eigenen Minderwertigkeitsgefühle zu überspielen und zu kompensieren. Was auch dahinter steckt, Schimpfen und Räsonieren führen selten zum Ziel, sondern verstärken in der Regel die Aggressivität des Patienten oder aber treiben ihn in die Resignation. Viel besser ist es, in einer ruhigen Minute mit dem Patienten selbst einmal über sein Verhalten in freundlichem Ton zu sprechen, um ihm verständnisvoll klarzumachen, daß man für viele Patienten da sein müsse und deshalb nicht zu seiner alleinigen Verfügung stünde. In ruhigem Ton kann man dem Patienten auch klarmachen, daß es Grenzen der Belastbarkeit des Pflegepersonals gibt, die zu respektieren sind.

Selbstverständlich sind weder Arzt noch Pflegepersonal fehlerlos funktionierende Maschinen. Entfährt einem einmal eine unkontrollierte Bemerkung, so sollten weder Arzt noch Pflegekräfte es als unzumutbar ansehen, sich auch gegenüber dem Patienten zu entschuldigen.

Es ist ohne Zweifel so, daß viele Alterspatienten, vor allem dann, wenn sie viel an Selbständigkeit verloren haben, so daß eine institutionelle Betreuung erforderlich ist, ganz und gar resignieren und sich pflegen lassen wie kleine Kinder. Wenn dieser Tendenz nachgegeben wird, kann es in kurzer Zeit soweit kommen, daß sie das Bett nicht mehr verlassen. Bei psychisch Alterskranken tritt hinzu, daß, wie in dem entsprechenden Abschnitt beschrieben, Antriebs- und Initiativeverlust als direkte Symptome der Erkrankung anzusehen sind. Deshalb bedürfen viele ältere Patienten der Stimulation und des äußeren Antriebs, des optimistischen Zuspruchs, der Belobigung und der Bestätigung, wenn sie eigene Aktivität entwickelt haben. Dabei ist aber unbedingt zu beachten, daß man sich Zeit lassen muß, um zunächst einmal das Vertrauen des Patienten zu gewinnen, ehe man ihn fordern darf.

Autoritäres Befehlen schadet nur, und die Forderungen dürfen keinesfalls die Grenze der Leistungsfähigkeit des Patienten überschreiten. Man muß sich und dem Patienten Zeit lassen. Wenn die Patienten merken, daß sie gefordert werden, ist es oft überraschend zu sehen, wieviel an Aktivität geweckt werden kann. So hat man in vielen geriatrischen Abteilungen festgestellt, daß allein der gemeinsame Speisesaal dazu führt, daß die männlichen Patienten, an einem Tisch mit den Frauen sitzend, wieder anfangen, auf saubere Eßmanieren zu achten, und die Frauen mehr Wert auf Kleidung legen. Ist es denn verwunderlich, daß ein alter Patient ohne Kontakte, mit sich und dem Essen in einem Raum allein gelassen, nicht mehr auf Äußerlichkeiten acht gibt? Erfahrungen mit Urlaubsreisen in kleinen Gruppen chronisch Kranker stationär betreuter Patienten zeigen nahezu unglaubliche Aktivierungseffekte. Patienten, die sich füttern ließen, waren plötzlich in der Lage, im Restaurant ihr eigenes Menü „à la carte" zu bestellen.

Es sollen nun einige Ratschläge für den Umgang mit psychisch Kranken und ihren Angehörigen folgen.

1. Jeder psychisch Kranke hat das gleiche Recht, ernst genommen zu werden wie jeder Gesunde auch, d. h., wir müssen alles von ihm Vorgetragene zunächst einmal annehmen, ernsthaft anhören und nicht von vornherein als „verrückt" abtun und uns so der Auseinandersetzung mit krankhaftem seelischem Erleben entziehen.

2. Dies bedeutet nicht, daß wir den Patienten stets und ständig in seinen krankhaften Erlebnisweisen bestätigen und bestärken sollen und uns nicht kritisch darum bemühen dürfen, zu prüfen, was krankhaft und was realitätsgerecht ist. Allerdings dürfen wir den Patienten erst mit kritischen Erörterungen seiner krankhaften, z. B. wahnhaften Erlebnisweisen konfrontieren, wenn eine genügend feste Vertrauensbasis zwischen Patient und Arzt bzw. Pflegekraft besteht. Auch dann darf die kritische Konfrontation nur sehr allmählich und schrittweise erfolgen und muß den Gegebenheiten der einzelnen Krankheitsbilder Rechnung tragen (s. unten).

Das hier Gesagte gilt nicht nur für *Wahnkranke*, sondern in entsprechender Weise auch für *Depressive*, deren unter Umständen der realen Lage gar nicht entsprechende Traurigkeit auch erst einmal angenommen werden muß, um ein Vertrauensverhältnis aufzubauen. Frühestens, wenn das geschehen ist, darf man vielleicht versuchen, dem Patienten klarzumachen, daß seine Lage gar nicht so schlecht sei. Doch sind solche Gespräche gerade bei Depressiven besonders heikel, worauf noch etwas ausführlicher in diesem Abschnitt eingegangen werden wird. Dieses Prinzip der Annahme krankhaften Erlebens gilt auch für das allgemeine Krankheits- und Schwächegefühl, mit dem uns viele Alterspatienten gegenübertreten, ja sogar, wenn dies in hypochondrisch übersteigerter Form auftritt, ohne überhaupt einen realen organischen Anlaß zu haben. Die Nichtannahme hypochondrischer Beschwerden führt in der Regel nur zu einer Verstärkung der hypochondrischen Haltung beim Patienten, der gerade dann, wenn er merkt, daß seine körperlichen Beschwerden nicht ernst genommen werden, sie nur noch um so stärker empfindet und seiner Umwelt noch nachdrücklicher vor Augen führt. Man darf vielleicht dem Patienten bedeuten, daß man seine Beschwerden nicht für so bedrohlich hält, aber er muß dabei das Gefühl haben, daß wir ihm glauben und helfen wollen. Man könnte die hier zugrundeliegende Regel auch so formulieren: Arzt und Pflegekraft sind gerade auch gegenüber dem hypochondrischen Patienten verpflichtet, seine Beschwerden kritisch zu prüfen. Dies darf jedoch nicht dazu führen, sich im Streit mit dem Patienten auseinanderzusetzen und ihm seine Beschwerden ausreden zu wollen. Beruhigender Zuspruch hingegen ist immer richtig.

3. Psychisch Kranke sind in ihrer mitmenschlichen Beziehung oft extrem stark verunsichert und enttäuscht. Vertrauen können sie nur dem entgegenbringen, dessen Haltung zuverlässig und konsequent ist, so daß der Patient einigermaßen sicher die Reaktionen der Betreuenden voraussehen kann.

4. Zwar ist es unerläßlich, eine möglichst genaue Fremdanamnese durch Befragen der Beziehungspersonen des Patienten aufzunehmen, doch dürfen wir mit den Angehörigen nicht heimlich und hinter seinem Rücken über ihn sprechen. Untersagt der Patient das Gespräch mit seinen Angehörigen, so ist es besser, auf die fremdanamnestische Exploration entweder zunächst zu verzichten, bis man das Vertrauen des Patienten genießt, oder das Gespräch ist im Beisein des Patienten zu führen. In solchen gemeinsamen Gesprächen sollte man es auch nicht hinnehmen, wenn die Angehörigen über den Patienten in abfälliger oder würdeloser Weise sprechen oder ihn ständig unterbrechen und bevormunden.

5. Man darf sich nicht mit den Angehörigen gegen den Patienten verbünden. Man darf sich aber zum Anwalt der Angehörigen machen, wenn man meint, daß dies erforderlich sei.

6. Aggressiven Patienten gegenüber ist bestimmtes, aber ruhiges Auftreten ohne eigene Aggressivität am Platz. Gleiches gilt gegenüber aggressiven Angehörigen. Das fällt leichter, wenn man weiß, daß hinter aggressiv-forderndem Verhalten von Angehörigen oft nur Ratlosigkeit oder uneingestandene Schuldgefühle stehen, für den Patienten nicht genügend getan zu haben. Das Schuldgefühl braucht dabei objektiv überhaupt nicht begründet zu sein.

7. Die Angehörigen der Patienten sollen über die Art und die Folgen der zugrundeliegenden psychischen Erkrankung aufgeklärt werden. Auch dies liegt im Interesse des Patienten.

Natürlich hat auch der Patient ein prinzipielles Recht auf umfassende Aufklärung über seine Krankheit. Dies ist eine der vornehmsten Pflichten. „Wahrheit am Krankenbett" und Zurückhaltung vor der Grenze dessen, was der Patient nicht mehr seelisch verarbeiten und nicht ertragen kann, was seine Hoffnung auf Gesundung oder seinen Willen zum Weiterleben ernsthaft beeinträchtigt, dürfen einander nicht ausschließen. Der Ausgleich dieser oft widersprüchlich anmutenden Prinzipien wird nur dem Erfahrenen möglich sein.

In solch kritischen Situationen sind zwei verbreitete Fehlhaltungen von Ärzten und Pflegekräften gänzlich unangemessen und für den Patienten sehr belastend: 1. das „Vogel-Strauß-Verhalten", nämlich so zu tun, als gäbe es gar keine Notwendigkeit für ein ernsthaftes Gespräch, 2. unterschiedliche oder gar widersprüchliche Auskünfte und Verhaltensweisen durch verschiedene Teammitglieder.

Beide Fehler können nur vermieden werden, wenn das Problem, z. B. unabwendbare Dauerschäden oder Fortschreiten des Krankheitsprozesses oder nahender Tod, gemeinsam von allen an der Behandlung und Pflege des Patienten Beteiligten besprochen und eine einheitliche Haltung wenigstens in den Grundzügen festgelegt wird.

Oft ergibt sich die Situation, daß der Patient und seine Angehörigen unterschiedliche Informationen erhalten, so z. B., wenn die Angehörigen eines Wahnkranken über das Wahnhafte seiner Vorstellungen aufgeklärt werden müssen, der Patient aber zu einer solch kritischen Diskussion aufgrund seiner Krankheit noch nicht oder überhaupt nicht fähig (s. unten). Dann ist es wichtig, daß *alle*, auch die Angehörigen, über die Tatsache der unterschiedlichen Information Bescheid wissen.

Zum Schluß seien einige kurze Hinweise auf Probleme des Umgangs mit Patienten bei speziellen Krankheitsbildern gegeben.

Depressive Patienten

Es wurde bereits darauf hingewiesen, daß Depressive vor allem verständnisvollen Zuspruch, Anhören und Eingehen auf ihre seelischen Nöte brauchen. Im Stadium der tiefen Depression hat es oft den

Anschein, als durchdränge keines unserer Worte den depressiven Panzer, und der Patient nehme nichts von alledem wahr, was wir ihm sagen möchten. Man darf sich dadurch nicht entmutigen lassen, auch dann nicht, wenn Tag für Tag die gleichen Fragen gestellt und von uns die gleichen Antworten gegeben werden müssen. Immer wieder erfährt man hinterher von Patienten, nachdem sie von der Depression befreit sind, wie hilfreich und trostreich der Zuspruch war und wie sehr sie jeden Tag erneut auf dieses Gespräch gewartet haben. Man muß ihnen immer wieder versuchen klarzumachen, daß ihr Zustand Folge einer Krankheit und nicht sündhaften Verfehlens ist. *Ganz verkehrt und gefährlich, weil depressionsvertiefend, ist es, an den eigenen Willen und an die eigene Energie des depressiven Patienten zu appellieren,* etwa mit den Worten: „Nun nehmen Sie sich aber mal zusammen und reißen Sie sich am Riemen!" Angehörige in ihrer Unkenntnis tun das oft. Der Patient ist nur zu bereit zu glauben, daß alle Schuld bei ihm liegt, daß es nur seine mangelnde Energie und sein mangelnder Wille ist, der ihn in diesem Zustand der Depression festhalte und wodurch er seine Angehörigen quäle und traktiere. Die Folge ist, daß er noch tiefer in seine Depression verfällt und vielleicht nun Suizidtendenzen nachgibt, „weil sich alle so viel Mühe mit ihm geben" und er „nicht einmal das kleinste Stückchen selbst dazu tun" könne. Allerdings kann auch zuviel Zuwendung das Schuldgefühl Depressiver verstärken. Sie glauben dann nämlich, daß sie selbst nicht genug täten, um die aufopfernde Pflege des Personals zu unterstützen, oder sie erscheint ihnen unwahr und geheuchelt. Es braucht auch nicht jedesmal vieler Worte, eine liebevolle Berührung oder freundliche Geste hat den gleichen Effekt und wird auch vom Patienten wahrgenommen und verstanden (sogenannter averbaler Kontakt!). Eine Ausnahme von dieser Regel kann bei chronifizierten depressiven Neurosen oder depressiven Psychopathien angegeben sein. Hier kann es sich als durchaus notwendig erweisen, die Patienten auch einmal mit der Realität zu konfrontieren, sie härter anzupacken und an ihren Willen zu appellieren. Die Entscheidung über den richtigen Weg kann nur von einem mit der ganzen bisherigen Entwicklung des Patienten vertrauten und psychotherapeutisch Erfahrenen getroffen werden.

Depressive können sich oft zu nichts entscheiden und leiden unter dieser Entschlußunfähigkeit sehr. Hier muß man ihnen helfen oder sogar die Entscheidung selbst übernehmen. Die Patienten dürfen aber nicht das Gefühl haben, es werde nun einfach über ihren Kopf hinweg entschieden. Die Entscheidung soll in gemeinsamer Beratung gefunden werden, der therapeutisch Tätige darf aber die suggestive Führung – möglichst unmerklich – übernehmen. Diese Form des therapeutischen Umgangs muß aber in dem Maße reduziert werden, wie der Kranke wieder eigene Entscheidungsfähigkeit erkennen läßt die dann zu fördern und nicht zu unterdrücken ist.

Wahnkranke

Hier kommt es vor allem zu Beginn der Behandlung darauf an, zunächst einmal die Wahninhalte und Wahnerlebnisse zu akzeptieren und nicht sofort mit dem Patienten über den Realitätswert seiner Erlebnisse zu streiten. Der Versuch, ihm das Wahnhafte, nicht Reale, klarzumachen, ihn über das Halluzinatorische bestimmter Wahrnehmungen aufzuklären, ist erst dann gerechtfertigt, wenn infolge der medikamentösen Behandlung eine Distanzierung vom Wahnerleben eingetreten ist, ein gutes Vertrauensverhältnis zum Arzt bzw. Betreuer besteht und der Patient selbst vielleicht Ansätze erkennen läßt, sich kritisch mit seinem Wahnerleben auseinanderzusetzen. Im übrigen ist strikt darauf zu achten, alles zu unterlassen, was beim Patienten Mißtrauen wecken könnte. So darf man z. B. auf keinen Fall in seiner Gegenwart leise und flüsternd miteinander sprechen. Im übrigen sollte man das überhaupt nicht in Gegenwart der Patienten tun. *In Gegenwart des Patienten darf auch bei den Visitengesprächen nur das geredet werden, was er hören kann, und zwar so, daß er es versteht und sich auch selbst am Gespräch über sich beteiligen kann.* Alles andere muß nach der Visite im Dienstzimmer beredet werden. Weiterhin empfiehlt es sich, beim Wahnkranken immer wieder den Versuch zu machen, vom Wahnthema weg auf andere unverfängliche Themen überzuwechseln und ihn so von seinen Wahnerlebnissen und Wahrnehmungsstörungen abzulenken. Dies kann durch beschäftigungstherapeutische Aktivitäten sehr unterstützt werden.

Wichtig ist, daß man im Umgang mit Wahnkranken selbst Distanz aufbringt und nicht alles, was an Beschuldigungen gegen das Pflegepersonal oder Mitpatienten und Angehörige vorgebracht wird, für bare Münze nimmt. Auf gar keinen Fall darf man, was unter dem Druck krankhaften Erlebens geäußert wird, auf sich persönlich beziehen und dementsprechend reagieren. Wer diese innere Distanz nicht aufbringen kann, darf psychisch Kranke nicht pflegen.

Hypochondrische Patienten

Auch hypochondrische Patienten wollen ernst genommen sein. Zum einen in der Weise, daß man ernst nimmt, was sie quält und darauf eingeht, zum anderen aber, indem man nicht in den Fehler verfällt, hinter dem Etikett der Hypochondrie wirkliche organische Ursachen des Leidens zu übersehen. Ernstnehmen des hypochondrischen Patienten heißt nun aber keinesfalls, ihn in seinen hypochondrischen Klagen zu bestärken. Auch hier sollte man sich nicht vom Patienten dazu zwingen lassen, nur und über nichts anderes als seine Hypochondrie zu sprechen, sondern sich immer wieder darum bemühen, auch andere Themen ins Gespräch zu bringen. Ernstnehmen heißt aber auch, immer wieder zu versuchen, dem Patienten klarzumachen, daß – sofern organische Ursachen ausgeschlossen sind – seinen Beschwerden keine körperlichen Ursachen, sondern seelische Störungen zugrunde liegen.

Patienten mit dementiellen Erkrankungen

Im Beginn der Erkrankung registrieren viele Patienten ihren intellektuellen Leistungsverlust, z. B. ihre Gedächtnisschwäche, und sind sehr unglücklich darüber. In diesem Stadium sollte auf der einen Seite alles vermieden werden, was die Patienten stets erneut mit ihrem Versagen konfrontiert (z. B. unnötige testpsychologische Untersuchungen!). Andererseits aber ist es gerade für diese Patienten wichtig, die ihnen verbliebene Funktionsfähigkeit stets zu üben und zu trainieren und ihnen dabei behilflich zu sein, ihre Schwächen zu kompensieren, z. B. indem man den Gedächtnisgestörten ein kleines Taschenbuch gibt, in das sie eintragen können, was sie nicht vergessen wollen, und mit ihnen gemeinsam eine feste Ordnung für die alltäglichen Gegenstände, die sie ständig brauchen, aufstellt, die dann auch strikt eingehalten werden muß. Mit den Patienten gemeinsam sollte man versuchen, Gedächtnisstützen und Gedächtnishilfen zu erfinden. Weiterhin gilt es, bei weiter fortschreitendem Abbau in dem Patienten doch immer noch die Persönlichkeit zu sehen, die er einmal war, und ihn nicht noch zusätzlich fühlen zu lassen, daß man ihn nicht mehr ernst zu nehmen brauche, weil er ja „dement" sei. Für desorientierte Patienten ist es besonders wichtig, *daß nicht permanent das Pflegepersonal wechselt und sie niemanden wiedererkennen und keine persönliche Beziehung entwickeln können.* Unruhig umhergetriebene Patienten brauchen einen ausreichend großen Bewegungsraum. Es hat sich gezeigt, daß dann ihre Bewegungsunruhe nachläßt, wohingegen sie sehr stark zunimmt, wenn man sie in enge Einzelzimmer einsperrt. Dies gilt im übrigen auch für agitiert Depressive. So kann allein durch die räumliche Gestaltung einer Station der Verbrauch an Psychopharmaka beeinflußt werden, denn je unruhiger viele Patienten sind, um so größer sind die Versuchung und der Zwang, sie mit Hilfe von Neuroleptika oder Tranquilizern auch tagsüber „ruhig zu stellen". Für Patienten mit zeitlichen und örtlichen Orientierungsstörungen sind entsprechende gut sicht- und lesbare Hilfen (Kalender, Beschriftungen und farbliche Heraushebung von Türen) besonders wichtig.

Diese kurzen Hinweise vermögen selbstverständlich längst nicht die Fülle der Probleme zu lösen, die sich im Umgang mit psychisch Alterskranken ergeben. Sie können nur eine erste Orientierungshilfe sein, im übrigen muß jeder sich seine eigene Erfahrung unter kundiger Anleitung erwerben. Alle Hinweise aber nutzen dem nichts, der nicht mit innerer Anteilnahme und Menschlichkeit denen begegnet, die in unserer Gesellschaft oft ganz am Ende des allgemeinen Interesses und der sozialen Wertschätzung stehen.

Sachverzeichnis